DIE HUMORALE STEUERUNG DER ERYTHROPOIESE

VON

PRIV.-DOZ. DR. MED. WOLFGANG REMMELE

PATHOLOGISCHES INSTITUT
DER UNIVERSITÄT HEIDELBERG

MIT EINEM GELEITWORT VON

PROF. DR. F. HOFF

MIT 33 ABBILDUNGEN

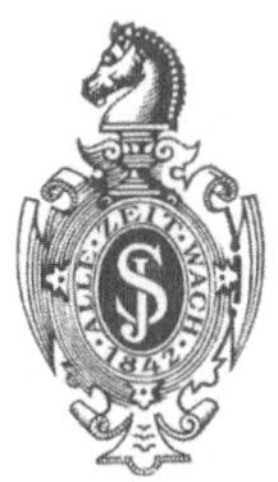

SPRINGER - VERLAG
BERLIN · GÖTTINGEN · HEIDELBERG
1963

ISBN-13: 978-3-642-86284-7   e-ISBN-13: 978-3-642-86283-0
DOI: 10.1007/978-3-642-86283-0

Library of Congress Catalog Card Number 62-21050

Softcover reprint of the hardcover 1st edition 1963

Dem Andenken an

ARNOLD LAUCHE

o. Professor der Pathologie
Direktor des Senckenbergischen Pathologischen Institutes
der Universität Frankfurt am Main
1890 — 1959

EDMUND RANDERATH

o. Professor der Pathologie
Direktor des Pathologischen Institutes
der Universität Heidelberg
1899 — 1961

KARL MATTHES

o. Professor der Inneren Medizin
Direktor der Medizinischen Universitätsklinik (Ludolf Krehl-Klinik)
Heidelberg
1905 — 1962

in Dankbarkeit

gewidmet

Geleitwort

Der Verfasser dieser Monographie, Herr Privatdozent Dr. W. Remmele, hat mich gebeten, für sein Werk ein Geleitwort zu schreiben. Er begründete diesen Wunsch damit, daß die ersten Anregungen zur Ausführung seiner Untersuchungen auf meine Vorlesungen, die er vor 10 Jahren an der Frankfurter Klinik gehört hat, und auf meine früheren Arbeiten über die Blutregulation zurückgingen.

Ich habe seinen Wunsch gerne erfüllt, denn das Problem der Blutregulation hat mich schon seit 40 Jahren beschäftigt, und es ist für mich eine Ehre, dieses Buch, das ich für einen wichtigen Markstein auf diesem Forschungsgebiet halte, mit einigen Bemerkungen einzuleiten.

Vor 40 Jahren war die Hämatologie eine rein morphologische Wissenschaft, beruhend im wesentlichen auf den klassischen Arbeiten von Ehrlich, Türk, Pappenheim, Naegeli und anderen Forschern. Es lagen damals auch bereits viele wertvolle Ergebnisse über die physiologische Chemie der Blutflüssigkeit vor, aber der Versuch, die humoralen und die morphologischen Blutveränderungen miteinander in Beziehung zu setzen, war nicht gemacht, dieses Problem eigentlich noch gar nicht erkannt worden. Die physiologische Chemie des Blutes gehörte damals noch nicht zur klinischen Hämatologie. Auch die Frage, ob es eine Regulation des Blutes gäbe, hatte noch keine systematische Bearbeitung gefunden. So begnügte sich Schilling noch 1928 bei der Besprechung der Physiologie der Blutbildungsorgane mit dem einzigen Satz, daß über die nervöse Regulierung noch wenig bekannt sei. Auch Naegeli äußerte sich noch 1931 nur sehr allgemein über diese Fragen und lehnte im wesentlichen eine nervöse Regulation ab.

Meine Untersuchungen zum Problem der Blutregulation begannen vor etwa 40 Jahren; die erste Mitteilung „Zur Frage der Abhängigkeit der Blutbildveränderungen vom vegetativen Nervensystem" ist 1924 erschienen. 1926 folgte eine Arbeit, die mit der Zusammenfassung abschloß: „Das Blutbild ordnet sich dem großen Komplex ein, der in der zwangsläufigen Verbindung von Abweichungen im Säurebasenhaushalt mit dem Mineralhaushalt sowie der hormonalen und vegetativnervösen Regulation besteht." Diese Erkenntnis war damals freilich nur zum Teil experimentell belegt, es war wohl mehr ein Programm als ein fertiges Ergebnis, aber der weitere Verlauf der Forschung hat diese Grundkonzeption im wesentlichen bestätigt. Es folgte dann 1934 eine eingehende Darstellung der „Zusammenhänge zwischen Blutmorphologie und den humoral-chemischen Verhältnissen des Blutes" und 1938 in gemeinsamer Arbeit mit A. G. BEER die auf Parabioseversuche an Kaninchen gegründete Feststellung, daß im Zusammenhang mit der nervösen Blutregulation humorale Wirkstoffe freigesetzt werden, die eine stimulierende Wirkung auf das leukocytäre bzw. erythrocytäre System ausüben.

Alles das waren wohl mehr oder weniger bescheidene Ansätze auf dem Gebiet der Erforschung der Blutregulation. Durch zahlreiche wichtige Forschungen in vielen Ländern sind die ersten Entwürfe inzwischen mit reichem Inhalt erfüllt worden. Auf dem Gebiet der nervösen Blutregulation sind hier die wichtigen Beiträge der japanischen Hämatologen aus der Schule KOMIYAS besonders hervorzuheben. Wie groß der gesamte Fortschritt auf diesem Gebiet ist, dafür legt die Tatsache ein beredtes Zeugnis ab, daß sogar ein Teilproblem der Blutregulation, die humorale Steuerung der Erythropoiese, das Thema dieses Buches, ein kaum noch überschaubares Forschungsgebiet geworden ist.

Es ist sehr zu begrüßen, daß der Verfasser dieser Monographie dieses Teilproblem einer so umfassenden und kritischen Bearbeitung unterzogen hat. Er hat die kaum noch übersehbare Literatur kritisch gesichtet und klar geordnet, so daß die zahlreichen Einzelergebnisse einer einheitlichen Betrachtung zugänglich geworden sind. Vor allem aber hat der Verfasser viele noch ungeklärte Fragen in eigenen Untersuchungen überprüft und so einer weiteren Klärung zugeführt. Besonders sind hier seine Untersuchungen über die Erythropoietinwirkung am isolierten Hinterbein des Kaninchens und seine Parabioseversuche an Ratten hervorzuheben. Auch die Untersuchungen über den Einfluß des Erythropoietins auf den oxydativen Stoffwechsel von Hühnererythrocyten und auf den Fe^{59}-Einbau in Erythrocyten haben eine weitere Klärung offener Fragen gebracht. Die Unterscheidung einer „spezifischen Regulation" der Erythropoiese durch das Erythropoietin, welches direkt an den Bildungsstätten der Erythrocyten angreift, von einer „unspezifischen Steuerung" durch die übrigen Hormone dürfte für die Klärung der Probleme sehr nützlich sein. Die Bedeutung der Niere für die Erythropoietinbildung geht auch aus den Untersuchungen des Verfassers eindrucksvoll hervor, es ist hiernach „sehr wahrscheinlich, daß die Niere das Erythropoietin bildet".

Viele Fragen sind freilich noch völlig im Fluß, und für eine künftige umfassende Physiologie der Regulation des roten Blutbildes werden außer der humoralen und nervösen Steuerung der Erythropoiese auch noch andere Probleme, etwa die Beziehungen der Blutzellbildung zur Regulation des gesamten Blutvolumens und die Bilanz zwischen Blutzellbildung und Blutmauserung, also Probleme der Lebensdauer der Erythrocyten, von Bedeutung sein.

Daß aber die humorale Steuerung der Erythropoiese durch diese Arbeit eine kritische und umfassende Darstellung gefunden hat, wird den Dank aller auf diesem Gebiet arbeitenden Forscher finden. Wenn der Verfasser dieser Monographie als Ziel seiner Arbeit bezeichnet, „unser derzeitiges, wenn auch in vielen Punkten noch lückenhaftes Wissen über die humorale Steuerung der Erythropoiese zusammenzufassen, durch die Ergebnisse eigener Untersuchungen zu ergänzen und damit eine Ausgangsbasis für weitere Untersuchungen auf diesem Gebiet zu schaffen", so darf man wohl feststellen, daß er dieses Ziel voll erreicht hat. Seine Arbeit wird für die weitere Forschung eine wertvolle Grundlage sein.

Frankfurt am Main, im Januar 1963 FERDINAND HOFF

Inhaltsverzeichnis

Seite

A. Einleitung

Die *Morphologie und der formale Ablauf der Erythropoiese* sind durch die grundlegenden quantitativ-karyometrischen Arbeiten von LEIBETSEDER[1], SCHWARZ[2], WOLFERS[3] und insbesondere von WEICKER[4] im wesentlichen geklärt. Wir wissen heute, daß in der Entwicklungsreihe der Erythropoiese fünf Zellformen aufeinanderfolgen. Am Anfang steht der Proerythroblast, dem nach der Jacobjschen Einteilung die Kernklasse K 2 zukommt. Aus ihm gehen durch hemihomoplastische Teilung zwei basophile Makroblasten hervor (Kernklasse K 1), von denen der eine homoplastisch einen neuen Proerythroblasten (K 2) bildet, während der zweite in drei aufeinanderfolgenden heteroplastischen Succedanteilungen zwei polychromatische Makroblasten (K 1/2), daraus vier polychromatische Normoblasten (K 1/4) und aus diesen acht orthochromatische (oxyphile) Normoblasten (K 1/8) hervorbringt. Die Reifeteilungen der Erythroblasten werden von einer Reduktion des Kernvolumens und der Chromosomenzahl begleitet. In den ausgereiften Zellen jeder Kernklasse vom basophilen Erythroblasten an findet die Hämoglobinsynthese statt; WEICKER[5] spricht von sog. „Hämoglobinisierungsphasen“. Aus den acht orthochromatischen Normoblasten gehen durch Entkernung acht Reticulocyten hervor, die sich vielleicht nochmals teilen[6] und schließlich 16 Erythrocyten liefern. So entstehen aus jedem Proerythroblasten einmal 16 Erythrocyten, zum anderen ein neuer Proerythroblast, der den Fortbestand der erythropoietischen Matrix garantiert. Nur in Notfällen bildet auch das undifferenzierte Reticulum des Knochenmarkes durch hemihomo-hemiheteroplastische Teilung weitere Proerythroblasten[7].

Diesen weitgehend gesicherten Kenntnissen über die Struktur des Erythrons und seine Teilungsgesetze steht ein nur mangelhaftes Wissen über die *Regulationsmechanismen* gegenüber, die unter physiologischen und pathologischen Bedingungen das Gleichgewicht der Erythropoiese aufrechterhalten. Zwar wissen wir, daß es eine nervöse und eine humorale Regulation der Erythrocytenbildung gibt und daß beide Prozesse enge wechselseitige Beziehungen aufweisen, jedoch sind viele Einzelheiten dieser Steuerungsvorgänge noch unbekannt. Insbesondere die humorale Steuerung der Erythropoiese stellt ein Gebiet dar, auf dem sich die

---

[1] 1948, 1954.   [2] 1952.   [3] 1951.   [4] 1953, 1954a, c, 1955, 1956, 1957a, b.
[5] 1957a.   [6] WEICKER u. FICHSEL 1955; gegenteilige Ansicht: LAJTHA 1960a.
[7] WEICKER 1957a.

Forschung noch in vollem Flusse befindet. Die praktische Bedeutung dieser Untersuchungen steht nicht hinter der theoretischen zurück, denn letztlich sind alle Experimente darauf gerichtet, neue Möglichkeiten für die Diagnostik und Therapie der Erkrankungen des erythropoietischen Systems zu erschließen.

Die vorliegende Arbeit hat zum Ziel, unser derzeitiges, wenn auch in vielen Punkten noch lückenhaftes Wissen über die humorale Steuerung der Erythropoiese zusammenzufassen, durch die Ergebnisse eigener Untersuchungen zu ergänzen und damit eine Ausgangsbasis für weitere Arbeiten auf diesem Gebiet zu schaffen.

Zu Beginn wird eine kurze Darstellung der nervösen Regulation der Erythropoiese und ihrer Beziehungen zur humoralen Steuerung gegeben. Die Analyse der dabei ablaufenden Vorgänge führt, wie im einzelnen gezeigt werden wird, zu der Notwendigkeit, eine spezifische und eine unspezifische humorale Regulation der Erythropoiese gegeneinander abzugrenzen. Erst dadurch wird es möglich, die vielschichtig einander überlagernden und ineinandergreifenden Teilprozesse der humoralen Steuerung der roten Blutbildung richtig zu erfassen.

An diese einführenden Erörterungen schließt sich die Besprechung der humoralen Steuerungsmechanismen im einzelnen an. Spezifische und unspezifische Regulation werden in zwei Hauptabschnitten nacheinander abgehandelt. Es läßt sich nicht vermeiden, daß durch dieses Vorgehen gelegentlich physiologisch bestehende Zusammenhänge künstlich getrennt werden. Dieser Nachteil wird jedoch durch die Vorzüge einer übersichtlichen Darstellung unter klarer Scheidung der Begriffe aufgewogen.

B. Grundzüge der nervösen und humoralen Regulation der Erythropoiese

Die *zentralnervöse Regulation* des Blutbildes kann vor allem durch die Arbeiten von F. Hoff[1] und seiner Schule[2] sowie durch die eingehenden Studien japanischer Autoren[3] als erwiesen gelten*.

Nach diesen Untersuchungen liegen im *Tuber cinereum* des Zwischenhirns Zentren für die Regulation der Blutbildung. Offenbar sind die Zentren für die Regulation der Erythro- und der Leukopoiese räumlich voneinander getrennt[4]. Von ihnen aus verlaufen die blutkörperchenregulierenden Fasern über das *Rückenmark* teilweise direkt in das Knochenmark, teilweise zu verschiedenen Bauchorganen. Vom Zwischenhirn aus steigen die Bahnen zunächst bis zum *3. Thorakalsegment* abwärts. Bei Durchtrennung des Rückenmarkes oberhalb des 3. Thorakalsegmentes bleibt nach Komiya[5] die Reaktion des Knochenmarkes auf entsprechende Reize hin aus: Es fehlen sowohl die Leukocytose nach Injektion von Typhusvaccine als auch die Erythrocytenvermehrung nach Aderlaß. Die direkt zum Knochenmark verlaufenden Fasern verlassen das Rückenmark mit den vorderen (Sympathicus) und hinteren (Parasympathicus) Wurzeln.

Die zu den Bauchorganen führenden sympathischen Fasern folgen dem *N. splanchnicus major* (3.—9. Thorakalsegment) bzw. dem *N. splanchnicus minor* (10. Thorakal- bis 2. Lumbalsegment). Sie enden im *Ganglion coeliacum*, das außerdem eine weitere Leitungsbahn aufnimmt, die aus dem 3. Lumbalsegment ohne Vermittlung des N. splanchnicus direkt herangeführt wird. Die parasympathischen Fasern erreichen die Bauchorgane mit dem *N. vagus*. Sie hemmen die Erythropoiese; außerdem bleibt bei Durchtrennung des N. vagus unterhalb des Zwerchfells die Wärmestichleukocytose aus.

Die Bedeutung des N. splanchnicus für die Regulation der Blutbildung wurde erst vor kurzem von Takaku, Hirashima u. Okinaka[6] bestätigt. Nach Durchtrennung beider Nn. splanchnici bei der Ratte von einem Bauchschnitt aus an der Durchtrittsstelle durch das Zwerchfell war der Reticulocytenanstieg im Anschluß an einen Blutentzug deutlich abgeschwächt.

Die *Endausbreitung* der aus dem Ganglion coeliacum kommenden Nervenfasern ist noch nicht gesichert. Am ehesten kommen nach Komiya die *Leber* und *Milz* in Betracht. Dort enden auch die Fasern aus dem N. vagus. Vielleicht findet ein Teil der Fasern auch im *Magen* und *Darm* sein Ende[7]. Ein unmittelbar aus dem N. splanchnicus minor stammender Ast führt zur Nebenniere[8]. Wir halten es nach unseren eigenen Untersuchungen über die Beteiligung der *Niere* an der Erythro-

---

* In Widerspruch hierzu stehen die Ergebnisse tierexperimenteller Untersuchungen, die kürzlich von Piliero, Medici u. Orr (1962a, b) mitgeteilt wurden. Piliero u. Mitarb. warnen jedoch selbst vor einer Überbewertung ihrer Resultate, da erst nach Wiederholung der Versuche unter Zerstörung größerer Bezirke des Hypothalamus endgültige Aussagen möglich seien.

[1] F. Hoff 1928, 1931, 1932, 1933, 1934, 1936, 1938, 1955, 1959.
[2] Beer 1939, 1941, 1948. [3] Komiya 1956 (dort auch ausführliche Literatur).
[4] Komiya 1956. [5] 1956. [6] 1962. [7] Komiya 1958. [8] Komiya 1956.

1*

poiese außerdem für wahrscheinlich, daß in diesem Organ die Endausbreitung der die Blutbildung beeinflussenden Nervenfasern stattfindet[1].

Die Regulation der Thrombopoiese folgt nach KOMIYA[2] im wesentlichen den Regeln, die für die Steuerung der Leukopoiese gelten.

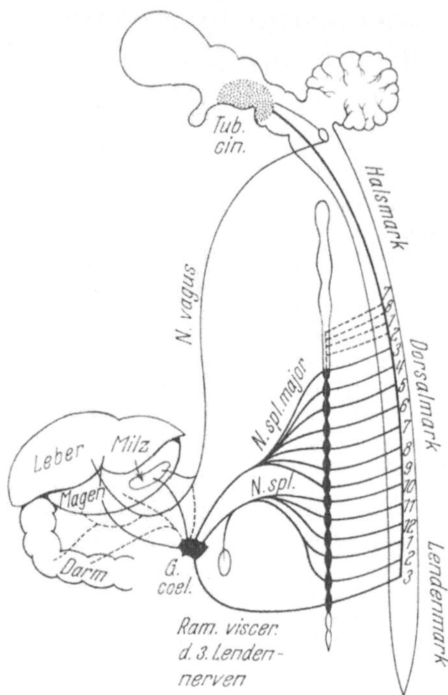

Abb. 1. Der Verlauf und die Verteilung der die Blutkörperchen regulierenden Nervenfasern; die dicke Linie zeigt ihre Verteilung durch das Rückenmark und durch N. splanchnicus major et minor und R. visceralis des 3. Lendennerven. Die dicke punktierte Linie zeigt die Verteilung, welche noch nicht sicher festgestellt ist. Die dünne Linie zeigt die Verteilung der Nerven mit dem N. vagus. Die dünne punktierte Linie zeigt die Verteilung, welche noch nicht sicher festgestellt ist (Abbildung und Text nach KOMIYA 1956)

Das Zentralnervensystem beeinflußt das periphere Blutbild auf dem Wege über die beschriebenen Nervenfasern in verschiedener Weise; es fördert bzw. hemmt nicht nur die Blutbildung im Knochenmark, sondern kann auch die in den Depotorganen gespeicherte Blutmenge, die Blutplasmamenge und die Hämolyse verändern.

Abb. 1 (nach KOMIYA[3]) gibt einen Überblick über Herkunft und Verlauf der vegetativen Nervenfasern, die an der Regulation der Blutzellzahl beteiligt sind.

Die Anregung der Knochenmarktätigkeit durch das Zentralnervensystem erfolgt nicht direkt, sondern auf dem Umwege über *humorale Wirkstoffe*[4], deren Bildung in einem oder mehreren der genannten Bauchorgane vermutet wird. Wir werden auf die Frage der Bildungsstätte dieser Stoffe weiter unten noch ausführlich zurückkommen. Nach unserer heutigen Kenntnis gibt es solche Wirkstoffe sowohl für die Erythro- als auch für die Leuko- und Thrombopoiese.

Leukopoietisch wirkende Substanzen wurden bereits von R. ABDERHALDEN[5] unter der Bezeichnung *„Leukerethin"* im menschlichen Harn nachgewiesen. Auch andere Autoren[6, 7] berichteten über das Auftreten leukopoietisch wirkender Stoffe

---

[1] s. S. 155 ff.   [2] 1956.   [3] 1956.

[4] HALVORSEN 1961a, b; SEIP, ANDERSEN, HALVORSEN u. KAADA 1961; SEIP, HALVORSEN, ANDERSEN u. KAADA 1961.

[5] 1948; 1948/49; 1951.

[6] MILLER u. TURNER 1943; ELSÄSSER u. BUSCH 1947; PECORELLA 1947; MEYER u. SAWITSKY 1947/48; SAWITSKY u. MEYER 1947/48.

[7] GORDON, NERI, SIEGEL, DORNFEST, HANDLER, LOBUE u. EISLER 1960; BIERMAN, MARSHALL, MAEKAWA u. KELLY 1962.

im Harn bzw. im Blut von Mensch und Tier. GORDON u. Mitarb.[1] sprechen von einem *„leucocytosis-inducing factor"*, KOMIYA u. Mitarb.[2] sowie SHEN u. HASHINO[3] von einem *„Neutropoietin"*.Thrombopoietisch aktive Stoffe wurden von japanischen[4] ungarischen[5] und amerikanischen[6] Autoren im Tierexperiment und beim Menschen gefunden. Grundsätzlich ist damit zu rechnen, daß neben diesen die Blutbildung fördernden Stoffen auch hormonartige, die Blutbildung hemmende Substanzen im Körper erzeugt werden. Stoffe mit spezifischer Hemmwirkung auf die Erythropoiese wurden von KANDA[7] vermutet. In jüngster Zeit gelangte STEINBERG mit seinen Mitarbeitern[8] auf Grund von Versuchen über die Beeinflussung der Blutbildung durch isolierte Plasmaeiweißfraktionen zu dem Schluß, daß für jedes Blutzellsystem eine fördernde und eine hemmende Substanz im Blute enthalten sei. STEINBERG spricht von „Megakaryopoiesin" bzw. „Thrombopoiesin" und „Thrombocytopenin", von „Erythropoiesin" und „Erythropenin" und von „Granulocytopoiesin" und „Granulocytopenin". Die Konzeption einer Regelung der gesamten Blutbildung durch antagonistisch wirkende, stimulierende bzw. hemmende Wirkstoffe ist zweifellos bestechend, bedarf jedoch vor ihrer Anerkennung noch eingehender Untersuchungen.

Die soeben aufgeführten humoralen Wirkstoffe haben als gemeinsames Charakteristikum, daß sie zu dem Zweck gebildet werden, regulierend in die Blutbildung einzugreifen. Ihre Wirkung ist daher spezifisch auf das blutbildende Gewebe des Knochenmarkes gerichtet. Sie findet ihren Niederschlag in der Benennung der Stoffe: Wir sprechen von einem „Erythropoietin", „Leukopoietin" und „Thrombopoietin".

Neben diesen spezifisch auf das Knochenmark wirkenden „Poietinen" gibt es eine Gruppe weiterer Hormone, die ebenfalls die Blutbildung beeinflussen. Zu diesen Stoffen gehören unter anderem folgende Hormone mit erythropoiesesteigernder Wirkung: Das ACTH und das Wuchshormon des Hypophysenvorderlappens, das Cortison, das Testosteron und das Trijodthyronin. Im weitesten Sinne des Wortes wirken auch diese Hormone erythropoietisch. Dennoch müssen wir sie aus zwei Gründen von dem Erythropoietin im eigentlichen Sinne abgrenzen:

Erstens entfalten sie ihre spezifische Wirkung gegenüber anderen Organen und Geweben als dem Knochenmark. Sie beeinflussen die Erythropoiese nur im Sinne einer Nebenwirkung, d.h. in *unspezifischer* Weise. Demgegenüber ist der Effekt des Erythropoietins, wie oben bereits erwähnt wurde, *spezifischer* Natur.

---

[1] GORDON, NERI, SIEBEL, DORNFEST, HANDLER, LOBUE u. EISLER 1960.

[2] KOMIYA, SHIBAMOTO, NODA, SUGIMOTO, SATO, HOSHI u. KAWASHIMO 1959.

[3] 1961.

[4] KOMIYA 1956; KOMIYA, KATSUNUMA, SHIBAMOTO, KAWAKUBO, NODA, SUGIMOTO, SATO, HOSHI u. KAWASHIMO 1961.

[5] KELEMEN, CSERHÁTI u. TANOS 1958; RÁK, CSERHÁTI u. KELEMEN 1959a, b; RÁK, CSERHÁTI, LEHOCZKY, KRIZSA u. KELEMEN 1961; DUX, KOVÁCS u. GIMESY 1961, 1962; RÁK, KRIZSA u. CSERHÁTI 1961; GÁBOR, PIUKOVICH u. LACSÁN 1962.

[6] LINMAN u. PIERRE 1962; ODELL, McDONALD u. DETWILER 1962; ODELL, McDONALD u. ASANO 1962.

[7] Zit. nach KOMIYA 1956.

[8] STEINBERG 1959; STEINBERG, DIETZ u. MARTIN 1958, 1959; STEINBERG, DIETZ u. ATAMER 1959; JUDIS u. STEINBERG 1960.

Zweitens bestehen Unterschiede hinsichtlich des Angriffspunktes des Erythropoietins und der anderen Hormone an der Erythropoiese. Das Erythropoietin wirkt *direkt* auf die Knochenmark-Erythropoiese ein. Hieran kann nach den übereinstimmenden Ergebnissen an Knochenmarkkulturen[1] und am perfundierten Kaninchen- und Rattenbein[2] kein Zweifel bestehen. Demgegenüber wirken die anderen Hormone entweder ausschließlich oder wenigstens teilweise *indirekt* auf die Erythropoiese.

Das Trijodthyronin und das Cortison steigern den Zellstoffwechsel und erhöhen dadurch den Sauerstoffbedarf. Das ACTH stimuliert die Glucocorticoidbildung in der Nebennierenrinde und beeinflußt die Erythropoiese über die stoffwechselsteigernde Wirkung dieser Hormone. Das Wuchshormon und das Testosteron erhöhen den Anbau von Körpersubstanz und mehren auf diese Weise den Erythrocytenbedarf; beide zuletzt genannten Hormone steigern die Erythropoiese außerdem direkt[3].

Die Tatsache einer humoralen Beeinflussung der Erythropoiese durch spezifisch und unspezifisch auf das Knochenmark einwirkende Hormone hat viel Verwirrung in die Erforschung vor allem der spezifischen Regulationsvorgänge gebracht. Ausfallserscheinungen nach Exstirpation endokriner Drüsen wurden oft kritiklos auf den Fortfall des Erythropoietins, umgekehrt eine vermehrte Blutbildung nach Gabe von Drüsenpräparaten auf darin angeblich enthaltenes „Erythropoietin" bezogen. *Derartige Fehlschlüsse lassen sich vermeiden, wenn man spezifische und unspezifische Regulation der Erythropoiese als zwei zwar das gleiche Erfolgsorgan stimulierende, jedoch im Hinblick auf die Natur der Wirkstoffe und die Verschiedenheiten in ihrem Wirkungsmechanismus voneinander abgrenzbare Vorgänge auseinanderhält[4].*

---

[1] s. S. 57.   [2] s. S. 47.   [3] s. S. 186 und S. 201.

[4] ROHR (1960) bezeichnet die spezifische Regulation als „nervöse und humorale Regulation", die unspezifische Regulation als „innersekretorische Regulation". Diese Trennung ist aus zwei Gründen unscharf: Einmal ist jede innersekretorische Regulation zugleich eine humorale Regulation; zum anderen stellt das Erythropoietin als der entscheidende Faktor der „humoralen Regulation" (ROHR) vielleicht das Produkt einer inneren Sekretion epithelialer Zellen dar (s. S. 105, 171).

C. Die spezifische humorale Steuerung der Erythropoiese durch das Erythropoietin

I. Historische Entwicklung des Erythropoietin-Begriffes

Im Jahre 1906 machten die Franzosen CARNOT u. DEFLANDRE die Entdeckung, daß das Blutserum von Kaninchen, die einem Aderlaß unterzogen worden waren, nach subcutaner Injektion bei anderen Kaninchen die Erythrocytenzahl steigerte. CARNOT u. DEFLANDRE nannten den im Blutserum der Spenderkaninchen enthaltenen, die Erythrocytenzahl erhöhenden Stoff „*hémopoiétine*".

Die Untersuchungen von CARNOT u. DEFLANDRE wurden in den folgenden Jahren durch einige Autoren[1-4], z.T. unter Verwendung anderer Versuchstiere (Hunde[2], Meerschweinchen[2], Mäuse[3]) wiederholt und teilweise bestätigt[2-4].

Einige andere Autoren[5] fanden demgegenüber im Blutplasma von Tieren, deren Erythropoiese durch Aderlässe bzw. Aufenthalt in sauerstoffarmer Atmosphäre stimuliert worden war, keine Hämopoietinaktivität. Diese negativen Resultate beruhten jedoch wahrscheinlich auf methodischen Unzulänglichkeiten, insbesondere auf einer zu geringen Dosierung der injizierten Serumpräparate. Andererseits gelten die gleichen und verschiedene weitere methodische Einwände auch gegenüber den Untersuchungen, in denen der Nachweis des Hämopoietins gelang. Selbst die in den Versuchen von CARNOT u. DEFLANDRE beobachtete Steigerung der Erythrocytenzahl im peripheren Blut läßt sich nicht mit der Annahme einer humoralen Stimulierung der Erythropoiese durch die injizierten Serumpräparate vereinbaren, da die mehrtägige Entwicklungszeit des reifen Erythrocyten zu den von CARNOT u. DEFLANDRE bereits nach einem Tag beobachteten erheblichen Erythrocytenvermehrungen in Widerspruch steht. Diese können nach unseren heutigen Kenntnissen über die Erythropoiese nur durch eine gesteigerte Ausschwemmung reifer Erythrocyten aus den Blutbildungsstätten in das Blut erklärt werden. Wir können daher heute sagen, daß CARNOT u.

---

[1] MORAWITZ 1908, 1913. [2] GIBELLI 1911. [3] P. TH. MÜLLER 1912.
[4] FÖRSTER 1924; FÖRSTER u. KISS 1925.
[5] MORAWITZ 1908, 1913; GORDON u. DUBIN 1934; FEENDERS 1936.

DEFLANDRE ihre Befunde zunächst fälschlich deuteten und daß der tatsächliche Nachweis des Hämopoietins späteren Untersuchungen anderer Autoren vorbehalten blieb.

Diese zweite Phase der Hämopoietinforschung begann mit den Arbeiten des Koreaners YU TIN TEI[1], die weiter unten (S. 10) eingehender besprochen werden. In ihnen wurde die Existenz des Hämopoietins bestätigt. In der Folgezeit gelang es auch amerikanischen[2] und finnischen[3] Autoren, im Blutserum von Kaninchen nach mehrfachem Blutentzug bzw. längerem Aufenthalt in sauerstoffarmer Luft den gleichen Stoff nachzuweisen. Seit 1954 beschäftigen sich mehrere Arbeitskreise, vor allem in den Vereinigten Staaten, mit eingehenden Arbeiten über die spezifische humorale Regulation der Erythropoiese. Die übereinstimmenden Resultate dieser Untersuchungen lassen nicht mehr daran zweifeln, daß es ein auf die Erythropoiese wirkendes Hämopoietin gibt.

Der Begriff „Hämopoietin" ist wahrscheinlich zu weit gefaßt, da nach den Erfahrungen der meisten Autoren der durch ihn bezeichnete Stoff weder auf die Leukopoiese noch auf die Thrombopoiese, sondern ausschließlich auf die Erythropoiese wirkt[4]. Die einschränkenden und daher zutreffenderen Bezeichnungen „*Erythropoietin*"[5], „*Erythropoiese-stimulierender Faktor (ESF)*"[6] und „*erythropoietischer Faktor*"[7] haben sich inzwischen weithin durchgesetzt. Wir halten die Bezeichnung „Erythropoietin"[8] wegen ihrer Kürze und der durch sie gegebenen treffenden funktionellen Charakterisierung des Wirkstoffes für am besten geeignet. Da es sich in der Endokrinologie eingebürgert hat, zahlreiche Hormone neben ihrem vollen Namen zusätzlich durch eine kurze Buchstabenfolge zu bezeichnen — z. B. das adrenocorticotrope Hormon des Hypophysenvorderlappens als ACTH, das Wuchshormon (somatotrope Hormon) als STH, das follikelstimulierende Hormon als FSH —, ergänzen wir die Benennung als „Erythropoietin" durch die Buchstabenfolge „ESF", abgeleitet von „Erythropoiese-stimulierender Faktor"[9].

---

[1] YU TIN TEI 1938.   [2] KRUMDIECK 1943.   [3] BONSDORFF u. JALAVISTO 1948.

[4] In neuester Zeit äußert LINMAN (1960, 1962) die Vermutung, daß ein einziger humoraler Faktor für die Steigerung der Erythro-, Leuko- und Thrombopoiese bei hämolytischen Anämien, akuten Blutungen und Polycythaemia vera verantwortlich sein könnte.

[5] BONSDORFF u. JALAVISTO 1948.   [6] LINMAN u. BETHELL 1956.

[7] BORSOOK, GRAYBIEL, KEIGHLEY u. WINDSOR 1954.

[8] Wir ziehen die auch im angloamerikanischen Schrifttum gebräuchliche Schreibweise „Erythro*poietin*", „Erythro*poiese*" usw. der Schreibart „Erythro-poetin", „Erythro*poese*" usw. vor, da sie in sprachlich einwandfreier Form die Herkunft beider Worthälften aus dem Griechischen berücksichtigt.

[9] LINMAN u. BETHELL 1956.

MARINONE u. CORSO[1] verwenden für das Erythropoietin den Ausdruck „mitosis stimulating factor (MSF)". Diese weitgefaßte Bezeichnung erhielt in jüngster Zeit eine Stütze durch Untersuchungen von LEADERS u. Mitarb.[2]. Diese Autoren konnten zeigen, daß unter der Wirkung des Erythropoietins das Novikoff-Hepatom der Ratte ein beschleunigtes Wachstum zeigte. Sie empfehlen eine Überprüfung des Erythropoietineffektes auf das Wachstum anderer Gewebe. Sollte sich in derartigen Versuchen die wachstumsfördernde Wirkung des Erythropoietins bestätigen, so sei die Umbenennung des Erythropoietins in „unspezifischen Wachstumsfaktor" (nonspecific growth factor = NGF) angebracht.

II. Definition des Begriffes „Erythropoietin"

Wir haben weiter oben (S. 5) gezeigt, in welcher Weise sich die spezifische und unspezifische Regulation der Erythropoiese voneinander unterscheiden. Daraus leitet sich folgende Definition des Erythropoietins ab:

Das Erythropoietin ist ein über die Körpersäfte (humoral) wirkender, bei Zuständen erhöhten Erythrocytenbedarfes vermehrt gebildeter Stoff, der spezifisch und direkt auf das Knochenmark einwirkt und in ihm die Erythropoiese stimuliert.

Diese allgemeingehaltene Definition sagt nichts darüber aus, ob das Erythropoietin der physiologische Regulator der Erythropoiese ist oder nur bei Zuständen erhöhten Erythrocytenbedarfes gebildet wird; LAJTHA[3] hält im Gegensatz zu GURNEY u. Mitarb.[4], die beide Möglichkeiten als erwiesen ansehen, diese Frage noch nicht für entschieden. Weiterhin vermeidet die obige Definition Aussagen darüber, welches der zahlreichen in praxi verwendeten Kriterien zur Beurteilung der Erythropoietinwirkung als das *adäquate* Kriterium bezeichnet werden darf, in anderen Worten: welches der eigentliche Angriffspunkt des Erythropoietins ist. Die Diskussion über die Definition des Erythropoietins und seine Nachweismethoden während des Erythropoietin-Colloquiums auf dem Wiener Kongreß der Europäischen Gesellschaft für Hämatologie (1961) hat gezeigt, daß hierüber bisher keine einheitliche Ansicht herrscht. Da das Blutplasma von Tieren mit stimulierter Erythropoiese und von Patienten mit bestimmten physiologischen und pathologischen Veränderungen der Erythropoiese nicht nur die Proliferation der Erythroblasten im Knochenmark anregt, die Reticulocyten- und Erythrocytenzahlen im peripheren Blut erhöht und die extramedulläre Blutbildung stimuliert, sondern auch den Stoffwechsel des Knochenmarkes, der Reticulocyten und Erythrocyten (Purinsynthese, Eisenstoffwechsel, Hämsynthese, Sauerstoffverbrauch) beeinflußt, wird der Erythropoietinbegriff nicht einheitlich, sondern jeweils

---

[1] 1958.   [2] LEADERS, DIXON, OSBORNE u. LONG 1962.   [3] 1962a.
[4] GURNEY, DEGOWIN, HOFSTRA u. BYRON 1962.

in Abhängigkeit von der beobachteten Wirkung des Plasmas bzw. von der verwendeten Versuchsmethodik definiert. Dieses Vorgehen führt zwangsläufig zu einer Verwirrung des Erythropoietinbegriffes, da es keineswegs sicher ist, ob die Erythroblastenproliferation durch den gleichen Wirkstoff hervorgerufen wird, wie beispielsweise die Steigerung der Inkorporation von Fe^{59} in die Erythrocyten. LAJTHA[1] hat auf diesen Punkt nachdrücklich und zu Recht hingewiesen; nach seiner Ansicht[2] stellen weder der Mitoseindex noch die Reticulocytenzahl, die Inkorporation von Fe^{95} in die Blut- und Knochenmarkszellen oder die Zunahme des Erythrocytenvolumens beim Normaltier, sondern nur die Steigerung der Erythropoiese bei der *polyglobulischen Maus* ein zuverlässiges Kriterium der Erythropoietinwirkung dar. Er will daher den Begriff „Erythropoietin" nur auf solche Stoffe angewandt wissen, die bei der polyglobulischen Maus die Erythropoiese stimulieren.

Damit stellt sich die Frage, ob es nur *ein* Erythropoietin gibt, das *alle* genannten Veränderungen der Erythropoiese hervorruft, oder ob *mehrere* Erythropoietine mit *getrennten Funktionen* zusammenwirken.

Erste greifbare Anhaltspunkte für das Vorkommen mehrerer Erythropoietine lieferten die Arbeiten von YU TIN TEI[3]. Dieser fand im Blutserum von Kaninchen mit stimulierter Erythropoiese zwei Faktoren mit erythropoietischer Wirkung: Der eine besaß Eiweißnatur, war unlöslich in Alkohol, ließ sich an Kaolin adsorbieren und wurde bei Erhitzen auf 60^0 zerstört, während der zweite Stoff Lipoidnatur aufwies, sich in Alkohol, Äther und Aceton löste und bei Erhitzen auf 100^0 Thermostabilität zeigte.

GLEY[4] griff später die Untersuchungen YU TIN TEIs auf und teilte mit, es sei ihm gelungen, im Blut anämisierter Pferde sowohl einen acetonlöslichen lipoidartigen, als auch einen acetonunlöslichen eiweißartigen Stoff zu finden, von denen der erste direkt auf das Knochenmark wirke, während der zweite als „Hämatostimulin" den Thymus beeinflusse und dort die eigentliche Hämopoietinbildung herbeiführe. Die Untersuchungen GLEYs wurden leider nur an 10 Meerschweinchen vorgenommen. Die Reticulocytose trat innerhalb von 8 Std auf. Hieraus ist sicher zu schließen, daß keine echte Steigerung der Erythropoiese, sondern lediglich eine Stimulierung der Ausschwemmung von Reticulocyten in das periphere Blut vorlag.

Eingehende Untersuchungen zur Frage der Existenz mehrerer Erythropoietine verdanken wir LINMAN u. Mitarb.[5]. Diese Autoren fanden bei der chemischen Aufarbeitung des Blutplasmas phenylhydrazinanämisierter Kaninchen zwei aktive Fraktionen mit unterschiedlicher Wirkung auf die Erythropoiese und differenten chemischen Eigenschaften (s. Tabelle 1). Es ist jedoch noch unklar, ob diese beiden Stoffe auch unter physiologischen Bedingungen vorkommen oder ob der lipoidartige Faktor ein im Rahmen der Präparation entstandenes Kunstprodukt darstellt. Die zweite Möglichkeit wird vor allem dadurch nahegelegt, daß nur der ätherunlösliche Faktor sowohl die Zellzahl vermehrt als auch die Hämoglobinsynthese steigert,

---

[1] 1961.   [2] 1962.   [3] 1938.   [4] 1954.

[5] LINMAN u. BETHELL 1956a, b; LINMAN, BETHELL u. LONG 1958, 1959; LINMAN u. BETHELL 1956; LINMAN u. LONG 1958; BETHELL, LINMAN u. KORST 1957; LINMAN u. PIERRE 1962.

während der ätherlösliche Faktor nur die Erythrocytenzahl vermehrt und dabei außerdem eine Mikrocytose hervorruft[1]. Sie wird ferner dadurch gestützt, daß menschliches Erythropoietin die Bildung normalstrukturierter Erythrocyten mit normaler Lebensdauer, normaler osmotischer Resistenz und normalem Hämoglobin steigert[2]. Nur bei Anwendung sehr hoher Erythropoietindosen ist die Erythrocytenlebensdauer verkürzt[3]. Auch nach Ansicht von BETHELL, LINMAN u. KORST[4] selbst stellt die Mikrocytose den Ausdruck einer überstürzten, also fehlgesteuerten Erythropoiese dar. Sie geht zugleich mit einer Minderung der osmotischen Resistenz der Erythrocyten einher.

Tabelle 1. *Eigenschaften der erythropoietisch aktiven Blutplasmafraktionen* (nach Befunden von LINMAN u. Mitarb.[4, 5])

Stoffliche Natur	Löslichkeit	Temperaturempfindlichkeit	Wirkung auf Erythropoiese
Eiweißkörper ?	unlöslich in Äther	aktiv im Nativplasma und nach 10minütigem Kochen, inaktiv nach 30minütigem Kochen	steigert die Erythrocytenzahl, Hgb-Synthese und Fe^{59}-Inkorporation in die Erythrocyten
Lipoidsubstanz ?	ätherlöslich	hitzestabil bei 30minütigem Kochen	steigert nur die Erythrocytenzahl (Mikrocytose!)

Nach diesen Untersuchungen ist es möglich, jedoch noch keineswegs sicher, daß verschiedene Erythropoietine mit getrennten Funktionen an der Regulation der Erythropoiese beteiligt sind. Endgültigen Aufschluß hierüber kann nur die chemische Identifizierung des oder der Erythropoietine bringen. Solange sie nicht gelungen ist, erscheint es zweckmäßig, den Begriff des Erythropoietins nur im Singular anzuwenden. Es sei jedoch nachdrücklich darauf hingewiesen, daß damit nicht die Existenz nur eines einzigen Erythropoietins behauptet werden soll; vielmehr liegt dieser Beschränkung lediglich der Wunsch zugrunde, den Erythropoietinbegriff nicht noch weiter zu verwirren als dies schon der Fall ist.

III. Sauerstoffmangel und Erythropoietinbildung

Gemeinsames Merkmal aller erythropoiesesteigernden Mechanismen ist der durch sie ausgelöste Sauerstoffmangel in den Körperzellen. Das nachfolgende Schema (Abb. 2) unterrichtet über die verschiedenen Formen und Ursachen der Gewebsanoxie:

---

[1] Tabelle 1; s. auch LAJTHA 1960b.

[2] GORDON, WINKERT, DORNFEST, LOBUE u. CRUSCO 1959.

[3] VAN DYKE 1962a; STOHLMAN 1962c.

[4] BETHELL, LINMAN u. KORST 1957.

[5] LINMAN u. BETHELL 1956; LINMAN, BETHELL u. LONG 1958a, 1959; LINMAN u. LONG 1958.

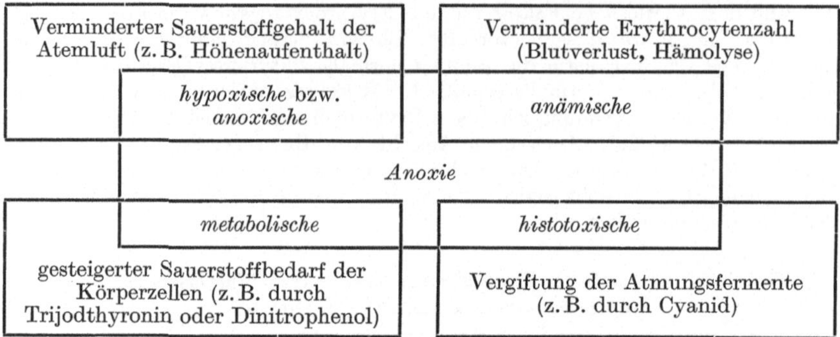

Abb. 2. Formen und Ursachen der Gewebsanoxie

Die Ansicht, daß die Anoxie den adäquaten Reiz für die Stimulierung der Erythropoiese darstellt, ist heute allgemein anerkannt. Die Sauerstoffspannung im Gewebe und wahrscheinlich auch der Sauerstoffgehalt des Blutes[1] regulieren die Erythropoiese. Der Wirkungsmechanismus, durch den der Sauerstoffmangel die Erythropoiese steigert, wird durch folgende beiden Theorien zu erklären versucht:

Die erste Annahme geht davon aus, daß der *Sauerstoffmangel im Knochenmark selbst direkt die Proliferation der Erythroblasten stimuliere.*

Diese Ansicht hat jedoch bis heute keine überzeugende experimentelle Bestätigung gefunden. GRANT u. ROOT[2] äußern sich auf Grund ihrer erschöpfenden Literaturübersicht zu dieser Frage wie folgt: „The evidence offered for the anoxic marrow mechanism is indirect and is derived from the association of accelerated erythropoiesis with the low arterial pO_2 present at high altitudes."

Tatsächlich gelang es nicht, im *Knochenmarkblut* anämischer[3-6] oder polycythämischer[5-7] Menschen und Tiere eine Änderung der Sauerstoffspannung oder der Sauerstoffsättigung des Knochenmarkblutes aufzufinden. Nur bei einigen Patienten mit anoxischer Anoxie wurde im Knochenmark eine erniedrigte Sauerstoffsättigung des Blutes beobachtet[6,7]. Der Körper ist offenbar bemüht, trotz der in anderen Organen und Geweben bestehenden Anoxie[8] die Sauerstoffspannung im Knochenmark auf normalen Werten zu halten[9]. Hierin ist ein sinnvoller Anpassungsvorgang zu erblicken, wenn man berücksichtigt, daß das Knochenmark mit seinem hohen Sauerstoffbedarf durch vermehrte Erythrocytenbildung den in den Geweben herrschenden Sauerstoffmangel beheben soll. Seine Funktionsfähigkeit muß daher aufrechterhalten werden.

Auch Versuche über die Beeinflussung der Erythroblastenproliferation in *Knochenmarkkulturen* durch Sauerstoffmangel haben keine Anhaltspunkte dafür erbracht, daß Sauerstoffmangel die Erythropoiese stimuliert. Sie wird im Gegenteil sogar unterdrückt[10]. Hierdurch wird die Empfindlichkeit des erythropoietischen

---

[1] STOHLMAN, RATH u. ROSE 1954.
[2] 1952.   [3] GRANT u. ROOT 1947.   [4] GRANT 1948.
[5] BERK, BURCHENAL, WOOD u. CASTLE 1948.
[6] SCHWARTZ u. STATS 1949.   [7] HECHT u. SAMUELS 1952.
[8] CAMPBELL 1927.   [9] HODGSON u. TOHA 1954.
[10] ROSIN u. RACHMILEWITZ 1948; MAGNUSSEN 1949; BERNARDELLI 1959.

Knochenmarkes gegenüber Sauerstoffmangel erneut unterstrichen und das Bestreben des Organismus verständlich, auch im Zustande allgemeiner Anoxie das Knochenmark noch mit einer ausreichenden Sauerstoffmenge zu versorgen.

Auf Grund dieser verschiedenen Befunde muß es als unwahrscheinlich angesehen werden, daß die Erythropoiese durch einen Sauerstoffmangel im Knochenmark selbst stimuliert wird.

Als zweite Möglichkeit, die Steigerung der Erythropoiese durch Sauerstoffmangel zu erklären, bleibt somit nur die Annahme einer *indirekten Wirkung des Sauerstoffmangels auf das Knochenmark. Dabei bildet das Erythropoietin das Bindeglied zwischen dem erythropoiesefördernden Reiz (Sauerstoffmangel) und der Reaktion des Knochenmarkes (vermehrte Proliferation von Erythroblasten).*

Mit dieser Hypothese ist die noch ungeklärte Frage verknüpft, welches Organ oder Gewebe des Körpers als Receptor fungiert, der den Sauerstoffmangel registriert und die Erythropoietinbildung stimuliert.

Durch die Untersuchungen der Hoffschen Schule[1], der Japaner[1] und später durch RUHENSTROTH-BAUER[2] gilt es als sicher, daß solche sauerstoffmangelempfindlichen Zellen im *Zwischenhirn* vorkommen. Sie lösen bei ihrer Reizung auf dem in Abb. 1 (S. 4) angegebenen Weg binnen Stunden eine Reticulocytose im peripheren Blut aus. Gerade diese rasche Reaktion deutet aber darauf hin, daß in erster Linie eine Ausschwemmung von Reticulocyten und reifen Erythrocyten aus dem Knochenmark und den Blutdepots stattfindet und daß eine echte Steigerung der Erythropoiese eine untergeordnete Rolle spielt (vgl. auch [3]). RUHENSTROTH-BAUER[2] bezeichnet diesen Mechanismus als den *„zentralen Weg der Sauerstoffmangelauswirkung"*. Er endet nach seiner Ansicht in der Milz, die das Erythropoietin bilde.

Neben diesem zentralen, im Zwischenhirn lokalisierten Receptor für den Sauerstoffmangel muß es aber auch Zellen in der *Körperperipherie* geben, die auf Sauerstoffmangel mit einer Stimulierung der Erythropoietin-Bildung reagieren. Dies geht aus Versuchen an halsmark-durchtrennten Kaninchen[1-2] einwandfrei hervor. Die Reticulocytenvermehrung im peripheren Blut tritt bei Reizung des peripheren Receptors erst nach einigen Tagen ein. RUHENSTROTH-BAUER nennt diesen zweiten Mechanismus der Erythropoiesesteigerung den *„peripheren Weg der Sauerstoffmangelauswirkung"* und macht ihn für die physiologische Steuerung der Erythropoiese verantwortlich. Auch er endet nach RUHENSTROTH-BAUERs Ansicht in der Milz als erythropoietinbildendem Organ.

Die Lokalisation der sauerstoffmangelempfindlichen Zellen in der Körperperipherie ist noch unbekannt. RUHENSTROTH-BAUER[2] bestreitet ihre Identität mit den eigentlichen Bildungszellen des Erythropoietins, er bezeichnet den peripheren Receptor als „hypothetisches Zwischenglied", das zwischen Sauerstoffmangel und erythropoietinbildendem Organ eingeschaltet sei. Diese Ansicht erscheint jedoch noch nicht genügend untermauert. Neuere Untersuchungen von REISSMANN[4] sprechen eher dafür, daß verschiedene Organe — zumindest die Niere und Leber — imstande sind, auf lokalen Sauerstoffmangel mit der Bildung von Erythropoietin zu reagieren. Der venöse pO_2 wechsle von Organ zu Organ in Abhängigkeit von Sauerstoffverbrauch und Blutdurchfluß. Eine Anämie könne durch

---

[1] s. S. 3.   [2] 1950.   [3] FRIEDERICI 1958.
[4] 1962b; REISSMANN u. NOMURA 1962.

Erhöhung des Blutdurchflusses ausgeglichen werden; dadurch werde u. U. in einem Organ die Hypoxie beseitigt, in einem anderen verschlimmert. Umgekehrt schließe eine normale Hämoglobinkonzentration im Gesamtblut — wie etwa bei der kompensierten hämolytischen Anämie — keineswegs eine Hypoxie in bestimmten Körperregionen aus. Mit diesem Hinweis begegnet REISSMANN vor allem dem von ERSLEV[1] und STOHLMAN[2] vorgebrachten Einwand, die Fälle von „kompensierter Hämolyse" mit normaler Hämoglobinkonzentration im Blute, ohne nachweisbare Zeichen einer Hypoxie und mit trotzdem erhöhter Erythropoietin-Produktion stellten die Bedeutung der Hypoxie für die Erythropoietinbildung in Frage.

Wir fassen zusammen: Der Sauerstoffmangel ist der adäquate Reiz für die Stimulierung der Erythropoiese. Er steigert nicht direkt die Proliferation der Erythroblasten, sondern stimuliert sauerstoffmangelempfindliche Zellen im Zwischenhirn und in der Körperperipherie, die eine vermehrte Bildung von Erythropoietin veranlassen. Der Sauerstoffmangel steht somit am Anfang, das Knochenmark als Erfolgsorgan am Ende der zur Steigerung der Erythropoiese führenden Wirkkette, in die das Erythropoietin als aktive Überträgersubstanz eingeschaltet ist.

IV. Zur Frage des Angriffspunktes des Erythropoietins an der Entwicklungsreihe der Erythropoiese

a) Literaturübersicht

Der Angriffspunkt des Erythropoietins an der Entwicklungsreihe der Erythropoiese ist umstritten. Folgende drei Ansichten stehen einander gegenüber (Abb. 3):

1. *Das Erythropoietin beeinflußt hauptsächlich die Differenzierung von multipotenten Stammzellen des RES zu Erythroblasten.* Diese Anschauung wurde von ALPEN u. CRANMORE[3] begründet, die in autoradiographischen Untersuchungen am Knochenmark von Hunden, deren Erythropoiese durch Aderlässe stimuliert worden war, die stärkste Anhäufung von Fe^{59}-Aktivität in den unreifsten Zellen der Erythropoiese fanden. ALPEN u. CRANMORE entwickelten ein Modell der Erythropoiese, bei dem das Erythropoietin die Differenzierung von Stammzellen (Reticulumzellen, Hämocytoblasten) zu Erythroblasten bestimmt. Zugleich greift das Erythropoietin nach den Untersuchungen von ALPEN u. CRANMORE aber auch in schwächerem Grade an den späteren Reifestufen der erythropoietischen Zellreihe an.

Mit der Ansicht, daß das Erythropoietin auch unter physiologischen Bedingungen die Bildung von Erythroblasten aus Zellen des RES bewirkt, setzen sich ALPEN u. CRANMORE in Widerspruch zu ALTHOFF u. WERNER[4], die einen solchen Wirkungsmechanismus des Erythropoietins für unwahrscheinlich halten. Die ablehnende Haltung der letztgenannten Autoren gegenüber der Annahme, daß schon unter normalen Bedingungen Erythroblasten aus Reticulumzellen entstünden, wird auch von WEICKER[5] und ROHR[6] geteilt. WEICKER stellt den Vorgang der Erythroblastenbildung aus Reticulumzellen als „fakultative Erythropoiese" im Sinne einer Notfallreaktion der „obligaten Erythropoiese" gegenüber, die vom Proerythroblasten ihren Ausgang nimmt.

---

[1] 1962b.   [2] 1962b.   [3] 1959a, b.   [4] 1958.   [5] s. S. 1.   [6] 1960.

Die von ALPEN u. CRANMORE geäußerte Ansicht, daß das Erythropoietin auch die späteren Entwicklungsstufen der Erythropoiese beeinflusse, bedeutet eine Annäherung an den Standpunkt der unter 3) genannten Autoren.

2. *Das Erythropoietin stimuliert die Zellteilungen der Proerythroblasten (K 2).* Ein derartiger Wirkungsmechanismus des Erythropoietins wird von ALTHOFF u. WERNER[1] beschrieben. Sie injizierten Kaninchen an 4 aufeinanderfolgenden Tagen jeweils 18 ml erythropoietinhaltiges homologes Serum und bestimmten die nach den Injektionen auftretenden cytologischen Knochenmarkveränderungen. Einem

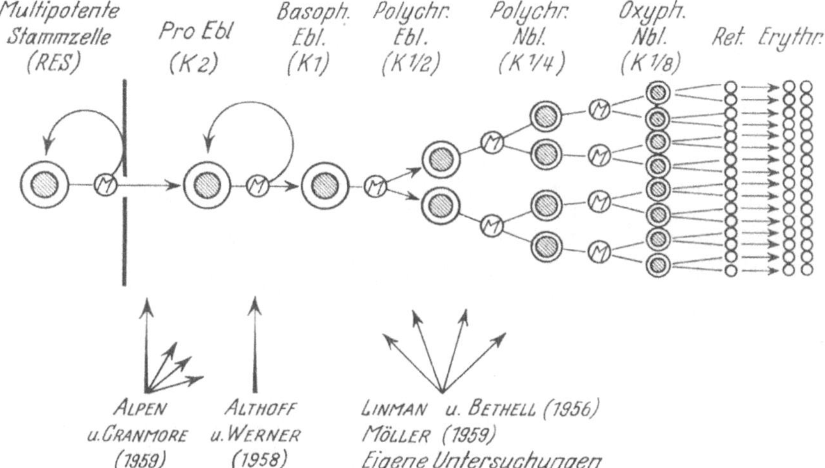

Abb. 3. Schematische Darstellung der Hypothesen über den Angriffspunkt des Erythropoietins an der Erythropoiese. Zeichenerklärung: *M* Mitose, *ProEbl* Pro-Erythroblast, *Basoph.Ebl.* Basophiler Erythroblast (Makroblast), *Polychr.Ebl* Polychromatischer Erythroblast (Makroblast), *Polychr.Nbl* Polychromatischer Normoblast, *Oxyph.Nbl* Oxyphiler (orthochromatischer) Normoblast, *Ret.* Reticulocyt, *Erythr.* Erythrocyt. *K 2*, *K 1*, *K 1/2*, *K 1/4* und *K 1/8* Symbole für die Jacobjschen Kernklassen

weiteren Kaninchen wurde zusammen mit einer einmaligen Injektion erythropoietinhaltigen Serums Colchicin gegeben und die Mitosezahl jeder Reifestufe mit derjenigen eines gleichfalls mit Colchicin injizierten, jedoch nicht mit Erythropoietin behandelten Kaninchens verglichen. Innerhalb von 8—24 Std nach der Erythropoietininjektion stieg im Knochenmark der erythropoietinbehandelten Tiere zunächst der Anteil der Proerythroblasten deutlich an, kurze Zeit später folgte eine Zunahme der basophilen Erythroblasten. Hieran schloß sich in der zeitlichen Reihenfolge eine Vermehrung der reiferen Zellformen. In dem Colchicinversuch war die Zahl der Proerythroblastenmitosen nach 24 Std, diejenige der basophilen Erythroblastenmitosen nach 48 Std gegenüber den Verhältnissen beim Kontrolltier gesteigert.

3. *Das Erythropoietin greift an allen Zellen der Erythropoiese an.* Diese von GLEY u. Mitarb.[2] sowie von LINMAN u. BETHELL[3] geäußerte Ansicht wurde von MÖLLER[4] in eingehenden Untersuchungen an der Ratte experimentell belegt. MÖLLER verwendete das stathmokinetische Verfahren von DUSTIN[5] in ähnlicher Form wie ALTHOFF u. WERNER[6]. Er prüfte die Wirkung von Sauerstoffmangel, Blutentzug und Injektionen erythropoietinhaltigen Plasmas von Tieren nach

---

[1] 1958.   [2] GLEY, DELOR u. LAUR 1954.   [3] LINMAN u. BETHELL 1956
[4] 1959.   [5] 1959.   [6] 1958.

Sauerstoffmangelatmung auf die Zahl und Verteilung der Erythroblastenmitosen im Knochenmark. Sämtliche drei Maßnahmen steigerten die Mitosefrequenz der erythropoietischen Knochenmarkzellen, und zwar um so mehr, je reifer die Zellen waren. So betrug die Mitosefrequenz bei den Proerythroblasten $32,0 \pm 4,07\%$ (Kontrollplasma) bzw. $39,5 \pm 2,14\%$ (Hypoxieplasma), bei den Makroblasten $27,0 \pm 1,91\%$ bzw. $41,8 \pm 4,8\%$, bei den basophilen Normoblasten $21,5 \pm 3,2\%$ bzw. $38,5 \pm 1,5\%$ und bei den polychromatischen Normoblasten $43,5 \pm 4,56\%$ bzw. $69,5 \pm 3,09\%$. Die Steigerung der Mitosehäufigkeit erschien bei den basophilen Normoblasten besonders markant, da diese Zellklasse normalerweise eine nur geringe Mitosefrequenz besitzt. MÖLLER empfahl daher geradezu die Zählung der basophilen Erythroblastenmitosen als besonders brauchbares Verfahren zur Messung der Erythropoietinaktivität.

In jüngster Zeit beobachteten auch GALLAGHER u. LANGE[1] einen Einfluß des Erythropoietins auf die späteren Reifungsformen der Erythroblasten. Sie sahen bei polyglobulischen Ratten, denen 1 bzw. 5 Tage nach Erzeugung der Transfusionspolyglobulie eine einmalige Injektion von Erythropoietin gegeben worden war, eine Zunahme der Reticulocytenzahl und der Inkorporation von Fe^{59} in die Erythrocyten schon innerhalb der ersten 24 Std. Diesen Befund interpretierten sie in folgender Weise: „The early augmentation of erythropoiesis during the first 24 hours after erythropoietin injection does not appear to be directly related to its action on stem cells ... The nature of the earlier response to erythropoietin is not clear but presumably is related to some effect on the later phases of erythroid cell formation."

ALPEN, CRANMORE u. JOHNSTON[2], DUKES[3], FISCHER[4] sowie HODGSON u. ESKUCHE[5] halten es ebenfalls für möglich, daß das Erythropoietin nicht nur an den Stammzellen, sondern auch an den späteren Reifestufen der Erythropoiese angreift.

b) Eigene Untersuchungen

Wir untersuchten die Frage nach dem Angriffspunkt des Erythropoietins an der Reifungsreihe der Erythropoiese mit Hilfe des Perfusionsverfahrens am isolierten Hinterbein des Kaninchens (s. S. 48).

Methodik. Die Grundzüge und die technische Ausführung der Methode sind auf S. 48 ff. ausführlich beschrieben.

Als *Empfängertiere* dienten 10 Kaninchen im Gewicht von 1500—2500 g. Als *Spendertiere* wurden 10 gleichschwere Tiere verwendet. Bei 5 Tieren (Gruppe I) wurde ein einmaliger Blutentzug von 50—70 ml durch den Ohrkatheter vorgenommen[6] und sofort anschließend „Makrodex" (Dextran, Knoll-Mannheim) in einer Menge von $^1/_3$—$^2/_3$ des entnommenen Blutvolumens i.v. durch den liegenden Katheter injiziert, um das Gefäßsystem aufzufüllen. 16—20 Std später wurden die Tiere entblutet und das heparinisierte Vollblut als Perfusat verwendet. Bei den übrigen 5 Spenderkaninchen (Gruppe II) wurde an zwei aufeinanderfolgenden Tagen ein Blutentzug von jeweils 40 ml vorgenommen (mit Ausnahme eines Versuches, bei dem nur 25 bzw. 30 ml entnommen wurden) und gleichfalls sofort anschließend Makrodex i.v. infundiert. Am Tage nach der zweiten Blutentnahme wurden die Kaninchen entblutet und ihr Blut in gleicher Weise wie dasjenige der Tiere der Gruppe I zur Perfusion jeweils eines Empfängerkaninchens benutzt.

---

[1] 1962.   [2] 1962.   [3] 1962a.   [4] 1962a.   [5] 1962.
[6] RODRIGUEZ-ERDMANN 1959.

Ergebnisse. Im Knochenmark der Empfängertiere, die Vollblut von Kaninchen der Gruppe I erhalten hatten (Abb. 4a), lag die Änderung der Proerythroblastenzahl im perfundierten Bein gegenüber dem Kontrollbein zwischen + 7,1 und + 96,5% (Mittelwert: + 54,1%). Die Zahl der basophilen Makroblasten stieg um 16,4—99,5% (Mittelwert: + 36,8%). Die polychromatischen Makroblasten nahmen um 24,0 bis 51,6% zu (Mittelwert: + 35,2%). Die Zahl der polychromatischen Normoblasten erhöhte sich um 3,4—62,9% (Mittelwert: + 32,5%). Die orthochromatischen (oxyphilen) Normoblasten vermehrten sich um 13,7—30,8%; auch hier blieb die Zahl einmal mit —7,4% praktisch unbeeinflußt (Mittelwert: + 19,3%).

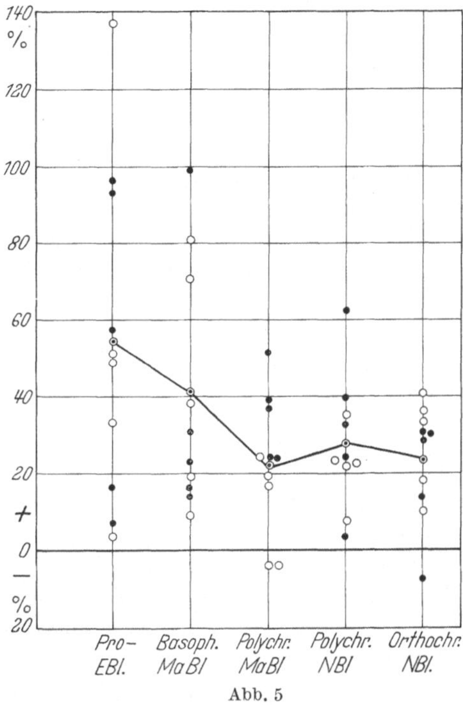

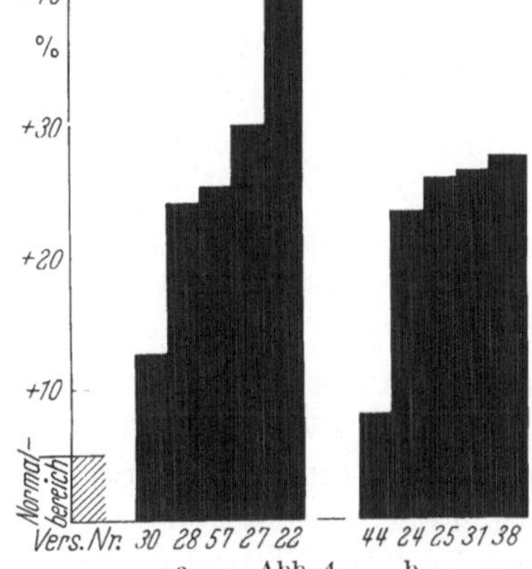

Abb. 4

Abb. 5

Abb. 4a u. b. Erythropoiese im perfundierten Kaninchenbein nach Perfusion mit erythropoietinhaltigem Blut. a Stimulierung der Erythropoietinbildung bei den Spender-Tieren durch einmaligen Blutentzug von 50—70 ml 16—20 Std vor der Gewinnung des Perfusionsblutes. b Stimulierung der Erythropoietinbildung bei den Spenderkaninchen durch zweimaligen Entzug von je 40 ml Blut (bzw. von 25 und 30 ml Blut in Versuch 25) 2 Tage und 1 Tag vor Gewinnung des Perfusionsblutes. Zeichenerklärung: s. S. 56 und Legende zu Abb. 11

Abb. 5. Prozentuale Änderung der Erythroblastenzahl im Knochenmark des perfundierten Kaninchenbeines nach Durchströmung mit Erythropoietin-haltigem homologem Blut. Zeichenerklärung: ● Gleiche Versuche wie in Abb. 4a; ○ gleiche Versuche wie in Abb. 4b; ⊙ Mittelwerte aus den Ergebnissen der Versuche in Abb. 4a und 4b

In Gruppe II (Abb. 4b) nahm die Zahl der Proerythroblasten im perfundierten Bein um 4,2—137,9% zu (Mittelwert: + 54,96%). Bei den basophilen Erythroblasten betrug die Änderung der Zellzahl zwischen + 9,4 und + 80,7% (Mittelwert: + 43,76%), bei den polychromatischen Erythroblasten zwischen —4,0 und + 23,9% (Mittelwert: + 10,48%), bei den polychromatischen Normoblasten zwischen $+7{,}5$ und $+34{,}8\%$ (Mittelwert: $+21{,}88\%$) und bei den orthochromatischen Normoblasten zwischen $+10{,}3$ und $+40{,}5\%$ (Mittelwert: $+27{,}34\%$).

Eindeutige qualitative und quantitative Unterschiede in der Reaktion des Knochenmarkes der Empfängertiere auf Perfusion mit Blut von Spendertieren der Gruppen I und II waren nicht festzustellen (Abb. 4, 5). Errechnet man die gemeinsamen Mittelwerte der Änderungen der Erythroblastenzahlen in beiden Versuchsgruppen, so zeigt sich eine stärkere Beeinflussung der beiden unreifsten Formen (Proerythroblast, basophiler Makroblast — Abb. 5).

Besprechung. Aus den Abb. 4 und 5 ist zu entnehmen, daß unter der Einwirkung erythropoietinhaltigen Blutes die Zahl der Erythroblasten im Knochenmark ansteigt. Dabei läßt sich in den einzelnen Versuchen keine gesetzmäßige, stärkere oder schwächere Beeinflussung unreifer oder reifer Entwicklungsformen erkennen. In einigen Versuchen überwiegt die Vermehrung der jugendlichen Zellen, in anderen diejenige der reiferen Zellen. Die Mittelwerte der Zellvermehrung liegen jedoch bei den beiden unreifsten Zellformen der Erythropoiese in einem höheren Bereich als bei den darauffolgenden Reifestufen.

Die Vermehrung auch der reiferen Zellformen der Erythropoiese unter der Einwirkung des Erythropoietins zeigt, daß das Erythropoietin nicht nur an den Stammzellen der Erythropoiese angreift, sondern daß die späteren Reifestufen ebenfalls zu vermehrter Proliferation angeregt werden.

An der Berechtigung dieses Schlusses ist nicht zu zweifeln, da innerhalb der 5stündigen Versuchszeit unter keinen Umständen die Entwicklung vom Proerythroblasten zum orthochromatischen Normoblasten durchlaufen sein kann. Die Vermehrung der Normoblasten läßt sich nur durch ein gleichzeitiges Angreifen des Erythropoietins an allen Entwicklungsformen der Erythropoiese erklären.

Die Frage, warum in einem Falle mehr die Entstehung der unreifen Erythroblasten, im anderen Falle die Bildung der reiferen Normoblasten gefördert wird, kann auf Grund unserer Versuche nicht beantwortet werden.

Vielleicht werden die reiferen Zellformen nur dann nennenswert beeinflußt, wenn genügend Eisen für die Hämoglobinsynthese zur Verfügung steht. Für die Annahme eines Eisenmangels beim Kaninchen sprechen zwei Befunde: Einmal die relativ geringe Zahl der orthochromatischen Normoblasten im Knochenmark, zum anderen die Tatsache, daß das Kaninchen schon unter physiologischen Bedingungen zugeführtes Eisen in hoher Menge in die Erythrocyten einbaut; nach ERSLEV[1] beträgt die Inkorporation von Fe^{59} in 20 Std bis zu 50%.

---

[1] 1959c.

V. Biologischer Nachweis des Erythropoietins

Das Erythropoietin läßt sich ähnlich wie viele andere Hormone mit Hilfe biologischer Testmethoden nachweisen.

Die Bewertung der einzelnen Verfahren, vor allem der Testobjekte und der Kriterien zur Bestimmung der Änderungen der Erythropoiese, stößt auf die weiter oben[1] bereits erörterte Schwierigkeit, daß der Erythropoietinbegriff nicht einheitlich definiert ist und die Möglichkeit der Existenz mehrerer erythropoietisch wirkender Stoffe vorläufig nicht bestritten werden kann. Wenn wir dennoch bisher wie auch in den folgenden Teilen der Arbeit vom „Erythropoietin" schlechthin sprechen, so nur deswegen, weil aus den Untersuchungsergebnissen bisher nicht abzuleiten ist, ob die Wirkung „erythropoietin"haltigen Blutplasmas auf verschiedene Teilprozesse der Erythropoiese von *einem* oder von *mehreren* Wirkstoffen ausgeübt wird. Es wäre reine Spekulation, wollte man die verschiedenartigen Reaktionen des erythropoietischen Systems auf die Wirkung verschiedener Stoffe von Erythropoietincharakter beziehen.

Die Prüfverfahren setzen sich im Prinzip aus gleichartigen Teilprozessen zusammen, die jedoch in ihren Einzelheiten erheblich voneinander abweichen. Daraus erklären sich zahlreiche Widersprüche in den Ergebnissen der einzelnen Autoren. Die grundsätzliche Bedeutung dieser Fragen hat uns dazu veranlaßt, die gebräuchlichen Nachweismethoden für das Erythropoietin einem kritischen Vergleich zu unterziehen. Viele Verfahren haben einen nur begrenzten Aussagewert, weil die mit ihnen gewonnenen Resultate in mehrfacher Weise gedeutet werden können[2]. Leitprinzip bei der Entwicklung neuer Verfahren und bei der Ausführung künftiger experimenteller Arbeiten muß daher sein, einfache und unmißverständlich deutbare Testmethoden anzuwenden, gleichgültig, in welcher Weise man das Erythropoietin definiert. Definiert man es als denjenigen Stoff, der die Differenzierung der Stammzellen zu Erythroblasten fördert, so ist das am besten geeignete Testobjekt in vivo ein Tier mit experimentell gedrosselter Erythropoiese, in vitro potentiell erythropoietisches Gewebe eines solchen Tieres. Definiert man das Erythropoietin hingegen als einen Stoff, der die Hämsynthese oder Eisenaufnahme in Reticulocyten stimuliert, so besteht das geeignete Testverfahren in der Bestimmung der Hämsynthese oder der Inkorporation von Fe^{59} in die Reticulocyten in vitro[2]. Die Forderung Lajthas[3] nach *klar deutbaren Versuchsanordnungen* steht an erster Stelle aller Vorbedingungen für weitere Arbeiten über das Erythropoietin. An zweiter Stelle steht die Forderung Goldwassers[4], alle wesentlichen Versuchsergebnisse durch *Anwendung mehrerer Meßverfahren zur gleichen Zeit* zu überprüfen. In der Praxis wird sie wegen des mit ihr verbundenen

---

[1] s. S. 9.   [2] Lajtha 1961.   [3] 1961.   [4] 1961.

Arbeitsaufwandes nicht immer zu verwirklichen sein, sie muß jedoch so weitgehend wie möglich berücksichtigt werden.

Bei der Besprechung der einzelnen Methoden folgen wir dem üblichen Gang eines Erythropoietinversuches, der folgende vier Teilprozesse umfaßt:

a) Steigerung der Erythropoietinbildung bei Versuchstieren (Spendertieren).

Das Erythropoietin läßt sich mit den heute üblichen Nachweismethoden nur dann im Blut erfassen, wenn es in einer gegenüber den normalen Verhältnissen erhöhten Menge vorkommt. Eine Reihe von Eingriffen an den Versuchstieren dient der Erhöhung des Erythropoietinspiegels im Blut dieser Tiere. Wir bezeichnen die Tiere, deren Erythropoiese auf eine dieser Arten stimuliert wurde und deren Blut, andere Körperflüssigkeiten oder Organextrakte biologisch auf ihren Erythropoietingehalt untersucht werden, entsprechend dem anglo-amerikanischen Sprachgebrauch („donor animals") als „Spendertiere".

b) Auswahl eines geeigneten erythropoietinhaltigen Testpräparates.

c) Auswahl eines geeigneten Testobjektes.

Die Erythropoietinpräparate werden in vivo an sog. „Empfängertieren" („receptor animals"), die in verschiedener Weise vorbehandelt sein können, sowie in vitro an Knochenmark oder Erythrocytensuspensionen geprüft.

d) Auswahl eines geeigneten Kriteriums zur Messung der Veränderungen der Erythropoiese.

Zu a) Steigerung der Erythropoietinbildung bei Versuchstieren (Spendertieren)

1. Hämolyse mit Phenylhydrazin

Die hämolysierende Wirkung des Phenylhydrazins ist seit langem bekannt[1]. Vor der Einführung des P^{32} in die Behandlung der Polycythämie bediente man sich dieser Substanz, um die bei den Patienten erhöhten Erythrocytenzahlen herabzusetzen[2]. Die während der Phenylhydrazinanämie neugebildeten Reticulocyten sind größer als üblich und haben eine verkürzte Lebensdauer[3].

Der naheliegende Gedanke, das Phenylhydrazin für experimentelle Untersuchungen über die Bildung des Erythropoietins zu verwenden, wurde frühzeitig von FIESSINGER u. LAUR[4], von KATCHOURA-GAUDUMEAU[4], GLEY[5], BORSOOK u. Mitarb.[6] sowie von GORDON und seinem Arbeitskreis[7] und nach diesen Autoren von zahlreichen Nachuntersuchern in die Tat umgesetzt. Heute findet zumeist das von BORSOOK u. Mitarb.[6] angegebene Verfahren Verwendung:

---

[1] z. B. GOTTSEGEN 1934; LETTERER 1937.

[2] HEILMEYER u. BEGEMANN 1951; GÄNSSLEN 1956; GROSS u. BOCK 1957.

[3] BRECHER u. STOHLMAN 1961.   [4] Zit. nach GLEY 1952.   [5] 1952, 1954.

[6] BORSOOK, GRAYBIEL, KEIGHLEY u. WINDSOR 1954.

[7] GORDON 1959 (dort weitere Literatur).

Erwachsenen Kaninchen wird über einen Zeitraum von 7 Tagen täglich je 1 cm³ einer 2,5%igen Lösung von Phenylhydrazin-hydrochlorid (neutralisiert) subcutan injiziert. Am Ende dieser Woche besteht bei einer schweren Anämie zugleich eine hochgradige Reticulocytose. Die Erythrocytenzahlen schwanken nach eigenen Erfahrungen zu diesem Zeitpunkt um 1 Million/mm³, der Anteil der Reticulocyten um 70—95% *. Der von Borsook u. Mitarb. angegebene Endwert der Reticulocytenzahl von 85—95% wird nicht immer erreicht. Die Tiere werden sodann aus der Ohrvene oder durch Herzpunktion entblutet; in unseren eigenen Untersuchungen bevorzugen wir die Entblutung aus der A. carotis communis in leichter Äthernarkose. Das Blut wird in Heparin (20 mg/100 ml Blut) aufgefangen. Nach eigenen Erfahrungen ist es empfehlenswert, zur weiteren Verhütung der Blutgerinnung und der beim Kaninchen ohnehin sehr leicht eintretenden Hämolyse außerdem silikonierte Röhrchen zum Auffangen des Blutes zu verwenden. Über die weitere Bearbeitung des Blutes s. S. 37.

Gegen die Brauchbarkeit der Phenylhydrazin-Hämolyse-Methode zur Gewinnung erythropoietinhaltiger Blutpräparate lassen sich vor allem zwei Einwände erheben:

Erstens könnte der erythropoietische Effekt des Spenderblutes darauf beruhen, daß in ihm Reste des Phenylhydrazins enthalten sind, die auf dem Wege über eine leichte Hämolyse bei den Empfängertieren die Erythropoiese steigerten. Die Stimulierung der Erythropoiese der Empfängertiere wäre dann nicht die Folge einer Erythropoietinaktivität des Spenderblutes, sondern einer durch das Phenylhydrazin bedingten Steigerung der Erythropoietinbildung im Empfängertier selbst. Zwar wird Phenylhydrazin sofort in der Blutbahn durch die Erythrocyten entgiftet, die dabei zugrunde gehen[1], so daß injiziertes Phenylhydrazin nicht länger als 24 Std hämolytisch wirkt[2], jedoch erscheint es im Einzelfalle fraglich, ob nicht hin und wieder bei schwer anämischen Tieren, die weiter Phenylhydrazin erhalten, das Blut auch zu einem späteren Zeitpunkt noch Reste von Phenylhydrazin enthält. Auch Borsook[3] zieht die Möglichkeit einer unvollständigen Entgiftung des Phenylhydrazins durch die an Zahl stark reduzierten Erythrocyten in Betracht.

Zweitens enthält das Blutplasma der mit Phenylhydrazin anämisierten Tiere eine große Menge von Hämolyseprodukten. Diese Stoffe interferieren mit der Erythropoietinwirkung, da sie teilweise die Erythropoiese hemmen[4], in schwächerer Konzentration vielleicht auch steigern[4].

Das Blutplasma der mit Phenylhydrazin anämisierten Tiere ist nicht immer erythropoietisch aktiv. Die Ursachen dieser Erscheinung sind komplexer Natur:

Einmal dürfte der über mehrere Tage andauernde starke erythropoietische Reiz der Hämolyse analog den Verhältnissen bei wiederholten Aderlässen oder langdauerndem Aufenthalt in einer Atmosphäre mit erniedrigtem Sauerstoffgehalt[5] zu einer Erschöpfung der Erythropoietinbildung führen.

---

* Nach Eriksen (zit. nach London 1962b) soll es sich bei dem größten Teil der Zellen nicht um Reticulocyten, sondern um Zellen mit Heinzschen Innenkörpern handeln. Dafür spräche auch, daß Miller (zit. nach Borsook 1962c) bei Inkubation von Phenylhydrazin-Reticulocyten mit tritiummarkiertem Leucin nur in 30% der Zellen Körnchen nachweisen konnte.

[1] Borsook 1959a.   [2] Reiff, Nutter, Donohue u. Finch 1958.
[3] Borsook 1959a.   [4] s. S. 117.   [5] Stohlman u. Brecher 1956, 1959.

Tabelle 2. *Übersicht der Verfahren zur Steigerung der Erythropoietinbildung bei den Spendertieren und zum Nachweis des Erythropoietins bei den Empfängertieren*

Die Arbeiten sind nach der Species der Spendertiere geordnet (Spalte 3). Für jede Species erfolgt in Spalte 4 die Unterteilung nach den Methoden zur Stimulierung der Erythropoietinbildung (Reihenfolge: Blutentzug, Phenylhydrazin, Sauerstoffmangel, Cobalt) und in Spalte 5 die weitere Unterteilung nach der Art des verwendeten Erythropoietin-Präparates (Reihenfolge: Plasma, Plasmaextrakt, Serum, Serumextrakt). Schrifttum ab 1961 unberücksichtigt.

Zeichenerläuterung

Spalte 3: Kan. = Kaninchen, MSchw. = Meerschweinchen.
Spalte 4: Stim. = Stimulierung der Erythropoietinbildung, Bl.E. = Blutentzug, PH = Phenylhydrazin, $O_2\swarrow$ = Sauerstoffmangel, Co = Cobalt.
Spalte 5: Pl.Extr. = Plasmaextrakt, S.Extr. = Serumextrakt.
Spalte 6: KG = Körpergewicht.
Spalte 8: i.m. = intramuskulär, i.p. = intraperitoneal, i.v. = intravenös, s.c. = subcutan.
Spalte 9: Empf.tier = Empfängertier, (n) = nicht vorbehandelt, (hyp) = hypophysektomiert, (H) = Hungerzustand, $(O_2\nearrow)$ =

Sauerstoffbeatmung, (poly) = Transfusions-Polyglobulie, (Co) = Cobalt, (bestr.) = subletale Ganzkörperbestrahlung, (anäm) = anämisch (Aderlaß), (DNP) = Dinitrophenol.
Spalte 10: Krit. = Kriterien zur Beurteilung der Erythropoietinwirkung auf das Empfängertier, Ery = Erythrocytenzahl, Ret = Reticulocytenzahl, Hgb = Hämoglobingehalt, Ht = Hämatokritwert, KM = Knochenmarkausstrich (Myelogramm), Pr.Jones = Price-Jones-Kurve, osm.Res. = osmotische Resistenz, Fe^{59} = Inkorporation von Fe^{59} in die Erythrocyten, P^{32} = Inkorporation von P^{32} in das Knochenmark.

1	2	3	4	5	6	7	8	9	10
				Testpräparat					
Autoren	Jahr	Spendertier	Stim.	Art	injizierte Menge	Zahl der Inj.	Appl.-Art	Empf.-Tier	Krit.
Erslev, Lavietes u. van Wagenen	1953	Macaca mulatta	Bl.E.	Serum	6,1—10% des KG	4	i.v.	Mac. mulatta	Ret.
Gley	1952	Pferd	Bl.E.	Serum	3 ml/kg	1	s.c.	Ratte (n)	Ret.
Gley, Delor u. Laur. . .	1954	Pferd	Bl.E.	Serum-Extrakt	entspr. 300 ml Serum	1		Ratte (n)	KM

Guyomar	1954	Pferd	Bl.E.	S.Extr. (12:1)	0,3 ml	1	s.c.	Ratte (n)	Ret.
Jacobson, Plzak, Fried u. Goldwasser	1956	Hund, Kan., Ratte	Bl.E.	Plasma	2 ml	1—3	i.v. i.p.	Ratte (hyp)	Fe^{59}
Stohlman u. Brecher	1959	Hund, Ratte	Bl.E. $O_2\downarrow$	Plasma, Pl.Extr. (5:1)	2 ml	3	i.v.	Ratte (H)	Fe^{59}
Kinard, Griffin u. Kinard	1960	Hund	Bl.E., PH, $O_2\downarrow$	Pl.Extr.	1 ml/100 g	7—9	i.p.	Ratte (n)	Ery, Ret., Hgb, Ht
Kinard u. Griffin	1958	Hund	PH	Pl.Extr.	?	7—9	?	Ratte (n)	Ery, Hgb, Ht
Tohá u Hodgson	1958	Hund	PH	Pl.Extr.	?	?	?	Ratte (n)	Ret, Hgb
Gibelli	1911	Hund, Kan., MSchw.	Bl.E., PH	Serum	4—10 ml	1—3	s.c. ?	wie Spender	Ery
White u. Josh.	1959	Schaf	PH	versch. Frakt.	2 ml	2	i.v.	Ratte (H)	Fe^{59}
Förster u. Kiss	1925	Kan.	Bl.E.	Serum, Plasma, Vollblut	2,5—3 ml	1	i.v.	Kan. (anäm)	Ery
Gunther, Hodgson, Tohá u. Quappe	1950/51	Kan.	Bl.E.	Plasma	10 ml/kg	1	i.v.	Kan. (anäm)	Ery, Ret, Hgb
Erslev	1953	Kan.	Bl.E.	Plasma	25—50 ml	2—8	i.v.	Kan. (n)	Ery, Ret, Ht, KM
Erslev u. Lavietes	1954	Kan.	Bl.E.	Plasma, Serum	50 ml	4	i.v.	Kan. (n)	Ret, Hgb
Hodgson u. Tohá	1954	Kan.	Bl.E.	Plasma	5—15 ml je kg	1—18	i.v. i.p.	Kan. (n)	Ery, Ret, Hgb, Ht
Fried, Plzak, Jacobson u. Goldwasser	1957	Kan.	Bl.E.	Plasma	2 ml	3	i.v.	Ratte (hyp, H, $O_2\downarrow$ DNP)	Fe^{59}

Tabelle 2. (Fortsetzung)

1	2	3	4	5	6	7	8	9	10
				Testpräparat					
Autoren	Jahr	Spender-tier	Stim.	Art	injizierte Menge	Zahl der Inj.	Appl.-Art	Empf.-Tier	Krit.
HODGSON, ESKUCHE, YUDI-LEVICH, HERNANDEZ u. TOHÁ	1957	Kan.	Bl.E., PH	Plasma (dial.), Pl.Extr.	10 ml/kg	4	i.p.	Kan. (n)	Fe^{59}
JACOBSON, GOLDWASSER, PLZAK u. FRIED	1957	Kan.	Bl.E.	Plasma	0,5 ml	8—19	i.v.	Ratte (hyp), Maus (poly)	Ret, Blut- u. Ery-Vol., Fe^{59}
MATOTH u. BEN-PORATH . .	1959	Kan.	Bl.E.	Plasma	—	—	—	Kan. (n)	KM-Kultur
HODGSON, YUDILEVICH. ES-KUCHE u. PERRETTA . . .	1960	Kan.	Bl.E., PH	Plasma, Plasma-Extrakt	?	?	?	Kan. (n)	Plasma-Fe^{59}-turnover
GORDON, PILIERO u. TAN-NENBAUM	1955	Kan.	Bl.E.	Pl.Extr. (1:1)	3 ml	9—17	s.c.	Ratte (n)	Ery, Ret, Hgb, KM
JACOBSEN, DAVIS u. ALPEN	1956	Kan.	Bl.E., PH	Pl.Extr. (1:1)	2 ml/100 g	17	s.c.	Ratte (n)	Ery, Ret, Hgb
LINMAN u. BETHELL . . .	1956	Kan.	Bl.E., PH	Plasma-Extrakt	2% des KG	18	s.c.	Ratte (n)	Ery, Ret, Ht, Hgb, KM
BETHELL, LINMAN u. KORST	1957	Kan.	Bl.E., PH	Plasma-Extrakt	2% des KG	18	s.c.	Ratte (n)	Ery, Ret, Ht, Hgb, KM
CARNOT u. DEFLANDRE . .	1906	Kan.	Bl.E.	Serum	5—7 ml	1	s.c.	Kan. (n)	Ery
GORDON u. DUBIN*	1934	Kan.	Bl.E., $O_2\swarrow$	Serum	7—15 ml	1—7	s.c., i.p.	Kan. (n, anäm)	Ery, Ret

* Erythropoietin-Nachweis mißlungen.

Feenders*	1936	Kan.	Bl.E.	Serum	2—10 ml	1—3	i.v.	Kan. (n)	Ery, Hgb
Krumdieck	1943	Kan.	Bl.E.	Serum	20 ml	1	i.v.	Kan. (n)	Ery, KM, Ret, Hgb
Erslev	1957	Kan.	Bl.E., $O_2 \swarrow$	Serum	50 ml	4	i.v.	Kan. (n)	Ret, Hgb
Lowy, Keighley, Borsook u. Graybiel	1959	Kan.	PH	Plasma, Plasma-Extrakt	ver-schieden	ver-schie-den	ver-schie-den	Maus (n), Ratte (H)	Ret, Fe^{59}
Benard, Dantchev u. Gajdos	1954	Kan.	PH	Plasma-Extrakt	0,75 ml	14	i.m.	Ratte (n, anäm)	Ery, Ret, Hgb
Borsook, Graybiel, Keighley u. Windsor	1954	Kan.	PH	Pl.Extr. (1:1)	2—5 ml	28 bis 49	s.c.	Ratte (n)	Ery, Ht, Ret, Hgb, KM
Gordon, Piliero, Klein-berg u. Freedman	1954	Kan.	PH	Pl.Extr. (4:1—5:1)	0,75 ml	11	s.c.	Ratte (n)	Ery, Ht, Ret, KM
Gordon, Piliero, Tannen-baum u. Siegel	1955 a, b	Kan.	PH	Pl.Extr. (3:1)	1 ml	10	s.c.	Ratte (hyp)	Ery, Ret, Ht, KM
Bucci u. Serra	1956	Kan.	PH	Pl.Extr. (3:1)	1 ml	11	s.c.	Ratte (n)	Ery, Ht, Ret, Hgb, Pr.Jones
Gordon, Piliero, Me-dici et al.	1956	Kan.	PH	Pl.Extr. (3:1)	1 ml	10	s.c.	Ratte (n)	Ery, Ht, Ret, KM
Mirand u. Prentice	1956	Kan.	PH	Pl.Extr.	2% des KG	18	s.c.	Ratte (n, hyp)	Fe^{59}

* Erythropoietin-Nachweis mißlungen.

Tabelle 2. (Fortsetzung)

1	2	3	4	5	6	7	8	9	10
				Testpräparat					
Autoren	Jahr	Spender-tier	Stim.	Art	injizierte Menge	Zahl der Inj.	Appl.-Art	Empf.-Tier	Krit.
Linkenheimer u. Berger .	1957	Kan.	PH	Pl.Extr.	?	?	?	Ratte (anäm, $O_2 \swarrow$, Co)	Ret, Ht
Mirand u. Prentice . . .	1957a	Kan.	PH	Pl.Extr. (3:1)	2 ml	3	s.c.	Maus (n)	Fe^{59}
Rambach, Alt u. Cooper .	1957	Kan.	PH	Pl.Extr. (besond. präpariert)	3 mg	mehr-mals	s.c.	Ratte (n)	Ret, Ht, Hgb, Fe^{59}, P^{32}
Slaunwhite, Mirand u. Prentice	1957	Kan.	PH	Pl.Extr. (3:1)	2 ml	3	s.c.	Ratte (hyp)	Fe^{59}
Linman u. Long	1958	Kan.	PH	Pl.Extr. (1:1)	2% d. KG	10	s.c.	Ratte (n)	Ery, Ht, Ret, Hgb, Pr.Jones, osm.Res.
Rambach, Cooper u. Alt .	1958	Kan.	PH	Pl.Extr., Plasma-Präparate	verschieden	4	s.c.	Ratte (n)	Ret, Fe^{59}
Eridani, Taglioretti u. Roversi.	1959	Kan.	PH	Pl.Extr.	1 ml	8	s.c.	Ratte (n)	Ery, Ret, Hgb, KM
Eridani, Taglioretti u. Roversi.	1959	Kan.	PH	Pl.Extr.	0,5 ml	1	—	bebrüt. Hühnerei	Blutbildung
Krantz, Goldwasser u. Jacobson	1959	Kan.	PH	Pl.Extr.	verschieden	ver-schie-den	?	Ratte (H), Maus (Co, poly)	Fe^{59}
Cotes u. Bangham	1960	Kan.	PH	Pl.Extr.	?	2	i.p.	Maus (n, poly)	Fe^{59}

LINKENHEIMER, GRANT u. BERGER	1960	Kan.	PH.	Pl.Extr. (1:1)	1 ml	bis 49	s.c.	Ratte (anäm, poly, O_2↓)	Ret, Ht
LINMAN, BETHELL u. LONG.	1958	Kan.	PH.	versch. Pl.Extr.	2% d. KG	10	s.c.	Ratte (n)	Ery, Ht, Ret, Hgb, KM
LOWY, KEIGHLEY u. BORSOOK	1958	Kan.	PH.	versch. Plasmafrakt.	verschieden	3	s.c.	Ratte, Maus (n)	Ret, Hgb, Fe^{59}
BONSDORFF u. JALAVISTO .	1948	Kan.	O_2↙	Plasma	3 ml	1	i.p.	Kan. (n)	Ery, Ret
FÖRSTER.	1924	Kan.	O_2↙	Serum	2—3 ml	1—3	i.p.	Kan. (n, anäm)	Ery
KRÄHENBÜHL	1933	Kan.	O_2↙	Serum	2—3 ml	1	i.p.	Kan. (anäm)	Ery
GRAY u. ERSLEV	1957	Kan.	O_2↙	Serum	50 ml	4	i.v.	Kan. (n)	Ret, Hgb
ALTHOFF u. WERNER . . .	1958	Kan.	?	Pl.Extr.	18 ml/kg	4	i.v.	Kan. (n)	KM
MÜLLER	1912	MSchw.	O_2↙, Bl.E.	Serum	0,5—1 ml	1	i.p.	Maus (anäm)	Ery
LEFFKOWITZ u. LEFFKOWITZ	1925	MSchw.	Bl.E.	Serum	0,2 bis 0,25 ml	3	i.p.	MSchw. (n, anäm)	Ery
FRIEDERICI	1958	MSchw., Ratte	Bl.E., PH.	Serum	Tropfen	1	—	MSchw., Ratte (n, anäm)	KM-Kultur
PLZAK, FRIED, JACOBSON u. BETHARD	1955	Ratte	Bl.E.	Plasma	3—4 ml	3—4	i.v.	Ratte (n)	Fe^{59}
CRAFTS u. MEINEKE. . . .	1956	Ratte	Bl.E.	Plasma	2—3 ml	3	i.v.	Ratte (n)	Ret
FRIED, PLZAK, JACOBSON u. GOLDWASSER.	1956	Ratte	Bl.E.	Plasma	2 ml	3	i.v.	Ratte (n, hyp)	Fe^{59}
STOHLMAN u. BRECHER . .	1956	Ratte	Bl.E.	Plasma	7% d. KG	1	i.v.	Ratte (bestr.)	Fe^{59}, Ret, KM
GURNEY u. PAN	1958	Ratte	Bl.E.	Plasma	2 ml	2	s.c.	Ratte (poly)	Fe^{59}

Tabelle 2. (Fortsetzung)

1	2	3	4	5	6	7	8	9	10
				Testpräparat					
Autoren	Jahr	Spender-tier	Stim.	Art	injizierte Menge	Zahl der Inj.	Appl.-Art	Empf.-Tier	Krit.
TKADLECEK u. ZACKOVÁ . .	1958	Ratte	Bl.E.	Plasma	1% d. KG	3	„parenteral"	Maus (n)	Ret, Fe[59]
BROWN u. MEINEKE. . . .	1958	Ratte	Bl.E., Co	dialys. Plasma (6,6:1)	1 ml	3	s.c.	Ratte (hyp)	Ret
ROSSE u. GURNEY	1959	Ratte	Bl.E., Co	Serum	—	—	—	Ratte (n)	KM-Kultur
KUNA, GORDON u. CHARIP-PER	1957	Ratte	Bl.E., PH, $O_2\swarrow$	Vollblut	—	Per-fusion	—	Ratte (n, $O_2\nearrow$)	KM
GORDON, PILIERO, MEDICI, PANSKY, LUHBY, SIEGEL u. TANNENBAUM	1958	Ratte	PH	Serum Serum-Extr.	4 ml 3,2 ml	10 10	s.c. s.c.	Ratte (n) Ratte (n)	Ery, Ht, Ret, KM, Hgb
MIRAND u. PRENTICE . . .	1957b	Ratte	$O_2\swarrow$	Plasma	2 ml	2	i.v.	Ratte (hyp)	Fe[59]
GOLDWASSER, JACOBSON, FRIED u. PLZAK	1958	Ratte	Co	Plasma	2 ml	3	i.v.	Ratte (hyp)	Fe[59]
SCHROEDER, GURNEY u. WACKMAN	1958	Ratte	?	Serum	—	—	—	Ratte (anäm)	Fe[59] an KM-Kultur
OSNES.	1958	Maus	Bl.E.	Serum, Ultrafiltrat	0,3 ml	1	?	Maus (n, anäm)	Ret

Zweitens beeinflußt der Grad der im Rahmen der Phenylhydrazinvergiftung entstehenden Leberschädigung[1] die Höhe des Erythropoietinspiegels (Abb. 6). JACOBSEN u. Mitarb.[1] sahen bei schweren Leberschäden eine erhöhte Erythropoietinaktivität des Blutes und schlossen hieraus auf den Abbau des Erythropoietins in der Leber.

Drittens hängt die erythropoietische Aktivität des Hämolyseblutes wesentlich vom Ausmaß der Anämie ab. Oberhalb eines gewissen Schwellenwertes ist sie

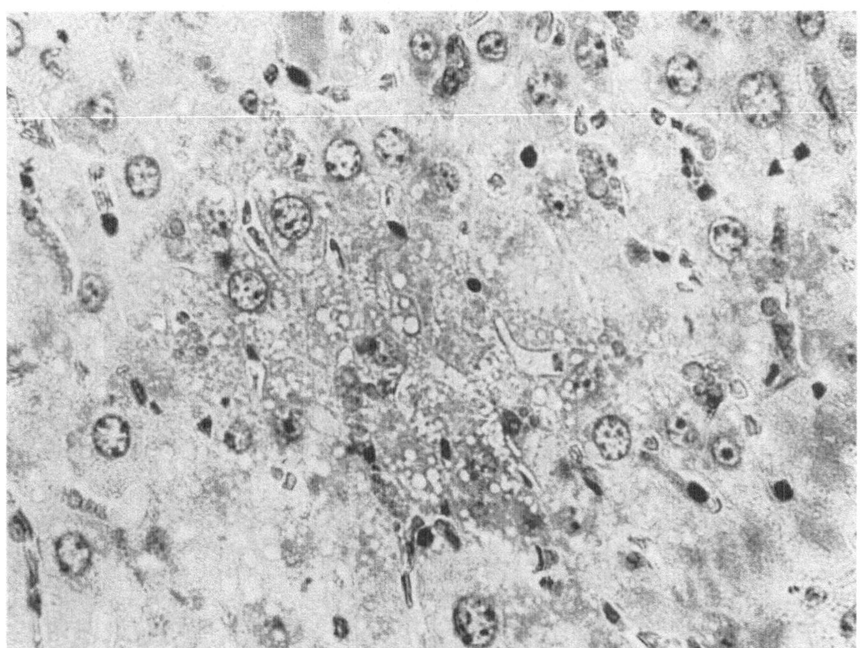

Abb. 6. Nekrose einzelner Leberepithelien und lebhafte Erythrophagocytose in den v. Kupfferschen Sternzellen bei einer Ratte nach zweimaliger Injektion von je 10 mg Phenylhydrazin. Formol, Hämatoxylin-Eosin. 450fach

schwer oder gar nicht faßbar. Dieser liegt bei einem Hämatokrit von etwa 12—15 %[2] oder einer Hämoglobinkonzentration um 4 g-%[3]. Den gleichen Grenzwert fanden VAN DYKE u. Mitarb.[4] in Versuchen mit Blutplasma und Harn anämischer Patienten.

Vor kurzem konnte DAVIS[5] zeigen, daß im Blutserum nach Phenylhydrazin- oder Cobaltgaben die Cholinesteraseaktivität ansteigt und daß

---

[1] JACOBSEN, DAVIS u. ALPEN 1956. Bei der Erzeugung des Leberschadens durch Phenylhydrazin spielt nicht nur die unmittelbare toxische Wirkung der Substanz auf die Leberzellen, sondern auch die hypoxämische Leberschädigung eine Rolle. Hierfür spricht das von JACOBSEN, DAVIS u. ALPEN (1956) beschriebene morphologische Bild zentraler Leberläppchen-Nekrosen.

[2] JACOBSEN, DAVIS u. ALPEN 1956.   [3] BORSOOK 1959.

[4] VAN DYKE, LAYRISSE, LAWRENCE, GARCIA u. POLLYCOVE 1961.

[5] 1960 a, b.

es gelingt, bei der Ratte durch mehrmalige Injektionen von Acetylcholinesterase eine beträchtliche Reticulocytose sowie eine Zunahme der Erythrocytenzahl zu erzielen. DAVIS diskutiert die Möglichkeit von Beziehungen zwischen Erythropoietin und Cholinesterase.

2. Einmaliger oder wiederholter Blutentzug

Blutentzug vermindert ebenso wie eine gesteigerte Hämolyse die Zahl der Erythrocyten und gibt damit einen Anreiz zu vermehrter Erythropoietinbildung. Der einmalige oder wiederholte Aderlaß stellen gut abstufbare Verfahren zur Stimulierung der Erythropoietinbildung dar und sind daher zur Gewinnung erythropoietinhaltigen Blutes weitverbreitet.

Die bei einmaligem Aderlaß dem Kaninchen[1] oder der Ratte[2] entnommene Blutmenge beträgt in der Regel 2% des Körpergewichtes, entsprechend etwa 30% des Gesamt-Blutvolumens. Bei wiederholten Aderlässen liegt die jeweils entnommene Blutmenge bei niedrigeren Werten[3].

Schon sehr bald nach einem ersten starken Blutentzug enthält das Blutplasma der Tiere Erythropoietin in nachweisbarer Menge. ERSLEV[4] bzw. MATHÉ u. BERNARD[5] fanden innerhalb der ersten 1—6 Std nach Vornahme des Aderlasses eine deutliche Erythropoietinaktivität des Blutes. 20—48 Std nach dem Blutentzug erreichte der Erythropoietingehalt des Blutes seinen Maximalwert[6]. In den folgenden 24 Std sank er ab und blieb bei Wiederholung der Aderlässe mit Beibehaltung niedriger Hämoglobinwerte unter 7 g-% einige Tage auf gleicher Höhe[7].

HEILMEYER[8] bezog die im Anschluß an einen Aderlaß beim Kaninchen auftretende Steigerung der Erythropoiese auf eine Änderung des Gefäßtonus, hervorgerufen durch den Verlust an Blutflüssigkeit. RUHENSTROTH-BAUER[9] konnte jedoch zeigen, daß die Vermehrung der Erythropoiese auch dann eintritt, wenn das Blut am einen Ohr entnommen und gleichzeitig am zweiten Ohr eine äquivalente Menge Blutersatzflüssigkeit injiziert wird. Auch ERSLEV[10] sah nach Injektion einer gleichgroßen Menge von 6% Dextran unmittelbar im Anschluß an einen Aderlaß eine Reticulocytose, die am 3.—4. Tag nach dem Blutentzug ihr Maximum erreichte. Die Änderung des Gefäßtonus bzw. die Abnahme der Flüssigkeitsmenge im Gefäßsystem hat demnach keinen Einfluß auf die Erythropoietinbildung, wie sich an der Steigerung der Erythropoiese der Spendertiere selbst und an der Wirkung des Blutes der Spendertiere auf gesunde Empfängertiere erkennen läßt.

3. Herabsetzung des Sauerstoffgehaltes der Atemluft

Es ist eine aus der Höhenphysiologie wohlbekannte Tatsache, daß ein verminderter Sauerstoffgehalt der Atemluft die Erythropoiese anregt. Hochgebirgsbewohner haben gegenüber Flachlandbewohnern erhöhte Erythrocytenzahlen; bei Flachlandbewohnern, die Hochgebirgslagen aufsuchen, entsteht zunächst eine Reticulocytose, danach eine Polyglobulie.

---

[1] ERSLEV 1959a, b. [2] STOHLMAN u. BRECHER 1956.
[3] ERSLEV 1959b. [4] 1957; ERSLEV u. BOISSEVAIN 1961. [5] 1957.
[6] STOHLMAN u. BRECHER 1956; ERSLEV 1957.
[7] ERSLEV 1957. [8] Inaug.-Diss. HARMS 1936. [9] 1950. [10] 1955.

1937 gaben KRUPSKI u. ALMASY, 1959 REYNAFARJE, LOZANO u. VALDI-
VIESO zusammenfassende Darstellungen der Veränderungen am blutbildenden Apparat bei Aufenthalt in großer Höhe.

Die gleichen Veränderungen wie beim Menschen lassen sich im Tierexperiment
erzeugen, wenn man Tiere entweder in große Höhen verbringt oder sie in geschlossene
Behälter setzt, deren Atmosphäre durch teilweise Evakuierung verdünnt wurde.

Im Blut der auf diese Weise behandelten Tiere läßt sich bei Übertragung auf
Empfängertiere Erythropoietinaktivität nachweisen[1]. Zwischen der den Empfängertieren verabfolgten Menge des Spenderplasmas und der Reaktion der Erythropoiese
(Reticulocytose, Inkorporation von Fe^{59}) besteht eine lineare Dosis-Wirkung-
Relation[2]. Auch die Dauer des Aufenthaltes der Spendertiere in der Sauerstoff-
mangel-Atmosphäre beeinflußt die Erythropoietinbildung[2]. Nach 2stündigem[2]
bzw. 8stündigem[3] Aufenthalt läßt sich bereits im Blut der Spendertiere Erythropoietinaktivität feststellen, die anschließend bis zu einem Gipfelwert nach 16- bis
24stündigem Aufenthalt zunimmt und dann wieder absinkt. Nach 48stündigem
Aufenthalt in verdünnter Atmosphäre enthält das Blut weniger Erythropoietin
als nach 24stündiger Dauer des Sauerstoffmangels. Nach 72—90 Std ist der
Erythropoietinspiegel auf häufig nicht mehr meßbare Werte abgesunken[2, 3]. Dies
mag auch der Grund dafür sein, daß andere Autoren[4] nach 2—5tägigem Aufenthalt
von Ratten in einer Atmosphäre mit 8—12% Sauerstoff im Blutplasma kein
Erythropoietin nachweisen konnten. Nach Herausnahme der Tiere aus der sauer-
stoffarmen Atmosphäre geht der erhöhte Erythropoietinspiegel innerhalb von
24 Std auf den Nullwert zurück[2].

Der Gehalt des Blutes an Erythropoietin hängt weiterhin von der Schwere des
Sauerstoffmangels ab. Setzt man Ratten einem Druck von 450 mm Hg aus, so
läßt sich keine Erythropoietinaktivität feststellen, während bei 300 und 320 mm Hg
eine etwa gleichstarke Erythropoietinbildung beobachtet wird[5].

*Vergleichende Untersuchungen über die Wirkung der Hämolyse mit
Phenylhydrazin, des Blutentzugs und der Erniedrigung des Sauerstoffgehaltes der Atemluft* wurden von mehreren Autoren ausgeführt[6].

Bei Kaninchen erzeugt sowohl die Hämolyse mit Phenylhydrazin als auch der
Aderlaß bei gleichstarker Senkung der Erythrocytenzahl eine Steigerung der täglichen Erythrocytenproduktion auf etwa das Doppelte des Normalwertes[7]. Die
Phenylhydrazin-Hämolyse bringt jedoch mit sich, daß ein großer Teil des Hämoglobins als Methämoglobin auftritt $(24 \pm 7\%)$[8], während im Blut der durch Aderlaß
anämisierten Tiere nur etwa $8 \pm 4\%$[8] Methämoglobin enthalten sind. Die von
manchen Autoren berichtete stärkere erythropoietische Aktivität des Plasmas
phenylhydrazinanämisierter Spendertiere im Vergleich zur Aktivität des Plasmas
von Tieren, deren Erythrocytenzahl durch Blutentzug gesenkt wurde, läßt sich
auf diese Weise erklären (s. auch BORSOOK 1959). Nach FINCH[9] enthält das Knochenmark des Kaninchens bei der Phenylhydrazinanämie weniger Zellen als nach

---

[1] MÜLLER 1912; FÖRSTER 1924; ASHER u. NAKAO 1925; BONSDORFF u. JALA-
VISTO 1948; MIRAND u. PRENTICE 1957; BORSOOK 1959; STOHLMAN u. BRECHER
1959.

[2] STOHLMAN 1959b.   [3] PRENTICE u. MIRAND 1961.

[4] PRENTICE u. MIRAND 1957a.   [5] STOHLMAN u. BRECHER 1957a.

[6] FINCH, HANSON u. DONOHUE 1959; JACOBSEN, DAVIS u. ALPEN 1956; ERS-
LEV 1957; BORSOOK 1959; STOHLMAN 1959.

[7] FINCH, HANSON u. DONOHUE 1959.

[8] JACOBSEN, DAVIS u. ALPEN 1956.   [9] 1962.

Aderlaß; die ausgeschwemmten Reticulocyten haben etwa das doppelte Volumen der Reticulocyten bei der Aderlaßanämie. ERSLEV[1] verbrachte Kaninchen in eine Atmosphäre, deren Sauerstoffgehalt auf etwa die Hälfte des Sauerstoffgehaltes der Luft (10—11%) erniedrigt war; bei einer zweiten Gruppe von Tieren erzeugte er durch einen Aderlaß eine Anämie mit Hämoglobinwerten, die gleichfalls um die Hälfte unter der Norm lagen (unter 7 g-%). Das Serum beider Gruppen von Tieren erwies sich bei Empfängertieren als gleichstark erythropoietisch aktiv. Demgegenüber fand STOHLMAN[2] bei Ratten nach Aderlaß eine geringere Erythropoietinaktivität des Plasmas als nach Aufenthalt in sauerstoffarmer Atmosphäre. Dennoch besteht kein Widerspruch zu den Ergebnissen ERSLEVs, da STOHLMAN beim Aderlaß nur 30% der Gesamtblutmenge entfernte, während der Sauerstoffgehalt der Atemluft auf weniger als 8,8% erniedrigt war.

Aus diesen Befunden läßt sich schließen, daß Hämolyse, Blutentzug und Sauerstoffmangel der Atemluft bei vergleichbarem Ausmaß eine etwa gleichstarke Stimulierung der Erythropoietinbildung herbeiführen. Die gegen die Phenylhydrazin-Hämolyse erhobenen Einwände lassen es jedoch ratsam erscheinen, für Untersuchungen über die Wirkung des Erythropoietins nur die beiden letztgenannten Verfahren zu verwenden, um einwandfreie Erythropoietinpräparate zu erhalten.

4. Stimulierung der Erythropoiese mit Cobalt

Das Auftreten einer Polyglobulie nach Verfütterung von Cobalt wurde erstmals 1929 beobachtet[3]. Dieser Befund wurde in der Folgezeit von zahlreichen Autoren an verschiedenen Tierarten (unter anderen Hund, Schwein, Kaninchen, Meerschweinchen, Ratte[1], Maus, Huhn, Frosch) bestätigt (Literaturübersicht bei SCHULTZE 1940).

Demgegenüber liegen bisher nur wenige experimentelle Arbeiten über die Wirkung des Cobalt auf das rote Blutbild des gesunden Menschen vor[5]. So fanden DAVIS u. FIELDS[6] bei 6 gesunden Männern, die über einen Zeitraum von etwa 3 Wochen täglich 150 mg Cobalt-Chlorid peroral zugeführt erhalten hatten, binnen 7—22 Tagen eine Erythrocytenvermehrung um 0,5—1,19 (im Mittel 0,96) Millionen/mm³, die 9—15 Tage nach Absetzen der Cobaltgaben wieder verschwand. Die Erythrocytenvermehrung wurde von einer Zunahme der Hämoglobinwerte begleitet, die jedoch mit Werten von $+6$ bis $+11\%$ nicht das Ausmaß der Erythrocytose erreichte ($+16$ bis $+21\%$).

Der Mechanismus der Cobaltwirkung auf die Erythropoiese ist noch nicht einwandfrei geklärt. Im wesentlichen stehen sich zwei Ansichten gegenüber:

Die eine Hypothese geht auf die Untersuchungen von BARRON und BARRON[7] zurück. Diese Autoren erzeugten bei Kaninchen durch Injektion von Cobaltsulfat eine Polyglobulie, die durch die Anwesenheit zahlreicher Reticulocyten und

---

[1] 1957.   [2] 1959.

[3] WALTNER u. WALTNER 1929. PITTINI u. MESSINA berichteten bereits 1899 über einen fördernden Einfluß des Cobalt auf die Hämoglobinbildung.

[4] s. auch SAIKKONEN 1962.

[5] BERK, BURCHENAL u. CASTLE 1949; DAVIS u. FIELDS 1958.

[6] 1958.   [7] 1936.

auch von Erythroblasten im peripheren Blut gekennzeichnet war. Zellsuspensionen aus dem Blut dieser Tiere wurden mit Cobaltsulfat versetzt und ihre Atmungsgröße im Warburg-Apparat untersucht. Dabei zeigte sich eine deutliche Hemmung des Sauerstoffverbrauches durch das Cobaltsulfat. BARRON und BARRON nahmen an, die nach Cobaltgaben auftretende Polyglobulie komme dadurch zustande, daß die in ihrer Atmungsfunktion geschädigten Zellen aus dem Knochenmark ausgeworfen und dort durch neue Zellen ersetzt würden. Diese Befunde wurden von WARREN, SCHUBMEHL u. WOOD[1] nicht bestätigt. In den Versuchen dieser Autoren hatte Cobaltsulfat erst in Konzentrationen über 10^{-1} M eine hemmende Wirkung auf die Atmung von Knochenmarkschnitten und Reticulocytensuspensionen. WARREN u. Mitarb. führten die Ergebnisse von BARRON und BARRON auf methodische Unzulänglichkeiten zurück. Durch ihre Untersuchungen gilt bei der Mehrzahl der Autoren (z. B. [2]) die von BARRON u. BARRON inaugurierte Hypothese heute als widerlegt.

Die zweite Hypothese hat zum Inhalt, daß durch das Cobalt die Erythropoietinbildung verstärkt wird.

Die experimentellen Arbeiten, die zur Begründung dieser Ansicht führen, nahmen ihren Ausgang von Untersuchungen über die Wirkung von Cobaltgaben auf Eingriffe an der Erythropoiese. So zeigte sich, daß Cobaltnitrat die Erholung des roten Blutbildes nach schweren Blutverlusten bzw. nach Benzolvergiftung deutlich fördert[3], daß Cobaltfütterung die erythropoietische Wirkung eines Aufenthaltes in großer Höhe verstärkt[4] und daß die im Anschluß an die Hypophysektomie auftretende Anämie durch Cobaltgaben verhindert bzw. behoben wird[5]. Die indirekte Wirkung des Cobalt auf die Erythropoiese geht auch daraus hervor, daß Cobaltchlorid in vitro keinen fördernden Einfluß auf die Eiseninkorporation in menschliches[6] oder Ratten-Knochenmark ausübt[7].

Von diesen Arbeiten war es nur ein kurzer Weg bis zu den Versuchen, im Plasma cobaltbehandelter Tiere Erythropoietinaktivität nachzuweisen. Die Ergebnisse dieser Untersuchungen[8-10] stimmen nicht in allen Punkten überein. So fanden MIRAND u. Mitarb.[9] im Gegensatz zu den übrigen Autoren nach 10wöchiger Cobaltchloridbehandlung von Ratten zwar eine beträchtliche Polyglobulie, jedoch enthielten weder das Plasma noch der Harn der Tiere meßbare Mengen an Erythropoietin, und dies, obgleich der empfindlichste Test für die Erythropoietinaktivität, die Inkorporation von Fe^{59} in die Erythrocyten der hypophysektomierten Ratte, angewandt wurde.

In den Untersuchungen über die Beeinflussung der Erythropoietinbildung durch Cobalt bedienten sich die meisten Autoren der hypophysektomierten oder der hungernden Ratte als Empfängertier[11]. Wir werden in einem besonderen Abschnitt (S. 43ff.) begründen, daß die Verwendung solcher Tiere Fehlerquellen in sich birgt. Es überrascht daher nicht, daß GORDON u. Mitarb.[8] im Gegensatz zu

---

[1] 1944.

[2] JACOBSON, GOLDWASSER, GURNEY, FRIED u. PLZAK 1959; SAIKKONEN 1959.

[3] KLEINBERG, GORDON u. CHARIPPER 1939.   [4] COHN u. D'AMOUR 1951.

[5] CRAFTS 1952; GARCIA, VAN DYKE u. BERLIN 1952.   [6] ERSLEV 1962e.

[7] KORST, FRENKEL u. WILHELM 1962.

[8] GOLDWASSER, JACOBSON, FRIED u. PLZAK 1957, 1958; BROWN u. MEINEKE 1958; DAVIS 1958; GORDON, WINKERT, DORNFEST u. SIEGEL 1959.

[9] MIRAND, PRENTICE u. SLAUNWHITE 1959.

[10] JACOBSON, GOLDWASSER, GURNEY, FRIED u. PLZAK 1959.

[11] GOLDWASSER, JACOBSON, FRIED u. PLZAK 1957, 1958; BROWN u. MEINEKE 1958; GORDON, WINKERT, DORNFEST u. SIEGEL 1959; JACOBSON, GOLDWASSER, GURNEY, FRIED u. PLZAK 1959; MIRAND, PRENTICE u. SLAUNWHITE 1959.

DAVIS[1] und zu JACOBSON u. Mitarb.[2] nur bei hungernden, nicht bei gesunden Ratten eine erythropoietische Wirkung des Cobaltplasmas beobachteten.

Die Steigerung der Erythropoietinbildung durch das Cobalt ist demnach noch nicht zweifelsfrei gesichert. Selbst wenn wir sie als wahrscheinlich unterstellen, so bleibt dennoch die Frage offen, auf welchem Wege das Cobalt diesen Vorgang stimuliert.

Durch Cobaltgaben werden verschiedene Organe und Organfunktionen beeinflußt. Das Körpergewicht nimmt ab[3], das Gewicht der Nebennieren steigt an[4], im Herzen vergrößert sich das Verhältnis der Capillarfläche zur Fläche der Muskulatur[5]. Cobalt beeinflußt die Hämsynthese[6] und erzeugt selbst nach einmaliger Gabe eine Porphyrinurie (Koproporphyrinausscheidung)[7]. Angeblich soll Cobalt auch die Kropfbildung begünstigen[8], was jedoch von anderen Autoren offengelassen[9] bzw. bestritten wird[10]. Der Sauerstoffverbrauch des Gesamtorganismus wird durch Cobaltgaben gesenkt[11], auch die Atmung von Gewebeschnitten wird erniedrigt[12]. In Herzmuskel und Leber wurde eine vacuoläre Degeneration beobachtet, die gleichfalls auf eine hypoxische Gewebsschädigung hindeutete[13]. Cobalt hemmt verschiedene Fermente, darunter einige SH-Fermente[14], jedoch hat BAL in vivo keine Schutzwirkung auf Ratten und verhindert nicht die cobaltbedingte Polyglobulie[15]. Die Injektion von metallischem Cobalt in die Oberschenkelmuskulatur von Ratten führt zur Entdifferenzierung der Muskelzellen und schließlich zur Sarkomentstehung[16].

Die Drosselung des Sauerstoffverbrauches durch Cobalt führte WEISSBECKER[17], GOLDWASSER u. Mitarb.[18] sowie JACOBSON u. Mitarb.[19] zu der Ansicht, daß das Cobalt im Organismus eine relative Anoxie erzeuge und auf diesem Wege die Erythropoietinbildung in Gang setze. Zur endgültigen Klärung dieser Frage sind weitere Untersuchungen vonnöten, die — etwa durch Versuche an Knochenmark-Kulturen — auch die Möglichkeit einer direkten Beeinflussung des Knochenmarkes durch das Cobalt berücksichtigen müßten.

Die noch nicht genügend geklärte Rolle des Cobalt in der Stimulierung der Erythropoiese macht es verständlich, daß die Gabe von Cobalt zur Erzeugung erythropoietisch aktiver Blutpräparate vorläufig als un-

---

[1] 1958.   [2] JACOBSON, GOLDWASSER, FRIED u. PLZAK 1958.

[3] COHN u. D'AMOUR 1951; CRAFTS 1952.   [4] FISHER 1958c.   [5] BECKER 1959.

[6] LAFORET u. THOMAS 1955; ERIKSEN, ERIKSEN u. HAAVALDSEN 1961.

[7] SAIKKONEN 1959.

[8] ANTILA, TELKKÄ u. KUUSISTO 1955; LITTLE u. SUNICO 1958; ROTTKE 1961.

[9] KLINCK 1955.

[10] HOLLY 1955; HOPPS, STANLEY u. SHIDELER 1954; JAIMET u. THODE 1955; SCOTT u. REILLY 1955; KIENEL 1961.

[11] WESLEY 1951.

[12] BURK, SCHADE, HESSELBACH u. FISCHER 1946; HEARON, SCHADE, LEVY u. BURK 1947.

[13] ROTTKE 1961.   [14] LEVY, LEVISON u. SCHADE 1950; v. EULER u. GLASER 1950

[15] JACOBSON, MARKS u. GASTON 1948   [16] HEATH 1960.

[17] 1950.   [18] GOLDWASSER, JACOBSON, FRIED u. PLZAK 1957, 1958.

[19] JACOBSON, GOLDWASSER, GURNEY, FRIED u. PLZAK 1959.

geeignet angesehen werden muß. SAIKKONEN[1] geht soweit, vor einer allzu kritiklosen Behandlung mit Cobaltpräparaten in der Klinik zu warnen, da Cobalt möglicherweise mehr schade als nütze. Selbst wenn diese Äußerung zu kraß formuliert sein sollte, so muß es doch als fragwürdig gelten, ob mit Hilfe des Cobalt Aufschlüsse über die Physiologie der Erythropoiese möglich sind.

Zu b) Auswahl eines geeigneten erythropoietinhaltigen Testpräparates

1. Vollblut

Es sind uns keine Arbeiten bekannt, in denen versucht worden wäre, den Nachweis einer vermehrten Erythropoietinbildung in stimulierten Spendertieren durch Übertragen von Vollblut dieser Tiere auf Empfängertiere zu erbringen. Hierfür gibt es zwei Begründungen: Einmal ist das Erythropoietin nicht an die Blutzellen gebunden, sondern tritt im Plasma auf[2], zum anderen vermeidet die Entfernung der Erythrocyten vor der Injektion des Plasmas oder Serums die Möglichkeit von Antigen-Antikörper-Reaktionen des Empfängertieres gegenüber den Spender-Erythrocyten. In jüngster Zeit gaben jedoch GORDON u. Mitarb. ein Verfahren an, bei dem die isolierte Hinterpfote der Ratte mit Ratten-Vollblut perfundiert wird. Enthält das Blut Erythropoietin, so tritt bereits innerhalb der nur 4stündigen Versuchszeit im Femurmark des durchströmten Beines eine deutliche Vermehrung der Erythroblasten auf.

Wir haben diese Methode unter gleichzeitiger Vornahme einiger technischer Abwandlungen auf das Kaninchen übertragen und konnten damit die Ergebnisse GORDONs und seiner Mitarbeiter bestätigen und erweitern; hierüber wird weiter unten ausführlich berichtet werden (s. S. 47 ff.).

2. Blutplasma

Zahlreiche Autoren injizieren den Empfängertieren Blutplasma, das aus dem durch Heparin oder Citrat ungerinnbar gemachten Blut durch Zentrifugieren gewonnen wird[3]. Die verwendeten Plasmamengen, die Häufigkeit der Injektionen und die Applikationsart variieren in weiten Grenzen. Einzelheiten sind aus Tabelle 2 zu entnehmen.

---

[1] 1959. [2] z. B. DÖRING 1948.

[3] FÖRSTER u. KISS 1925; BONSDORFF u. JALAVISTO 1948; GUNTHER, HODGSON, TOHA u. QUAPPE 1950/51; ERSLEV 1953; ERSLEV u. LAVIETES 1954; HODGSON u. TOHA 1954; PLZAK, FRIED, JACOBSON u. BETHARD 1955; CRAFTS u. MEINEKE 1956; FRIED, PLZAK, JACOBSON u. GOLDWASSER 1956, 1957; JACOBSON, PLZAK, FRIED u. GOLDWASSER 1956; STOHLMAN u. BRECHER 1956; JACOBSON, GOLDWASSER, PLZAK u. FRIED 1957; MIRAND u. PRENTICE 1957b; GOLDWASSER, JACOBSON, FRIED u. PLZAK 1958; GURNEY u. PAN 1958; TKADLECEK u. ZACKOVÁ 1958; HODGSON, ESKUCHE, YUDILEVICH, HERNANDEZ u. TOHA 1957; LOWY, KEIGHLEY, BORSOOK u. GRAYBIEL 1959; STOHLMAN u. BRECHER 1959; HODGSON, YUDILEVICH, ESKUCHE u. PERRETTA 1960.

Die mehrmalige Behandlung von Empfängertieren mit Blutplasma setzt die Species-Gleichheit der Spender- und Empfängertiere voraus. Andernfalls muß damit gerechnet werden, daß störende immunhämatologische Reaktionen auftreten (s. auch [1]). BONSDORFF u. JALAVISTO[2] immunisierten daher vor Beginn der Injektionen mit erythropoietinhaltigem Fremdserum die Empfängerkaninchen zunächst gegen das erythropoietisch inaktive Serum der gleichen Species (Mensch). Dieses Verfahren ist jedoch langwierig und umständlich. Wir empfehlen stattdessen die einmalige Injektion einer relativ großen Dosis des Testpräparates bei einem kleineren Versuchstier (z. B. 3 % des Körpergewichtes bei der Ratte intraperitoneal).

In diesem Zusammenhang erscheint es notwendig, kurz auf die Frage der vorhandenen oder fehlenden *Artspezifität* des Erythropoietins einzugehen. Nach übereinstimmender Ansicht der meisten Autoren ist das Erythropoietin *nicht* artspezifisch, so daß keine Speciesgleichheit von Spender und Empfänger gefordert werden muß. Dadurch ist nicht ausgeschlossen, daß die biologische Halbwertszeit des Erythropoietins von der Species abhängt[3] oder daß das Knochenmark verschiedener Species auf die Einwirkung ein und desselben Erythropoietinpräparates (z. B. Schaferythropoietin) unterschiedlich stark reagiert[4]).

Ein von dieser Ansicht abweichender und unerklärlicher Befund wurde lediglich von OSMOND u. Mitarb.[5] erhoben; diese Autoren injizierten Ratten bzw. Meerschweinchen Harnkonzentrat eines Kindes mit hypoplastischer Anämie und fanden bei den Ratten eine Steigerung der Erythropoiese, bei den Meerschweinchen eine Steigerung der Granulocytopoiese ohne Beeinflussung der Erythropoiese.

3. Blutserum

Nach unserem heutigen Wissen ist das Erythropoietin im Blute an die Globulinfraktion gebunden[6]. An Stelle von Blutplasma kann daher ohne weiteres das nach Retraktion des Blutkuchens aus geronnenem Blut gewonnene Serum den Empfängertieren injiziert werden[7]. Über Einzelheiten unterrichtet wiederum Tabelle 2.

Selbstverständlich gilt auch für das Serum, daß bei wiederholten Injektionen den Empfängertieren nur homologes Serum verabreicht werden darf.

4. Blutplasma- und Blutserumextrakte

Die Bemühungen um die Gewinnung von Serumextrakten mit erhaltener Erythropoietinaktivität gingen von der Absicht aus, Stö-

---

[1] GORDON 1959.   [2] 1948.   [3] WALDMANN 1962a.

[4] POWSNER u. BERMAN 1962.

[5] OSMOND, ROYLANCE, LEE, RAMSELL, WEBB u. YOFFEY 1959; OSMOND, ROYLANCE, YOFFEY u. VAN DYKE 1961.

[6] RAMBACH, ALT u. COOPER 1957; u. a. A.

[7] CARNOT und DEFLANDRE 1906; GIBELLI 1911; MÜLLER 1912; FÖRSTER 1924; FÖRSTER u. KISS 1925; LEFFKOWITZ u. LEFFKOWITZ 1925; KRÄHENBÜHL 1933; GORDON u. DUBIN 1934; FEENDERS 1936; KRUMDIECK 1943; GLEY 1952; ERSLEV u. LAVIETES 1954; ERSLEV 1957; GRAY u. ERSLEV 1957; GORDON, PILIERO, MEDICI, PANSKY, LUHBY, SIEGEL u. TANNENBAUM 1958; OSNES 1958.

rungen auf Grund der Zufuhr von Fremdeiweiß aus dem Wege zu gehen. Ziel der Serumpräparation war daher von Beginn an, die erythropoietisch inaktiven Bluteiweißkörper möglichst vollständig zu entfernen, ohne dabei die Erythropoietinaktivität wesentlich zu beeinträchtigen.

Jeder Versuch zur Isolierung und Anreicherung des Erythropoietins stößt auf die Schwierigkeit, daß über die physiko-chemischen Eigenschaften des Erythropoietins erst wenig bekannt ist. Aktivitätseinbußen des Erythropoietins sind daher beinahe unvermeidbar. Dieser Nachteil aller Präparationsverfahren ist der Preis, mit dem der Vorzug einer abgeschwächten Antigenwirkung erkauft wird. Die Bereitung von Serumextrakten nach den bisher gebräuchlichen Verfahren stellt somit eine nur unbefriedigende Kompromißlösung dar.

Die bekannteste und am häufigsten benutzte Methode zur Herstellung von Plasma- bzw. Serumextrakten wurde von BORSOOK u. Mitarb.[1] angegeben:

Das erythropoietinhaltige Kaninchenblut wird durch Entbluten der Tiere aus der Ohrvene bzw. durch Herzpunktion gewonnen und in Heparin aufgefangen. Nach dem Abzentrifugieren der Blutkörperchen wird das Plasma abpipettiert und sein p_H mit HCl auf 5,5 eingestellt. Danach wird das Plasma 15 min im Wasserbad gekocht. Das nach der Filtration zurückbleibende Koagulum wird dreimal nacheinander in einem der ursprünglichen Plasmamenge entsprechenden Volumen Aqua bidest. nochmals je 5 min gekocht und jeweils erneut filtriert. Das Original-Plasmafiltrat und die drei Waschflüssigkeiten werden zusammengegeben und in vacuo bei einer Temperatur von 35—40⁰ auf das anfängliche Plasmavolumen eingeengt. Die resultierende Lösung enthält stets noch etwas denaturiertes Eiweiß und opalesciert stark.

Der auf diese Weise gewonnene Plasmaextrakt wird den Empfängertieren in unterschiedlich großen Dosen ein- oder mehrmals injiziert[2]. BORSOOK u. Mitarb. verwenden die normale Ratte als Empfängertier und injizieren ihr über einen Zeitraum von mehreren Wochen täglich 2—5 ml Extrakt. Über weitere Einzelheiten unterrichtet Tabelle 2.

Andere Autoren bedienen sich zur Enteiweißung des Plasmas bzw. Serums der Fällung mit Perchlorsäure[3] oder Trichloressigsäure[4]. OSNES[5] enteiweißt das Serum

---

[1] BORSOOK, GRAYBIEL, KEIGHLEY u. WINDSOR 1954.

[2] BORSOOK, GRAYBIEL, KEIGHLEY u. WINDSOR 1954; BENARD, DANTCHEV u. GAJDOS 1954; GORDON, PILIERO, KLEINBERG u. FREEDMAN 1954; GORDON, PILIERO u. TANNENBAUM 1955; GORDON, PILIERO, TANNENBAUM u. SIEGEL 1955a, b; BUCCI u. SERRA 1956; JACOBSEN, DAVIS u. ALPEN 1956; GORDON, PILIERO, MEDICI, SIEGEL u. TANNENBAUM 1956; MIRAND u. PRENTICE 1956, 1957a; LINKENHEIMER u. BERGER 1957; ALTHOFF u. WERNER 1958; GORDON, PILIERO, MEDICI, PANSKY, LUHBY, SIEGEL u. TANNENBAUM 1958; KINARD u. GRIFFIN 1958; TOHA u. HODGSON 1958; ERIDANI, TAGLIORETTI u. ROVERSI 1959; STOHLMAN u. BRECHER 1959; COTES u. BANGHAM 1960; KINARD, GRIFFIN u. KINARD 1960; LINKENHEIMER, GRANT u. BERGER 1960 u.a.

[3] BETHELL, LINMAN u. KORST 1957; GURNEY, GOLDWASSER u. PAN 1957; JACOBSON, GOLDWASSER, PLZAK u. FRIED 1957; LINMAN u. BETHELL 1956; LINMAN u. LONG 1958; RAMBACH, ALT u. COOPER 1957.

[4] LINMAN u. BETHELL 1956; SLAUNWHITE, MIRAND u. PRENTICE 1957.

[5] 1958.

durch Ultrafiltration. Diejenigen Autoren, die eine Lipoidnatur des Erythropoietins annehmen, extrahieren das Serum mit Äther[1] oder mit dem T-Reagens nach GIRARD[2].

Ein großer Teil der Erythropoietinaktivität geht während der Herstellung der Extrakte verloren. JACOBSON u. Mitarb.[3] benötigen für den Nachweis des Erythropoietins im Normalserum eine im Vergleich zum Nativplasma 10fach höhere Dosis an Plasmaextrakten, die durch Hitzedenaturierung des Eiweißes bzw. durch Perchlorsäurefällung gewonnen worden waren. MIRAND u. PRENTICE[4] fanden in den Plasmaextrakten, die durch Kochen hergestellt worden waren, nur $^1/_3$—$^1/_2$ der Erythropoietinaktivität des Nativplasmas. Ähnliche Relationen wurden von STOHLMAN u. BRECHER[5] festgestellt.

Es empfiehlt sich, den durch das Kochen des Plasmas hervorgerufenen Aktivitätsverlust an Erythropoietin dadurch auszugleichen, daß die Extrakte auf ein entsprechend kleineres Volumen eingeengt werden[6].

Ein abschließendes Werturteil über die Brauchbarkeit der Plasma- bzw. Serumextraktion für die Gewinnung aktiver Erythropoietinpräparate läßt sich noch nicht fällen. Aus dem Aktivitätsverlust, den sämtliche Enteiweißungsverfahren nach sich ziehen, kann geschlossen werden, daß das Erythropoietin in irgendeiner Form an das Bluteiweiß gebunden ist oder selbst einen Eiweißkörper darstellt. Die Restaktivität der Extrakte hängt sicher mit den zurückbleibenden Eiweißspuren zusammen. Nach völliger Enteiweißung des Plasmas anämisierter Mäuse[7] oder des Harns von Patienten mit aplastischer Anämie[8] durch Ultrafiltration enthält das Ultrafiltrat keine Erythropoietinaktivität mehr, sondern diese findet sich ausschließlich im Filtersatz[8].

5. Harn und Harnextrakte

Da das Erythropoietin harnfähig ist, läßt es sich auch im Harn der Versuchstiere mit stimulierter Erythropoiese nachweisen. Die Harnfähigkeit wurde durch eine große Zahl von Untersuchungen an Tier und Mensch inzwischen zweifelsfrei gesichert[9].

---

[1] LINMAN, BETHELL u. LONG 1958.   [2] GLEY 1954.

[3] JACOBSON, GOLDWASSER, GURNEY, FRIED u. PLZAK 1959.

[4] MIRAND, PRENTICE u. SLAUNWHITE 1959.

[5] 1957.   [6] GORDON, PILIERO, KLEINBERG u. FREEDMAN 1954; GUYOMAR 1954; GORDON, PILIERO, TANNENBAUM u. SIEGEL 1955a, b; BUCCI u. SERRA 1956; GORDON, PILIERO, MEDICI, SIEGEL u. TANNENBAUM 1956; MIRAND u. PRENTICE 1957a; SLAUNWHITE, MIRAND u. PRENTICE 1957; BROWN u. MEINEKE 1958; STOHLMAN u. BRECHER 1959 u. a.

[7] OSNES 1959.   [8] VAN DYKE, GARCIA u. LAWRENCE 1957.

[9] HODGSON, TOHA u. GONZALEZ 1952; HODGSON u. TOHÁ 1954; VAN DYKE, GARCIA u. LAWRENCE 1957; WINKERT, GORDON, MEDICI, PILIERO, LUHBY u. TANNENBAUM 1958; WINKERT, GORDON, PILIERO u. MEDICI 1958; HODGSON, ESKUCHE,

Die Beziehungen zwischen dem Erythropoietingehalt des Blutplasmas und des Harns sind noch nicht sicher geklärt. Der Nachweis des Erythropoietins im Harn gelingt nicht bei jedem Fall, der im Blutserum Erythropoietin enthält; van Dyke, Garcia u. Lawrence[1] sahen bei drei Kindern mit aplastischer Anämie und nachweisbarem Erythropoietingehalt des Blutplasmas nur zweimal auch im Harn eine Erythropoietinaktivität. Demgegenüber geben Mirand, Prentice u. Slaunwhite[2] an, zwischen der Erythropoietinaktivität des Plasmas und des Harns bestünden direkte Beziehungen. Der Erythropoietinspiegel von Patienten könnte im Harn ebensogut, vielleicht sogar besser verfolgt werden als im Plasma. Prentice u. Mirand[3] sahen bei Kaninchen nach Blutentzug oder Phenylhydrazingabe im Harn ein geringeres Ansteigen der Erythropoietinaktivität als im Blut, während nach Stimulierung der Erythropoietinbildung durch Sauerstoffmangel die Aktivität in Blut und Harn parallel zunahm.

Der Erythropoietingehalt des Harns hängt nach Untersuchungen von Gordon u. Mitarb.[4] sicher vom Schweregrad der Anämie ab; Patienten mit Hämoglobinwerten unter 4 g-% wiesen beinahe ausnahmslos Erythropoietinaktivität auf. Reziproke Beziehungen zwischen Erythrocytengehalt des Blutes und Erythropoietinspiegel wurden von White u. Josh[5] nachgewiesen. Wenn trotzdem nicht alle Harnproben von Patienten mit erhöhtem Erythropoietingehalt des Blutes ebenfalls Erythropoietin enthalten, so kann dies einmal damit zusammenhängen, daß die Konzentration des Erythropoietins im Harn von der ausgeschiedenen Harnmenge abhängt und bei hoher Harnmenge zu gering ist, als daß der Erythropoietinnachweis im unkonzentrierten Harn möglich wäre. Diese Möglichkeit wird jedoch von Gordon u. Mitarb. auf Grund der von ihnen an verschiedenen Patienten erhobenen Befunde bestritten.

Eine zweite Möglichkeit könnte vielleicht darin bestehen, daß sich die *Ausscheidung des Erythropoietins durch die Nieren in Abhängigkeit vom Grad der Anämie ändert* und bei schwerer Anämie vermindert ist. In diesem Falle enthielte der Harn trotz eines hohen Erythropoietinspiegels im Blut keine Erythropoietinaktivität.

Das Harn-Erythropoietin steigert die Erythropoiese (gemessen an der Inkorporation von Fe^{59} in die Erythrocyten) in linearer Abhängigkeit von der verabfolgten Dosis[6].

Das Harn-Erythropoietin läßt sich sowohl im Nativharn als auch in Harnextrakten nach der Methode von Borsook u. Mitarb.[7] nachweisen. Kochen des Harns bei p_H 9 (5 min) zerstört die Erythropoietinaktivität, während sie bei p_H 5,5 zumindest zum großen Teil bestehenbleibt[8]. Nach 16stündiger Dialyse des Harns gegen eisgekühltes Aqua dest. geht sie ebenfalls[8] verloren. Durch Adsorption an Kaolin und nachfolgende Elution mit Ammoniumacetatpuffern steigender p_H-Werte sowie mit Ammoniak läßt sich das Erythropoietin im Harn etwa 230fach

---

Fisher u. Perretta 1960; Garcia u. van Dyke 1959; Piliero, Medici, Pansky, Luhby u. Gordon 1956; Gurney, Goldwasser, Jacobson u. Pan 1957; Mirand u. Prentice 1959; Gordon, Winkert, Dornfest u. Siegel 1959.

[1] 1957.　　[2] 1959.　　[3] 1962.

[4] Gordon, Winkert, Dornfest u. Siegel 1959; Gordon 1960a; Winkert u. Gordon 1960; Winkert, Gordon u. Winkert 1961.

[5] 1959.　　[6] Garcia u. van Dyke 1959.　　[7] 1954.

[8] Hodgson, Tohá u. Gonzalez 1952; Hodgson u. Tohá 1954.

anreichern[1,2]. Hierdurch gewinnt man Ausgangsmaterial für die Aufklärung seiner chemischen Struktur[1] (s. S. 171ff.).

6. Homogenate und Filtrate aus Organen und Geweben

Durch die Gabe von Homogenaten und Filtraten aus Organen und Geweben der Spendertiere soll versucht werden, über den Bildungsort des Erythropoietins Aufschluß zu erhalten. Die einschlägigen Arbeiten sind daher in dem Abschnitt über den Bildungsort des Erythropoietins besprochen.

Die Organ- oder Gewebe-Homogenate werden durch Zerreiben in Seesand und Aufschwemmung in physiologischer Kochsalzlösung[3] oder durch Zerstörung der Gewebestrukturen in einem Waring blendor[4] erzeugt. Sie werden entweder in dieser Form[3] oder nach Herstellung der sauren Filtrate entsprechend der Vorschrift von BORSOOK u. Mitarb.[5] den Versuchstieren injiziert[4].

Derartige Versuche mit Organ- und Gewebepräparaten haben einen nur begrenzten Aussagewert. Ein positiver Ausfall, d.h. eine Steigerung der Erythropoiese nach Gabe der Präparate, braucht nicht unbedingt auf der Anwesenheit von Erythropoietin zu beruhen, sondern kann auch Ausdruck einer vermehrten Zufuhr von Nähr- und Baustoffen an das Knochenmark sein[6]. Dies gilt besonders für den Fall, daß als Empfängertiere hungernde oder hypophysektomierte Ratten verwendet werden (s. weiter unten). Andererseits beweist ein negatives Versuchsergebnis nicht, daß das untersuchte Organ oder Gewebe keine Beziehungen zur Erythropoietinbildung aufwiese. Die Konzentration des Wirkstoffes in dem betreffenden Organ kann zu niedrig sein, als daß sie mit unseren üblichen Methoden faßbar wäre; dies wäre dann der Fall, wenn die Ausschüttung des Erythropoietins aus seiner Bildungsstätte ebenso rasch erfolgte wie seine Produktion. Außerdem spielt sicher der Zeitpunkt, zu dem das Organ oder Gewebe nach dem Erythropoiese-steigernden Eingriff aus dem Körper des Tieres entnommen wurde, eine wichtige Rolle. Der Erythropoietingehalt im Blute zeigt im Anschluß an die Stimulierung der Erythropoietinbildung durch Aderlaß oder Sauerstoffmangelatmung einen charakteristischen Verlauf; er erreicht nach 16—20 Std seinen Maximalwert[7]. Sicher ist auch der Erythropoietingehalt derjenigen Zellen, die

---

[1] GORDON, WINKERT, DORNFEST u. SIEGEL 1959.

[2] WINKERT, GORDON, PILIERO u. MEDICI 1958.

[3] CARNOT u. DEFLANDRE 1906.

[4] GORDON, PILIERO u. TANNENBAUM 1955; GORDON, PILIERO, MEDICI, SIEGEL u. TANNENBAUM 1956; TANNENBAUM, GORDON, PILIERO, MEDICI u. SIEGEL 1957.

[5] BORSOOK, GRAYBIEL, KEIGHLEY u. WINDSOR 1954.

[6] RAMBACH (1962a) sowie ZANGHERI, SUÁREZ, FERNÁNDEZ, CAMPANA, SILVA u. PONCE (1962) konnten für ihre Versuche diesen Einwand entkräften, da die Zufuhr äquivalenter Eiweißmengen keinen Erythropoiese-steigernden Effekt hatte.

[7] STOHLMAN 1959.

das Erythropoietin bilden, vom zeitlichen Abstand zwischen der Entnahme des Organs oder Gewebes und dem erythropoiesestimulierenden Eingriff, von der Dauer seiner Einwirkung und von seinem Schweregrad abhängig.

Bei der Anwendung von Präparaten aus endokrinen Drüsen ist überdies zu bedenken, daß jeder durch sie hervorgerufene Effekt auf der Anwesenheit anderer Hormone als des Erythropoietins beruhen kann. So gilt es heute als sicher, daß der erythropoiesesteigernde Effekt von Hypophysenvorderlappenextrakten nicht auf die Gegenwart von Erythropoietin, sondern auf die Wirkung des ACTH, Wuchshormones und vielleicht noch anderer Hormone zurückzuführen ist (Genaueres s. Abschnitt „Hypophyse", S. 180ff.).

7. Milch, Lymphe

Das Erythropoietin tritt nicht nur in den Harn, sondern auch in die Milch über. STICKNEY, BROWNE u. VAN LIERE[1] wiesen es in der Milch von Ziegen nach, die 4 Std lang einer Sauerstoffmangelatmung ausgesetzt worden waren. GRANT[2] erhob den gleichen Befund an anoxischen säugenden Ratten. Das Erythropoietin läßt sich ebenso wie aus dem Blutplasma und dem Harn auch aus der Milch extrahieren[3]. Für die Erythropoietinforschung hat der Nachweis des Erythropoietins in der Milch aus naheliegenden Gründen keine wesentliche Bedeutung. Das gleiche gilt für die Lymphe, in die das Erythropoietin ebenfalls übertritt[4].

Zu c) Auswahl eines geeigneten Testobjektes für erythropoietinhaltige Präparate

1. Lebende Empfängertiere

α) Normale Tiere

Am häufigsten werden *Kaninchen* und *Ratten* als Empfängertiere verwendet. *Meerschweinchen* und *Mäuse* werden seltener herangezogen. Höherentwickelte Species wie *Hund* und *Affe* sind wegen der hohen Kosten für diese Tiere kaum in Gebrauch. Das ideale Testtier stellt zweifellos der Affe dar, da er dem Menschen am nächsten verwandt ist. — Einzelheiten zur Verwendung der verschiedenen Species für den Erythropoietin-Nachweis s. Tabelle 2.

Der Gebrauch von Normaltieren zum Erythropoietin-Nachweis bietet sowohl Vorzüge als auch Nachteile.

Der entscheidende Vorteil besteht darin, daß sich die Erythropoiese im Zustande eines physiologischen Gleichgewichtes befindet. Sie ist weder gesteigert — wie bei anämisierten Tieren —, noch gedrosselt — wie bei hungernden, hypophysektomierten oder polyglobulischen Tieren. Diesem Vorzug steht der bedauerliche Nachteil gegenüber, daß normale Tiere nur schwer auf geringe erythropoietische Reize ansprechen. In der Regel ist die mehrmalige Injektion erythropoietinhaltiger

---

[1] 1960.   [2] 1955.   [3] ESKUCHE, ABARCA, TOHA, SALVATORE u. HODGSON 1954.
[4] KEIGHLEY 1962b.

Präparate notwendig, um die Erythropoiese meßbar zu verändern. Außerdem lassen selbst dann zumeist nur die empfindlichsten Testverfahren, z.B. die Bestimmung der Fe^{59}-Inkorporation in die Erythrocyten, sichere Schlüsse auf den vorhandenen oder fehlenden Erythropoietingehalt des Testpräparates zu. Ältere Tiere sind als Empfänger besser geeignet als jüngere Tiere[1]. Die Erythrocytenzahl im peripheren Blut und der Anteil der Erythropoiese im Knochenmark erreichen beim meistbenutzten Versuchstier, der Ratte, erst zwischen dem 70. und 120. Lebenstag die konstanten Werte des Erwachsenenalters[2].

Die wesentlichen Einwände, die gegen eine Verwendung von Tieren mit stimulierter oder gedrosselter Erythropoiese erhoben werden müssen (s. weiter unten), lassen es jedoch trotz des erwähnten Nachteils als ratsam erscheinen, normale Empfängertiere für den Erythropoietin-Nachweis heranzuziehen. Als Alternative kommen allenfalls Tiere mit Transfusions-Polyglobulie oder Sauerstoffbeatmung in Betracht.

Die Bezeichnung der Erythropoiese eines Empfängertieres als „normal" setzt die Erhebung eines Blutstatus vor Beginn der Versuche voraus. Insbesondere bei den Ratten ist streng darauf zu achten, daß keine Bartonellenanämie vorliegt. Wir spritzen daher allen Ratten, die später splenektomiert oder zu Parabiosepaaren vereinigt werden, mehrere Tage vor Versuchsbeginn und danach in wöchentlichen Intervallen ein Salvarsanpräparat (entweder Neosalvarsan nach der Vorschrift von SAUERBRUCH u. KNAKE[3] oder bevorzugt Spirotrypan „Hoechst" in einer Dosis von 2—3 mg/100 g/KG i.m.).

β) Polyglobulische Tiere

Durch künstliche Zufuhr von Erythrocyten erreicht man bei den Empfängertieren eine Drosselung der Erythropoietinproduktion und damit auch der Erythropoiese. Das Knochenmark wird in einen Zustand erhöhter Bereitschaft gegenüber exogenen erythropoietischen Reizen versetzt. Polyglobulische Tiere sprechen daher auf exogene Erythropoietinzufuhr besser an[4]. Die polyglobulische Maus gilt als bestgeeignetes Empfängertier[5].

Man injiziert den Empfängertieren — meist Ratten — einige Tage vor dem Erythropoietinversuch ein- oder mehrmals Vollblut oder eine Erythrocytensuspension in physiologischer Kochsalz- oder Ringerlösung[6-9]. GURNEY u. PAN[7] geben einmalig 2—8% des Körpergewichtes an Vollblut oder Erythrocytensuspension; JACOBSON u. Mitarb.[8] injizieren mehrmals 0,5 ml einer 75—80%igen Erythrocytensuspension. Die Verwendung gewaschener, von Serum befreiter Erythrocyten ist sicher der Vollblutinjektion vorzuziehen. Die Erythrocyten werden auch aus der Bauchhöhle in die Blutbahn aufgenommen, allerdings erfordert dieser Vorgang

---

[1] GARCIA u. VAN DYKE 1961.   [2] REINCKE 1962.   [3] 1936.

[4] ERSLEV 1959b; ROSSE, WALDMANN u. HOUSTON 1962.

[5] JACOBSON, GOLDWASSER u. GURNEY 1962; LAJTHA 1962a; GURNEY, DEGOWIN, HOFSTRA u. BYRON 1962.

[6] ERSLEV 1959b.   [7] GURNEY u. PAN 1958.

[8] JACOBSON, GOLDWASSER, PLZAK u. FRIED 1957.

[9] JACOBSON, MARKS u. GASTON 1959; KRANTZ, GOLDWASSER u. JACOBSON 1959; COTES u. BANGHAM 1960.

mehrere Stunden bis Tage. Vermutlich treten die Erythrocyten über die Lymphbahnen des Peritoneums, insbesondere diejenigen an der Unterfläche des Zwerchfells, in die Blutbahn ein. Die Erythrocytenzahl im Blute steigt an; nach eigenen Versuchen erreicht sie 20—44 Std post injectionem ihr Maximum. Parallel dazu sinkt die Reticulocytenzahl ab, ihr Minimum liegt zwischen der 8. und 30. Std post injectionem. Tötet man die Tiere am 3. Tage nach der Injektion (injizierte Menge: 2% des Körpergewichtes an gewaschener Erythrocytensuspension mit gleicher Erythrocytenkonzentration wie im nativen Vollblut), so sind im Bauchraum keinerlei Reste der injizierten Suspension mehr nachweisbar. Das Peritoneum ist spiegelnd-glatt, Milz und Leber der Tiere enthalten keine vermehrten Hämosiderinmengen.

Diese Tierversuche stehen in Übereinstimmung mit Beobachtungen an Kindern nach intraperitonealer Bluttransfusion[1].

γ) Sauerstoff-beatmete Tiere

Erhöhung des Sauerstoffgehaltes der Atemluft steigert die Sauerstoffversorgung der Körperzellen und senkt den Bedarf an Erythrocyten. Infolgedessen geht die Erythropoiese zurück[2,3]. Die Empfindlichkeit der Tiere gegenüber exogen zugeführtem Erythropoietin nimmt zu[2,3].

FRIED u. Mitarb.[2] sahen nach 7tägigem Aufenthalt von Ratten in einer Atmosphäre mit einem Sauerstoffgehalt von 85—95% einen Rückgang der Eiseninkorporation in die Erythrocyten von 32 auf 8%. Erythropoietin-haltiges Plasma erhöhte hingegen die Inkorporation von Fe^{59} bei den sauerstoffbeatmeten Tieren von 34 auf 46,5%.

Das Verfahren ist zwar umständlich und kostspielig, für die Tiere jedoch schonend. Allerdings darf die Zeit der Sauerstoffbeatmung nicht zu lange ausgedehnt werden, da die Tiere sonst zugrundegehen. FRIED u. Mitarb[2]. beobachteten nach 2wöchiger Sauerstoffbeatmung den Tod aller Ratten.

δ) Hypophysektomierte Tiere

Die Hypophysektomie erzeugt beim Versuchstier eine beträchtliche Anämie. Diese hängt mit der Drosselung des allgemeinen Körperstoffwechsels zusammen, der durch den Fortfall insbesondere der tropen Hypophysenvorderlappenhormone zustandekommt[4]. Die Sauerstoffversorgung der Körperzellen ist zwar normal, der Sauerstoffbedarf jedoch herabgesetzt und deswegen die Erythropoiese reduziert. Die Reaktion auf exogen zugeführtes Erythropoietin wird verstärkt[5].

---

[1] MacDougall 1958; Mellish u. Wolman 1958; Newman 1959.
[2] Fried, Plzak, Jacobson u. Goldwasser 1957.
[3] Gordon, Winkert, Dornfest u. Siegel 1959.
[4] Ausführliche Literatur s. Abschnitt „Hypophyse", S. 180ff.
[5] Gordon, Winkert, Dornfest u. Siegel 1959.

Die hypophysektomierte Ratte wird von zahlreichen Autoren[1] als Empfängertier für erythropoietinhaltige Präparate verwendet. Zweifellos stellt sie jedoch kein ideales Hilfsmittel der Erythropoietinforschung dar, eine Tatsache, die leider viel zu wenig beachtet wird. Ein ganz entscheidender Einwand gegen die Verwendung der hypophysektomierten Ratte besteht darin, daß ein derart vorbehandeltes Tier auch gegenüber anderen Faktoren als dem Erythropoietin mit einer Steigerung der Erythropoiese reagieren kann. Das injizierte Testpräparat kann vor allem Steroidhormone enthalten, die unspezifisch auf die Erythropoiese einwirken. Diese Möglichkeit ist auch nach Ansicht von GORDON u. Mitarb.[2] sowie von FISHER[3] viel zu wenig berücksichtigt worden und läßt einen großen Teil der an hypophysektomierten Tieren gewonnenen Resultate fragwürdig erscheinen.

ε) Hungernde Tiere

Hunger senkt ebenso wie die Hypophysektomie die Verbrennungsvorgänge in den Körperzellen und erniedrigt damit den Sauerstoffbedarf. Der Stoffwechsel wird gewissermaßen auf Sparflamme eingestellt, infolgedessen sinkt der Bedarf an sauerstoffübertragenden Erythrocyten. Die Erythropoiese wird gedrosselt.

FRUHMAN u. GORDON[4] sahen nach 7tägigem Hungern bei 250 g schweren männlichen Ratten bei einem Gewichtsverlust von 30% eine Abnahme der peripheren Reticulocytenzahl um 83% sowie — hervorgerufen durch eine Eindickung des Blutes — einen Anstieg des Hämatokrit um 27% und der Hgb-Konzentration um 18%. Im Knochenmark war der Zellgehalt um etwa 30% gesenkt, wobei die Erythropoiese am schwersten betroffen war. Auch SCHULZ u. MULLER[5] beobachteten im Hungerzustand bei Ratten eine Hämokonzentration, die zu einer Pseudopolyglobulie mit einem relativen Anstieg der Erythrocytenzahl um 33% führte.

Der Nahrungsentzug stellt somit eine einfache Methode dar, um die Erythropoiese zu vermindern und die Ansprechbarkeit des Knochenmarkes gegenüber erythropoietischen Reizen zu steigern[6]. Man läßt die

---

[1] GORDON, PILIERO, TANNENBAUM u. SIEGEL 1955a, b; FRIED, PLZAK, JACOBSON u. GOLDWASSER 1956, 1957; MIRAND u. PRENTICE 1956; PRENTICE u. MIRAND 1957a, b; JACOBSON, GOLDWASSER, PLZAK u. FRIED 1957; SLAUNWHITE, MIRAND u. PRENTICE 1957; GURNEY, GOLDWASSER u. PAN 1957; CONTOPOULOS, McCOMBS, LAWRENCE u. SIMPSON 1957; BROWN u. MEINEKE 1958; GOLDWASSER, JACOBSON, FRIED u. PLZAK 1958; GARCIA u. VAN DYKE 1959; GURNEY u. PAN 1960.

[2] GORDON, WINKERT, DORNFEST u. SIEGEL 1959.   [3] 1962a.

[4] 1955.   [5] 1962.

[6] FRIED, PLZAK, JACOBSON u. GOLDWASSER 1957; GURNEY, GOLDWASSER u. PAN 1957; GARCIA u. VAN DYKE 1959; KRANTZ, GOLDWASSER u. JACOBSON 1959; HODGSON, PERRETTA, YUDILEVICH u. ESKUCHE 1958; HODGSON, ESKUCHE, FISHER u. PERRETTA 1960; STOHLMAN u. BRECHER 1959; WHITE u. JOSH 1959; GURNEY u. PAN 1960; SCHLUETER, NORGELLO u. WHITE 1960 u.a.

Tiere im allgemeinen 1—4 Tage hungern, nach 4 Tagen hat die Erythropoiese ihr niedrigstes Niveau erreicht[1].

Die Verwendung der hungernden Ratte im Erythropoietinversuch stößt jedoch auf den gleichen Einwand, der auch gegen den Gebrauch hypophysektomierter Tiere erhoben werden muß: Im Testpräparat können neben stoffwechselsteigernden Hormonen auch Nährstoffe, z.B. Glucose oder Eiweiß, enthalten sein, die direkt oder indirekt die Erythropoiese stimulieren.

GORDON u. Mitarb.[2] belegen diese Möglichkeit mit folgender Beobachtung:

Bei Kaninchen wurde durch Cobaltgabe die Erythropoiese gesteigert. Das Blutplasma dieser Kaninchen wurde sowohl hungernden als auch normal gefütterten Ratten verabfolgt. Nur bei den hungernden Ratten trat daraufhin eine Steigerung der Erythropoiese ein. Die chemische Analyse des Plasmafiltrates, das beiden Gruppen von Tieren injiziert worden war, ergab erhebliche Mengen an stickstoffhaltigen Substanzen. Der erythropoiesesteigernde Effekt des Cobalt-Plasmas konnte somit ebensogut auf der Anwesenheit der unspezifisch wirkenden Nährstoffe als auch auf dem Gehalt an Erythropoietin beruhen.

Die bei den Empfängertieren infolge des Nahrungsentzuges auftretende Steigerung der Empfindlichkeit gegenüber erythropoietinhaltigem Plasma entspricht etwa derjenigen nach Vornahme der Hypophysektomie[1]. Diese ist wiederum der Sensibilisierung durch die Erzeugung einer Transfusions-Polyglobulie vergleichbar[3].

ζ) Subletal bestrahlte Tiere

Die Ganzkörperbestrahlung mit Röntgenstrahlen führt bekanntlich zu einer schweren Schädigung der Erythropoiese[4]. Die subletal bestrahlte Ratte zeigt eine größere Empfindlichkeit ihres erythropoietischen Apparates gegenüber exogen zugeführtem Erythropoietin als die normale Ratte. STOHLMAN u. Mitarb.[5] bedienen sich daher der subletal bestrahlten Ratte als Empfängertier für erythropoietinhaltige Präparate.

Unseres Erachtens bestehen gegen das von STOHLMAN und seinen Mitarbeitern eingeführte Verfahren große Bedenken. Die Ganzkörperröntgenbestrahlung bewirkt keine regulatorische, also im Bereich des Physiologischen gelegene Drosselung der Erythropoiese, sondern setzt

---

[1] JACOBSON, GOLDWASSER, GURNEY, FRIED u. PLZAK 1959.

[2] GORDON, WINKERT, DORNFEST u. SIEGEL 1959.

[3] JACOBSON, GOLDWASSER, PLZAK u. FRIED 1957.

[4] z.B. JACOBSON, MARKS, GASTON, SIMMONS u. BLOCK 1948; HENNESY u. HUFF 1950; JACOBSON, SIMMONS, MARKS, GASTON, ROBSON u. ELDREDGE 1951; BELCHER, GILBERT u. LAMERTON 1954; BAXTER, BELCHER, HARRISS u. LAMERTON 1955; MIRAND, HOFFMAN u. PRENTICE 1960.

[5] STOHLMAN 1958 a, b; 1959 a—c; STOHLMAN u. BRECHER 1956, 1957 a, b; 1958, 1959; STOHLMAN, CRONKITE u. BRECHER 1955.

eine schwere Schädigung der Erythroblasten selbst. Der Reiz durch das
exogen zugeführte Erythropoietin trifft kein gesundes Knochenmark,
sondern ein solches, dessen Struktur und Funktion in hohem Maße
beeinträchtigt sind. Hinzu kommt, daß auch die übrigen Organe und
Gewebe des ganzen Körpers geschädigt sind, darunter auch die Zellen,
die das Erythropoietin bilden. Der Grad der Schädigung, den diese
Zellen durch die Bestrahlung erlitten haben, hat sicher eine mitbestim-
mende Wirkung auf die Reaktionsbereitschaft des strahlengeschädigten
Knochenmarkes gegenüber dem von außen zugeführten Erythropoietin.

Aus diesen Gründen lehnen wir den Gebrauch der strahlengeschä-
digten Ratte als Empfängertier für erythropoietinhaltige Präparate ab.
Selbst wenn ein solches Präparat die Erythropoiese eines bestrahlten
Tieres steigert, so bleibt doch immer die Frage offen, wie sich das gesunde
Knochenmark eines nichtbestrahlten Tieres unter der Einwirkung des
gleichen Reizes verhalten hätte.

Auch KRANTZ u. Mitarb.[1] weisen auf die unterschiedliche Reaktionsweise des
strahlengeschädigten Tieres hin. Sie beobachteten in einem Vorversuch bei röntgenbestrahlten Mäusen (200 r) eine etwa doppelt so hohe Eisenaufnahme aus dem Darm
wie bei gesunden Mäusen. In weiteren Untersuchungen fand sich dann jedoch eine
weite Streuung der Eisenaufnahme, die gelegentlich sogar gehemmt war.

η) Tiere mit stimulierter Erythropoiese

Manche Autoren verwenden Empfängertiere, deren Erythropoiese im Gegensatz zu den bisher aufgeführten Verfahren nicht gedrosselt, sondern gesteigert
wurde. Solche Methoden waren vor allem zu Beginn der Erythropoietinforschung
in Gebrauch[2], während sie heute praktisch verlassen sind. Sie umfassen folgende
Eingriffe an den Empfängertieren: Blutentzug, Sauerstoffmangel-Atmung, Injektion von Dinitrophenol und Trijodthyronin. LINKENHEIMER, GRANT u. BERGER[3]
widmeten sich vor kurzem nochmals der Frage, welchen Einfluß Blutentzug und
Sauerstoffmangel auf die Reaktion des Knochenmarkes gegenüber exogen zugeführtem Erythropoietin ausüben. Sie fanden keine Verstärkung der Reaktion
der Erythropoiese. Nach ihrer Ansicht, der wir uns anschließen, überwiegt die
Menge des endogenen Erythropoietins diejenige des injizierten Erythropoietins so
sehr, daß die Wirkung des letzteren völlig überdeckt wird. Überdies ist die Reaktionsbereitschaft des Knochenmarkes gegenüber dem exogenen Erythropoietin
herabgesetzt, da die Erythroblasten bereits unter der Einwirkung des endogenen
Erythropoietins stehen[4].

ϑ) Schlußbetrachtung zu Abschnitt V c 1

Die Tabelle 3 gibt nochmals eine Übersicht über die Auswirkungen
der an den Empfängertieren ausführbaren Eingriffe auf Sauerstoff-

---

[1] KRANTZ, JACOBSON u. GOLDWASSER 1959.

[2] FÖRSTER 1924, FÖRSTER u. KISS 1925; LEFFKOWITZ u. LEFFKOWITZ 1925;
KRÄHENBÜHL 1933; GORDON u. DUBIN 1934; BÉNARD, DANTCHEV u. GAJDOS 1954;
LINKENHEIMER u. BERGER 1957; GUNTHER, HODGSON, TOHA u. QUAPPE 1950/51;
COTES u. BANGHAM 1960.

[3] 1960.

[4] GORDON, WINKERT, DORNEST u. SIEGEL 1959

versorgung und -bedarf des Körpers, auf das Ausmaß der Erythropoiese und auf die Empfindlichkeit der Tiere gegenüber exogenem, von außen zugeführtem Erythropoietin.

Tabelle 3. *Wirkung verschiedener Eingriffe an den Empfängertieren auf Stoffwechsel und Erythropoiese* (modifiziert und erweitert nach GORDON u. Mitarb.[1])

Eingriff	Sauerstoff-versorgung	Sauerstoff-bedarf	Erythro-poiese	Empfind-lichkeit gegenüber Erythro-poietin	Beurteilung der Methode
Erzeugung einer Trans-fusions-Polyglobulie .	erhöht	normal	erniedrigt	erhöht	geeignet
Sauerstoffbeatmung . .	erhöht	normal	erniedrigt	erhöht	geeignet
Hypophysektomie . . .	normal	erniedrigt	erniedrigt	erhöht	ungeeignet
Nahrungsentzug	normal	erniedrigt	erniedrigt	erhöht	ungeeignet
Subletale Ganzkörper-bestrahlung	erniedrigt	erhöht	erniedrigt	erhöht	ungeeignet
Blutentzug	erniedrigt	normal	erhöht	erniedrigt	ungeeignet
Sauerstoffarme Beatmung	erniedrigt	normal	erhöht	erniedrigt	ungeeignet
Injektion von Dinitro-phenol	normal	erhöht	erhöht	erniedrigt	ungeeignet
Injektion von Trijod-thyronin	normal	erhöht	erhöht	erniedrigt	ungeeignet

2. Knochenmark der isolierten hinteren Extremität von Ratte und Kaninchen (Perfusionsverfahren)

α) Bisherige Ergebnisse

Von dem Arbeitskreis um GORDON wurde 1957 ein Verfahren mitgeteilt, bei dem die isolierte Hinterpfote der Ratte mit erythropoietinhaltigem Vollblut perfundiert wird. Die Zunahme der Zahl der Erythroblasten im Femurmark nach Ablauf von 4 Std dient zur Beurteilung der Erythropoietinaktivität des perfundierten Blutes[2].

Bei 300 g schweren Ratten wird in intraperitonealer Pentobarbital-Narkose das Abdomen eröffnet und die zum rechten Bein hinführende A. ilica sowie die abführende V. ilica unterbunden. Sodann wird ein dünner Katheter in die Aorta abdominalis eingeführt und bis über die Bifurkation der Bauchaorta hinaus in die linke A. ilica communis vorgeschoben, in die er fest eingebunden wird. In gleicher Weise wird die V. cava caudalis kanüliert und der Katheter unmittelbar vor der Bifurkation eingebunden. Zur Perfusion dient das Blut nicht-anaesthesierter Ratten, dessen Gerinnung durch Zugabe von Heparin verhindert wird. Jeder Versuch erfordert etwa 45—50 ml Blut. Dem Blut werden Penicillin, Strepto-

---

[1] GORDON, WINKERT, DORNFEST u. SIEGEL 1959.

[2] KUNA, GORDON u. CHARIPPER 1957; KUNA, GORDON, MORSE, LANE III u. CHARIPPER 1959; GORDON, WINKERT, DORNFEST u. SIEGEL 1959.

mycin, Heparin und Glucose in wechselnden Zeitintervallen während des Versuches zugesetzt. Die Blutströmung wird mit Hilfe einer Dale-Schuster-Pumpe aufrechterhalten. Neuerdings wird statt ihrer eine „peristaltic action pump" verwendet[1]. Die Arterialisierung des Blutes erfolgt in einer Sauerstoffkammer, die mit Glasperlen angefüllt ist, durch die das Blut hindurchfließt. Das Blut wird unmittelbar vor seinem Eintritt in den Körper durch eine Wärmschlange geleitet, die in einem Thermostatenbad von 37⁰ aufgehängt ist. Das perfundierte Bein selbst befindet sich während des Versuches in einer feuchten Kammer mit einer Temperatur von 29—30⁰ C. Bei seiner Amputation ist streng auf eine sorgfältige Unterbindung aller Blutgefäße zu achten, da sonst während der mehrstündigen Versuchszeit viel Blut verlorengeht. Nach Angabe der Autoren soll es möglich sein, den Blutverlust bei Einhaltung dieser Regel auf weniger als 0,2 ml während 4 Std zu beschränken. Die funktionelle Integrität des Beines wird durch Eintritt der Vasoconstriction nach Adrenalinzusatz zum Perfusat, durch das Fehlen von Rigor und Ödemen im Bein, durch den Nachweis eines konstanten Verbrauches von Glucose und von Sauerstoff und durch die weitgehend gleichbleibende chemische Zusammensetzung des Blutplasmas bewiesen. Wird dem perfundierten Blut Colchicin zugesetzt, so kommt es zu einer Anhäufung von Mitosen in den unreifen Zellen der Erythro- und Myelopoiese des Knochenmarkes. Die Erythrocyten des Perfusates bauen außerdem C^{14}-Glycin in Hämin ein.

Dieses Verfahren ist zeitraubend und methodisch schwierig, jedoch für den Nachweis der Erythropoietinwirkung auf das Knochenmark sehr gut geeignet. Mit seiner Hilfe läßt sich auch der Einfluß anderer Hormone und Substanzen auf die Blutbildung untersuchen. Das Perfusionspräparat hat gegenüber der Knochenmarkkultur den Vorzug, daß die physiologische Struktur des Knochenmarkes erhalten bleibt; es stellt gewissermaßen eine *„Knochenmarkkultur in vivo"* dar. *Gegenüber dem lebenden Versuchstier bietet die Perfusionsmethode den Vorteil, daß mit ihrer Hilfe entschieden werden kann, ob Substanzen mit erwiesener erythropoietischer Wirkung direkt oder indirekt am Knochenmark angreifen. Nur die unmittelbar das Knochenmark beeinflussenden Stoffe zeigen diesen Effekt auch im Durchströmungsverfahren, während die indirekt auf das Knochenmark wirkenden Substanzen die Erythropoiese des durchströmten Femurmarkes nicht zu steigern vermögen.*

β) Eigene Untersuchungen

Wir haben die von GORDON und seinen Mitarbeitern angegebene Methode aufgegriffen und in mehrfach abgewandelter Form von der Ratte auf das *Kaninchen* übertragen.

Damit gelang es uns, zwei Nachteile der von den amerikanischen Autoren beschriebenen Originalmethode zu umgehen:

Erstens läßt sich das Kanülieren der Gefäße beim Kaninchen wegen des größeren Gefäßkalibers wesentlich leichter ausführen als bei der Ratte; man braucht auch nicht die Bauchhöhle zu eröffnen, sondern kann die A. und V. femoralis im proximalen Drittel des Oberschenkels aufsuchen und kanülieren. Zweitens kann in

---

[1] DORNFEST 1960.

Versuchen über die Wirkung anderer Hormone als des Erythropoietins auf die Erythropoiese das körpereigene Blut des Kaninchens zur Perfusion verwendet werden. Ausgewachsene Kaninchen von 2,5—3 kg Gewicht liefern stets genügend Blut, um die Perfusionsapparatur zu füllen; meist bleibt sogar Blut übrig, so daß nach der Hälfte der Versuchszeit das perfundierte, teilweise hämolytische Blut gegen frisches hämolysefreies Blut ausgetauscht werden kann. Die Verwendung des Kaninchens macht es also überflüssig, allein zur Blutgewinnung die zur Füllung des Systems notwendigen 45—50 cm³ Blut durch Töten und Entbluten mehrerer Tiere zu gewinnen.

Beschreibung des Perfusionsapparates (s. Abb. 7—10)

Der Perfusionsapparat setzt sich aus drei Einzelgeräten zusammen, deren Funktionen darin bestehen, den Blutumlauf, die Arterialisierung

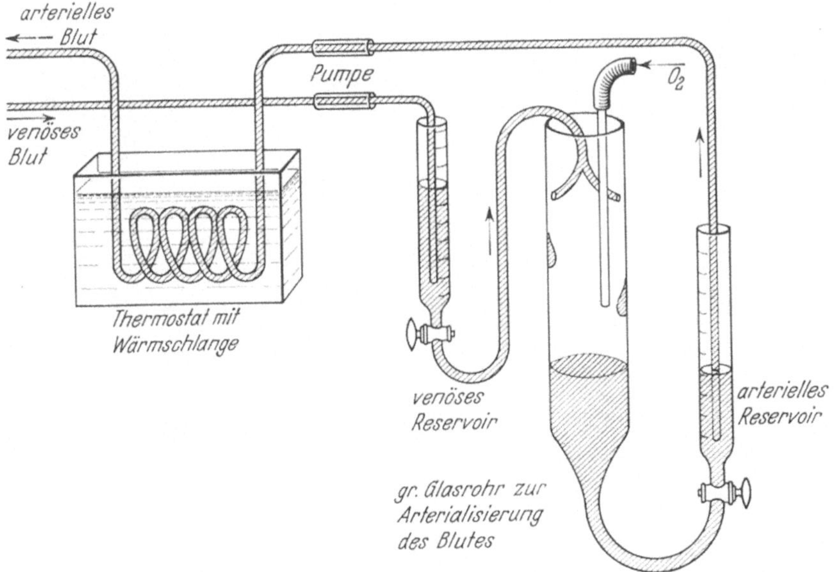

Abb. 7. Schematische Darstellung des Apparates zur Perfusion des isolierten Kaninchenbeines

und die Temperaturkonstanz des Blutes zu gewährleisten. Diese drei Teile sind durch Glasrohre und Schläuche untereinander verbunden, die zur Fortleitung des Blutes dienen.

a) Pumpe. Zur Aufrechterhaltung des Blutumlaufes verwenden wir eine Sigma-Pumpe (Modell T-8, Förderleistung bis 15 l/Std), die durch einen Multifix-Motor (Modell M 80 mit Getriebe 1:11 untersetzt, M 850) angetrieben wird. Das Pumpvolumen in der Zeiteinheit kann sowohl durch Betätigung der Federschrauben an der Pumpe als auch durch Änderung der Motordrehzahl mit dem an dem Motor angebrachten Handhebel den Erfordernissen des Versuches angepaßt werden. Nach zahlreichen Versuchen erschien uns ein Pumpvolumen von 4—6 ml/min am besten geeignet.

b) Arterialisierungs-System. Zur Arterialisierung des Blutes dient ein zylindrisches, am unteren Ende konisch in ein Schlauch-Ansatzstück mündendes Glasrohr von etwa 19 cm Länge und 3 cm lichter Weite. Das Blut wird aus einem „venösen Reservoir" durch ein Doppel-U-förmiges Glasrohr in diesen Glaszylinder geleitet, und zwar in der Weise, daß das Doppel-U-Rohr in einem etwa kirschkerngroßen flachen Behälter endet, der an seiner äußeren Circumferenz vier leicht

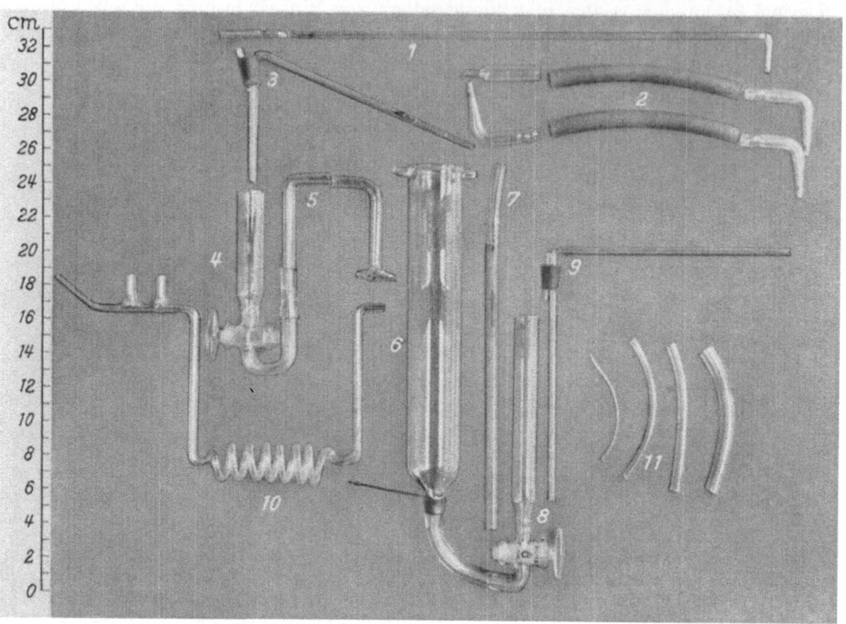

Abb. 8. Wichtige Einzelteile des Perfusions-Apparates. Die Waschflasche für den Sauerstoff und das Quecksilbermanometer zur Messung des arteriellen Druckes sind nicht abgebildet. *1* Glasrohr zur Verbindung des Katheters in der Vena femoralis mit der Pumpe. *2* Gummischläuche zum Einlegen in die Sigma-Pumpe mit Ansatzröhren aus Glas. *3* Glasrohr zur Überleitung des venösen Blutes von der Pumpe zum „venösen Reservoir". *4* „Venöses Reservoir". *5* Doppel-U-förmiges Verbindungsrohr zur Überleitung des venösen Blutes aus dem „venösen Reservoir" in den Glaszylinder zur Arterialisierung des Blutes. *6* Glaszylinder zur Arterialisierung des Blutes. *7* Zuleitungsrohr für den Sauerstoff. *8* „Arterielles Reservoir". *9* Glasrohr zur Überleitung des arterialisierten Blutes aus dem „arteriellen Reservoir" in die Pumpe. *10* Wärmschlange zum Einhängen in das Wasserbad des Thermostaten. *11* Polyvinylschläuche verschiedenen Kalibers

röhrenförmig ausgezogene Öffnungen aufweist. Dieser kleine Behälter ist so in den großen Glaszylinder eingepaßt, daß die Öffnungen etwa 1 mm von der Zylinderinnenwand entfernt liegen. Das aus dem venösen Reservoir in den Behälter strömende Blut tritt aus den Öffnungen aus und läuft in vier dünnen Streifen an der Zylinderinnenwand herunter. Der große Gummistopfen, der den Zylinder oben verschließt und zugleich dem Ende des Doppel-U-Rohres mit dem kleinen Behälter Halt verleiht, weist eine weitere Bohrung auf, durch die ein Glasrohr etwa 9—10 cm tief eingeführt wird. An dieses Glasrohr ist die Sauerstoff-Flasche angeschlossen, so daß im Inneren des Glaszylinders ständig frisch zugeführter Sauerstoff enthalten ist. Das Auftreten eines Überdruckes im Lumen des Glaszylinders wird dadurch verhindert, daß der große, den Zylinder oben verschließende Gummistopfen nicht fest angedrückt wird, sondern nur lose aufgesetzt wird. Der Sauerstoff wird nicht unmittelbar aus der Gasflasche in den Glaszylinder geleitet, sondern passiert zuvor eine Waschflasche, in der er mit Feuchtigkeit angereichert wird. Die Waschflasche selbst steht in einem Wasserbad von etwa 38—40⁰ Temperatur.

Am unteren Ende des Glaszylinders setzt ein kleiner Schüttelmotor an, der den Zylinder ständig exzentrisch hin- und herbewegt und eine Durchmischung des Blutes herbeiführt. Substanzen, die dem Perfusionsblut während der Versuchszeit zugegeben werden sollen, werden dem in dem Glaszylinder enthaltenen Blut mittels einer Pipette oder Injektionsspritze mit langer Kanüle zugesetzt.

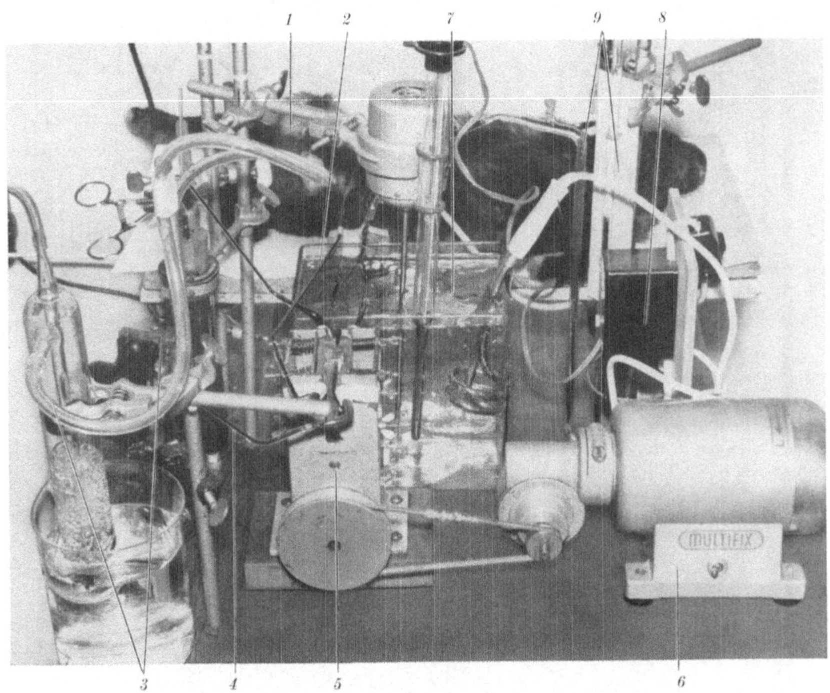

Abb. 9. Perfusionsapparat in Betrieb, Ansicht von schräg oben. *1* Perfundiertes rechtes hinteres Kaninchenbein. Der Mulltupfer über der Operationsstelle ist entfernt, um die Stelle sichtbar zu machen, an der die Katheter in die Gefäße eingebunden sind. Beachte die beiden liegenden Klemmen zur funktionellen Abtrennung des Beines vom übrigen Körperkreislauf! *2* Venöse Zuleitung zur Pumpe. *3* System zur Arterialisierung des Blutes (Einzelheiten s. Abb. 10). *4* Arterielle Zuleitung zur Pumpe. *5* Sigma-Pumpe mit eingelegten Pumpenschläuchen. *6* Multifix-Motor. *7* Thermostat mit Kontaktthermometer (vorn), Rührmotor (hinten) und Tauchsieder (rechts). *8* Schaltrelais für den Thermostaten. *9* Quecksilber-Manometer zur direkten Messung des arteriellen Blutdruckes

Die Arterialisierung des Blutes erfolgt mit dieser Methode in einwandfreier Form, (s. Abb. 10).

c) Thermostat. Der Thermostat besteht aus einer Glaswanne von 17 cm Höhe, 13 cm Tiefe und 18 cm Länge (Fassungsvermögen 3,5 Liter), ferner aus einem Tauchsieder, Kontaktthermometer, Rührmotor und Schaltrelais. Er läßt sich aus diesen Einzelteilen ohne hohe Kosten selbst herstellen.

In das Wasserbad des Thermostaten taucht die aus sechs kreisförmigen Windungen und zwei gestreckten Ansatzröhren an den beiden Enden bestehende Wärmschlange ein, die von dem arterialisierten Blut durchströmt wird. Der

4*

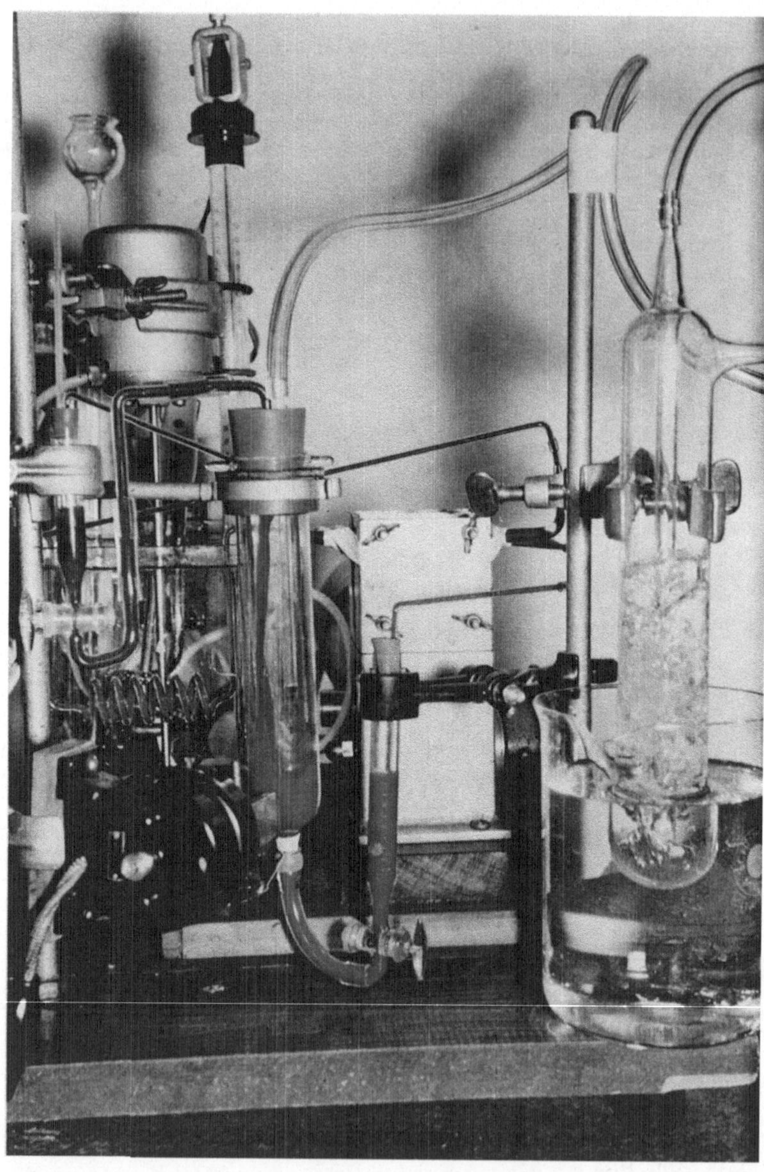

Abb. 10. System zur Arterialisierung des Blutes (Ausschnitt aus dem in Betrieb befindlichen Perfusionsapparat). Schräg durch die Bildmitte läuft von links nach rechts die venöse Zuleitung zur Pumpe (Bildmitte), von dort die venöse Zuleitung schräg nach links oben zum venösen Reservoir (links). Ein doppel-U-förmiges Glasrohr verbindet das venöse Reservoir mit dem großen Glaszylinder zur Arterialisierung des Blutes (Bildmitte Vordergrund). Dieser ist durch einen Polyvinylschlauch mit dem arteriellen Reservoir verbunden, von dem die arterielle Zuleitung zur Pumpe hinführt. Links im Hintergrund der Thermostat mit der Wärmschlange für das Blut und dem Rührmotor (links oben). Links vorn der Schüttelmotor für den großen Glaszylinder, rechts vorn die Waschflasche für den Sauerstoff

Thermostat wird auf eine Temperatur von 38⁰ eingestellt. Die Temperatur des Blutes hat nach Passage der Wärmschlange den gleichen Wert.

d) Weitere Bestandteile des Perfusionsapparates. Das „arterielle Reservoir" ist ebenso wie das oben erwähnte „venöse Reservoir" ein kleiner graduierter Glaszylinder. Dieser wird mittels eines kurzen gebogenen Glasrohres an den Glaszylinder zur Arterialisierung des Blutes angeschlossen. In das Blut taucht von oben ein längeres Glasrohr ein, das zum arteriellen Teil der Sigma-Pumpe hinführt. Sowohl das arterielle als auch das venöse Reservoir sind am unteren Ende mit einem kleinen Drehhahn versehen. Durch Umlegen des Hahnes läßt sich ohne Unterbrechung der Perfusion des Beines feststellen, wieviel Blut in der Zeiteinheit in das venöse Reservoir ein- bzw. aus dem arteriellen Reservoir abströmt. Durch Verstellen der Schrauben an der Pumpe lassen sich dann die auf der venösen bzw. arteriellen Seite geförderten Blutmengen exakt aufeinander abstimmen.

An das horizontale Ende der Wärmschlange wird ein Quecksilbermanometer angeschlossen, mit dessen Hilfe der Druck im arteriellen Schenkel des Systems laufend direkt gemessen wird. Er beträgt in der Regel um 80 mm Hg mit Schwankungen zwischen 65 und 100 mm.

Der Perfusionsapparat wird durch eine Reihe von Verbindungsröhren aus Glas und durch kurze Stücke von Polyvinyl- und Gummischläuchen vervollständigt. Die einzelnen Teile sind in Abb. 8 dargestellt.

Beschreibung der Perfusionstechnik. Die Kaninchen werden mit Evipan (0,5 ml einer 5%igen Lösung intravenös in die Ohrvene) narkotisiert. Sodann werden die Haare an der Innenseite des rechten Oberschenkels entfernt und die großen Beingefäße unterhalb des Leistenbandes freigelegt. Anschließend wird die A. carotis der einen Seite präpariert und ein Polyvinylkatheter möglichst weit herzwärts in das Gefäßlumen eingeführt. Durch den Katheter werden 0,2 ml Liquemin (Heparin) intraarteriell injiziert. Das freie Ende des Katheters wird in einen Erlenmeyer-Kolben mit 0,5 ml Liquemin eingelegt. Während nun das Blut durch die Herzaktion in den Erlenmeyer-Kolben gepumpt wird, werden die zuvor freigelegten Beingefäße zwischen zwei feinen Spezialklemmen eröffnet und mit dünnen Polyvinylschläuchen katheterisiert. Die Schläuche enthalten Ringerlösung mit einem geringen Zusatz von Liquemin. Die Katheter werden fest in die Blutgefäße eingebunden. Danach werden von dem in den Erlenmeyer-Kolben geströmten Blut (meist 80—100 ml) etwa 40—50 ml in den großen Glaszylinder des Perfusionsapparates eingefüllt und der arterielle Teil des Röhrensystems durch Einschalten der Pumpe mit Blut gefüllt. Sodann schließt man die beiden Gefäßkatheter fest an die mit der Pumpe verbundenen Glasröhren an, klemmt das kanülierte Bein mit zwei großen, einander mit den Spitzen berührenden Klemmen vom übrigen Körperkreislauf ab und schaltet die Pumpe endgültig ein. Nach etwa 3—5 sec beginnt sich der venöse Teil des Perfusionsapparates vom Gefäßkatheter her mit Blut zu füllen. Nach vollständiger Füllung des venösen Röhrensystems, die einige weitere Sekunden erfordert, läuft Blut aus dem venösen Reservoir in den großen Glaszylinder über und wird dort arterialisiert. Damit ist der Kreislauf geschlossen.

Das Kanülieren der Beingefäße erfordert auch bei routiniertem Arbeiten die Zeit von 7—10 min. Die gesamte Zeitdauer, während der das Bein kein arterialisiertes Blut zugeführt erhält, beträgt etwa 10—13 min.

Sobald die Perfusion in Gang gekommen ist, wird das Tier, falls es noch atmet, durch rasche Injektion von 1 ml Evipan getötet. Anschließend wird sofort das linke, nicht katheterisierte Bein im Hüftgelenk vom Körper abgetrennt, die Tibia freigelegt und Knochenmark aus dem proximalen Drittel des Markraumes entnommen. Von diesem werden mehrere Tupfpräparate angefertigt und ein größerer Markcylinder in Zenker-Formol nach Maximow fixiert.

Die *Versuchsdauer* beträgt in unseren Untersuchungen 5 Std, in Ausnahmefällen 6 Std. Am Ende der Versuchszeit wird das Knochenmark der rechten Tibia in gleicher Weise gewonnen und verarbeitet wie das zu Versuchsbeginn entnommene Kontroll-Knochenmark der linken Tibia.

Zusätze zum Perfusionsblut. In allen Versuchen werden dem Perfusionsblut in regelmäßigen Zeitabständen verschiedene Substanzen zugegeben, und zwar 1. Liquemin (0,3 ml nach $2^1/_2$ Std), 2. Penicillin (einmalig zu Versuchsbeginn 4000 E zur entnommenen Gesamtblutmenge), 3. Glucose (0,125 g, gelöst in 1 ml Macrodex, alle 30 min).

In den meisten Versuchen war die aus der A. carotis entnommene Blutmenge so groß, daß ein Teil des Blutes nach Ablauf von $2^1/_2$ Std gegen frisches Blut ausgetauscht werden konnte. Das Reserveblut wurde bis zum Austausch kühl aufbewahrt und unmittelbar vor der Zugabe zum Perfusionsblut auf Körpertemperatur erwärmt. Gewöhnlich wurden 20 ml Blut ausgewechselt.

Vergleichende Betrachtung und Kritik der von GORDON *u. Mitarb. und von uns entwickelten Perfusionsverfahren*

1. Erforderliche Zeitdauer für die Katheterisierung der Gefäße. GORDON u. Mitarb.[1] geben an, das Kanülieren der Gefäße lasse sich in ihren Versuchen innerhalb 5 min durchführen. Die mehrmalige Perfusion des Rattenbeins mit Blut durch den arteriellen Katheter während des Vorganges des Katheterisierens erlaube es überdies, die Anoxie im Knochenmark auf einen noch kürzeren Zeitraum zu begrenzen.

Trotz raschen Arbeitens und eingespielter Kanüliertechnik gelang es uns nicht, die Zeitdauer der Anoxie des Beines auf 5 min zu beschränken. Gewöhnlich lagen 10 min zwischen dem Abklemmen der Beingefäße und dem Beginn der Perfusion.

HÜBNER u. ZIMMERMANN[2] beobachteten bereits nach einer Ischämie von 15 min Dauer im Knochenmark des Kaninchens am 4. Tag eine gesteigerte Erythropoiese mit Zunahme der Reticulocytenzahl im Knochenmark und peripheren Blut. Sie sahen die Ursache dieser Erythropoiesesteigerung in der Bildung des „Hämopoietins" im ischämisierten Knochenmark. Als Folge der Ischämie traten außerdem regressive Veränderungen an den Kernen der erythropoietischen Zellreihe auf.

Wir beobachteten keine derartigen Störungen und möchten daher annehmen, daß die kurzfristige Ischämie von 10 (bis 13) min Dauer keine eingreifenden Schäden am erythropoietischen Apparat setzt. Die funktionelle Integrität der Zellen geht aus ihrer Reaktion auf hormonale Reize hervor, wie wir sie mit dem Erythropoietin und dem Wuchshormon der Hypophyse erzielten (s. S. 16 bzw. 186).

2. Versuchsdauer. GORDON u. Mitarb.[3] durchströmen das Rattenbein 4 Std. Wir entschlossen uns zu einer etwas längeren Versuchsdauer von 5, gelegentlich 6 Std, um eine noch bessere Ausprägung des Effektes auf die Erythropoiese zu erzielen. Da die Erythrocyten-Lebensdauer von Ratte und Kaninchen einander entsprechen[4], konnte eine weitgehend identische Reaktion auf gleiche erythropoietisch wirkende Reize erwartet werden. In entsprechender Weise war eine Verstärkung der Reaktion der Erythropoiese durch Verlängerung der Zeitdauer anzunehmen, während der ein erythropoietischer Reiz auf das Knochenmark einwirkte.

---

[1] s S. 47. [2] 1959. [3] s. S. 47.

[4] Bei der Ratte beträgt die Erythrocytenlebensdauer 64 Tage (Weibchen) bzw. 68 Tage (Männchen) (BERLIN u. LOTZ 1951). JALAVISTO u. SOLANTERÄ (1959) geben 50—60 Tage an, BELCHER u. HARRISS je nach Art der Bestimmungsmethode 49—55 bzw. 54—63 Tage. Das Kaninchen hat eine Erythrocytenlebensdauer von 65 bis 70 Tagen (HEILMEYER 1955; EVERETT u. YOFFEY 1959).

3. Wahl der Pumpe. GORDON u. Mitarb.[1] benutzten ursprünglich eine Dale-Schuster-Pumpe. Ihre Verwendung befriedigte jedoch offenbar nur unvollkommen, da sie später durch eine „peristaltic action pump" (Hersteller: American Instrument Co., Silver Spring, Md., USA) ersetzt wurde[2].

Wir verwenden stattdessen das Pumpenmodell T-8 der Sigmamotor Inc. (Middleport, N.Y., USA), die in der Art ihrer Funktion der von den amerikanischen Autoren zuletzt benutzten „peristaltic action pump" weitgehend ähnelt.

Beide Pumpen erzeugen eine Hämolyse, die im Laufe der mehrstündigen Versuchszeit zu einer merklichen Rotfärbung des Blutplasmas führt. Die Hämolyse stellt den Hauptgrund für unser Bestreben dar, das Blut nach Ablauf einer bestimmten Zeit gegen frisches hämolysefreies Blut auszuwechseln. DORNFEST[3] aus dem Arbeitskreis um GORDON bestätigte uns auf unsere Anfrage, daß auch bei der von diesen Autoren verwendeten Pumpe eine Hämolyse beobachtet wurde.

Die Hämolyseprodukte beeinflussen in der bei den durchströmten Präparaten vorliegenden Konzentration die Erythropoiese jedoch offenbar nicht. Dies geht sowohl aus unseren eigenen Perfusionsversuchen als auch aus denjenigen von GORDON u. Mitarb.[4] hervor.

4. Technik der Arterialisierung des Blutes. GORDON u. Mitarb. leiten das Blut in ein Rohr, das mit Glasperlen zur Vergrößerung der Oberfläche für den Gasaustausch angefüllt ist und in das von unten her der gewaschene Sauerstoff eingeleitet wird.

Wir haben dieses Verfahren anfangs erprobt, sahen jedoch in dem Behälter mit den Glasperlen eine heftige Schaumbildung des Blutes. Wir entwickelten daher das oben genauer beschriebene Verfahren, bei dem ein dünner Blutfilm an einer großen, von Sauerstoff umspülten Oberfläche herabfließt. Mit diesem Verfahren erzielten wir völlig zufriedenstellende Resultate.

Wir verzichteten aus technischen Gründen auf die Bestimmung der Sauerstoffsättigung des arterialisierten Blutes. Wir sahen jedoch stets eine einwandfreie, an der hellroten Färbung des Blutes in dem Glaszylinder ablesbare Arterialisierung des Blutes während der gesamten Versuchszeit. Unsere Kontrollversuche, in denen dem Perfusionsblut keine Hormone zugesetzt wurden, zeigten außerdem übereinstimmend, daß die Erythropoiese des durchströmten Beines ungestört ablief. Der mögliche Einwand gegen unser Verfahren, die Vollständigkeit der Arterialisierung des Blutes sei nicht erwiesen, hat demnach keine praktische Bedeutung.

5. Technik der Isolierung des perfundierten Beines vom übrigen Körperkreislauf. GORDON u. Mitarb. amputieren das Rattenbein und klemmen den Amputationsstumpf mit einer starken Klemme ab. DORNFEST[3] gibt an, hierdurch sei es möglich, den Blutverlust während der 4stündigen Versuchsdauer in günstigen Fällen auf weniger als 0,2 ml zu beschränken. Nach unseren eigenen Erfahrungen handelt es sich hierbei um einen Idealwert, der wohl nur extrem selten erreicht werden kann.

Wir verzichten völlig auf die Amputation und trennen das Bein lediglich funktionell durch Anlegen zweier starker Klemmen vom übrigen Körper. Da es dabei nicht gelingt, auch die letzten feinen Gefäßverbindungen zum übrigen Körper zu unterbrechen, geht pro Stunde etwa 1 ml Blut verloren. Das Einströmen von Blut aus dem übrigen Körper in das Bein ist hingegen unmöglich, da die Herztätigkeit erloschen ist und das Druckgefälle in der umgekehrten Richtung, vom Bein zum übrigen Körper hin, verläuft.

GORDON u. Mitarb. verbringen das amputierte Bein in eine feuchte Kammer. Wir verzichten hierauf, da der Fellüberzug des Beines einen guten Schutz gegen Austrocknung verleiht. Wir bedecken lediglich den infolge des Kanülierens der

---

[1] s S. 47.   [2] DORNFEST 1960.   [3] 1960.   [4] DORNFEST 1960.

Beingefäße entblößten Teil des Oberschenkels mit einem in warmer physiologischer Kochsalzlösung getränkten Mulltupfer.

6. Prüfung der Integrität des perfundierten Beines am Versuchsende. Die von GORDON u. Mitarb. hierzu verwendeten Verfahren wurden eingangs dieses Abschnittes bei der Beschreibung der von diesen Autoren geübten Perfusionsmethode aufgezählt. Wir selbst beurteilen die Funktion des durchströmten Beines am Versuchsende an Hand folgender Kriterien: a) Fehlen von Rigor und Ödemen, b) körperwarme Temperatur, c) Kontraktion der Muskulatur bei Reizung des N. femoralis, d) konstanter Verbrauch von Glucose während der mehrstündigen Versuchszeit.

Beurteilung der Veränderungen der Erythropoiese

Wir differenzieren im *Knochenmarkausstrich* mindestens 500, meist 1000 kernhaltige Zellen und berechnen aus dem Vergleich der Ergebnisse an dem durchströmten und an dem zu Versuchsbeginn entnommenen Kontroll-Knochenmark die prozentualen Änderungen der Erythroblastenzahl. Da nach Ansicht der überwiegenden Mehrheit der Autoren und nach unseren eigenen Erfahrungen das Erythropoietin lediglich die Erythropoiese stimuliert und die Leuko- und Thrombopoiese unbeeinflußt läßt, nehmen wir in den Erythropoietinversuchen den myeloischen Markanteil als konstant an und berechnen den prozentualen Anstieg der Erythroblastenzahl im perfundierten Bein, bezogen auf jeweils 100 kernhaltige weiße Zellen. In den Versuchen mit STH wird das gleiche Vorgehen dadurch gerechtfertigt, daß nach Versuchsergebnissen von EVERITT[1] bzw. SHREWSBURY u. REINHARDT[2] die Leukocytenzahl der Ratte durch STH-Gaben nicht verändert wird. ACTH und Trijodthyronin beeinflussen die Erythrocyten- und Leukocytenzahl des peripheren Blutes sehr unterschiedlich; da wir in den mit diesen beiden Hormonen perfundierten Femora jedoch keinerlei Verschiebung der Relation zwischen Erythro- und Leukopoiese fanden, ist es unwahrscheinlich, daß der eine oder andere Bildungsmechanismus verändert wurde.

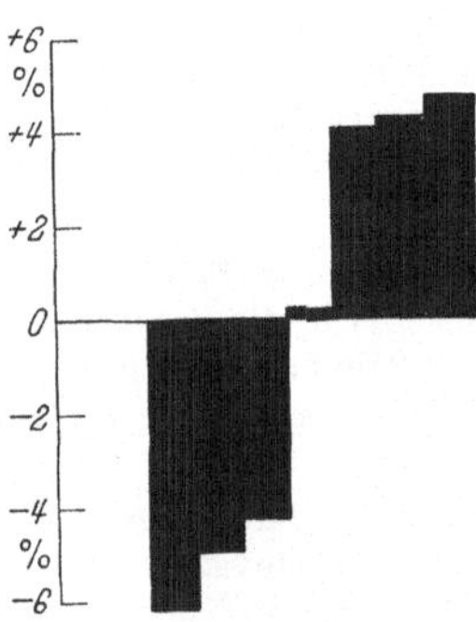

Abb. 11. Erythropoiese im perfundierten Kaninchenbein nach Perfusion mit isologem Blut. Erythropoiese im Knochenmark des perfundierten Beines unverändert, nur geringfügige Schwankungen der Erythroblastenzahl. Zeichenerklärung: Die Säulen bezeichnen die Zu- bzw. Abnahme der Erythroblastenzahl im Knochenmark des perfundierten Beines gegenüber dem Knochenmark des Kontrollbeines, bezogen auf jeweils 100 Zellen der myeloischen Entwicklungsreihe

Wir sind uns darüber im klaren, daß die Aussagekraft der Perfusionsversuche durch die Wahl des Leukopoiese-Anteils im Knochenmark als Bezugsgröße für die Änderungen der Erythropoiese eingeengt wird. Nach unserem Ermessen gibt es jedoch keine Möglichkeit, um die Verschiebungen der Erythropoiese quantitativ zu

---

[1] 1959.   [2] 1959.

erfassen. Semiquantitative Zählmethoden am Knochenmark (z.B. Linman u. Bethell[1], Sandkühler[2]) sind mit einer großen Fehlerbreite behaftet (s. S. 61 ff.).

Die Betrachtung des *Knochenmarkschnittes* hat sich in unseren Versuchen als wenig nützlich erwiesen, da die Änderungen der Erythropoiese in Kurzzeitversuchen zu geringfügig sind, als daß sie sich histologisch in verwertbarer Weise zu erkennen gäben.

Bei der *graphischen Darstellung* der Versuchsergebnisse verfahren wir einheitlich so, daß nur die Änderungen der Erythroblastenzahl im perfundierten gegenüber dem Kontrollbein, bezogen jeweils auf 100 weiße Bildungszellen, in Form von Säulen wiedergegeben werden. Eine eingehende Darstellung der Versuche wird von Palm[3] an anderer Stelle gegeben.

Zahl der Versuche. Insgesamt wurden 68 Perfusionsversuche am Kaninchenknochenmark ausgeführt. Diese setzen sich wie folgt zusammen:

> 10 Vorversuche (nicht ausgewertet)
> 20 Versuche mit technischen Mängeln (Bildung von Hämatomen in der Muskulatur des durchströmten Beines, vermehrte Hämolyse), nicht ausgewertet
> 7 Kontrollversuche (Perfusionsblut frei von Hormonzusatz), s. Abb. 11
> 10 Erythropoietin-Versuche, s. Abb. 4
> 9 STH-Versuche, s. Abb. 28
> 6 ACTH-Versuche, s. Abb. 27
> 6 Trijodthyronin-Versuche, s. Abb. 30

Die Ergebnisse der Hormonversuche sind in den entsprechenden Abschnitten der Arbeit dargestellt.

3. Knochenmark-Kultur, Knochenmark-Suspensionen

α) Zahl und Mitosehäufigkeit der Erythroblasten in der Knochenmark-Kultur

Der Effekt des Erythropoietins läßt sich auch an Knochenmarkzellen in vitro verifizieren.

Als erster berichtete Friederici[4] über die Zunahme der Erythroblastenzahl in der Knochenmarkkultur nach 20stündigem Zusatz erythropoietinhaltigen Blutserums verschiedener Herkunft. Zugleich fand er eine klare Abhängigkeit der Erythropoiesesteigerung von der Menge des zugegebenen erythropoietinhaltigen Serums. Diese Befunde wurden von Rosse u. Gurney[5] bestätigt, die nach 6—12stündiger Züchtung von Knochenmarkkulturen eine Vermehrung der Erythroblasten beobachteten, wenn dem Medium erythropoietinhaltiges Serum anämisierter oder cobaltbehandelter Ratten zugesetzt worden war.

Während Friederici sowie Rosse u. Gurney mit Rattenknochenmark arbeiteten, verwendeten Matoth[6] und Matoth u. Ben-Porath[7] Kulturen aus Kaninchen-Knochenmark. Auch in diesem trat unter der Einwirkung von Erythropoietin bereits nach 5 Std eine Vermehrung der Erythroblastenmitosen gegenüber solchen

---

[1] 1956. [2] 1955. [3] Inaug.-Diss. Heidelberg, in Vorbereitung.
[4] 1958. [5] 1959. [6] 1962. [7] 1959.

Kulturen ein, denen an Stelle von Erythropoietinserum normales Kontrollserum zugesetzt worden war. Menschliches Knochenmark, das 16—17 Std mit dem Serum anämischer Patienten inkubiert wurde, zeigte ebenfalls eine Vermehrung der Erythropoiese[1].

MATOTH u. Mitarb.[2] äußerten die Vermutung, daß die Erythroblasten das Erythropoietin in sich aufnähmen und daß dieses seine mitosefördernde Wirkung vom Zellinneren her entfalte. Daraus erklärt sich zugleich das kurze Intervall, das zwischen der Zugabe des Erythropoietins und der Feststellung der Erythropoiesesteigerung in der Knochenmarkkultur bzw. im perfundierten Knochenmark[3] gelegen ist. Während in den Injektionsversuchen am lebenden Tier die im Blute kreisende Wirkstoffmenge erst nach Ablauf einiger Stunden ihre volle Wirkung auf die Erythroblasten entfalten kann und zudem sicher ein Teil des Erythropoietins in bestimmten Organen oder Geweben inaktiviert wird, sind die Erythroblasten in der Knochenmarkkultur sofort einer hohen Wirkstoffkonzentration ausgesetzt. Die Steigerung der Erythropoiese tritt früher ein als am lebenden Tier, da der für die Auslösung der Mitose notwendige Schwellenwert früher überschritten wird. Sie nimmt außerdem größeren Umfang an, weil das zugegebene Erythropoietin von Anfang an mit einer großen Zahl von Erythroblasten in Berührung kommt. Während die Injektion von erythropoietinhaltigem Serum beim lebenden Kaninchen erst nach 24 Std zu einer sichtbaren Steigerung der Erythropoiese führt[4], tritt sie in der Knochenmarkkultur bereits nach $^1/_5$—$^1/_4$ dieser Zeit in Erscheinung.

β) Knochenmarkkultur in vivo

Mehrere Autoren[5] implantieren Diffusionskammern mit einer Suspension aus Rattenknochenmark in die Bauchhöhle von Ratten, bei denen zuvor entweder eine Anämie oder Polyglobulie erzeugt worden war. Dabei konnte gezeigt werden, daß die Kulturen in der Bauchhöhle anämischer Tiere eine gute Proliferationstendenz mit Bevorzugung der Erythropoiese aufweisen, während im polyglobulischen Empfängertier eine zunehmende rundzellige Entdifferenzierung der Knochenmarkzellen stattfindet[6]. ALPEN[6] hofft, daß es gelingen wird, durch Kombination der Methode mit anschließender Prüfung der Inkorporation von Fe^{95} die Brauchbarkeit des Verfahrens zu erhöhen. Gelegentlich wird die Dif-

---

[1] MATOTH, BIEZUNSKI u. SZABO 1958.

[2] MATOTH u. BEN-PORATH 1959; MATOTH u. KAUFMANN 1962.

[3] GORDON (1962c) hält es für möglich, daß die innerhalb von 4 Std auftretende Erythroblastenvermehrung im perfundierten Knochenmark der Ratte auf einem durch unbekannte Faktoren hervorgerufenen quantitativ und qualitativ abnormen Verhalten der Blutbildung bei Perfusion beruht.

[4] ALTHOFF u. WERNER 1958.   [5] ALPEN 1962, SCHOOLEY 1962.

[6] ALPEN 1962.

fusionskammer bindegewebig abgekapselt[1]; PETRAKIS[2] diskutiert einige Möglichkeiten zur Vermeidung dieses Vorganges.

γ) Eiseninkorporation, Hämsynthese

Der fördernde Einfluß des Erythropoietins auf die Erythropoiese läßt sich an Knochenmarkzellen in vitro nicht nur an Hand der Zunahme der Erythroblastenzahl bzw. der Erythroblastenmitosen, sondern auch an der Stimulierung der Inkorporation von Fe^{59} in Häm erkennen[3]. Einschlägige Untersuchungen wurden sowohl an tierischem als auch an menschlichem Knochenmark ausgeführt. Allerdings sind in vitro-Untersuchungen über die Inkorporation von Isotopen in Knochenmarkzellen schwierig und mit manchen Fehlerquellen behaftet[4], so daß die negativen Ergebnisse mancher Autoren vielleicht auf diese Weise zu erklären sind[5].

Nach Ansicht von POWSNER u. BERMAN[6] beeinflußt das Erythropoietin in vitro die Hämsynthese der Knochenmarkzellen entweder direkt oder indirekt über eine Förderung des Zellwachstums und der Zellproliferation.

4. Knochenmark- und Erythrocytensuspensionen

Eine ähnliche Methode beschreiben NAKAO, FUMIMARO u. HIRASHIMA[7] zur Bestimmung der Häminbildung durch Erythrocyten. Eine Suspension von *Hühner-Erythrocyten* wird zusammen mit Glycin, radioaktivem Eisen und dem zu untersuchenden Plasma unter gleichmäßigem Schütteln 3 Std bei 37^0 inkubiert. Die Zellen werden anschließend sorgfältig gewaschen und das Hämin kristallisiert. Die Radioaktivität des Hämins gibt den Umfang der Häminbildung an. NAKAO u. Mitarb. bezeichnen den im Plasma bei verschiedenen Anämieformen und bei der Polycythämie auftretenden, die Hämsynthese fördernden Faktor als „Heme Synthesis Accelerating Factor" (H.S.A.Factor). Sie bezweifeln die Identität des H.S.A.-Faktors mit dem Erythropoietin, da seine Aktivität beim Kochen völlig verlorengehe, jedoch erscheint dieser Punkt noch nicht einwandfrei geklärt. NAKAO u. Mitarb. selbst halten es für bemerkenswert, daß der H.S.A.-Faktor gerade bei denjenigen Erkrankungen erhöht gefunden wurde, die auch einen vermehrten Erythropoietingehalt des Serums aufweisen.

Zu d) Auswahl eines geeigneten Kriteriums zur Erfassung der Veränderungen an der Erythropoiese

Die Steigerung der Erythropoiese durch das Erythropoietin läßt sich mit Hilfe verschiedener Kriterien beurteilen. Diese umfassen:

---

[1] ERSLEV 1962e.   [2] 1962.

[3] SCHROEDER, GURNEY u. WACKMAN 1958; KORST, FRENKEL u. WILHELM 1962; MATOTH 1962; POWSNER u. BERMAN 1962.

[4] MATOTH 1962.   [5] ALPEN 1962.   [6] 1962.   [7] 1960.

1. Knochenmark-Struktur

  α) im Schnittpräparat: Verhältnis zwischen Fettmark und blutbildendem Mark, Zelldichte, ungefährer prozentualer Anteil der reifen und unreifen Zellen an den Reifungsreihen der Erythro- und Leukopoiese

  β) im Knochenmark-Ausstrich: Verhältnis zwischen Erythro- und Leukopoiese, quantitativer Anteil der verschiedenen Entwicklungsstufen an der Reifungsreihe der Zellsysteme, Mitosefrequenz

2. Knochenmark-Funktion

  α) Eisenstoffwechsel (Hämoglobinsynthese)
  β) Phosphorstoffwechsel

3. Peripheres Blutbild

  α) Erythrocytenzahl
  β) Relative und absolute Reticulocytenzahl
  γ) Hämatokrit, Gesamt-Erythrocytenvolumen
  δ) Hämoglobingehalt

4. Erythrocytenfunktion

  α) Hämsynthese aus Glycin und Eisen
  β) Sauerstoffverbrauch von Hühner-Erythrocyten

5. Extramedulläre Blutbildung

1. Änderungen der Knochenmark-Struktur

α) Schnittpräparat

Das Erythropoietin bewirkt eine Hyperplasie der Erythropoiese, die sich an einer Verminderung der Fettzellenzahl, an einer Zunahme der Zelldichte des blutbildenden Markes und an einer Erhöhung des Anteiles der Erythroblasten erkennen läßt[1]. Ausgeprägte Veränderungen finden sich erst nach längerer Erythropoietinzufuhr, so daß die histologische Untersuchung des Knochenmarkes für kurzfristige Versuche nicht geeignet ist. Ihre Domäne liegt auf dem Gebiet langfristiger Untersuchungen über die Beeinflussung der Erythropoiese durch hormonale Faktoren (s. unsere eigenen Versuche über die Wirkung der Keimdrüsenhormone auf die Blutbildung, S. 201ff.).

Das Knochenmark wird am Versuchsende entnommen (Maus und Ratte: Femurmark; Kaninchen und größere Tiere: Femur-, Tibia-, Sternal- und Wirbelmark) und je nach Größe der Stücke eine bis mehrere Stunden in Zenker-Formol nach MAXIMOW fixiert. Bei der Verwendung von Femurmark genügt auch die Fixierung in 10% Formalin. Einzelheiten der Einbettungstechnik und des Färbevorganges s. bei LENNERT[2].

β) Knochenmark-Ausstrich

Das Verhältnis der Zellsysteme zueinander verschiebt sich zugunsten der Erythropoiese, der Quotient L/E nimmt niedrigere Werte an. Die

---

[1] z.B. HÜBNER u. ZIMMERMANN 1959, 1960.   [2] 1952.

Mitosefrequenz steigt an. Weitere Einzelheiten s. Abschnitt „Angriffspunkt des Erythropoietins" (S. 14).

Bei der *Ratte* und *Maus* bereitet die Beschaffung einer ausreichenden Menge an Knochenmark gelegentlich Schwierigkeiten. Auch die Anfertigung der Markausstriche ist nicht einfach, da das Knochenmark ein sehr lockeres Gefüge besitzt und beim Ausstreichen leicht in Bröckel zerfällt. Die Knochenmarkzellen sind außerdem sehr leicht lädierbar, so daß die Herstellung befriedigender Ausstriche nicht immer gelingt. Man kann manchmal dadurch bessere Resultate erzielen, daß man das Knochenmark in ein flaches Uhrglas mit homologem Serum gibt, mehrfach vorsichtig in eine Glaspipette aufzieht und wieder ausbläst[1] — dieses Verfahren ist schonender als das wiederholte Aufziehen in eine Injektionsspritze — und erst dann die Knochenmarksuspension ausstreicht.

Vom Knochenmark des *Kaninchens* lassen sich durch schonendes Abtupfen auf Objektträger gute Präparate für die cytologische Untersuchung gewinnen. Man kann die Knochenmarkbröckel auch in gleicher Weise wie menschliches Sternalmark mit einem über den Objektträger hinweggezogenen geschliffenen Deckglas ausstreichen.

Die auf diese Weise hergestellten Ausstrich- und Tupfpräparate werden entweder luftgetrocknet und in üblicher Form nach PAPPENHEIM gefärbt, oder man fixiert sie nach der Vorschrift von GORDON, PILIERO u. LANDAU[2] in abs. Methanol und färbt nach GIEMSA.

Die *quantitative cytologische Untersuchung des Knochenmarkausstriches* erlaubt eine frühere und präzisere Beurteilung der Erythropoietinwirkung auf das Knochenmark als die Betrachtung der histologischen Schnittpräparate. Dennoch ist es empfehlenswert, bei kurzfristigen Untersuchungen am lebenden Tier die Untersuchung des Knochenmarkausstriches mit anderen Verfahren (Bestimmung der Reticulocytenzahl, des Fe^{59}-Einbaus in die Erythrocyten usw.) zu kombinieren. Diesem Grundsatz folgen die meisten Autoren[3].

Zur Kritik der Methode ist zunächst zu bemerken, *daß die Auszählung von weniger als 500 Zellen* — z.B. nur von 200 Zellen[4] — *nicht genügt*, da die Ungenauigkeit der Zählergebnisse hierdurch zu groß wird. Noch besser als die Differenzierung von 500 Zellen ist es, die Zahl auf 1000 zu erhöhen. GORDON, PILIERO u. LANDAU[5] differenzieren sogar 1500 Knochenmarkzellen.

Der Knochenmarkausstrich erlaubt lediglich die Bestimmung der Proportionen zwischen Erythro- und Leukopoiese und der Veränderungen im Anteil der einzelnen Reifestufen an der Gesamt-Zellzahl, hingegen lassen sich an ihm keine sicheren Aussagen über die *absolute Häufigkeit* der Erythro- und Leukopoiese-Zellen machen. Verschiedene Autoren haben versucht, diesen Nachteil durch semiquantitative Zählmethoden am Ausstrich auszugleichen. LINMAN u. BETHELL[6] ziehen das Knochenmark in eine Zählpipette auf, schütteln 30 min und zählen die kernhaltigen Knochenmarkzellen in einer Zählkammer aus. Die Fehlerbreite der Methode ist jedoch sehr groß, sie hängt entscheidend davon ab, wieviel Suspensionsflüssigkeit zusammen mit dem Knochenmark bis zur Marke in der Pipette

---

[1] GORDON, PILIERO u. LANDAU 1951.   [2] 1951.

[3] KRUMDIECK 1943; ERSLEV 1953; BORSOOK, GRAYBIEL, KEIGHLEY u. WINDSOR 1954; GORDON, PILIERO, KLEINBERG u. FREEDMAN 1954; weitere Literatur s. Tabelle 2.

[4] KRUMDIECK 1943.   [5] 1951.   [6] 1956.

aufgezogen wird, da es nie gelingt, geformtes Knochenmark allein aufzuziehen. Auch die von SANDKÜHLER[1] mitgeteilte Methode, die Zahl der im Knochenmarkausstrich vorhandenen Zellen mit einem Meßocular (Netzeinteilung) zu bestimmen, erwies sich für unsere Zwecke als nicht geeignet. Dieses Verfahren geht von der Beobachtung aus, daß die Dichte der Knochenmarkausstriche vom Zellgehalt des Knochenmarkes abhängt. Auch bei sorgfältiger Ausstrichtechnik wechselt die Zelldichte jedoch erheblich von einer Stelle des Ausstriches zur anderen, so daß dieses Verfahren nur bedingt verwendbar ist[2].

Die Mitosefrequenz wird durch Zusatz von Colchicin zum Perfusionsblut der isolierten Rattenhinterpfote[3], zum Nährmedium der Knochenmarkkultur[4] oder durch i.v. Injektion des Colchicins einige (am besten sechs[5]) Stunden vor Versuchsende[5] festgestellt (Stathmokinetisches Verfahren nach DUSTIN[6]).

2. Änderungen der Knochenmark-Funktion

α) Eisenstoffwechsel (Hämoglobinsynthese)*

Injiziert man normalen Ratten Fe^{59} intrakardial, so verschwindet es binnen 6 Std beinahe vollständig aus dem Blutplasma. In der gleichen Zeit (6—8 Std) erreicht die Aktivität des Knochenmarks einen Maximalwert und sinkt dann wieder ab; die Aktivitätskurve zeigt asymptotischen Verlauf und nähert sich um die 168. Std post injectionem dem Nullpunkt. Die Radioaktivität der zirkulierenden Erythrocyten steigt spiegelbildlich zum abfallenden Verlauf der Knochenmark-Aktivität an. Die Milz nimmt nur wenig Eisen auf, die Leber speichert Eisen mit einer maximalen Aktivität nach 24—48 Std[7].

Unter der Einwirkung des Erythropoietins sinkt die Aktivität des Knochenmarkes schneller ab, während die Aktivität in den zirkulierenden Erythrocyten zunimmt. Die Aktivität der Milz ist gegenüber den Kontrollen vermehrt, diejenige der Leber vermindert[7]. Die *Inkorporation von Fe^{59} in die Erythrocyten des peripheren Blutes*, hervorgerufen erstens durch die Aufnahme von Fe^{59} in die sich vermehrenden und reifenden Erythroblasten des Knochenmarkes bis zur Stufe des Erythrocyten und zweitens durch den Einbau von Fe^{59} in die bereits ausgeschwemmten, noch nicht vollständig ausgereiften Reticulocyten, *ist somit ein brauchbarer Maßstab für die Aktivität erythropoietinhaltiger Präparate*.

Das Verfahren, die Erythropoietinwirkung auf die Erythropoiese mit Hilfe von Fe^{59} zu bestimmen, wurde von amerikanischen Autoren inauguriert[8-12].

---

* s. auch S. 68.   [1] 1955.   [2] s. auch FLEISCHER 1962.

[3] GORDON, WINKERT, DORNFEST u. SIEGEL 1959.

[4] MATOTH u. BEN-PORATH 1959.

[5] ALTHOFF u. WERNER 1958; MÖLLER 1959; SMITH 1961.   [6] 1959.

[7] RAMBACH, ALT u. COOPER 1957.

[8] FRIED, PLZAK, JACOBSON u. GOLDWASSER 1956, 1957.

[9] PLZAK, FRIED, JACOBSON u. BETHARD 1955.

[10] STOHLMAN, CRONKITE u. BRECHER 1955.

[11] STOHLMAN u. BRECHER 1956.   [12] MIRAND u. PRENTICE 1956.

Applikationsweise und Dosierung des Fe[59] wechseln bei den einzelnen Autoren. Manche koppeln das Fe[59] an Plasmaeiweiß[1,2], andere lösen es in phys. NaCl[3,4] oder in Citrat-phys. NaCl[5,6]. Zumeist wird intrakardial oder intravenös injiziert[1-7], gelegentlich auch subcutan[4]. Die injizierte Dosis schwankt zwischen 0,8[7] und 5—10 μC[1,6]. Das Eisen wird meist einige Stunden nach Injektion der letzten Erythropoietindosis gegeben. 24—48 Std später wird das Blut der Empfängertiere — als solche werden beinahe ausschließlich Ratten verwendet — durch Herzpunktion[5,7], aus der Schwanzvene[7] oder durch Aortenpunktion[3] gewonnen. Wurde das Eisen intravenös oder intrakardial appliziert, so genügt es, die Aktivität des Gesamtblutes zu messen, da nach einer Zeit von 24 Std das Blutplasma kein Eisen mehr enthält und das gesamte im Blut vorhandene Eisen an den cellulären Anteil gebunden ist. Auch nach subcutaner oder intramuskulärer Injektion des Eisens reicht die Bestimmung der Radioaktivität des Gesamtblutes aus, da nach eigenen Untersuchungen der im Blut*plasma* enthaltene Anteil des Fe[59] weniger als 1% der Gesamtradioaktivität des Blutes ausmacht.

Wir injizieren in unseren eigenen, auf S. 158ff. dargestellten Untersuchungen[8] den Empfängerratten 0,2 ml einer Eisencitratlösung mit 1,0—2,0 μC Fe[59] s.c. oder i.m. und töten die Tiere 48 Std später in leichter Äthernarkose durch Eröffnen des Bauchraumes und Anschneiden der Aorta abdominalis. Das in den Bauchraum auslaufende Blut ziehen wir mit einer Glasspritze auf, die 0,5 ml Citrat enthält. Die aspirierte Blutmenge beträgt 2,5 ml. Zugleich wird Blut zur Bestimmung des Hämatokritwertes aufgezogen. Das Gesamtblutvolumen bestimmen wir aus dem Körpergewicht und der Aktivität der Blutprobe an Cr[51], das wir $^1/_4$—$^1/_2$ Std vor Tötung der Tiere intravenös in die Schwanzvene injizieren. Das Gesamterythrocytenvolumen errechnet sich aus dem Gesamtblutvolumen und der Größe des Hämatokrit.

Die Inkorporation von Fe[59] in die zirkulierenden Erythrocyten hängt nicht nur von der Erythropoietinaktivität der Testpräparate ab, sondern auch vom Gehalt des Körpers und des Testmaterials an nichtmarkiertem Eisen und von der kompetitiven Nutzung des Eisens durch andere Organe als das Knochenmark[9]. Die daraus resultierenden Fehlerquellen der Fe[59]-Methode wurden kürzlich von verschiedenen Autoren besprochen[10]. Trotz ihrer Mängel erscheint die Bestimmung der Erythropoietinwirkung auf die Blutbildung mit Hilfe von Fe[59] vor allem für vergleichende Untersuchungen über den Einfluß verschiedenartiger Eingriffe oder Präparate auf die Erythropoiese als brauchbares und einfaches Verfahren[11].

---

[1] STOHLMANN, CRONKITE u. BRECHER 1955.

[2] STOHLMANN u. BRECHER 1956.   [3] MIRAND u. PRENTICE 1956.

[4] ARDAILLOU, NAJEAN, ALTMAN u. RICHET 1960.

[5] FRIED, PLZAK, JACOBSON u. GOLDWASSER 1956, 1957.

[6] KRISS, FIELD u. GIBBS 1959.

[7] PLZAK, FRIED, JACOBSON u. BETHARD 1955.

[8] Das Fe[59] wurde uns freundlicherweise von der Czerny-Klinik für Strahlenbehandlung der Universität Heidelberg (Direktor Prof. Dr. BECKER) zur Verfügung gestellt. Dort wurden auch die Aktivitätsmessungen vorgenommen (Dr. ZUM WINKEL).

[9] ERSLEV 1960a; GURNEY 1962a; HODGSON u. ESKUCHE 1962; KORST, FRENKEL u. WILHELM 1962; MATOTH 1962.

[10] HODGSON, YUDILEVICH, PERRETTA, ESKUCHE u. TOHÁ 1959; LAMERTON, BELCHER u. HARRISS 1959; HUFF 1960; STOHLMAN 1961.

[11] GORDON u. WEINTRAUB 1962.

Die Erythropoietinwirkung auf den Eisenstoffwechsel beschränkt sich nicht auf die Hämoglobinsynthese; auch die Eisenresorption aus dem Darm ist beschleunigt[1]. Dabei wird nicht die Funktion der Magendarmschleimhaut direkt beeinflußt, sondern die Eisenresorption wird auf dem Wege über eine Stimulierung der Erythropoiese gefördert; möglicherweise spielt ein humoraler, aus dem aktivierten Knochenmark freigesetzter Wirkstoff mit Angriffspunkt an der Magendarmschleimhaut die entscheidende Rolle[2].

β) Phosphorstoffwechsel

Die Veränderungen des Nucleinsäurestoffwechsels im Knochenmark lassen sich an Hand der Inkorporation von P^{32} in die Knochenmarkzellen beurteilen. Dieses Verfahren wurde von RAMBACH, ALT u. COOPER[3] angewandt, um die Wirkung des Erythropoietins auf das Knochenmark zu untersuchen; auch KRISS, FIELD u. GIBBS[4] bestimmten mit seiner Hilfe den Einfluß verschiedener Eingriffe (Blutentzug, Transfusion) auf die Erythropoiese.

Das Knochenmark von Ratten, denen Blut entzogen wurde, enthält 4 Std nach Gabe von P^{32} (48 Std nach dem Blutentzug) signifikant mehr P^{32} als das Knochenmark von Kontrollratten, während umgekehrt im Anschluß an eine i.v. Bluttransfusion der Einbau von P^{32} in das Knochenmark vermindert ist. Nach 24 Std ist der P^{32}-Gehalt des Knochenmarkes der entbluteten Tiere auf etwa 80% des 4 Std-Wertes abgesunken, während die P^{32}-Aktivität des Knochenmarkes der transfusionsbehandelten Tiere nur um etwa 5,7% abgenommen hat[5]. Die Aktivität an Fe^{59} ist nach 4 Std bei den entbluteten und Kontrollratten etwa gleich, bei den Ratten mit Transfusionsbehandlung deutlich erniedrigt. Nach 24 Std hat die Fe^{59}-Aktivität im Knochenmark bei den entbluteten Ratten um etwa 70%, bei den transfusionsbehandelten Ratten nur um 40% abgenommen. In der gleichen Zeit ist die Fe^{59}-Aktivität in den zirkulierenden Erythrocyten der entbluteten Ratten um 65%, in denjenigen der Ratten mit Transfusionsbehandlung um nur 12% angestiegen[5].

Unter der Einwirkung erythropoietinhaltigen Plasmafiltrates steigt die P^{32}-Aktivität im Knochenmark ebenso an[6] wie nach einem starken Blutentzug[5]. In gleicher Weise nimmt auch die Aktivität der Milz zu[6].

Hieraus geht hervor, daß das Erythropoietin — gleichgültig, ob es im Körper selbst nach einem Aderlaß entsteht oder von außen zugeführt wird — die Inkorporation von P^{32} in die unreifen Knochenmarkzellen steigert. Der *vermehrte Einbau des P^{32} in das Knochenmark ist Ausdruck der zellteilungsfördernden Wirkung des Erythropoietins. Das P^{32} wird für die Synthese der RNS und DNS verbraucht.* Die Zunahme der P^{32}-Aktivität in der Milz weist auf eine aktive Beteiligung der Milz an der Erythropoiese hin, die auch durch morphologische Untersuchungen gesichert ist[7].

Die Bestimmung der Änderungen in der P^{32}-Aktivität des Knochenmarkes hat keine praktische Bedeutung für die Prüfung der Erythropoietinaktivität von Testpräparaten erlangt. Sie ist für Routineuntersuchungen zu kompliziert.

3. Änderungen im peripheren Blutbild

α) Erythrocytenzahl

Die ersten Untersuchungen über das Erythropoietin wurden an Kaninchen ausgeführt, denen meist nur eine einzige Injektion erythro-

---

[1] GALLAGHER 1962; MENDEL 1962; REYNAFARJE u. RAMOS 1962.
[2] MENDEL 1962.   [3] 1957.   [4] 1959.
[5] KRISS, FIELD u. GIBBS 1959.   [6] RAMBACH, ALT u. COOPER 1957.
[7] JACOBSON, MARKS, GASTON u. GOLDWASSER 1959; weitere Lit. s. S. 77.

poietinhaltigen Serums gegeben wurde. Einziges Kriterium zur Beurteilung der Erythropoietinwirkung war hierbei die Zunahme der Erythrocytenzahl[1].

Die Aussagekraft dieser Untersuchungen ist nur gering, da die Erythrocytenzahl im peripheren Blut beim Kaninchen — und auch bei der Ratte — teilweise beträchtliche Schwankungen zeigt. Eine Zu- oder Abnahme der Erythrocytenzahl nach einmaliger Erythropoietingabe liegt daher im Bereich der physiologischen Schwankungsbreite und ist als Meßresultat wertlos.

Die enorme Labilität des Blutbildes fällt vor allem beim Kaninchen auf[2]. Wir selbst sahen bei dieser Species starke Schwankungen der Erythrocytenzahl in Abhängigkeit von der Art der Fütterung*.

Nach mehrtägiger oder mehrwöchiger Gabe erythropoietinhaltiger Präparate tritt eine statistisch signifikante Zunahme der Erythrocytenzahl ein[3]. Nur für solche Versuche ist die Bestimmung der Erythrocytenzahl als Kriterium für die Erythropoietinwirkung geeignet. Für kurzzeitige Versuche ist sie hingegen unbrauchbar[4]. In solchen Untersuchungen ist der Bestimmung der absoluten Reticulocytenzahl unbedingt der Vorzug zu geben.

β) Reticulocytenzahl

Der zeitliche Ablauf der Erythropoiese bedingt, daß die im Anschluß an die Einwirkung eines erythropoietischen Reizes ins periphere Blut ausgeschwemmten Reticulocyten am *3.—4. Tage nach dem Eingriff* ihren höchsten Wert erreichen. *Die Bestimmung der Reticulocytenzahl zu diesem Zeitpunkt stellt daher ein verläßliches Kriterium zur Beurteilung einer Steigerung oder Hemmung der Erythropoiese dar* und wird von zahlreichen Autoren zum Nachweis der Erythropoietinwirkung angewandt[5].

---

* Über die Abhängigkeit der Blutbildung von der Ernährung bei Versuchstieren s. DINNING (1962).

[1] CARNOT u. DEFLANDRE 1906; GIBELLI 1911; FÖRSTER 1924; FÖRSTER u. KISS 1925; KRÄHENBÜHL 1933.

[2] SCHERMER 1954.

[3] BENARD, DANTCHEV u. GAJDOS 1954; GORDON, PILIERO, KLEINBERG u. FREEDMAN 1954; GORDON, PILIERO u. TANNENBAUM 1955; GORDON, PILIERO, TANNENBAUM u. SIEGEL 1955a, b; GORDON, PILIERO, MEDICI, PANSKY, LUHBY, SIEGEL u. TANNENBAUM 1958; FRIED, PLZAK, JACOBSON u. GOLDWASSER 1956; BUCCI u. SERRA 1956; JACOBSON, DAVIS u. ALPEN 1956; LINMAN u. BETHELL 1956; BETHELL, LINMAN u. KORST 1957; LINMAN, BETHELL u. LONG 1958a; LINMAN u. LONG 1958; MEDICI, GORDON, PILIERO, LUHBY u. YUCEOGLU 1957; KINARD u. GRIFFIN 1958; ERIDANI, TAGLIORETTI u. ROVERSI 1959; KINARD, GRIFFIN u. KINARD 1960.

[4] BUTZENGEIGER u. LANGE 1952; ERSLEV, LAVIETES u. van WAGENEN 1953; KELLER 1957b; LÜTHI u. KELLER 1958; CLOTTEN u. CLOTTEN 1959; REMMELE u. RODRIGUEZ-ERDMANN 1959.

[5] BONSDORFF u. JALAVISTO 1948; GUNTHER, HODGSON, TOHÁ u. QUAPPE 1950/51; BUTZENGEIGER u. LANGE 1952; GLEY 1952; ERSLEV, LAVIETES u. van WAGENEN 1953; BENARD, DANTCHEV u. GAJDOS 1954; ERSLEV 1953, 1957, 1958; ERSLEV u. LAVIETES 1954; GORDON, PILIERO, KLEINBERG u. FREEDMAN 1954;

Nach unserer Ansicht genügt es nicht, die relativen Veränderungen der Reticulocytenzahl, ausgedrückt in Prozenten der Erythrocytenzahl, festzustellen. Durch die Schwankungen der absoluten Erythrocytenzahl können sich völlig falsche Bilder ergeben; so kann tatsächlich eine Zunahme der Reticulocytenzahl bestehen, obgleich der relative Anteil an der Erythrocytenzahl erniedrigt ist, wenn gleichzeitig die Erythrocytenzahl angestiegen ist. Es ist daher nach unserer Ansicht *unbedingt notwendig, in jedem Falle aus der absoluten Erythrocytenzahl und dem prozentualen Anteil der Reticulocyten die absolute Reticulocytenzahl zu errechnen und die Erythropoietinaktivität der untersuchten Präparate auf Grund der Veränderungen der absoluten Reticulocytenzahl zu beurteilen.*

Der Wert der Methode hängt weiterhin davon ab, daß der *Blutverlust bei wiederholten Untersuchungen des peripheren Blutbildes so klein wie möglich gehalten wird.* Dies gilt auch für die Bewertung der Fe^{59}-Methode (S. 62). Bei den kleinen Laboratoriumstieren genügt bereits ein ein- bis mehrmaliger Blutentzug für Untersuchungszwecke, um die Erythropoiese zu steigern und eine Reticulocytose sowie einen vermehrten Einbau von Fe^{59} in die zirkulierenden Erythrocyten herbeizuführen. Dadurch kann eine Erythropoietinaktivität der injizierten Präparate vorgetäuscht werden, die in Wirklichkeit gar nicht vorhanden ist. Die Blutentnahmen vor dem Beginn der Erythropoietin-Injektionen sollten daher an Zahl möglichst beschränkt bleiben. Wir selbst nehmen bei der Ratte höchstens zwei Leerwertsbestimmungen im Abstand einiger Tage vor. Bei der Maus bestimmen wir die peripheren Erythrocytenwerte ein einziges Mal, setzen den erythropoietisch wirkenden Reiz erst einige Tage später und bestimmen die absolute Reticulocytenzahl am 4. Tag danach.

Die *Färbung der Reticulocyten* vollziehen wir nach der Vorschrift von HEILMEYER: Ein Tropfen Blut wird auf dem Objektträger mit 1—2 Tropfen Brillantkresylblau-Lösung gemischt, der Objektträger in die feuchte Kammer verbracht und 15 min später der Tropfen ausgestrichen. Bei der Blutentnahme wird darauf geachtet, daß der Bluttropfen frei abläuft und nicht durch heftiges Drücken und Massieren des Schwanzes mit Gewebswasser vermengt wird.

Die Bestimmung der absoluten Reticulocytenzahl hat insofern eine für quantitative Untersuchungen nur begrenzte Aussagekraft, als der Reticulocytengehalt des peripheren Blutes nicht nur von der Reticulocytenbildung im Knochenmark, sondern auch von der Ausschwemmung der Reticulocyten in das Blut abhängt. Eine binnen Stunden auftretende Reticulocytose ist niemals auf eine verstärkte Neubildung roter Blutkörperchen im Knochenmark, sondern stets auf eine vermehrte Ausschüttung von

GORDON, PILIERO u. TANNENBAUM 1955; GORDON, PILIERO, TANNENBAUM u. SIEGEL 1955a, b; GUYOMAR 1954; HODGSON u. TOHÁ 1954; STOHLMAN, CRONKITE u. BRECHER 1955; BUCCI u. SERRA 1956; CRAFTS u. MEINEKE 1956; JACOBSON, DAVIS u. ALPEN 1956; LINMAN u. BETHELL 1956; STOHLMAN u. BRECHER 1956; BETHELL, LINMAN u. KORST 1957; GRAY u. ERSLEV 1957; GORDON 1957; JACOBSON, GOLDWASSER, PLZAK u. FRIED 1957; KELLER 1957a, b; MEDICI, GORDON, PILIERO, LUHBY u. YUCEOGLU 1957; RAMBACH, ALT u. COOPER 1957; TANNENBAUM, GORDON, PILIERO, MEDICI u. SIEGEL 1957; ALTHOFF u. WERNER 1956; ALTHOFF, DAHM u. WERNER 1958; BROWN u. MEINEKE 1958; GLEY 1958; GRANT 1958; GORDON, PILIERO, MEDICI, PANSKY, LUHBY, SIEGEL u. TANNENBAUM 1958; LINMAN u. LONG 1958; LINMAN, BETHELL u. LONG 1958a; LOWY, KEIGHLEY u. BORSOOK 1958; LÜTHI u. KELLER 1958; OSNES 1958; RAMBACH, COOPER u. ALT 1958a; RAMBACH, SHAW, COOPER u. ALT 1958; STOHLMAN u. BRECHER 1958; TOHÁ u. HODGSON 1958; TKADLEČEK u. ŽÁČKOVÁ 1958; CLOTTEN u. CLOTTEN 1959; ERIDANI, TAGLIORETTI u. ROVERSI 1959; WHITCOMB, BIRD, JOHNSON, HAMMARSTEN u. MOORE 1959; REMMELE 1959; REMMELE u. RODRIGUEZ-ERDMANN 1959; KINARD, GRIFFIN u. KINARD 1960; LINKENHEIMER, GRANT u. BERGER 1960.

Erythrocyten aus dem Knochenmark und den Blutspeichern zu beziehen. Hingegen erfaßt die Reticulocytenzählung am 3.—4. Tag nach Einwirken des erythropoietischen Reizes hauptsächlich die Neubildung der Erythrocyten im Knochenmark. Da das Erythropoietin die Entwicklungszeit der roten Blutzellen im Knochenmark beträchtlich verkürzt und die Ausschwemmung der Reticulocyten fördert[1], ist unter der Einwirkung erythropoietinhaltiger Präparate nicht mit einer Retention von Reticulocyten im Knochenmark zu rechnen. Für den Sonderfall des Erythropoietins verliert die oben getroffene Einschränkung daher an Gewicht, und die Reticulocytenzahl kann als zuverlässiges, auch für quantitative Untersuchungen geeignetes Kriterium der Erythropoietinwirkung auf das Knochenmark bezeichnet werden.

Bei Injektion von Erythropoietin geht der Reticulocytose nach Versuchen von HODGSON[2] an der Maus ein vermehrter Einbau von C^{14} in Globin (24 Std nach Erythropoietingabe) und eine erhöhte Aufnahme von Fe^{59} durch das Knochenmark (nach 48 Std) voraus. Die Reticulocytose tritt nach 72 Std ein.

γ) Hämatokrit, Gesamterythrocytenvolumen

Der *Hämatokrit* nimmt bei längerdauernder Behandlung der Empfängertiere mit erythropoietinhaltigen Präparaten zu, jedoch stellt er allein kein verläßliches Kriterium für die Beeinflussung der Erythropoiese dar. Seine Größe hängt einmal von dem Volumen des einzelnen Erythrocyten ab, das nach Angabe verschiedener Autoren unter der Erythropoietinwirkung ansteigt[3] bzw. absinkt[4]; zum anderen beeinflußt das Plasmavolumen die Größe des Hämatokrit. Der Hämatokrit kann daher nur in Verbindung mit anderen Kriterien zur Beurteilung der Erythropoietinwirkung auf die Erythropoiese herangezogen werden[5]. Eine echte Steigerung des Hämatokritwertes tritt erst dann ein, wenn die Erythropoietin-Injektionen in kurzen Zeitintervallen häufig wiederholt werden.

Das *Gesamterythrocytenvolumen* zeigt ebenso wie der Hämatokrit erst nach zahlreichen *Injektionen erythropoietinhaltiger Präparate* eine signifikante Zunahme[6]. Es hängt gleichfalls von der Größe der neugebildeten Erythrocyten ab.

---

[1] RAMBACH, ALT u. COOPER 1957; ALPEN 1962f.; GORDON, LOBUE, DORNFEST u. COOPER 1962; LONDON 1962a; SMITH 1962. ALPEN bzw. SMITH halten es für möglich, daß die frühzeitige Reticulocytenausschwemmung von einem zweiten Faktor (*„reticulocyte maturation factor"*, *„reticulocyte release factor"*) herbeigeführt wird.

[2] 1961; 1962.

[3] FÖRSTER 1924; BUCCI u. SERRA 1956; RAMBACH, ALT u. COOPER 1957; GORDON, PILIERO, MEDICI, PANSKY, LUHBY, SIEGEL u. TANNENBAUM 1958; GORDON, WINKERT, DORNFEST u. SIEGEL 1959.

[4] LINMAN, BETHELL u. LONG 1958a.

[5] KINARD u. ELLIS 1949; ERSLEV 1953; BORSOOK, GRAYBIEL, KEIGHLEY u. WINDSOR 1954; GORDON, PILIERO, KLEINBERG u. FREEDMAN 1954; HODGSON u. TOHÁ 1954; GORDON, PILIERO u. TANNENBAUM 1955; GORDON, PILIERO, TANNENBAUM u. SIEGEL 1955a, b; ALTHOFF u. WERNER 1956; BUCCI u. SERRA 1956; GORDON, PILIERO, SIEGEL u. TANNENBAUM 1956; LINMAN u. BETHELL 1956; BETHELL, LINMAN u. KORST 1957; GORDON 1957; LINKENHEIMER u. BERGER 1957; RAMBACH, ALT u. COOPER 1957; GORDON, PILIERO, MEDICI, PANSKY, LUHBY, SIEGEL u. TANNENBAUM 1958; KINARD u. GRIFFIN 1958; LINMAN, BETHELL u. LONG 1958a; LINMAN u. LONG 1958; GARCIA u. VAN DYKE 1959; KINARD, GRIFFIN u. KINARD 1960; LINKENHEIMER, GRANT u. BERGER 1960.

[6] CONTOPOULOS, MCCOMBS, LAWRENCE u. SIMPSON 1957; JACOBSON, GOLDWASSER, PLZAK u. FRIED 1957; GARCIA u. VAN DYKE 1959.

Der *Hämatokrit* wird entweder an einer größeren Blutmenge nach dem gleichen Verfahren wie beim Menschen (VAN ALLEN) bestimmt — die Gewinnung einer ausreichenden Blutmenge setzt gewöhnlich die Tötung der Empfängertiere voraus — oder man wendet die Mikrohämatokritmethode nach GUEST-WEICHSELBAUM an.

Zur Bestimmung des *Gesamterythrocytenvolumens kommen* zwei Verfahren in Frage:

1. Man injiziert den Versuchstieren kurze Zeit vor ihrer Tötung eine definierte Menge Cr^{51}-markierter Erythrocyten und berechnet das Gesamterythrocytenvolumen aus der Aktivität einer Blutprobe und dem gleichzeitig abgenommenen Hämatokrit[1].

2. Man bestimmt das Gesamtplasmavolumen durch Injektion von Evans-Blau und errechnet hieraus mit Hilfe des Hämatokrit das Gesamterythrocytenvolumen[2].

Wir wenden in unseren eigenen Untersuchungen das erste dieser beiden Verfahren an.

δ) Hämoglobingehalt

Da das Erythropoietin nicht nur die Proliferation der Erythroblasten, sondern auch die Hämoglobinsynthese fördert, kann auch die vermehrte Hämoglobinbildung als Kriterium der Erythropoietinwirkung dienen[3]. *Sie hinkt jedoch zeitlich hinter der Zellvermehrung her und erreicht — ausgedrückt in Prozenten des Ausgangswertes im Blut der Empfängertiere — nicht die gleiche Höhe wie die Zunahme der Erythrocytenzahl. Als alleiniges Kriterium der Erythropoietinwirkung ist sie daher wenig geeignet.* Für kurzzeitige Versuche mit nur einmaliger oder wenigen Erythropoietin-Injektionen kommt sie als Kriterium ebensowenig in Betracht wie die Erythrocytenzahl.

4. Änderungen der Erythrocytenfunktion

α) Hämsynthese aus Glycin und Eisen

Aus dem Einbau von Fe^{59} und Glycin in Hämin läßt sich gleichfalls das Ausmaß der Erythropoiese beurteilen. Dieses Verfahren wurde von NAKAO u. Mitarb.[4] sowie

---

[1] STRUMLA, COLWELL u. DUGAN 1958; KRISS, FIELD u. GIBBS 1959; WEISSMAN, WALDMANN u. BERLIN 1960.

[2] BORSOOK, GRAYBIEL, KEIGHLEY u. WINDSOR 1954.

[3] KRUMDIECK 1943; KINARD u. ELLIS 1949; GUNTHER, HODGSON, TOHÁ u. QUAPPE 1950/51; ERSLEV, LAVIETES u. VAN WAGENEN 1953; BENARD, DANTCHEV u. GAJDOS 1954; BORSOOK, GRAYBIEL, KEIGHLEY u. WINDSOR 1954; ERSLEV u. LAVIETES 1954; GORDON, PILIERO, KLEINBERG u. FREEDMAN 1954; HODGSON u. TOHÁ 1954; GORDON, PILIERO u. TANNENBAUM 1955; GORDON, PILIERO, TANNENBAUM u. SIEGEL 1955a, b; ALTHOFF u. WERNER 1956; BUCCI u. SERRA 1956; GORDON, PILIERO, MEDICI, SIEGEL u. TANNENBAUM 1956; JACOBSON, DAVIS u. ALPEN 1956; LINMAN u. BETHELL 1956; BETHELL, LINMAN u. KORST 1957; CONTOPOULOS, McCOMBS, LAWRENCE u. SIMPSON 1957; ERSLEV 1957; GORDON 1957; GRAY u. ERSLEV 1957; RAMBACH, ALT u. COOPER 1957; GORDON, PILIERO, MEDICI, PANSKY, LUHBY, SIEGEL u. TANNENBAUM 1958; KINARD u. GRIFFIN 1958; LINMAN, BETHELL u. LONG 1958a; LINMAN u. LONG 1958; LOWY, KEIGHLEY u. BORSOOK 1958; TOHÁ u. HODGSON 1958; ERIDANI, TAGLIORETTI u. ROVERSI 1959; GARCIA u. VAN DYKE 1959; KINARD, GRIFFIN u. KINARD 1960.

[4] s. S. 59.

von Hirashima[1] zum Nachweis des „Heme Synthesis Accelerating Factor" (H.S.A.-Factor) an Hühner- bzw. Enten-Erythrocyten entwickelt. Der H.S.A.-Faktor ist möglicherweise mit dem Erythropoietin verwandt, vielleicht sogar mit ihm identisch. Gordon u. Mitarb.[2] bestimmen den Umfang der Erythropoiese mit Hilfe von C^{14}-markiertem Glycin, das sie dem Perfusat der isolierten Rattenhinterpfote zusetzen.

β) Sauerstoffverbrauch von Hühner-Erythrocyten

Nach den Untersuchungen Warburgs am Seeigelei wird eine lebhafte Mitosetätigkeit von einem hohen Sauerstoffverbrauch der proliferierenden Zellen begleitet[3]. Es war daher anzunehmen, daß das Erythropoietin nicht nur die Vermehrung, sondern auch die Atmung der Erythroblasten des Knochenmarkes steigert.

Die Erythropoietinwirkung auf den oxydativen Stoffwechsel wurde bisher nicht systematisch untersucht. Die wenigen vorliegenden Untersuchungen erfolgten im Rahmen anderer Arbeiten und dienten lediglich der ersten Orientierung über diese Frage.

Warren, Schubmehl u. Wood[4] sahen bei Zugabe des Serums von Kaninchen, die durch Cobaltgaben polyglobulisch gemacht worden waren, eine praktisch zu vernachlässigende Hemmung der Sauerstoffaufnahme um 1%. Pirwitz[5] untersuchte den Einfluß von Plasma aus reticulocytenreichem menschlichem Blut auf den Sauerstoffverbrauch von Erythrocytenstroma und verzeichnete eine Atmungssteigerung, die innerhalb einer beträchtlichen Streubreite dem Reticulocytengehalt des Blutes parallel verlief. Gordon, Landau u. Megel[6] ließen gekochte Plasmafiltrate aus dem Blut phenylhydrazinanämisierter Kaninchen auf Ratten-Knochenmark einwirken und beobachteten eine stärkere Atmungssteigerung als nach Zugabe von Filtraten aus dem Blut von Kontrollkaninchen. Demgegenüber berichteten Tohá u. Hodgson[7] über eine gleichstarke Steigerung der Knochenmarkatmung, wenn diesem Acetonextrakte oder gekochte Plasmafiltrate aus dem Blute normaler oder phenylhydrazinanämisierter Hunde zugesetzt worden waren.

Eigene Untersuchungen. *Unsere eigenen systematischen Untersuchungen dienten der Klärung der Frage, ob Extrakte aus erythropoietinhaltigem Blut den oxydativen Stoffwechsel kernhaltiger roter Zellen (Hühnererythrocyten) stärker beeinflussen als Extrakte aus Normalblut.* Weiterhin wurde untersucht, ob zwischen der zugefügten Erythropoietinmenge und der Änderung des Sauerstoffverbrauches eine Dosis-Wirkung-Relation erkennbar ist. Schließlich wurde der Einfluß eines Reduktionsmittels auf die Änderung der Atmungsgröße durch das Erythropoietin bestimmt, da von manchen Autoren eine Sauerstoff-Empfindlichkeit des Erythropoietins behauptet wird[8].

Methodische Vorbemerkungen. Manometer-Untersuchungen an Knochenmark sind methodisch schwierig und mit vielen Fehlerquellen behaftet. Einwandfreie *Schnittpräparate* unterhalb der Grenzschnittdicke lassen sich nicht in befriedigender Weise herstellen, da dem Knochenmark der feste gewebliche Zusammenhalt der parenchymatösen Organe fehlt. Die Schnitte zerfallen leicht beim Schütteln, ein

---

[1] 1961. [2] s. S. 47ff.
[3] 1908, 1914; weitere Literatur s. bei F. Duspiva 1955.
[4] 1944. [5] 1949. [6] 1955. [7] 1958. [8] s. S. 178.

großer Teil der übrigen Zellen wird ausgeschwemmt. Ferner wechselt die Knochenmarkpopulation in den einzelnen Teilen eines Knochenmarkcylinders oft nicht unerheblich, so daß sich Schnittpräparate mit gleicher cellulärer Zusammensetzung in ausreichender Zahl kaum gewinnen lassen. *Knochenmarksuspensionen* mit einer hohen Zellausbeute lassen sich nur durch heftiges Schütteln des Knochenmarkes herstellen, wobei allein durch den Vorgang des Schüttelns die Zellen schwer geschädigt werden. Der Sauerstoffverbrauch solcher Knochenmark-Suspensionen ist nach mehreren von uns ausgeführten Vorversuchen ungleich hoch, in bezug auf den zeitlichen Ablauf inkonstant; oft läßt sich ein Sauerstoffverbrauch nicht mehr messen.

Schließlich sind alle Versuche an Knochenmark mit dem Nachteil behaftet, daß die Atmung einer aus allen Zellsystemen des Knochenmarkes gemischten Population gemessen wird, während gerade für Untersuchungen über die Wirkung des Erythropoietins auf den Zellstoffwechsel eine möglichst reine Suspension roter Zellen erwünscht ist.

Diese Schwierigkeiten haben schon frühere Autoren dazu veranlaßt, nach einem Modell zu suchen, das an Stelle des Knochenmarkes als Testobjekt für die Wirkung des Erythropoietins auf die Atmung geeignet ist. Tohá u. Hodgson[1] prüften die Erythropoietinwirkung auf *Reticulocyten*, fanden jedoch bei diesen keine Atmungssteigerung. Pirwitz[2] erzeugte aus dem *Stroma menschlicher Erythrocyten* nach Auswaschen des Hämoglobins durch Trocknen bei 60^0 ein Pulver, von dem 100 mg in 1 ml Plasma einen Eigenverbrauch von 20—24 mm³ Sauerstoff in 2 Std besaßen. Pirwitz benutzte dieses Pulver als Testpräparat für die atmungssteigernde Wirkung menschlichen Plasmas, das aus reticulocytenreichem Blut gewonnen worden war.

- Wir wählten stattdessen die *Erythrocyten des Huhns* als Testobjekt. Diese sind als kern- und hämoglobinhaltige Zellen den Normoblasten der Säuger vergleichbar, lassen sich leicht in reicher Menge aus dem Blute isolieren und liefern eine Suspension, in der die Zahl der Erythrocyten diejenige der Leukocyten um etwa den hundertfachen Wert übertrifft[3]. Gegenüber der Versuchsanordnung von Pirwitz bietet die unsrige zwei Vorzüge: Erstens bedient sie sich intakter lebender Zellen, ist also besser den physiologischen Verhältnissen angepaßt; zweitens entsprechen die Hühner-Erythrocyten eher als kernlose Säuger-Erythrocyten den Erythroblasten, die den eigentlichen Angriffspunkt des Erythropoietins darstellen. Außerdem besitzen sie eine Atmungsgröße, die um ein Vielfaches über derjenigen kernloser Erythrocyten liegt (s. weiter unten). Neuerdings bedienen sich auch andere Autoren[4] der Vogelerythrocyten als Testobjekt für Erythropoietin.

Da das Erythropoietin nach unseren heutigen Kenntnissen nicht artspezifisch ist, durfte angenommen werden, daß es im Falle einer Steigerung des Sauerstoffverbrauches der Säugetier-Erythroblasten auch die Atmung der Hühner-Erythrocyten erhöhen würde.

Wir geben nachfolgend eine Darstellung der von uns angewandten Versuchsmethodik.

Methodik

1. Spendertiere. Als Spendertiere für erythropoietinhaltige Plasmapräparate dienten ausgewachsene Sprague-Dawley-Ratten und Ratten des Stammes BD I[5].

---

[1] 1958.   [2] 1949.

[3] Literatur s. bei Schermer 1954. Das Blut des Huhns enthält etwa 3—3,5 Millionen Erythrocyten und 20000—35000 Leukocyten pro mm³.

[4] Orten 1962a; Weisberger 1962.

[5] Ich danke Herrn Prof. Druckrey für die freundliche Überlassung von Zuchtpaaren des Stammes BD I.

Die Erythropoietinbildung wurde bei diesen Tieren entweder durch einmaligen oder wiederholten Blutentzug (zusammen jeweils 2—3% des Körpergewichtes) oder durch einmalige Phenylhydrazin-Injektion (36—48 Std vor der Blutentnahme 1—1,5 ml 3% Phenylhydrazin s.c.) stimuliert. Die Zeit zwischen Blutentzug und Blutentnahme zur Gewinnung erythropoietinhaltigen Plasmas betrug 8—15 Std; bei zweimaligem Aderlaß lagen zwischen den beiden Eingriffen 24 Std, und der 2. Blutentzug wurde ebenfalls 8—15 Std vor Tötung der Tiere vorgenommen.

Die Kontrollversuche wurden mit Plasmafiltraten normaler Sprague-Dawley- und BD I-Ratten ausgeführt.

2. Herstellung der Plasmapräparate. Die Spendertiere wurden in leichter Äthernarkose aus der Aorta abdominalis entblutet und das Blut in wenig Heparin aufgenommen. Aus dem abzentrifugierten Blutplasma wurde nach der Vorschrift von BORSOOK u. Mitarb.[1] das eiweißarme Filtrat hergestellt und mit NaOH auf p_H 7,4 eingestellt. Das Volumen des Filtrates entsprach dem ursprünglichen Plasmavolumen.

3. Herstellung der Hühnererythrocyten-Suspension. Als Spendertiere für die Erythrocyten wurden in allen Versuchen junge Hähne im Gewicht von ungefähr 1,2 kg verwendet, die von einer großen Hühnerfarm bezogen wurden. Die Hähne wurden durch Nackenschlag betäubt und anschließend durch Ohrlappenstich entblutet. Das Blut wurde in 1 ml Liquemin aufgefangen; gewöhnlich wurden 40 bis 60 ml Blut gewonnen. Das Blut wurde sofort 10 min bei etwa 1200 T/min zentrifugiert, das Zellsediment in Krebs-Ringer-Lösung resuspendiert und nochmals 10 min bei gleicher Tourenzahl zentrifugiert. Eine Hämolyse wurde bei diesen Maßnahmen nie beobachtet. Ausstriche der Zellsuspensionen ergaben stets das Bild unveränderter Erythrocyten.

Nach dem zweiten Zentrifugieren wurden die Zellen erneut in glucosehaltiger Krebs-Ringer-Lösung resuspendiert, die Suspension durch Schütteln sorgfältig durchmischt und in dieser Form in die Warburg-Tröge pipettiert.

4. Daten des Warburg-Versuches. Wir verwendeten einen Warburg-Apparat, Modell Z 85 (BRAUN)[2], bei dem das gesamte Meßsystem einschließlich der Manometer in das Thermostatenbad eintaucht. Nach Vorversuchen mit der direkten und der Gefäßpaarmethode entschieden wir uns für die direkte Methode, da sie für den gewünschten Zweck ausreichte. Einzelheiten der Methodik: Kegelförmige Gefäße mit 2 Seitbirnen, Volumen ($V_{12}^0 = V_F + V_G$) 11,4—12,6 ml, Schüttelfrequenz 120/min, Temperatur 38°C. Suspensionsflüssigkeit: Krebs-Ringer-Phosphat p_H 7,4 mit 0,2% Glucose. $V_F = 2,0$ ml (davon stets 1,0 ml Zellsuspension). Die Plasmafiltratmenge pro Trog betrug einheitlich 0,6 ml. Im zentralen Einsatz 0,2 ml 20% KOH. In einigen Versuchen wurde der Zellsuspension im Reaktionsgefäß 0,2 ml einer 0,5%igen Ascorbinsäurelösung als Reduktionsmittel zugesetzt (= 1 mg Ascorbinsäure). Die Ascorbinsäurelösung wurde durch Verdünnung einer Ampulle Redoxon forte 1:20 hergestellt.

In sämtlichen Versuchen liefen 2 Thermobarometer. Alle angegebenen Meßwerte sind das arithmetische Mittel aus Doppelbestimmungen.

Die Versuchsdauer betrug in der Regel 2 Std, in einigen Versuchen bis 6 Std. Die Zellen zeigten während dieser ganzen Zeit einen weitgehend gleichbleibenden, erst von der 3.—5. Std an geringfügig abnehmenden Sauerstoffverbrauch.

Die Atmungswerte wurden in Kubikmillimeter Sauerstoffverbrauch pro Stunde und Milliarde Erythrocyten ausgedrückt. Dazu wurde der Zellgehalt der Erythro-

---

[1] BORSOOK, GRAYBIEL, KEIGHLEY u. WINDSOR 1954; s. S. 37.

[2] Verbessertes Modell mit Umwälzpumpe des Apparates Braun S 85 an Stelle des ursprünglich gelieferten einfachen Rührpropellers.

cytensuspension in der Thoma-Kammer bestimmt und der Sauerstoffverbrauch auf die genannte Erythrocytenzahl umgerechnet. Wir bezeichnen den so ermittelten Quotienten zur Unterscheidung von den Warburgschen Quotienten, die den Sauerstoffverbrauch pro Milligramm Gewebe Trockengewicht und Stunde angeben, nicht mit Q, sondern mit Q'. Q'_{0_2} der Hühner-Erythrocyten in Krebs-Ringer-Phosphat mit 0,2% Glucose lag zwischen 7 und 14 mm³ (meist um 9—10 mm³).

5. Statistische Auswertung der Resultate. Die Atmung der Hühner-Erythrocyten in glucosehaltiger Krebs-Ringer-Phosphatlösung („Normalatmung") diente als

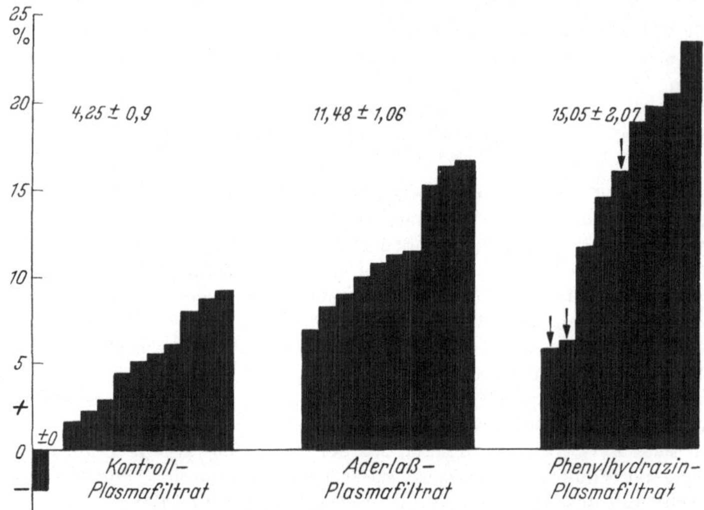

Abb. 12. Einfluß von Plasmafiltraten normaler und anämisierter Ratten auf den Sauerstoffverbrauch von Hühner-Erythrocyten. Die Säulen bezeichnen die prozentuale Zu- bzw. Abnahme der Atmungshöhe in bezug auf die Normalatmung. Jede Säule entspricht der Wirkung des Plasmafiltrates *einer* Ratte. Die Pfeile bezeichnen 3 Versuche, in denen das Plasmafiltrat bereits 20 Std nach Injektion des Phenylhydrazins hergestellt wurde

Bezugsgröße für die Änderung des Sauerstoffverbrauches durch die verschiedenen Arten der Plasmafiltrate. Die Zu- oder Abnahme der Atmungsgröße wurde in Prozenten der Normalatmung angegeben. Hieraus wurde für jede Art von Plasmafiltrat der arithmetische Mittelwert, die Standardabweichung und die Standardabweichung des Mittelwertes berechnet. Mit Hilfe dieser Größen wurde geprüft, ob die Differenz der Mittelwerte folgender Versuchsgruppen signifikante Unterschiede zeigte:

1. Kontrollplasmafiltrat — Plasmafiltrat von Aderlaßratten;
2. Kontrollplasmafiltrat — Plasmafiltrat von Ratten mit Phenylhydrazin-Hämolyse;
3. Plasmafiltrat von Aderlaßratten — Plasmafiltrat von Ratten mit Phenylhydrazin-Hämolyse.

6. Untersuchungen an den Plasmafiltraten. In den Plasmafiltraten von 10 Kontrollratten, 8 Ratten nach Blutentzug und 8 Ratten nach Injektion von Phenylhydrazin wurde der Gesamteiweißgehalt nach der Biuret-Methode von WEICHSELBAUM bestimmt, um zu klären, ob zwischen dem Effekt der Filtrate auf den Sauerstoffverbrauch der Erythrocyten und ihrem Eiweißgehalt Beziehungen bestünden. Die gleichen 26 Plasmafiltrate wurden papierelektrophoretisch untersucht (Michaelis-Puffer, p_H 8,6). In 23 Fällen war der Eiweißgehalt der Filtrate so niedrig, daß sich elektrophoretisch keine sicheren Banden nachweisen ließen, obgleich eine im Vergleich zu den Routineuntersuchungen verdoppelte Flüssigkeitsmenge (0,04 ml) aufgetragen worden war. In den übrigen Fällen wurde die Elektrophorese mit einer Filtratmenge von 0,04 ml wiederholt; diese Streifen wurden photometrisch ausgewertet.

Ergebnisse. Die Plasmafiltrate aus dem Blut der durch Blutentzug bzw. Phenylhydrazin-Hämolyse anämisierten Ratten steigerten die Atmung der Hühner-Erythrocyten signifikant gegenüber der geringfügigen Erhöhung des Sauerstoffverbrauches durch die Plasmafiltrate der Kontrollratten (Tabelle 4 und Abb. 12). Die Atmungs-Steigerung

Tabelle 4. *Einfluß von Plasmafiltraten normaler und anämisierter Ratten auf den Sauerstoffverbrauch von Hühner-Erythrocyten*

Herkunft des Plasmafiltrates	Zahl der Versuche	Effekt auf die Atmung der Hühner-Erythrocyten Zunahme des Q'_{O_2} (%)			p
		M	σ	σ_M	
Kontrollratten	12	4,25	3,75	0,91	$<0,001$
Ratten nach Blutentzug . .	10	11,48	3,39	1,06	$<0,001$ $>0,1$
Ratten mit Phenylhydrazin-Hämolyse	9	15,05	6,22	2,07	

Tabelle 5

Herkunft der Plasmafiltrate	Mittlere Zunahme* des		Signifikanz der Mittelwertdifferenz
	Sauerstoff-verbrauches (%)	Eiweißgehaltes (%)	p
Kontrollratten.	—	—	
Ratten nach Blutentzug . .	170,1	39,8	0,3 —0,4
Ratten mit Phenylhydrazin-Hämolyse	254,1	58,3	0,05—0,1

* Bezogen auf den Kontrollwert (Wirkung auf die Erythrocytenatmung bzw. auf den Eiweißgehalt des Plasmafiltrates der Kontrollratten).

durch die Plasmafiltrate der Ratten mit Phenylhydrazin-Hämolyse war zwar etwas stärker ausgeprägt als diejenige durch die Plasmafiltrate der Ratten nach Blutentzug, jedoch ließ sich keine signifikante Differenz der Wirkung beider Plasmaarten nachweisen.

Der *Eiweißgehalt* der Plasmafiltrate zeigte keine sicheren Beziehungen zum Einfluß der Filtrate auf die Zellatmung. Er nahm zwar in der gleichen Reihenfolge zu wie die Zellatmung (1. Kontrollfiltrate, 2. Filtrate von Aderlaßratten, 3. Filtrate von Phenylhydrazin-Ratten), jedoch nicht im gleichen Ausmaß (Tabelle 5). Die Prüfung der Signifikanz der

Mittelwert-Differenzen ergab folgende Wahrscheinlichkeiten: $p = 0,3$ bis 0,4 (Kontrolle — Blutentzug), $p = > 0,05$ (Kontrolle — Phenylhydrazin).

Die *papierelektrophoretische Untersuchung* der drei Filtrate von Ratten mit Aderlaß-Anämie ergab zweimal ein breitbasiges Plateau im Bereich der α-Globuline bzw. α-Globuline und Albumine und einmal eine unscharf gegen die β-Globuline und das Albumin abgegrenzte α-Globulin-zacke bei gleichzeitigem Bestehen eines breiten Plateaus im Bereich der γ-Globuline. Allen drei Filtraten war also gemeinsam, daß sie Eiweißkörper enthielten, die sich elektro-phoretisch wie α-Globulin verhielten. Dies ist in Hinblick darauf, daß das Erythropoietin mit hoher Wahrscheinlichkeit ein in die Gruppe der α-Globuline fallendes Glykoproteid dar-stellt[1], von besonderem Interesse.

In 5 Versuchen wurde der *Einfluß verschie-den hoher Verdünnungen der Plasmafiltrate* von Aderlaß- und Phenylhydrazin-Ratten auf die Atmung der Hühner-Erythrocyten untersucht. Dabei zeigte sich, daß die Steige-rung des Sauerstoffverbrauches vom Grad der Filtratverdünnung abhing (Abb. 13).

Die beiden Plasmafiltrate mit der ge-ringsten Wirkung auf die Erythrocytenatmung (V 3, V 15) hatten in einer Verdünnung von 1:2 bzw. 1:8 keine Wirkung mehr auf die Sauerstoffaufnahme der Erythrocyten.

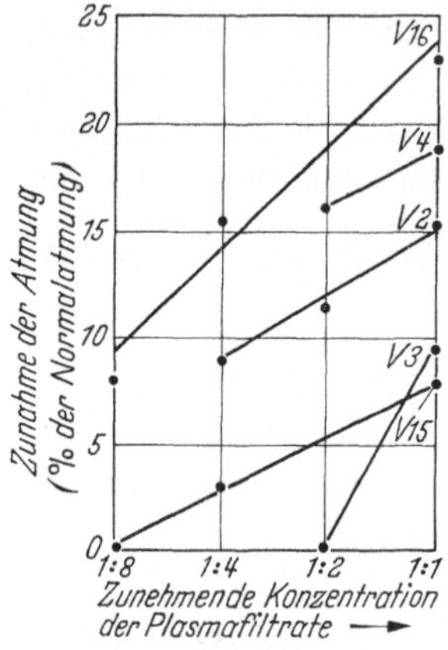

Abb. 13. Einfluß verschieden hoher Verdünnungen erythro-poietinhaltiger Plasmafiltrate auf die Normalatmung von Hühner-Erythrocyten

In zwei Versuchen wurde der Einfluß von Ascorbinsäure auf die Erythrocyten-atmung und auf deren Änderungen unter der Einwirkung erythropoietinhaltiger

Tabelle 6. *Einfluß von Ascorbinsäure auf die Steigerung der Hühnererythrocyten-Atmung durch Plasmafiltrate aderlaßanämisierter Ratten*

Ansatz	„Normalatmung"		„Filtratatmung"*	
	Vers. 13	Vers. 14	Vers. 13	Vers. 14
Erythrocyten + Asc. Sre.	20,4	70,6	22,7	74,2
Erythrocyten allein.	—12,7	—61,3	—15,2	—65,5
Ascorbinsäure allein (errechnet) . .	7,7	9,3	7,5	8,7
	17,0 = 100,6%		16,2 = 96,5%	
Ascorbinsäure allein (gemessen) . .	7,8	9,1	7,8	9,1
	16,9 = 100%		16,9 = 100%	

* Atmung bei Zugabe von Plasmafiltrat aderlaßanämisierter Ratten.
[1] s. S. 173.

Plasmafiltrate bestimmt. Unter dem Einfluß der Ascorbinsäure stieg die Sauerstoffaufnahme durch die Erythrocytensuspensionen an; diese täuschte jedoch nur eine Erhöhung der Erythrocytenatmung vor, da sich im Kontrollversuch mit reiner Ascorbinsäurelösung zeigte, daß die Vermehrung des Sauerstoffverbrauches der Erythrocyten den Eigenverbrauch der Ascorbinsäurelösung an Sauerstoff quantitativ nicht übertraf (Tabelle 6). Die Ascorbinsäure erhöhte weder die Atmung der Hühner-Erythrocyten in Krebs-Ringer-Phosphat („Normalatmung"), noch die im Vergleich hierzu gesteigerte Atmung der gleichen Zellen unter dem Einfluß der Plasmafiltrate anämischer Tiere. Auch der Sauerstoffverbrauch von Hühner-Erythrocyten, denen Filtrat aus dem Plasma normaler Ratten zugesetzt worden war, wurde durch Ascorbinsäure nur scheinbar gesteigert (Abb. 14).

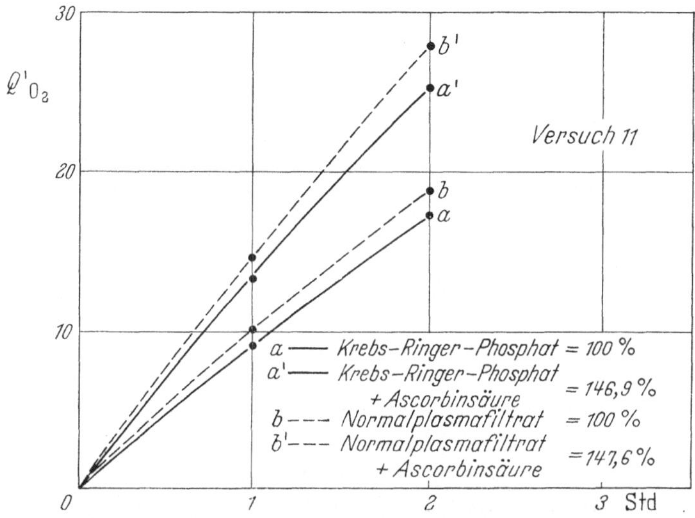

Abb. 14. Einfluß von Ascorbinsäure auf den Sauerstoffverbrauch von Hühnererythrocyten in Krebs-Ringer-Phosphat-Lösung mit 0,2% Glucose mit und ohne Zusatz von Normalplasmafiltrat.

Besprechung. Gekochte Filtrate aus dem Blutplasma von Ratten mit Aderlaß- und Phenylhydrazin-Anämie erzeugten bei Zugabe von Hühnererythrocyten-Suspensionen eine Zunahme des Sauerstoffverbrauches dieser Zellen. Diese Erhöhung der Atmungsgröße übertraf die geringfügige Steigerung der Erythrocytenatmung durch Filtrate aus dem Blutplasma normaler Ratten in signifikanter Weise. Damit ist erwiesen, daß im Blutplasma von Tieren mit stimulierter Erythropoiese ein Stoff enthalten sein muß, der die Atmung der Erythrocyten erhöht. Dieser Befund steht in Einklang mit den Ergebnissen von Pirwitz[1] bzw. von Gordon, Landau u. Megel[2] über den Effekt von Blutplasma und Blutplasmafiltraten anämischer Menschen und Tiere auf den Sauerstoffverbrauch von menschlichem Erythrocytenstroma bzw. von Rattenknochenmark.

---

[1] 1949.   [2] 1955.

Wir haben nunmehr zu fragen, *welcher Stoff für die Steigerung der Erythrocyten-Atmung verantwortlich ist.* Grundsätzlich sind zwei Möglichkeiten in Betracht zu ziehen: Einmal könnten in den gekochten Filtraten Substanzen enthalten sein, die den Erythrocyten als Stoffwechselsubstrat dienen und von ihnen oxydativ abgebaut werden; zum zweiten könnte die Wirkung der Filtrate auf der Anwesenheit biologisch aktiver Stoffe beruhen, die den Sauerstoffverbrauch der Erythrocyten nach Art von Hormonen stimulieren, ohne selbst als Substrat für die Oxydation zu dienen.

Als Substrat für den oxydativen Abbau kommen vor allem Kohlenhydrate und Eiweißkörper in Frage. Es ist u.E. unwahrscheinlich, daß etwa ein vermehrter Kohlenhydratgehalt der Plasmafiltrate anämisierter Tiere für die stärkere Atmungssteigerung verantwortlich sein könnte, da in allen Versuchen — auch in denjenigen über die Wirkung von Plasmafiltraten normaler Ratten — den Zellen Glucose im Überschuß angeboten wurde. Es ist daher kaum anzunehmen, daß ein wechselnd hoher Gehalt der Plasmafiltrate an Kohlehydraten die unterschiedlich große Steigerung der Erythrocytenatmung bewirkt haben könnte. Auch die Möglichkeit, daß ein verschieden hoher Eiweißgehalt der Plasmafiltrate für die ungleichmäßig hohe Steigerung des Sauerstoffverbrauches verantwortlich zu machen wäre, wird durch unsere Befunde über den Eiweißgehalt der Plasmafiltrate und seine Beziehungen zu den Änderungen des Sauerstoffverbrauches der Hühnererythrocyten nicht unterstützt.

Wir nehmen daher an, daß die stärkere Atmungssteigerung durch Plasmafiltrate anämischer Ratten im Vergleich zu der schwächeren Wirkung der Filtrate aus dem Plasma normaler Ratten nicht auf der Anwesenheit unterschiedlich großer Substratmengen für den Oxydationsstoffwechsel beruht.

Diese Feststellung führt zu der Ansicht, daß ein oder mehrere, im Blutplasma der anämischen Ratten enthaltene biologische Wirkstoffe die Atmung der Hühnererythrocyten steigern. Die gleichzeitige Zunahme des Erythropoietingehaltes und der atmungssteigernden Wirkung der Blutplasmafiltrate anämischer Tiere berechtigt zu dem Schluß, daß *das Erythropoietin auch an der Erhöhung des Sauerstoffverbrauches beteiligt ist, den diese Plasmafiltrate bei Hühnererythrocyten herbeiführen.* Vorläufig muß offenbleiben, ob das Erythropoietin der einzige Wirkstoff in den Plasmafiltraten anämischer Menschen und Tiere ist, der die Erythrocytenatmung steigert, oder ob die Zunahme des Sauerstoffverbrauches einen Summationseffekt mehrerer Hormone darstellt.

Die atmungssteigernde Wirkung der Plasmafiltrate ist in ihrem Umfang von dem Verdünnungsgrad der Filtrate abhängig. Der prozentuale Anstieg des Sauerstoffverbrauches im Vergleich zur Normalatmung ist um so höher, je geringer der Verdünnungsgrad ist. *Unter dem von uns vertretenen Gesichtspunkt, daß die Atmungssteigerung hauptsächlich, vielleicht sogar ausschließlich durch das in den Filtraten enthaltene Erythropoietin erzeugt wird, bedeutet dies, daß zwischen Erythropoietin-Dosis und Steigerung der Erythrocytenatmung eine direkte Beziehung besteht.* Damit erweist sich die Bestimmung der Änderungen des Sauerstoffverbrauches von Hühnererythrocyten als eine weitere Methode zur Untersuchung des Erythropoietin-Gehaltes von Plasmafiltraten.

Die Versuche mit Ascorbinsäure zeigen, daß reduzierende Maßnahmen die Steigerung der Erythrocytenatmung durch erythropoietinhaltige Präparate nicht noch weiter erhöhen. Dieser Befund deutet darauf hin, daß *Sauerstoff das Erythropoietin im Blut von Aderlaßtieren nicht inaktiviert.* Er steht im Einklang mit den Ergebnissen von KELLER[1] an chronischen Blutungsanämien des Menschen, widerspricht hingegen den Befunden von KLINGELHÖFFER[2] an Nabelschnurserum und von GUNTHER u. Mitarb.[3] am Blutplasma aderlaßanämisierter Kaninchen[4].

5. Extramedulläre Blutbildung

JACOBSON u. Mitarb.[5] sahen nach dreimaliger Injektion von Blutplasma anämisierter Tiere bei polyglobulischen Mäusen eine deutliche extramedulläre Erythropoiese in Leber und Milz. Nach Gabe von Normalplasma wurde ebenfalls eine extramedulläre Blutbildung beobachtet, deren Ausmaß jedoch an dasjenige nach Gabe des Anämieplasmas nicht heranreichte. Polyglobulische Kontrollmäuse ließen eine extramedulläre Blutbildung vollständig vermissen. In späteren Arbeiten benutzte derselbe Arbeitskreis[6] das Ausmaß der extramedullären Blutbildung in der Milz polyglobulischer Mäuse als Kriterium für die Erythropoietinwirkung des injizierten Plasmas. Unzweifelhaft erlaubt dieses Verfahren nur eine relativ grobe Schätzung der Erythropoietinaktivität und läßt keine quantitativen Aussagen über den Erythropoietingehalt der Testpräparate zu.

Das Erythropoietin läßt sich auch an Hand der vermehrten Inkorporation von Fe^{59} in die Milz des Salamanders Desmognathus phoca nachweisen[7]. Nach PERRETTA u. THOMPSON[8] soll es auch in der Lage sein, die Inkorporation von C^{14} in Leber- und Milzschnitte zu fördern. Diese Beobachtung konnte allerdings von DUKES[9] nicht bestätigt werden.

VI. Vorkommen des Erythropoietins beim Menschen
a) Der Erythropoietingehalt des Blutes in der Schwangerschaft

In der *normalen Schwangerschaft* ist die Erythropoiese nicht vermindert, sondern eher gesteigert.

PRITCHARD u. ADAMS[10] bestimmten bei 48 Frauen im letzten Zeitabschnitt der Schwangerschaft die Erythrocytenbildung und den Erythrocytenabbau. Das mittlere Gesamt-Erythrocytenvolumen überschritt den Normalwert bei nichtschwangeren Frauen um 26% (1635 gegenüber 1290 ml). Der Eiseneinbau in die Erythrocyten war ebenfalls gesteigert. Die Reticulocytenzahl lag bei 26 Schwangeren im Mittel bei $18^0/_{00}$, bei 25 Nicht-Schwangeren bei $10,6^0/_{00}$. Die Erythrocytenlebensdauer betrug bei den Schwangeren 120 Tage, war also nicht verkürzt.

---

[1] 1957a.   [2] 1948.   [3] GUNTHER, HODGSON, TOHÁ u. QUAPPE 1950/51.

[4] Weitere Literatur s. S. 178.

[5] JACOBSON, GOLDWASSER, PLZAK u. FRIED 1957b.

[6] JACOBSON, MARKS, GASTON u. GOLDWASSER 1959; GURNEY, WACKMAN u. FILMANOWICZ 1961; FILMANOWICZ u. GURNEY 1961.

[7] GORDON 1960a.   [8] 1961.   [9] 1962b.   [10] 1960.

Hieraus kann geschlossen werden, daß der *Erythropoietingehalt des Schwangerenblutes nicht vermindert,* sondern eher erhöht ist.

Bisher liegen hierüber nur wenige Untersuchungen vor. CONTOPOULOS u. Mitarb.[1] fanden im Blute schwangerer Ratten am 15.—18. Tage der Tragzeit einen vermehrten Gehalt an erythropoietisch wirkenden Stoffen. Leider sind ihre Befunde nicht für einen erhöhten Erythropoietingehalt des Schwangerenblutes beweisend, da die hypophysektomierte Ratte als Empfängertier verwendet wurde. Diese kann auch auf andere unspezifische hormonale Reize (STH, ACTH) mit einer Erythropoiese-Steigerung reagieren.

GÖLTNER[2] fand im Blut gesunder Schwangeren bei Prüfung an der polyglobulischen übertransfundierten Maus Erythropoietinaktivität, die in den ersten 3 Wochenbett-Tagen zur Norm absank.

LOESCHCKE u. SCHWARTZER[3] konnten im menschlichen Retroplacentarblut und Schwangerenblut, BONSDORFF[4] im Blut trächtiger Schafe keine Erythropoietinaktivität nachweisen. Da die von diesen Autoren angewandten Methoden nur die Erfassung eines stark erhöhten Erythropoietingehaltes erlauben, beweisen die Ergebnisse der Bestimmungen nur, daß der Erythropoietingehalt des Schwangerenblutes nicht wesentlich vermehrt war. Ein verminderter Erythropoietingehalt des Schwangerenblutes läßt sich aus den Befunden dieser Autoren nicht herauslesen.

Den Schwangeren mit normaler Blutbildung steht eine große Zahl von Fällen gegenüber, in denen die Schwangerschaft von einer Störung der Erythropoiese begleitet wird. Sie findet ihren Ausdruck in der *Schwangerschaftsanämie.*

Diese ist häufiger als gemeinhin angenommen wird. HUBER u. SCHLAGETTER[5] fanden unter 1700 geburtshilflichen Fällen der Marburger Frauenklinik 326 leichtere und 240 schwere Schwangerschaftsanämien (zusammen 566 Fälle = 33% aller Schwangeren und Wöchnerinnen). 1960 berichtete HUBER über 1000 Anämien (805 leichte, 195 schwere) unter 3717 geburtshilflichen Fällen. Hieraus ergibt sich ein Prozentsatz von 26,9%. Dieser Wert deckt sich nahezu völlig mit dem von GÖLTNER[6] an Hand des Krankengutes der Mainzer Univ.-Frauenklinik errechneten Prozentsatz von 26,1%.

In diesem Zusammenhang ist es von Interesse, daß auch bei der schwangeren Ratte eine Anämie auftreten kann. Nach BEARD u. MYERS[7] sinkt bei etwa einem Drittel der Ratten der Hämoglobingehalt um 40% bei gleichstarker Erniedrigung der Erythrocytenzahl.

Die Ätiologie der Schwangerschaftsanämien ist vielgestaltig, ihre Deutung im Einzelfalle oft schwierig[8]. Leider liegen bisher erst von einer Seite[9] Untersuchungen über den Erythropoietingehalt des Schwangerenblutes vor. GÖLTNER[10] bezweifelt auf Grund seiner Versuchsergebnisse (Methode: Knochenmarkkultur nach FRIEDERICI[11]), daß die Schwangerschaftsanämien auf einer Störung der Erythropoietinproduktion beruhten. Ob diese Schlußfolgerung auf alle Formen der Schwangerschaftsanämie zutrifft, muß durch weitere Untersuchungen geklärt werden.

---

[1] CONTOPOULOS, VAN DYKE u. SIMPSON 1956.   [2] 1961.   [3] 1939.   [4] 1949.
[5] 1960.   [6] 1960.   [7] 1933.   [8] ALDER 1924; HUBER u. SCHLAGETTER 1960.
[9] GÖLTNER 1961.   [10] 1961.   [11] 1958.

Besonders wichtig wäre die Prüfung dieser Frage bei der von HUBER u. SCHLA-GETTER[1] als *„toxische Schwangerschaftsanämie"* bezeichneten Anämieform. Bei ihr besteht eine Knochenmark-*Hypoplasie*, die alle Zellsysteme, in besonderem Maße jedoch die *Erythropoiese* betrifft. In Übereinstimmung mit unserer eigenen Ansicht äußerte auch SCHLAGETTER[2] die Vermutung, daß die bei Nephropathien beobachteten schweren toxischen Schwangerschaftsanämien auf einem Erythropoietinmangel beruhen könnten.

Es bleibt zu hoffen, daß es durch weitere Untersuchungen gelingen wird, den Sammeltopf der Schwangerschaftsanämien über die bereits erzielten Fortschritte[3] hinaus weiter aufzulösen.

b) Der Erythropoietingehalt des fetalen Blutes

Die *Erythropoiese des Feten* ist durch die im Vergleich zum Erwachsenen schlechte Sauerstoffversorgung des Feten in utero geprägt. Sie zeigt eine *Hyperplasie*, die sich in hohen peripheren Blutzellwerten widerspiegelt.

Das Blut des Neugeborenen enthält etwa 5,5—8 Millionen Erythrocyten/mm³, 100—140% Hgb, 35—70⁰/₀₀ Reticulocyten und einzelne Normoblasten[4]. Am 1. Lebenstag beträgt die Reticulocytenzahl 41,6—63,0, im Mittel 51,9⁰/₀₀[5]. Dieser erhöhte Wert bleibt etwa bis zum 3. Tage post partum erhalten[5] und sinkt in den folgenden Tagen rapide ab, bis die Zellzahlen des Erwachsenen erreicht sind. 14—60 Tage post partum liegen die Erythrocytenzahlen etwa bei 4,7 Mill./mm³, der Hgb-Gehalt bei 14 g-%, der Hämatokrit bei 42%[6]. Den Veränderungen des peripheren Blutbildes entspricht der Schwund der extramedullären Erythropoiese; nach einer Latenzzeit von 1—3 Tagen geht die Erythropoiese in der Leber logarithmisch zurück und ist bei ausgetragenen Kindern etwa am 8. Tage, bei frühgeborenen Kindern am 38. Tage nach der Geburt nicht mehr nachweisbar[7]. Gleichzeitig steigt der Eisengehalt der Leber, offenbar als Ausdruck der Einlagerung von überschüssigem Depoteisen, weniger als Folge einer vermehrten Hämolyse[7].

Der Abfall der Erythropoiese nach der Geburt entsteht somit durch das Zusammenwirken mehrerer Faktoren. Diese sind

1. die Beseitigung des intrauterinen Sauerstoffmangels,
2. der Schwund der extramedullären Erythropoiese,
3. ein vermehrter Abbau von Erythrocyten,
4. ein relativer Mangel an Antiperniciosaprinzip[8].

In extremen Fällen schießt die Minderung der Erythrocytenzahl über das Ziel hinaus und führt zur Ausbildung einer Neugeborenen-Anämie. Diese wird häufig durch das Hinzutreten weiterer Faktoren begünstigt; als solche sind zu nennen: Blutungen in das Cavum uteri („offenes Bluten" aus lädierten Gefäßen[9]), in die Placenta („okkultes Bluten"[9]) oder Erythrocytenverluste durch Übertritt von fetalen Erythrocyten in den maternen Kreislauf („fetomaterne Transfusion"[10]);

---

[1] 1960.   [2] 1960.   [3] HUBER u. SCHLAGETTER 1960.   [4] GLANZMANN 1950.

[5] SEIP 1955a.   [6] HEILMEYER u. BEGEMANN 1951.   [7] LANGLEY 1951.

[8] CONTOPOULOS, VAN DYKE, ELLIS, SIMPSON, LAWRENCE u. EVANS 1955.

[9] LEHNDORFF 1960.

[10] KRIVIT, GOODLIN, ZIEGLER u. LIENKE 1959; LEHNDORFF 1960; WEISERT u. MARSTRANDER 1960; VANURA 1960; BIRÓ 1961. Umgekehrt kann eine maternofetale Transfusion zur Ausbildung einer Plethora beim Neugeborenen führen (MICHAEL u. MAUER 1961).

ferner eine zu frühzeitige Abklemmung der Nabelschnur, wodurch dem Kinde ein großer Teil des Placentarblutes verlorengeht[1].

Der gesteigerten Erythropoiese des Feten entspricht ein *vermehrter Erythropoietingehalt des fetalen Blutes.*

BONSDORFF[2] gewann Schaf-Feten am 71.—121. Tag der Schwangerschaft durch Kaiserschnitt und entblutete sie aus der A. carotis oder aus der Nabelvene. Die Injektion des Plasmas oder Serums erzeugte bei erwachsenen Kaninchen eine Reticulocytose, die nach Gabe von Schwangeren- oder Normalplasma ausblieb. Auch LOESCHCKE[3] sah nach Injektion von Blut oder Gewebsmaterial zweier Hundefeten am 3. Tage post injectionem bei Ratten eine Erythrocytenvermehrung von etwa 7 auf über 8 Millionen/mm³. Die negativen Resultate von PILIERO u. Mitarb.[4], denen es nicht gelang, mit sauren gekochten Filtraten aus homogenisierten Rattenfeten bei normalen Ratten eine Steigerung der Erythropoiese herbeizuführen, sind möglicherweise auf den durch das Kochen bedingten Aktivitätsverlust an Erythropoietin zu beziehen.

Auch im *menschlichen Nabelschnurblut* läßt sich mit den gebräuchlichen Methoden das Erythropoietin nachweisen, ist also in diesem sicher in erhöhter Menge enthalten[5].

Die Erythropoiese des Feten entwickelt sich unabhängig von einer Stimulierung durch mütterliches Erythropoietin.

Dies ist einmal aus dem erhöhten Erythropoietingehalt des fetalen Blutes gegenüber dem Schwangerenblut zu erschließen. Weiterhin konnten JACOBSON u. Mitarb.[6] zeigen, daß bei Feten, deren Muttertiere eine Transfusionspolyglobulie aufweisen und eine extreme Drosselung der Erythropoiese im Knochenmark besitzen, die Blutbildung in Leber und Milz trotzdem völlig normal in Gang kommt. Das periphere Blut der Feten enthält gegenüber der Norm sogar gesteigerte Erythrocyten-, Hämoglobin- und Hämatokritwerte, während das mütterliche Blut frei von Reticulocyten ist.

Die Frage, ob das Erythropoietin *diaplacentar* übertragen werden kann, ist noch nicht sicher geklärt.

Die Befunde von JACOBSON u. Mitarb.[6] scheinen darauf hinzudeuten, daß das Erythropoietin die Placentarschranke nicht passieren kann, da die Erythropoiese nur beim Feten als dem vermutlichen Erythropoietinbildner normal abläuft, während sie beim Muttertier im Zustande maximaler Drosselung verharrt. Diese Überlegung ist jedoch anfechtbar, da das Erythropoietin nach seinem Übertritt ins mütterliche Blut dort so stark verdünnt werden könnte, daß die Erythropoiese unbeeinflußt bleibt.

Bei der *fetalen Erythroblastose* ist nicht nur der Abbau der Erythrocyten beschleunigt, sondern kompensatorisch zugleich die Erythropoiese gesteigert. Erwartungsgemäß ist bei Säuglingen mit dieser Erkrankung der *Erythropoietingehalt des Blutes deutlich vermehrt.*

---

[1] DE MARSH, WINDLE u. ALT 1942; SELANDER 1944; LANZOWSKY 1960.

[2] 1949.   [3] 1949/50.   [4] PILIERO, MEDICI u. GORDON 1959.

[5] LOESCHCKE u. SCHWARTZER 1939; DÖRING 1948; DÖRING u. LOESCHCKE 1949; KLINGELHÖFER 1948; SEIP 1955 b; ALTHOFF, DAHM u. WERNER 1958; GÖLTNER 1961.

[6] JACOBSON, MARKS u. GASTON 1959.

Einschlägige Untersuchungen wurden von SEIP[1] sowie von ALTHOFF u. WERNER[2] ausgeführt. SEIP injizierte Kindern Blutplasma von Neugeborenen mit fetaler Erythroblastose und beobachtete danach Reticulocytenanstiege um 49 bis 114%. ALTHOFF u. WERNER verwendeten als Testpräparat Extrakte aus dem durch Austauschtransfusion gewonnenen Blutplasma. Sie erzielten mit 8 von 14 geprüften Extrakten eine Reticulocytose.

c) Der Erythropoietingehalt des Neugeborenen-Blutes

Über den *Erythropoietingehalt des Neugeborenen-Blutes* fehlen bisher entsprechende Untersuchungen. Nach den herrschenden Vorstellungen über die Auswirkungen des Sauerstoffmangels und der vermehrten Sauerstoffzufuhr auf den Erythropoietinspiegel ist eine Senkung des Erythropoietingehaltes gegenüber den erhöhten Werten des fetalen Blutes anzunehmen.

Die Neugeborenenanämie der Ratte soll nach CONTOPOULOS u. Mitarb.[3] auf einem relativen Mangel an Erythropoietin beruhen. Zur Begründung dieser Ansicht wird angeführt, die neugeborene Ratte sei unfähig, auf Sauerstoffmangel mit einer Steigerung der Erythropoietinbildung zu reagieren. Dieses Argument vermag jedoch nicht zu überzeugen. Die Neugeborenenanämie der Ratte ist vielleicht nur Ausdruck einer zwar gegenüber der Norm vermehrten, jedoch noch in den Rahmen der Anpassung an die bessere extrauterine Sauerstoffversorgung gehörigen physiologischen Drosselung der Erythropoiese. Der Organismus könnte in diesem Zustande gegenüber erythropoietischen Reizen, wie z.B. einem verminderten Sauerstoffgehalt der Atemluft, unempfindlich sein.

d) Der Erythropoietingehalt des Blutes beim gesunden Erwachsenen

Die heute gebräuchlichen Untersuchungsmethoden lassen lediglich die Erkennung einer *vermehrten* Erythropoietinbildung zu. Sie sind für die Erfassung des *physiologischen* Gehaltes des Blutes an Erythropoietin zu wenig empfindlich[4]. VAN DYKE u. POLLYCOVE[5] errechneten den Erythropoietingehalt des Normalblutes mit 0,0003 C.S.-Einheiten/ml. Beim normalen Empfängertier ist daher selbst bei Bestimmung der Utilisation von Fe^{59} durch die Erythrocyten keine Zunahme der Erythropoiese festzustellen, wenn Serum oder Plasma gesunder Individuen ohne Stimulierung der Blutbildung zugeführt wurde. Aus diesem Grunde dient die Injektion „inaktiven" Normalplasmas geradezu der Kontrolle für Versuche mit aktiven Erythropoietinpräparaten.

Von wenigen Autoren wurde zwar über eine Steigerung der Erythropoiese durch Normalplasma berichtet, jedoch sind alle diese Untersuchungen fragwürdig.

STOHLMAN u. BRECHER[6] beobachteten die fördernde Wirkung des Normalplasmas auf die Inkorporation von Fe^{59} in die Rattenerythrocyten nur bei der subletal bestrahlten Ratte und auch hier nur in 2 von zusammen 4 Fällen. Sie werfen

---

[1] 1955b.   [2] 1957.

[3] CONTOPOULOS, VAN DYKE, SIMPSON, LAWRENCE u. EVANS 1954; CONTOPOULOS u. LAWRENCE 1954.

[4] z.B. BORSOOK 1962a; KURATOWSKA, KOWALSKI, LIPINSKI u. MICHALAK 1962.

[5] 1962.   [6] 1958.

selbst die Frage auf, ob damit der Nachweis von Erythropoietin im Normalblut gelungen sei oder nur ein Zufallsbefund vorliege.

GORDON u. Mitarb.[1] sahen die Erythropoiese-Steigerung durch Normalblut nur bei Perfusion des Knochenmarkes hypophysektomierter Ratten. Knochenmark normaler Ratten zeigte keine Reaktion auf die Perfusion mit Normalblut.

In beiden Fällen dürfte die Stimulierung der Erythropoiese als *unspezifischer Effekt* zu erklären sein, der durch Zufuhr von Nährstoffen bzw. nicht mit dem Erythropoietin identischen Wirkstoffen hervorgerufen wurde.

PENINGTON[2], der nur bei Zufuhr hoher Dosen von Normalserum (2×4 ml bei der polyglobulischen Maus) eine Erythropoiese-Steigerung beobachtete, hält es für möglich, daß sie nicht durch das Erythropoietin, sondern durch einen von dem aktivierten Knochenmark gebildeten unbekannten Wirkstoff herbeigeführt wurde.

MARINONE u. Mitarb.[3] fanden im Blutserum normaler Individuen mit ausgeglichener Erythropoiese keine erythropoietische Aktivität, beobachteten jedoch eine beträchtliche Erythropoietinaktivität normaler Blutplättchen. Sie schließen aus ihren Ergebnissen auf eine *Adsorption des Erythropoietins an die Thrombocyten.* Ihre Ergebnisse konnten von KORST, FRENKEL u. WILHELM[4] nicht bestätigt werden.

PRENTICE u. MIRAND[5] fanden eine zunehmende Verminderung der Erythropoietinaktivität im Plasma hypoxiestimulierter Kaninchen bei Inkubation mit steigenden Erythrocytenzahlen. Sie halten es für möglich, daß der *Wirkstoff an die Erythrocyten adsorbiert* wird und daß auf diese Weise die Erythrocytenkonzentration im Blut die Erythropoiese steuern könnte.

e) Der Erythropoietingehalt des Blutes bei Blutkrankheiten und sonstigen Erkrankungen (außer Nierenkrankheiten)

1. Polycythaemia vera rubra

Die Pathogenese der Polycythaemia vera ist noch nicht geklärt. Zahlreiche Faktoren wurden mit der Entstehung dieser Blutkrankheit kausal in Zusammenhang gebracht, so ein innerer Sauerstoffmangel, Störungen der Magensaftsekretion, Veränderungen an den das Zwischenhirn versorgenden Blutgefäßen[6-8]. Die Hypothese, daß der Polycythaemia vera eine „Dysregulation" der Erythropoiese zugrunde liege, vermag nichts über die Ursachen dieser Dysregulation auszusagen. Auch die Eingruppierung in die Reihe der „myeloproliferative disorders"[9] bzw. die Deutung der Polycythaemia vera als relativ gutartige Neoplasie des erythropoietischen Knochenmarkanteils[6] ist umstritten.

Der Erythropoietingehalt des Blutes wurde bei der Polycythaemia vera rubra in etwa $2/_3$ der bisher untersuchten 148 Fälle erhöht gefunden (Tabelle 7).

---

[1] GORDON, DORNFEST, SIEGEL u. GOTTLIEB 1958; GORDON, WINKERT, DORNFEST u. SIEGEL 1959.

[2] 1962a.

[3] MARINONE, ESPOSITO u. LUIGI 1960; MARINONE, CORSO u. BUSCARINI 1961.

[4] 1962.   [5] 1962.   [6] HEILMEYER u. BEGEMANN 1951.

[7] FRIEDERICI 1958.   [8] GOLL 1960.   [9] DAMESHEK 1957.

Die in der Mehrzahl der Fälle angetroffene Erythropoietinvermehrung im Blute von Patienten mit Polycythaemia vera läßt an die Möglichkeit denken, daß diese Krankheit auf einer Entgleisung der Erythropoietinbildung oder auf einer Störung des Erythropoietinabbaus beruht[1]. Für eine solche Ansicht spricht auch der Fortbestand eines erhöhten Erythropoietinspiegels im Blute trotz erfolgreicher Behandlung mit P^{32} (s. Tabelle 7). Hingegen sind die Fälle mit fehlender Erythropoietinvermehrung im Blute mit dieser Annahme nicht vereinbar, es sei denn, man unterstellt als richtig, daß bei Anwendung feinerer Nachweismethoden der Erythropoietinnachweis gelungen wäre (s. oben). Hierfür sind jedoch noch eingehende weitere Untersuchungen notwendig.

LINMAN, BETHELL u. LONG[2] konnten zeigen, daß Extrakte, die aus dem Blutplasma von Patienten mit Polycythaemia vera hergestellt worden waren, nicht nur die Erythropoiese, sondern auch die Thrombo- und Granulocytopoiese der Empfängerratten steigerten. Das Ausmaß, in dem die einzelnen Knochenmarksysteme auf die Einwirkung der Extrakte reagierten, war zwar unterschiedlich stark ausgeprägt, jedoch ließen sich die drei Wirkstoffkomponenten in allen Polycythämieseren nachweisen. Diese Befunde bestätigten die bereits von GORDON[3] geäußerte Vermutung, daß bei der Polycythaemia vera eine Vermehrung *aller* spezifisch auf die Blutbildung wirkenden Hormone vorliege. Damit stellt sich die Polycythaemia vera als eine Erkrankung dar, bei der eine universelle Störung der humoralen Steuerung der Blutbildung besteht, die sich — entsprechend den klinischen Befunden am Blutbild und Knochenmark — nicht auf die Erythropoiese beschränkt, sondern auch die übrigen Knochenmarksysteme einbezieht.

2. Polyglobulie

Unter einer „Polyglobulie" verstehen wir im Gegensatz zur Polycythaemia vera rubra eine regulatorisch bedingte Vermehrung der Erythrocytenzahl im peripheren Blut, also eine Zunahme der Erythrocyten, für die sich eine zum Sauerstoffmangel der Körperzellen führende Ursache nachweisen läßt (z. B. ein schweres chronisches substantielles Lungenemphysem, ein konnatales Vitium cordis o. ä.)*

Die Polyglobulie stellt somit geradezu das klassische Beispiel für eine gleichzeitige Erhöhung des Erythropoietingehaltes im Blute dar. Auf den ersten Blick überrascht es daher, daß von den bisher untersuchten 27 Fällen des Schrifttums nur 14 eine Erythropoietinvermehrung aufwiesen. Dieser Eindruck täuscht jedoch, da von den insgesamt 13 negativen Fällen allein 11 in der Arbeit von BUTZENGEIGER u. LANGE[4]

---

* Im angloamerikanischen Schrifttum wird gelegentlich an Stelle des Begriffes „Polyglobulie" die Bezeichnung „*Erythrocytose*" gebraucht. Diese Benennung ist u. E. glücklich gewählt, da sie den an Bedeutung gleichen Begriffen „Leukocytose", „Reticulocytose" usw. entspricht und rein sprachlich dem Begriff „Polycythämie" weniger nahe verwandt ist als etwa die Bezeichnung „Polyglobulie". — Der ebenfalls im angloamerikanischen Schrifttum synonym für „Polyglobulie" gebrauchte Ausdruck „secondary polycythemia" ist abzulehnen, da er leicht zu Verwechslungen mit der Polycythaemia vera, der „primary polycythemia", führt.

[1] s. auch LINMAN u. BETHELL 1960.   [2] 1959; LINMAN u. BETHELL 1960.
[3] 1959.   [4] 1952.

Tabelle 7. *Vorkommen des Erythropoietins im menschlichen Blut und Harn bei Blutkrankheiten und sonstigen Erkrankungen (außer Nierenkrankheiten). Literaturübersicht**

Die Arbeiten sind nach der Art der Diagnose und innerhalb jeder Krankheitsform chronologisch geordnet.

Zeichenerläuterung

Allgemeine Zeichenerklärung: s. Tabelle 2.

Besondere Bemerkungen:

Spalte 9: Erybl = Erythroblasten.

Spalte 10: Unter 10a ist die Zahl der positiven Fälle mit gelungenem Erythropoietinnachweis, unter 10b die Zahl der negativen Fälle mit mißlungenem Erythropoietinnachweis vermerkt. Ist die Zahl der positiven bzw. negativen Fälle in der Originalarbeit nicht angegeben, sondern dort lediglich verzeichnet, daß ein Teil der Fälle ein positives, ein anderer Teil ein negatives Ergebnis hatte, so ist in Spalte 10a bzw. 10b das Zeichen (+) eingesetzt.

Spalte 11: Spalte 11 ist für besondere Bemerkungen zu jeder Krankheitsform vorgesehen. Die Zeichenerläuterung ist jeweils am Kopf der Spalte neben der Diagnose angegeben.

1	2	3	4	5	6	7	8	9	10		11
			Testpräparat						a	b	
Autoren	Jahr	Zahl der Fälle	Art	injizierte Menge	Zahl der Injekt.	Appl.-Art	Empf.	Krit.	Erythropoietin		
									+	ø	
Polycythaemia vera u = unbehandelt; b = behandelt											
SEIP.	1953	?	Plasma	200—300 ml	1	?	Mensch (n)	Ret	(+)	(+)	—
APPELS u. KELLER	1957	5	Plasma (O₂-frei)	2 ml/100 g	1	i.p.	Ratte (n)	Ret	5	—	—
BETHELL, LINMAN u. KORST . .	1957	1	Plasma-Extrakt	?	?	?	Ratte (n)	Ret	1	—	u/b

* Die nach Abschluß der vorliegenden Arbeit erschienenen Veröffentlichungen von HIRASHIMA (1961), GÖLTNER u. FRIEDERICI (1962), sowie von NOYES, DOMM u. WILLIS (1962) und von KURNICK (1962) sind in Tabelle 7 unberücksichtigt.

											u/b
CONTOPOULOS, McCOMBS et al. .	1957	27	Pl.Extr. (10:1)	1 ml	14	?	Ratte (hyp)	Ht, Hgb, Ery-Vol	15	12	u/b
KELLER	1959	9	Plasma (O_2-frei)	2 ml/100 g	1	i.p.	Ratte (n)	Ret	7	2	—
CLOTTEN u. CLOTTEN	1959	11 11	Plasma-Extrakt	≈ 3 ml Plasma	1	i.p.	Ratte (n)	Ret	9 9	2 2	u b
ERIDANI, TAGLIORETTI u. ROVERSI	1959	2	Plasma-Extrakt	0,5 ml	1	—	bebrüt. Hühnerei	Blutbildung	2	—	—
LINMAN, BETHELL u. LONG . . .	1959	16 8	Plasma-Extrakt	2% d. KG	?	s.c.	Ratte (n)	Ery Ret	16 8	— —	u b
OSNES	1959	1	Serum	2% d. KG	1	?	Maus (n)	Ret	1	—	?
FRIEDERICI u. GERSMEYER . . .	1960	10	Serum	—	—	—	KM-Kultur	Erybl-Zahl	10	—	?
NAKAO, FUMIMARO u. HIRASHIMA (H.S.A.-Faktor s. S. 59)	1960	1	Plasma	—	—	—	Hühner-erythroc.	Häm-Synthese	1	—	—
CZITOBER.	1961	18	?	?	?	?	?	?	—	18	?
GURNEY	1961	12	Plasma Pl.Extr.	?	?	?	?	?	—	12	?
KURATOWSKA.	1961	16	Plasma-Extrakt	0,5 ml/100 g	10	?	Ratte (n)	Ery, KM, Fe^{59}	14	2	u
PAYNE.	1961	?	Plasma (gepoolt)	2,0 ml	1	i.p.	Ratte (n)	Ret	+	—	?
		148							98	50	

Polyglobulie

BUTZENGEIGER u. LANGE. . . .	1952	12	Plasma	1 ml	1	i.p.	Ratte (n)	Ret	1	11	
CONTOPOULOS, McCOMBS et al. .	1957	3	Pl.Extr. (10:1)	1 ml	14	?	Ratte (hyp)	Ht, Hgb, Ery-Vol	3	—	
LINMAN u. BETHELL	1958	2	Plasma-Extrakt	versch.	18	s.c.	Ratte (n)	Ery, Hgb, Ret, Ht	2	—	

Tabelle 7 (Fortsetzung)

1	2	3	Testpräparat				8	9	10		11
			4	5	6	7			a	b	
Autoren	Jahr	Zahl der Fälle	Art	injizierte Menge	Zahl der Injekt.	Appl.-Art	Empf.	Krit.	Erythropoietin		
									+	∅	
Matoth, Biezunski u. Szabo. .	1958	?	Serum	—	—	—	KM-Kultur	Mitosezahl	100%	—	
McCurdy, Miskovsky et al. . . .	1958	1	Plasma	200 ml	5	i.v.	Mensch (n)	Ret	(1)	—	
Clotten u. Clotten	1959	6	Plasma-Extrakt	$\approx$ 3 ml Plasma	1	i.p.	Ratte (n)	Ret	4	2	
Eridani, Taglioretti u. Roversi	1959	2	Plasma-Extrakt	0,5 ml	1	—	bebrüt. Hühnerei	Blutbildung	2	—	
Nakao, Fumimaro u. Hirashima (H.S.A.-Faktor)	1960	1	Plasma	—	—	—	Hühner-erythroc.	Häm-Synthese	1	—	
		27							14	13	
Hypo-/Aplastische Anämie											
Althoff u. Werner	1956	2	Plasma-Extrakt	18 ml/kg	4	i.v.	Kan. (n)	Ret	2	—	
Piliero, Medici, Pansky et al..	1956	1	Pl.Extr. (1:1)	1,8—3 ml	5	s.c.	Ratte (n)	Ery, Ht, Ret, KM, Hgb	1	—	
van Dyke, Garcia u. Lawrence	1957	4 ?	Plasma, Harnul-trafiltr.	1 ml 1 ml	1 ? 14	s.c. s.c.	Ratte (n, hyp)	Fe^{59}, Ht, Ery-Vol	3	(1)	
Gurney, Goldwasser u. Pan .	1957	3	Pl.Extr. (1:1)	2 ml	2	i.v.	Ratte (hyp)	Fe^{59}	3	—	
Medici, Gordon, Piliero et al..	1957	1	Pl.Extr. (1:1)	2,3 bis 3,5 ml	6—8	?	Ratte (n)	Ery, Ht, Ret, KM, Hgb	1	—	

Gurney u. Pan	1958	1	Plasma-Extrakt	2 ml	2	s.c.	Ratte (poly)	Fe^{59}	1	—	
Gordon, Winkert, Dornfest u. Siegel	1959	1	Harn	3 ml	10—20	s.c.	Ratte (n)	Ery, Ht, Ret, Hgb	1	—	
Osnes	1959	3	Serum	2% KG	1	?	Maus (n)	Ret	3	—	
Stohlman	1959	1	Plasma	?	?	?	Ratte (H)	Fe^{59}	1	—	
Gallagher, McCarthy u. Lange	1960	5	Pl.Extr. (3:1)	2 ml	1	i.v.	Ratte (H, poly)	Fe^{59}	5	—	
Hodgson, Eskuche, Fischer u. Perretta	1960	?	Harn-Extrakt	?	2	?	Ratte (n, H)	Fe^{59}	(+)	?	
Nakao, Fumimaro u. Hirashima (H.S.A.-Faktor)	1960	1	Plasma	—	—	—	Hühner-erythroc.	Häm-Synthese	1	—	
Corso	1961	„einige"	Plasma	?	?	?	?	?	+	+	
Penington	1961	1	Plasma	2 ml	2	i.p.	Ratte (poly)	Fe^{59}	1	—	
Smith	1961	1	Plasma	?	?	?	Maus (poly)	?	1	—	
		25							24	1	

Blutungsanämie

ak = akute Blutungsanämie; chr = chronische Blutungsanämie; ? = keine näheren Angaben

Butzengeiger u. Lange	1952	18	Plasma	1 ml	1	i.p.	Ratte (n)	Ret	5	13	ak
Butzengeiger u. Lange	1952	3	Plasma	1 ml	1	i.p.	Ratte (n)	Ret	—	3	chr
Bethell, Linman u. Korst	1957	1	Pl.Extr.	?	?	?	Ratte (n)	Ret	1	—	chr
Gurney, Goldwasser u. Pan	1957	1	Pl.Extr.	2 ml	2	i.v.	Ratte (hyp)	Fe^{59}	—	1	ak
Keller	1957	6	Plasma (O$_2$-frei)	2 ml/100 g	1	i.p.	Ratte (n)	Ret	5	1	?

Tabelle 7 (Fortsetzung)

1	2	3	4	5	6	7	8	9	10		11
									a	b	
			Testpräparat						Erythropoietin		
Autoren	Jahr	Zahl der Fälle	Art	injizierte Menge	Zahl der Injekt.	Appl.-Art	Empf.	Krit.	+	∅	
FRIEDERICI	1958	1	Serum	—	—	—	KM-Kultur	Erybl-Zahl	1	—	?
LÜTHI u. KELLER	1958	6	Plasma (O$_2$-frei)	2 ml/100 g	1	i.p.	Ratte (n)	Ret	5	1	chr
McCURDY, MINKOVSKY et al.	1958	1	Plasma	200 ml	5	i.v.	Mensch	Ret	—	1	?
ERIDANI, TAGLIORETTI u. ROVERSI	1959	2	Plasma-Extrakt	0,5 ml	1	—	bebrüt. Hühnerei	Blutbildung	2	—	?
OSNES	1959	1	Serum	2% KG	1	?	Maus (n)	Ret	1	—	?
FRIEDERICI u. GERSMEYER	1960	9	Serum	—	—	—	KM-Kultur	Erybl-Zahl	9	—	?
PAYNE	1961	2	Plasma	2 ml	1	i.p.	Ratte (n)	Ret	2	—	ak
PENINGTON	1961	1	Plasma	2 ml	2	i.p.	Ratte (poly)	Fe^{59}	—	1	?
		52							31	21	

„*Eisenmangelanämie*"
u = unbehandelt; b = behandelt

1	2	3	4	5	6	7	8	9	10 a +	10 b ∅	11
BUTZENGEIGER u. LANGE	1952	9 9	Plasma	1 ml	1	i.p.	Ratte (n)	Ret	2 —	7 9	u b
FRIEDERICI	1958	5	Serum	—	—	—	KM-Kultur	Erybl-Zahl	5	—	—
ERIDANI, TAGLIORETTI u. ROVERSI	1959	1	Plasma-Extrakt	0,5 ml	1	—	bebrüt. Hühnerei	Blutbildung	1	—	—
OSNES	1959	1	Serum	2% KG	1	?	Maus (n)	Ret	1	—	—
GALLAGHER, McCARTHY u. LANGE	1960	3	Pl.Extr. (3:1)	2 ml	1	i.v.	Ratte (H, poly)	Fe^{59}	2	1	—

							Hühner-erythroc.	Häm-Synthese			
NAKAO, FUMIMARO u. HIRASHIMA (H.S.A.-Faktor)	1960	5	Plasma	—	—	—			—	5	—
FRIEDERICI u. GERSMEYER	1960	37	Serum	—	—	—	KM-Kultur	Erybl-Zahl	30	7	u
PAYNE	1961	1	Plasma	2 ml	1	i.p.	Ratte (n)	Ret	1	—	—
PENINGTON	1961	6	Plasma	2 ml	2	i.p.	Ratte (poly)	Fe^{59}	6	—	—
		77							48	29	

Tumor- und Infektanämie

Inf. = Infektanämie; Tu. = Tumoranämie

BONSDORFF u. JALAVISTO	1948	4	Plasma	3 ml	1	i.p.	Kan. (n)	Ret	—	4	Inf.
BUTZENGEIGER u. LANGE	1952	8	Plasma	1 ml	1	i.p.	Ratte (n)	Ret	3	5	Inf./Tu.
GURNEY, GOLDWASSER u. PAN	1957	2	Plasma-Extrakt	2 ml	2	i.v.	Ratte (hyp)	Fe^{59}	—	2	Magen-Ca Pankr.-Ca
PRENTICE u. MIRAND	1957	2	Pl.Extr. (1:1)	2 ml	3	s.c.	Ratte (hyp)	Fe^{59}	—	2	Colon-Ca
PRENTICE u MIRAND	1957	2	Pl.Extr. (1:1)	2 ml	3	s.c.	Ratte (hyp)	Fe^{59}	2	—	Cerv.-Ca
FRIEDERICI	1958	1	Serum	—	—	—	KM-Kultur	Erybl-Zahl	1	—	Magen-Ca
ERIDANI, TAGLIORETTI u. ROVERSI	1959	1	Plasma-Extrakt	0,5 ml	1	—	bebrüt. Hühnerei	Blutbildung	1	—	Magen-Ca
OSNES	1959	2	Serum	2% KG	1	?	Maus (n)	Ret	2	—	Inf.
GORDON, WINKERT, DORNFEST u. SIEGEL	1959	1	Harn	3 ml	10—20	s.c.	Ratte (n)	Ery, Ht, Ret, Hgb	1	—	Thy-mom
GALLAGHER, McCARTHY u. LANGE	1960	1	Pl.Extr. (3:1)	2 ml	2	i.v.	Ratte (H, poly)	Fe^{59}	1	—	Magen-Ca

Tabelle 7 (Fortsetzung)

1	2	3	Testpräparat				8	9	10		11
			4	5	6	7			a	b	
Autoren	Jahr	Zahl der Fälle	Art	injizierte Menge	Zahl der Injekt.	Appl.-Art	Empf.	Krit.	Erythropoietin		
									+	∅	
NAKAO, FUMIMARO u. HIRASHIMA (H.S.A.-Faktor)	1960	1	Plasma	—	—	—	Hühner-erythroc.	Häm-Synthese	—	1	Pankr.-Ca
PENINGTON.	1961	1	Plasma	2 ml	2	i.p.	Ratte (poly)	Fe⁵⁹	1	—	Inf.
		1	Plasma	2 ml	2	i.p.	Ratte (poly)	Fe⁵⁹	1	—	Mamma-Ca
		27							13	14	

Hämolytische Anämie

u = unbehandelt; b = behandelt mit Bluttransfusionen

a) Cooley-Anämie

1	2	3	4	5	6	7	8	9	10 a	10 b	11
PILIERO, MEDICI, PANSKY et al. .	1956	7	Pl.Extr. (1:1)	1,8—3 ml	5	s.c.	Ratte (n)	Ery, Ht, Ret, KM, Hgb	7	—	—
		1	Harn-extrakt (2:1)	1,5 ml	5	s.c.	Ratte (n)	Ery, Ht, Ret, KM, Hgb	1	—	—
MEDICI, GORDON, PILIERO et al. .	1957	3	Pl.Extr. (1:1)	2,3 bis 6,5 ml	6—8	?	Ratte (n)	Ery, Ht, Ret, KM, Hgb	3 (1	— 2	u b)
MATOTH, BIEZUNSKI u. SZABO. .	1958	?	Serum	—	—		KM-Kultur	Mitosezahl	100%	—	—
ERIDANI, TAGLIORETTI u. ROVERSI	1959	2	Plasma-Extrakt	0,5 ml	1		bebrüt. Hühnerei	Blutbildung	—	2	—

GORDON, WINKERT, DORNFEST u. SIEGEL	1959	2?	Harn, Harn-extrakt	3 ml	10—20	s.c.	Ratte (n)	Ery, Hgb, Ret, Ht	1 —	— 1	u b
GALLAGHER, McCARTHY u. LANGE	1960	4	Pl.Extr. (3:1)	2 ml	1	i.v.	Ratte (H, poly)	Fe^{59}	2	2	—
PENINGTON	1961	1	Plasma	2 ml	2	i.p.	Ratte (poly)	Fe^{59}	1	—	—
		18 (20?)								15 (16)	5 (7)

b) Sichelzellen-Anämie

PILIERO, MEDICI, PANSKY et al.	1956	2	Pl.Extr. (1:1)	1,8 bis 3,5 ml	6—8	?	Ratte (n)	Ery, Hgb, Ret, Ht, KM	1	1
GURNEY, GOLDWASSER u. PAN	1957	1	Plasma-Extrakt	2 ml	2	i.v.	Ratte (hyp)	Fe^{59}	—	1
McCURDY, MISKOVSKY et al.	1958	1	Plasma	200 ml	5	i.v.	Mensch*	Ret	—	1
GORDON, WINKERT, DORNFEST u. SIEGEL	1959	1	Harn	3 ml	10—20	s.c.	Ratte (n)	Ery, Hgb, Ret, Ht	1	—
STOHLMAN	1959	2	Plasma	?	?	?	Ratte (H)	Fe^{59}	(2)	—
GALLAGHER, McCARTHY u. LANGE	1960	3	Pl.Extr. (3:1)	2 ml	1	i.v.	Ratte (H, poly)	Fe^{59}	3	—
		10							7	3

c) Sonstige Formen der hämolytischen Anämie

ko = konstitutionelle hämolytische Anämie; erw = erworbene hämolytische Anämie; ? = keine näheren Angaben; Mar = paroxysmale nächtliche Hämoglobinurie Marchiafava-Micheli

BUTZENGEIGER u. LANGE	1952	13	Plasma	1 ml	1	i.p.	Ratte (n)	Ret	6	7	ko?
SEIP	1953	?	Plasma	?	?	?	Mensch (n)	Ret	—	100%	?

* 6jähriger Negerjunge mit kongenitaler aplast. Anämie (BLACKFAN-DIAMOND).

Tabelle 7 (Fortsetzung)

1	2	3	4	5	6	7	8	9	10		11
			Testpräparat						a	b	
Autoren	Jahr	Zahl der Fälle	Art	injizierte Menge	Zahl der Injekt.	Appl.-Art	Empf.	Krit.	Erythropoietin		
									+	∅	
Bethell, Linman u. Korst . .	1957	1	Plasma-Extrakt	?	?	?	Ratte (n)	Ret	1	—	erw
Gurney, Goldwasser u. Pan .	1957	1	Plasma-Extrakt	2 ml	2	i.v.	Ratte (hyp)	Fe^{59}	1	—	?
Keller	1957	2	Plasma-(O_2-frei)	2 ml/100 g	1	i.p.	Ratte (n)	Ret	2	—	?
Prentice u. Mirand	1957	1	Pl.Extr. (1:1)	2 ml	3	s.c.	Ratte (hyp)	Fe^{59}	—	`1	ko
Friederici.	1958	1	Serum	—	—	—	KM-Kultur	Erybl-Zahl	1	—	erw
Matoth, Biezunski u. Szabo. .	1958	?	Serum	—	—	—	KM-Kultur	Mitosezahl	100%	—	erw
Eridani, Taglioretti u. Roversi	1959	1	Plasma-Extrakt	0,5 ml	1	—	bebrüt. Hühnerei	Blutbildung	—	1	ko
Garcia u. van Dyke	1959	1	Harn-ultra-filtrat	0,1—4 mg	14	?	Ratte (H, hyp)	Fe^{59}	1	—	Mar
Taglioretti et al..	1960	1	Pl.Extr.	0,5 ml	1	—	bebrüt. Hühnerei	Blutbildung	1	—	erw
Friederici u. Gersmeyer . . .	1960	4	Serum	—	—	—	KM-Kultur	Erybl-Zahl	4	—	ko
		3	Serum	—	—	—	KM-Kultur	Erybl-Zahl	3	—	erw
Nakao, Fumimaro u. Hirashima (H.S.A.-Faktor)	1960	1	Plasma	—	—	—	Hühner-erythroc.	Häm-Synthese	1	—	?
van Dyke	1961	3	?	?	?	?	?	?	1	2	Mar

Gurney	1961	„einige"	?	?	?	?	?	?	+	—	Mar
Penington	1961	3 — 36	Plasma	2 ml	2	i.p.	Ratte (poly)	Fe^{59}	3 — 25	— — 11	erw

Perniciöse Anämie

u = unbehandelt; Re = untersucht während der Reticulocytenkrise; ? = keine näheren Angaben

Oliva, Chiuini u. Tramontana .	1949	„groß"	Plasma	20 ml	1	i.v.	Mensch (n)	Ret	100%	—	Re
Butzengeiger u. Lange	1952	15 15	Plasma	1 ml	1	i.p.	Ratte (n)	Ret	6 5	9 10	u Re
Seip	1953	?	Plasma	?	?	i.v.	Mensch (n)	Ret	—	100%	u/Re
Bethell, Linman u. Korst . .	1957	1	Plasma-Extrakt	?	?	?	Ratte (n)	Ret	1	—	u
Gurney, Goldwasser u. Pan .	1957	1	Plasma-Extrakt	2 ml	2	i.v.	Ratte (hyp)	Fe^{59}	1	—	u
Keller	1957	1	Plasma (O$_2$-frei)	2 ml/100 g	1	i.p. —	Ratte (n)	Ret	—	1	u
Eridani, Taglioretti u. Roversi	1959	2	Plasma-Extrakt	0,5 ml	1	—	bebrüt. Hühnerei	Blutbildung	2	—	?
Friederici u. Gersmeyer . . .	1960	5	Serum	—	—	—	KM-Kultur	Ebl-Zahl	—	5	u
Taglioretti, Bussi et al. . . .	1960	2	Plasma-Extrakt	0,5 ml	1	—	bebrüt. Hühnerei	Blutbildung	2	—	?
Gallagher, McCarthy u. Lange	1960	1	Pl.Extr. (3:1)	2 ml	1	i.v.	Ratte (H, poly)	Fe^{59}	1	—	?
Gurney	1961	?	?	?	?	?	?	?	—	+	?
Naets	1961	5	?	?	?	?	?	?	—	5	u ?
Penington	1961	2 — 50	Plasma	2 ml	2	i.p.	Ratte (poly)	Fe^{59}	2 — 20	— — 30	u ?

Tabelle 7 (Fortsetzung)

1	2	3	4	5	6	7	8	9	10		11
			Testpräparat						a	b	
Autoren	Jahr	Zahl der Fälle	Art	injizierte Menge	Zahl der Injekt.	Appl. Art	Empf.	Krit.	Erythropoietin		
									+	ø	

Anämie bei Hämoblastosen

a) Bei Leukosen

a_1) Akute Leukose

1	2	3	4	5	6	7	8	9	10a	10b	11
Althoff u. Werner	1956	1	Plasma-Extrakt	18 ml/kg	4	i.v.	Kan. (n)	Ret	1	—	
Keller	1957	1	Plasma (O_2-frei)	2 ml/100 g	1	i.p.	Ratte (n)	Ret	—	1	
Prentice u. Mirand	1957	1	Pl.Extr. (1:1)	2 ml	3	s.c.	Ratte (hyp)	Fe^{59}	1	—	
Friederici	1958	1	Serum	—	—	—	KM-Kultur	Erybl-Zahl	—	1	
Matoth, Biezunski u. Szabo	1958	?	Serum	—	—	—	KM-Kultur	Mitosezahl	100%	—	
Eridani, Taglioretti u. Roversi	1959	1	Pl.Extr.	0,5 ml	1	—	bebrüt. Hühnerei	Blutbildung	—	1	
Gordon, Winkert, Dornfest u. Siegel	1959	2	Harn	3 ml	10—20	s.c.	Ratte (n)	Ret, Ht, Ery, Hgb	1	1	
Friederici u. Gersmeyer	1960	9	Serum	—	—	—	KM-Kultur	Erybl-Zahl	6	3	
Nakao, Fumimaro u. Hirashima (H. S. A.-Faktor)	1960	4	Plasma	—	—	—	Hühner-erythroc.	Häm-Synthese	4	—	
Penington	1961	2	Plasma	2 ml	2	i.p.	Ratte (poly)	Fe^{59}	2	—	
		22							15	7	

a$_2$) Subakute Leukose

GURNEY, GOLDWASSER u. PAN	1957	2	Plasma-Extrakt	2 ml	2	i.v.	Ratte (hyp)	Fe^{59}	1	1

a$_3$) Chronische Myelose

GURNEY, GOLDWASSER u. PAN	1957	4	Plasma-Extrakt	2 ml	2	i.v.	Ratte (hyp)	Fe^{59}	2	2
FRIEDERICI u. GERSMEYER	1960	6	Serum	—	—	—	KM-Kultur	Erybl-Zahl	5	1

a$_4$) Chronische Lymphadenose

PRENTICE u. MIRAND	1957	3	Pl.Extr. (1:1)	2 ml	3	s.c.	Ratte (hyp)	Fe^{59}	1	2
FRIEDERICI	1958	1	Serum	—	—	—	KM-Kultur	Erybl-Zahl	1	—
STOHLMAN	1959	1	Plasma	?	?	?	Ratte (H)	Fe^{59}	1	—
FRIEDERICI u. GERSMEYER	1960	7	Serum	—	—	—	KM-Kultur	Erybl-Zahl	6	1
GALLAGHER, McCARTHY u. LANGE	1960	1	Pl.Extr. (3:1)	2 ml	1	i.v.	Ratte (H, poly)	Fe^{59}	1	—
PENINGTON	1961	2	Plasma	2 ml	2	i.p.	Ratte (poly)	Fe^{59}	2	—

a$_5$) Verschieden Leukosen

ERIDANI, TAGLIORETTI u. ROVERSI (*Hyperchrome Anämie, präleukämisches Stadium*)	1959	1	Pl.Extr.	0,5 ml	1	—	bebrüt. Hühnerei	Blutbildung	—	1
ERIDANI, TAGLIORETTI u. ROVERSI (*Histioleukämie*)	1959	1	Pl.Extr.	0,5 ml	1	—	bebrüt. Hühnerei	Blutbildung	(1)	—
GALLAGHER, McCARTHY u. LANGE (*Monocytenleukämie*)	1960	2	Pl.Extr.	0,5 ml	1	—	bebrüt. Hühnerei	Blutbildung	1	1

b) Bei Erythrämie
b$_1$) Akute Erythrämie (DI GUGLIELMO)

PENINGTON	1961	1	Plasma	2 ml	2	i.p.	Ratte (poly)	Fe^{59}	1	—

Tabelle 7 (Fortsetzung)

1	2	3	4	5	6	7	8	9	10		11
			Testpräparat						a	b	
Autoren	Jahr	Zahl der Fälle	Art	injizierte Menge	Zahl der Injekt.	Appl.-Art	Empf.	Krit.	Erythropoietin		
									+	∅	
b₂) Chronische Erythrämie											
KELLER	1957	1	Plasma (O_2-frei)	2 ml/100 g	1	i.p.	Ratte (n)	Ret	1	—	
Anämie bei Lymphosarkom											
GALLAGHER, McCARTHY u. LANGE	1960	2	Pl.Extr. (3:1)	2 ml	1	i.v.	Ratte (H, poly)	Fe^{59}	1	1	
Anämie bei Lymphogranulomatose											
BUTZENGEIGER u. LANGE. . . . (M. Hodgkin und Leukämie)	1952	10	Plasma	1 ml	1	i.p.	Ratte (n)	Ret	2	8	
GURNEY, GOLDWASSER u. PAN . (zugleich hämolytische Anämie)	1957	1	Plasma-Extrakt	2 ml	2	i.v.	Ratte (hyp)	Fe^{59}	—	1	
ERIDANI, TAGLIORETTI u. ROVERSI	1959	1	Plasma-Extrakt	0,5 ml	1	—	bebrüt. Hühnerei	Blutbildung	—	1	
GALLAGHER, McCARTHY u. LANGE	1960	2	Pl.Extr. (3:1)	2 ml	1	i.v.	Ratte (H, poly)	Fe^{59}	1	1	
Anämie bei Plasmocytom											
GURNEY, GOLDWASSER u. PAN .	1957	1	Plasma-Extrakt	2 ml	2	i.v.	Ratte (hyp)	Fe^{59}	—	1	
KELLER	1957	1	Plasma (O_2-frei)	2 ml/100 g	1	i.p.	Ratte (n)	Ret	—	1	
PENINGTON.	1961	1	Plasma	2 ml	2	i.p.	Ratte (poly)	Fe^{59}	—	1	
Verschiedene Anämieformen											
BUTZENGEIGER u. LANGE . . . (Anämie bei M. Werlhof)	1952	3	Plasma	1 ml	1	i.p.	Ratte (n)	Ret	—	3	

FRIEDERICI . . . . (*hyperchr. makrocytäre Anämie*)	1958	1	Serum	—	—	—	KM-Kultur	Erybl-Zahl	1	—
STOHLMAN . . . . (*hyperplast. refrakt. Anämie*)	1959	1	Plasma	?	?	?	Ratte (H)	Fe^{59}	1	—
GALLAGHER, McCARTHY u. LANGE (*hyperplast. refrakt. Anämie*)	1960	3	Pl.Extr. (3:1)	2 ml	1	i.v.	Ratte (H, poly)	Fe^{59}	3	—
GALLAGHER, McCARTHY u. LANGE (*Anämie bei Hypophysen-insuffizienz*)	1960	1	Pl.Extr. (3:1)	2 ml	1	i.v.	Ratte (H, poly)	Fe^{59}	—	1

Sonstige Erkrankungen

CONTOPOULOS, McCOMBS et al. . (*„Stress-Polycythämie"*)	1957	3	Pl.Extr. (10:1)	1 ml	14	?	Ratte (hyp)	Hgb, Ht, Ery–Vol	—	3
FRIEDERICI . . . . (*Agranulocytose*)	1958	2	Serum	—	—	—	KM-Kultur	Erybl-Zahl	2	—
BONSDORFF u. JALAVISTO . . . (*Chron. Kreislaufdekompen-sation*)	1948	15	Plasma, Serum	3 ml	1	i.p.	Kan. (n)	Ery, Hgb, Ret	15	—
WHITCOMB, BIRD et al. . . . . . (*Chron. Lungenemphysem, keine Polyglobulie*)	1959	5	Pl.Extr. (1:1)	2% d. KG	13	i.p.	Ratte (n)	Ery, Ht, Ret, Hgb	5	—
CLOTTEN u. CLOTTEN . . . . . (*Hypertonie*)	1959	1	Plasma-Extrakt	3 ml Plasma	1	i.p.	Ratte (n)	Ret	1	—
PENINGTON . . . . (*Hypertonie*)	1961	2	Plasma	2 ml	2	i.p.	Ratte (poly)	Fe^{59}	—	2
PENINGTON . . . . (*Amyloidose*)	1961	1	Plasma	2 ml	2	i.p.	Ratte (poly)	Fe^{59}	—	1
NAKAO, FUMIMARO u. HIRASHIMA (H.S.A.-Faktor) (*Hämochromatose*)	1960	1	Plasma	—	—	—	Hühner-erythroc.	Häm-Synthese	—	1
NAKAO, FUMIMARO u. HIRASHIMA (H.S.A.-Faktor) (*Banti-Syndrom*)	1960	1	Plasma	—	—	—	Hühner-erythroc.	Häm-Synthese	(1)	—

enthalten sind*; die beiden anderen negativen Fälle wurden von CLOTTEN u. CLOTTEN[1] mitgeteilt. Aus Tabelle 7 ist zu entnehmen, daß diese Autoren nur geringe Plasma- bzw. Plasmaextraktmengen injizierten und sich überdies auf eine einmalige Injektion beschränkten. In allen übrigen Arbeiten (s. Tabelle 7) wurden die Injektionen über längere Zeiträume fortgeführt, wobei der Erythropoietinnachweis stets gelang. Die negativen Ergebnisse von BUTZENGEIGER u. LANGE[2] bzw. CLOTTEN u. CLOTTEN[1] sind demnach am ehesten damit zu erklären, daß die verabfolgte Wirkstoffmenge für die Auslösung eines Effektes an der Erythropoiese zu niedrig war.

Weitere Untersuchungen über die Höhe des Erythropoietin-Gehaltes im Blute bei Polyglobulie sind angeraten, da gerade bei dieser Form der Erythrocyten-Vermehrung mit Regelmäßigkeit eine Erhöhung des Erythropoietinspiegels zu erwarten ist[3].

3. Hypoplastische und aplastische Anämie

Für die Entstehung der hypoplastischen bzw. aplastischen Anämien werden toxische, infektiös-toxische und allergische Einflüsse verantwortlich gemacht[4]; einen Sonderfall stellt die Verdrängung des blutbildenden roten Markes bei Leukämien, beim Plasmocytom und bei Knochenmarcarcinosen dar[4], da die Erythropoiese dort an sich regelrecht abläuft und lediglich in den vom fremden Gewebe überwucherten Knochenmarkanteilen zum Erliegen kommt.

Im Schrifttum sind bisher mindestens 25 Fälle dieses Anämietyps mitgeteilt worden, bei denen der Erythropoietingehalt des Blutes untersucht wurde (Tabelle 7). *In nahezu allen Fällen ließ sich im Blutplasma, in einigen Fällen auch im Harn, Erythropoietin nachweisen.*

Dieser Befund legt nahe, *daß bei der aplastischen Anämie nicht die Erythropoietinbildung, sondern die Proliferation der Erythroblasten primär gestört ist.* Die Erhöhung des Erythropoietinspiegels im Blute läßt sich damit erklären, daß der Organismus alle Anstrengungen macht, um die gehemmte Erythropoiese wieder in Gang zu bringen. Aus der Tatsache, daß ihm dies nicht oder nur unvollständig gelingt, kann auf eine tiefgreifende Schädigung der Erythroblasten selbst geschlossen werden. CORSO[5], der einige Fälle von aplastischer Anämie *ohne* nachweisbares Erythropoietin im Blutplasma beobachtete, teilt auf Grund dieses Befundes die hypoplastischen Anämien in 2 Gruppen ein: Bei der ersten Gruppe liege die Schädigung im Erythron — diese Ansicht entspricht der unsrigen, wie soeben dargelegt —, bei der zweiten Gruppe entstehe die Anämie infolge eines Mangels an Erythropoietin.

---

* Tatsächlich handelt es sich nicht um insgesamt 12, sondern nur um 4 Fälle, die jedoch an 12 Versuchstieren geprüft wurden, von denen 11 nicht mit einer Reticulocytose reagierten.

[1] 1959.   [2] 1952.   [3] Siehe auch NAJEAN u. ARDAILLOU 1961 a.
[4] FRIEDERICI 1958.   [5] 1961.

Die Diskrepanz zwischen Knochenmarkhypoplasie und hohem Erythropoietingehalt des Blutes läßt sich allerdings auch so erklären, daß die Patienten mit hypoplastischer Anämie ein abnormes oder inkomplettes Erythropoietin bilden, daß ihnen ein weiterer im Normalplasma enthaltener Faktor fehlt oder daß die Aktivität in atypischer Weise gebunden ist[1]. Der hohe Erythropoietingehalt des Blutes bei hypoplastischen Anämien ist ein Hinweis auf die Utilisation des Erythropoietins durch das Knochenmark (s. S. 107).

4. Blutungsanämie

Der Blutverlust stellt ein ebensolches Modellbeispiel für die Steigerung der Erythropoietinbildung dar wie die „anoxische Anoxie", die zu einer Polyglobulie führt. Bei entsprechender Höhe des Blutverlustes ist stets mit einem Anstieg des Erythropoietinspiegels im Blute zu rechnen. Auch der zeitliche Abstand zwischen Blutverlust und Blutuntersuchung muß bei der Bewertung der Resultate berücksichtigt werden, da das Maximum des Erythropoietinspiegels erst nach Stunden erreicht wird (s. S. 30).

Unter diesen Umständen ist es nicht erstaunlich, daß die Ergebnisse der einzelnen Autoren an den bisher untersuchten 52 Fällen* von akuter und chronischer Blutungsanämie differieren (Tabelle 7). Vielleicht ist der Anteil der positiven Fälle bei den chronischen Blutungsanämien jedoch höher als bei den akuten. Künftige Untersuchungen über den Erythropoietinspiegel des Blutes bei Blutungsanämien sollten unbedingt die Schwere des Blutverlustes und den zeitlichen Abstand zur Untersuchung des Erythropoietingehaltes im Blute berücksichtigen; beide Größen sollten stets angegeben werden, da ohne ihre Kenntnis Vergleiche zwischen den Resultaten einzelner Autoren beträchtlich erschwert werden.

5. „Eisenmangelanämie"

Der Eisenmangel ist das gemeinsame Kennzeichen einer Reihe von Anämieformen, die unter verschiedenen Bezeichnungen beschrieben wurden; hierher gehören die essentielle hypochrome Anämie, die chronische Blutungsanämie, die Chlorose, bestimmte Formen der Graviditätsanämie und die Tumor- und Infektanämien[2]. Ihre getrennte Aufführung in Tabelle 7 beruht ausschließlich darauf, daß in den unter dieser Überschrift zusammengefaßten Fällen Angaben zum Grundleiden fehlen und lediglich die Diagnose „Eisenmangelanämie" verzeichnet ist.

Die Eisenmangelanämie ist im allgemeinen nicht mit einer Erhöhung des Erythropoietinspiegels vergesellschaftet, soweit sich dies an Hand der bisher untersuchten Fälle sagen läßt. Angesichts der noch ungenügenden Sicherung dieses Befundes erscheint es vorläufig angeraten, vor dem Versuch einer Deutung weitere Ergebnisse abzuwarten.

6. Tumor- und Infektanämie

Von den bisher untersuchten 27 Fällen wiesen 13 im Plasma, Serum oder Harn eine vermehrte Erythropoietinaktivität auf (Tabelle 7), in den übrigen 14 Fällen

---

* Wahrscheinlich sind die Fälle von KELLER (1957b) bzw. von LÜTHI u. KELLER (1958) miteinander identisch, so daß sich die Zahl der Blutungsanämien von 52 auf 46 erniedrigen würde.

[1] GURNEY 1962b; HAMMOND 1962b.   [2] FRIEDERICI 1958.

ließ sich im Plasma keine Erythropoietinaktivität nachweisen. Sichere Aussagen über den Erythropoietingehalt des Blutes bei der Tumor- und Infektanämie sind daher noch nicht möglich.

Ein Teil der negativen Erythropoietinbefunde bei Krebsanämie dürfte auch darauf zurückzuführen sein, daß häufig keine echte Anämie, sondern eine Pseudo-anämie besteht. LOCKNER[1] konnte in Messungen an Patientinnen mit Cervix-carcinom und an Tumormäusen zeigen, daß bei erniedrigter Hämoglobinkonzen-tration und verkürzter Erythrocytenlebensdauer das Plasmavolumen vermehrt ist und das Totalhämoglobin normale Werte aufweist.

7. Hämolytische Anämie

Unter der Überschrift „Hämolytische Anämie" sind in Tabelle 7 die bisher untersuchten Fälle von Cooley-Anämie (a), Sichelzellenanämie (b) und von konstitu-tioneller bzw. erworbener hämolytischer Anämie zusammen mit einigen Fällen von paroxysmaler nächtlicher Hämoglobinurie (c) aufgeführt.

Die hämolytischen Anämien zeigen meist eine Erhöhung der Erythro-poietinaktivität im Blute (Tabelle 7). Dies gilt für alle genannten Formen der hämolytischen Anämie. Die Vermehrung des Erythropoietins er-klärt sich aus dem gesteigerten Bedarf an Erythrocyten, der seinerseits auf den pathologisch erhöhten Erythrocytenabbau zurückgeht. Im Anschluß an Bluttransfusionen geht der Erythropoietingehalt des Blutes rasch auf nicht meßbare Werte zurück[2], worin ein Hinweis darauf zu erblicken ist, daß die anämische Anoxie die Ursache für die gesteigerte Erythropoietinbildung darstellt.

8. Perniciöse Anämie

Über den Erythropoietingehalt des Blutes bei perniciöser Anämie lassen sich noch keine sicheren Aussagen machen, da von den bisher untersuchten 50 Fällen allein 30 der methodisch anfechtbaren Arbeit von BUTZENGEIGER u. LANGE[3] entstammen.

9. Anämie bei Hämoblastosen, bei Lymphosarkom, Lymphogranulomatose und Plasmocytom

Bisher wurden 74 Fälle dieser Art untersucht (Tabelle 7). 43mal gelang der Nachweis von Erythropoietin im Blut und Harn dieser Patienten, 31mal war er nicht möglich. Der Ausfall der Erythropoietinbestimmung hängt bei den Begleit-anämien der Hämoblastosen und der übrigen Blutkrankheiten sicher ebensosehr von der Art, Schwere und Dauer des Grundleidens wie vom Schweregrad und der Dauer der Begleitanämie selbst ab. Hieraus erklärt sich die Heterogenität der Ergebnisse.

10. Verschiedene Anämieformen

In dieser Gruppe (Tabelle 7) ist eine Reihe von Einzelbeobachtungen zusammen-gefaßt, die zunächst rein kasuistischen Wert haben und der Bestätigung an weiteren Fällen bedürfen.

---

[1] 1961.

[2] MEDICI, GORDON, PILIERO, LUHBY u. YUCEOGLU 1957; GORDON, WINKERT, DORNFEST u. SIEGEL 1959.

[3] 1952.

11. Sonstige Erkrankungen

Unter dieser Überschrift sind in Tabelle 7 einige Sonderfälle von Blutveränderungen sowie verschiedene nicht-hämatologische Erkrankungen zusammengefaßt.

Der negative Befund an den 3 Fällen der von CONTOPOULOS, McCOMBS u. Mitarb.[1] als „Stress-Polycythämie" bezeichneten Erythrocytenvermehrung überrascht nicht, da es sich bei der Blutbildveränderung lediglich um die Folge einer Hämokonzentration handelt. Das Plasmavolumen dieser Patienten ist vermindert, das Gesamt-Erythrocytenvolumen jedoch unverändert[2]. Die Bezeichnung „Polycythämie" ist daher irreführend; man sollte in Anlehnung an die ersten Beschreiber LAWRENCE u. BERLIN[2] besser von einer „relativen Polyglobulie" oder nach HEILMEYER von einer „Pseudopolyglobulie" sprechen.

Die insgesamt 20 Fälle von chronischer Anoxie (Kreislaufdekompensation[3], chronisches substantielles Lungenemphysem[4]) *ohne* Polyglobulie, in denen der Erythropoietinnachweis ausnahmslos gelang, zeigen das Bestreben des Körpers, bei bestehender Anoxie die Erythropoiese zu steigern. RAPIN u. Mitarb[5]. halten es für möglich, daß in diesen Fällen von fehlender Polyglobulie trotz erhöhten Erythropoietingehaltes des Blutes das Knochenmark einen Teil seiner Reaktionsfähigkeit eingebüßt habe, wobei vielleicht chronische bronchopulmonale Infekte eine Rolle spielen sollen. Die Bedeutung solcher Infekte für den Ablauf der Erythropoiese wird allerdings von SHAW u. SIMPSON[6] auf Grund sorgfältiger Untersuchungen bestritten.

Nach Untersuchungen von LERTZMAN u. Mitarb.[7] verhält sich die Polyglobulie bei Patienten mit chronischer Bronchitis und Emphysem dem hypoxischen Reiz im großen und ganzen parallel.

VII. Klinische Bedeutung des Erythropoietins

Die Nutzanwendung der bisherigen Erkenntnisse der Erythropoietinforschung in der Klinik steht ganz am Anfang ihrer Entwicklung. Versuche, bestimmte Anämieformen mit erythropoietinhaltigen Präparaten günstig zu beeinflussen, blieben teilweise erfolglos[8], teilweise wurde über Besserungen des Blutbildes berichtet[9], ohne daß diese Mitteilungen aber bis heute eine Bestätigung in größerem Rahmen gefunden hätten. Die einander widersprechenden Resultate beruhen sicher großenteils auf Unterschieden im Erythropoietingehalt der geprüften Präparate. Das Bestreben künftiger Untersuchungen muß daher auf zwei Punkte gerichtet sein: Erstens muß versucht werden, für die therapeutische Anwendung am Menschen *Präparate mit möglichst hoher Erythro-*

---

[1] 1957.   [2] LAWRENCE u. BERLIN 1952.   [3] BONSDORFF u. JALAVISTO 1948.

[4] WHITCOMB, BIRD, JOHNSON, HAMMARSTEN u. MOORE 1959.

[5] RAPIN, LISSAC, POCIDALO u. CORCKET 1961.   [6] 1961.

[7] LERTZMAN, ISRAELS u. CHERNIACK 1962.

[8] LUHBY, COOPERMAN, HERRERO, GORDON, PILIERO u. MEDICI 1958; McCURDY, MISKOVSKY, LAUGHLIN u. McCUISTON 1958.

[9] SONNEVILLE, MINET, v. DECLARDE, PAQUET, v. DUPERN u. JULICH; PIRWITZ 1949; GUYOMAR 1954; GURNEY, PIERCE, SCHRIER, CARSON u. JACOBSON 1957; STOKAL 1959.

poietinkonzentration (und möglichst menschlicher Herkunft[1]) zu erhalten. Die bereits bekannten Verfahren zur Anreicherung des Erythropoietins schaffen hierzu die Voraussetzung. Zweitens muß die Möglichkeit geschaffen werden, *die Aktivität der von den einzelnen Autoren verwendeten Erythropoietinpräparate untereinander vergleichen zu können*. Um dies zu erreichen, muß ein *Standard* entwickelt werden, an dem die Erythropoietinaktivität der verschiedenen Präparate geeicht werden kann und der allen Untersuchern bekannt und verständlich ist. Die Dringlichkeit der Standardisierung erythropoietinhaltiger Präparate wird auch von anderen Autoren[2] hervorgehoben und hat bereits zu praktischen Vorschlägen mehrerer Arbeitskreise geführt:

WHITE u. Mitarb.[3] verstehen unter einer *„Aktivitätseinheit" (Cobalt-Einheit)* des Erythropoietins diejenige Menge Erythropoietin, die bei der hungernden Ratte eine gleichhohe Steigerung der Inkorporation von Fe^{59} in die Erythrocyten bewirkt wie die Injektion von 5 μM Cobaltionen. KEIGHLEY[4] hält die Cobalt-Einheit aus bestimmten Gründen für ungeeignet.

Die „*Standard A-Einheit*" BANGHAMS[5] ist mit der Cobalt-Einheit identisch. BANGHAM löste Erythropoietin (Schafplasmaerythropoietin) mit einer Aktivität von etwa 5000 Cobalt-Einheiten in etwa 500 Ampullen und bezeichnete den Inhalt jeder Ampulle mit 10 „Standard A-Einheiten"[6].

Von GORDON[7] wurde die „*H.R.-Einheit*" eingeführt. Sie ist definiert als die Summe aus dem prozentualen Anstieg des Hämatokrit-Wertes und der Reticulocytenzahl. Eine H.R.-Einheit entspricht 1,2—1,3 Cobalt-Einheiten[8].

KEIGHLEY u. Mitarb.[9] definieren die „*ESF-Einheit*"[10] als diejenige Menge Erythropoietin, die bei der hungernden Ratte einen „Nettoanstieg" des Einbaus von Fe^{59} in Höhe von 20% erzeugt. Unter „Nettoanstieg" verstehen die Autoren die Differenz zwischen der prozentualen Eisenaufnahme in die Rattenerythrocyten nach Injektion eines inaktiven Materials und nach Injektion des erythropoietinhaltigen Präparates.

Der Vorschlag, die ESF-Einheit in der angegebenen Form zu definieren und die Aktivität erythropoietinhaltiger Präparate in ESF-Einheiten auszudrücken, ist das Ergebnis einer Übereinkunft zwischen mehreren Arbeitsgruppen in den USA, die sich seit längerer Zeit mit Untersuchungen über das Erythropoietin beschäftigen[9]. Damit ist ein wichtiger *erster Schritt zur Standardisierung erythropoietinhaltiger*

---

[1] KURATOWSKA, KOWALSKI, LIPINSKI u. MICHALAK 1962.

[2] GORDON 1959; SCHLUETER, NORGELLO u. WHITE 1960; KEIGHLEY, LOWY, BORSOOK, GOLDWASSER, GORDON, PRENTICE, RAMBACH, STOHLMAN u. VAN DYKE 1960.

[3] GOLDWASSER u. WHITE 1959; SCHLUETER, NORGELLO u. WHITE 1960.

[4] 1962.   [5] 1962.   [6] GORDON 1962.   [7] 1960, 1962.

[8] GORDON u. WEINTRAUB 1962.

[9] KEIGHLEY, LOWY, BORSOOK, GOLDWASSER, GORDON, PRENTICE, RAMBACH, STOHLMAN u. VAN DYKE 1960.

[10] In späteren Veröffentlichungen verwenden KEIGHLEY (1962.) bzw. VAN DYKE u. POLLYCOVE (1962). für die ESF-Einheit die Abkürzung *C.S.-Einheit* (CS = Comparative Standard).

Präparate und zur Ermöglichung von Vergleichen zwischen den Ergebnissen verschiedener Autoren getan. Wir schließen uns aus diesem Grunde der Empfehlung der amerikanischen Autoren an, bis zur Entwicklung brauchbarer Standard-Präparate mit definiertem Erythropoietingehalt eine ESF-Einheit zu schaffen. Wir folgen dem Injektionsschema, das von KEIGHLEY u. Mitarb.[1] angegeben wird, *schlagen jedoch aus den andernorts erwähnten Gründen[2] vor, an Stelle der hungernden Ratte die Ratte mit Transfusionspolyglobulie als Empfängertier zu verwenden.*

Eine kritiklose Anwendung der Erythropoietinbehandlung bei allen denkbaren Anämieformen hat keinen Sinn[3]. Die Gabe von Erythropoietin verspricht nur dort Erfolg, wo der Gehalt des Blutes an endogenem Erythropoietin vermindert ist oder die Erythropoietinbildung sich den Erfordernissen eines gesteigerten Erythrocytenbedarfes nicht anzupassen vermag. Hierher gehören viele — nicht alle[4] — Fälle von Blutungsanämie, von Eisenmangelanämie anderer Genese, von hämolytischen Anämien und von perniciöser Anämie. Hingegen wird es kaum möglich sein, bei hypoplastischen und aplastischen Anämien eine Besserung durch Erythropoietingaben zu erzielen, da hier die primäre Störung im Knochenmark selbst begründet liegt und der endogene Erythropoietinspiegel bereits erhöht und trotzdem wirkungslos ist. Jedoch gibt es auch hier Ausnahmefälle (s. Tabelle 7). Es wäre begrüßenswert, wenn vor Beginn der Erythropoietinbehandlung eines Patienten die endogene Erythropoietinaktivität bestimmt würde[5]; damit würde vermieden, daß ungeeignete Fälle zur Behandlung kommen und daß das Fortbestehen der Anämie zu der fälschlichen verallgemeinernden Schlußfolgerung führen könnte, die Erythropoietintherapie habe keinen Sinn und ihre weitere Erprobung lohne nicht. Die Befolgung der genannten Regeln — *Verwendung hochaktiver Erythropoietinpräparate, Angabe ihrer Aktivität in ESF-Einheiten, Bestimmung des endogenen Erythropoietinspiegels vor Behandlungsbeginn* — wird es erlauben, in absehbarer Zeit zu einem Urteil über die Anwendbarkeit des Erythropoietins in der Anämiebehandlung zu gelangen. Zum gegenwärtigen Zeitpunkt ist ein zuverlässiges Urteil noch nicht möglich[6].

VIII. Zur Frage der Bildungsstätte des Erythropoietins
a) Leber

Die Untersuchungen über die pathophysiologischen Grundlagen der perniciösen Anämie erbrachten den Beweis, daß die Leber einen wesentlichen Einfluß auf die Erythropoiese ausübt. Sie speichert den Antiperniciosa-Faktor, das Vitamin B_{12},

---

[1] KEIGHLEY, LOWY, BORSOOK, GOLDWASSER, GORDON, PRENTICE, RAMBACH, STOHLMAN u. VAN DYKE 1960.

[2] s. S. 45.   [3] Siehe auch GORDON 1959.   [4] s. Tabelle 7.

[5] s. auch NOYES, DOMM u. WILLIS 1962.

[6] s. auch NAJEAN u. ARDAILLOU 1961 b.

das für die Bildung des Thymidins und damit für die Synthese der Desoxyribo-nucleinsäure benötigt wird. Zur Vermeidung von Mißverständnissen empfiehlt es sich unseres Erachtens, das Vitamin B_{12} nicht als „erythropoietisch wirksamen Leberfaktor"[1] zu bezeichnen, da hierdurch der Eindruck erweckt wird, es handele sich um einen in der Leber erzeugten, hormonal wirkenden Faktor nach Art des Erythropoietins.

Leberextrakte scheinen außer dem Vitamin B_{12} auch noch andere erythro-poietisch wirkende Stoffe zu enthalten, über deren chemische Natur bisher nichts Näheres bekannt ist[2].

In der Klinik finden sich Veränderungen des roten Blutbildes sowohl bei Leber-cirrhosen als auch bei manchen Fällen von Lebercarcinom. Die *Anämie* bei Leber-cirrhose und Hepatitis ist komplexer Natur, an ihrer Entstehung wirken Blut-verluste, eine vermehrte Hämolyse und eine verminderte Zellneubildung mit[3]. BINGHAM[4] unterscheidet auf Grund des Zellbildes im peripheren Blut bei Leber- und Gallenwegserkrankungen drei Formen von Makrocytose, die durch das Über-wiegen dünner, dicker oder target cell-artiger Makrocyten gekennzeichnet sind. Die Ursachen der *Polyglobulie* bei manchen Lebercarcinomen (3—10% der Fälle)[5] sind ungeklärt. BRADLEY, YOUNG u. LENTZ[6] fanden im exstirpierten Tumorgewebe erythropoietisch wirkende Stoffe.

Die bisherigen Resultate experimenteller Studien zur Frage der Erythropoietinbildung in der Leber lassen noch keine sicheren Schlüsse darauf zu, ob die Leber Erythropoietin bilden kann.

Die experimentelle Klärung der Beziehungen zwischen Leber und Erythro-poietinerzeugung bzw. -inaktivierung ist außergewöhnlich schwierig. Eine kom-plette Hepatektomie ist mit dem Leben nicht vereinbar. Schwere Leberschä-digungen mit bestimmten Chemikalien, z.B. mit Tetrachlorkohlenstoff, sind als Untersuchungsmethoden völlig unbrauchbar, da sie keine elektive Aufhebung der vermuteten Erythropoietinbildung herbeiführen, sondern den gesamten Leber-stoffwechsel beeinträchtigen; insbesondere die Störung des Eisen-, Eiweiß- und Nucleinsäurestoffwechsels wird sich dabei auf die Erythropoiese auswirken. Der Summationseffekt „Leberschaden" läßt sich unmöglich in seine Einzelfaktoren aufgliedern.

Als Untersuchungsverfahren kommen somit in Frage: Die Zufuhr von Lebergewebe per os oder von Leberextrakten parenteral, die sub-totale Hepatektomie, die nervöse Stimulierung der Leberfunktion, die Umleitung des Pfortaderkreislaufes in die Vena cava caudalis und die Perfusion von Lebern unter verschiedenen Versuchsbedingungen mit anschließender Prüfung der Perfusionsflüssigkeit auf etwa vor-handene erythropoietische Aktivität.

Die *Verfütterung von Lebergewebe* verursachte bei Kaninchen manchmal eine Zunahme, manchmal eine Abnahme der Erythrocytenzahl[7]. Diese Veränderungen waren wohl als Ausdruck physiologischer Spontanschwankungen aufzufassen.

---

[1] FRIEDERICI 1958.   [2] HORRIGAN 1961.

[3] CATTAN u. CATTAN 1960; SHEEHY u. BERMAN 1960; BOIVIN, HARTMANN u. FAUVERT 1961; WEITHALER 1961.

[4] 1961.

[5] SCHONFELD, BABBOTT u. GUNDERSEN 1961; McFADZEAN, TODD u. TSANG 1958.

[6] 1961.   [7] ZIH 1929a.

CARNOT u. DEFLANDRE[1] sahen nach *Injektion von Leberhomogenat* bei Kaninchen eine geringfügige Erythrocytenvermehrung im Blute. Auch GORDON u. Mitarb[2]. beobachteten ebenso wie RAMBACH u. Mitarb[3]. nach *Injektion von Leberextrakten* anämisierter Tiere bei den Empfängertieren (Ratten) leichte Steigerungen der Erythrocytenzahl, des Hämoglobingehaltes und des Hämatokritwertes bzw. der Reticulocytenzahl; die erstgenannten Autoren konnten jedoch ein Jahr später ihre ersten Befunde nicht bestätigen[4]. Auch andere Autoren[5] vermißten nach Gabe von Leberextrakten eine Zunahme der Erythropoiese, während *Homogenate* Aktivität aufwiesen[6]. Es ist unwahrscheinlich, daß der Wirkung der Homogenate ein rein calorigener Effekt zugrunde liegt[6].

Nach *subtotaler Leberresektion* (Entfernung von $^7/_8$ des Organs) blieb die Reaktion der Erythropoiese gegenüber Cobalt unvermindert[7]. Dieser Befund ist allerdings nicht beweisend, da das verbliebene $^1/_8$ der Leber unter Umständen ausgereicht haben könnte, um die Funktion der Leber, auch diejenige der Erythropoietinbildung, aufrechtzuerhalten.

RUHENSTROTH-BAUER[8] bemerkte nach vorübergehender Abklemmung der Arteria hepatica bei sechs Kaninchen keine Beeinflussung der peripheren Reticulocytenzahlen. Die *nervöse Stimulierung* der Leber hatte also keinen Einfluß auf das Blutbild. Demgegenüber berichteten japanische Autoren[9] über das Vorkommen erythrocytenregulierender Nervenfasern in den vom Ganglion coeliacum zur Leber führenden Ästen.

LORBER[10] fand bei vier Hunden mit *portorenaler Anastomose* keine über die unspezifischen Operationsfolgen hinausgehenden Veränderungen an Blut und Knochenmark. Außerdem wurde bei den Hunden einige Monate post operationem ein Aderlaß vorgenommen. Die anschließende Reaktion der Erythropoiese entsprach der Norm.

Die exakten *Perfusionsversuche* von REISSMANN u. NOMURA[11] geben Hinweise auf die Bildung von Erythropoietin in der Leber. Sauerstoffmangel bewirkte das Auftreten einer hohen erythropoietischen Aktivität in der Leber-Perfusionsflüssigkeit, für deren Entstehung eine Reihe möglicher ursächlicher Faktoren (unter anderem Gallenfarbstoff, Hämolyse, toxische Effekte) ausgeschlossen werden konnte.

Leberschnitte bilden in vitro kein Erythropoietin[12]. Da auch Nierenschnitte unter den gleichen Bedingungen eine Erythropoietinbildung vermissen lassen, obgleich die intakte Niere Erythropoietin zu erzeugen vermag, spricht dieser Befund nicht gegen die Annahme einer Erythropoietinbildung durch die Leber, sondern unterstreicht lediglich die Bedeutung der Gefäßarchitektur für die Fähigkeit bestimmter Organe, Erythropoietin zu produzieren.

Die Möglichkeit einer *Inaktivierung des Erythropoietins in der Leber* wird vor allem durch den Befund nahegelegt, daß Ratten mit chemischem Leberschaden durch Tetrachlorkohlenstoff im Gegensatz zu gesunden Tieren nach Sauerstoffmangel einen erhöhten Erythropoietingehalt des

---

[1] 1906.   [2] GORDON, PILIERO u. TANNENBAUM 1955; GORDON 1960b.

[3] RAMBACH, ALT u. COOPER 1960, 1961. RAMBACH u. Mitarb. fanden in ihren Versuchen außerdem eine erythropoietische Aktivität von Homogenaten aus Rattenniere, -milz, -gehirn und -muskel.

[4] GORDON, PILIERO, MEDICI, SIEGEL u. TANNENBAUM 1956; GORDON, PILIERO, MEDICI, PANSKY, LUHBY, SIEGEL u. TANNENBAUM 1958.

[5] CRAFTS 1952; BORSOOK, GRAYBIEL, KEIGHLEY u. WINDSOR 1954.

[6] RAMBACH 1962a.   [7] JACOBSON, GOLDWASSER, FRIED u. PLZAK 1957.

[8] 1950.   [9] Siehe bei KOMIYA 1956.   [10] 1959.   [11] 1962.   [12] ERSLEV 1962e.

Blutes aufwiesen[1] und daß bei Stimulierung der Erythropoiese mit Phenylhydrazin der Erythropoietinspiegel des Blutes vom Ausmaß des Leberschadens abhing[2]. Ferner zeigten tetrachlorkohlenstoffvergiftete Ratten, denen anschließend erythropoietinhaltiges Rattenplasma injiziert wurde, eine höhere Eiseninkorporation in die Erythrocyten als gesunde Ratten; ALPEN[3] erblickte hierin ein Zeichen des langsameren Erythropoietin-Abbaus in den vergifteten Tieren. Allerdings ist im Gegensatz hierzu nach Untersuchungen KEIGHLEYs[4] die Plasma-Clearance für Erythropoietin bei tetrachlorkohlenstoffvergifteten Ratten unverändert. BURKE u. MORSE[5] konnten jedoch in Perfusionsversuchen an isolierten Lebern die Ansicht stützen, daß die Leber in hohem Maße an der Inaktivierung des Erythropoietins beteiligt ist. Auch Leberhomogenat inaktiviert Erythropoietin in vitro[6].

b) Knochenmark

Die Frage, ob das Knochenmark nicht nur die Erythrocyten, sondern auch das Erythropoietin erzeuge, läßt sich nur so untersuchen, daß man die Wirkung von Knochenmarkextrakten auf die Erythropoiese prüft.

Die Ganzkörperbestrahlung[7] und die Gabe von Stickstoff-Lost[8] sind abzulehnen, da beide Maßnahmen nicht nur die mutmaßlichen Bildungszellen des Erythropoietins, sondern darüber hinaus die Stammzellen der Blutbildung beträchtlich schädigen.

Die Versuche über die Wirkung von Knochenmarkextrakten auf die Erythropoiese erbrachten keine festen Anhaltspunkte für eine Erythropoietinbildung im Knochenmark selbst. Geringfügige Steigerungen der Erythrocytenzahlen, die offenbar unspezifischer Natur waren, wurden lediglich von einigen älteren Autoren gefunden[9], während die übrigen keinen sicheren Einfluß der Extrakte auf die Erythropoiese feststellen konnten[10]. In der Gewebekultur beobachtete STROSSELLI[11] einen fördernden Einfluß von Knochenmarkextrakten auf die Zelldifferenzierung, jedoch zugleich eine Hemmung der Zellproliferation. Diese Befunde machen eine Erythropoietinbildung im Knochenmark unwahrscheinlich, jedoch nicht unmöglich, da das Erythropoietin bei seiner Bildung im Knochenmark rasch in die Blutbahn abgegeben oder im Knochenmark selbst verbraucht werden könnte.

HÜBNER u. ZIMMERMANN[12] komprimierten bei Kaninchen vorübergehend die Aorta abdominalis unterhalb des Abganges der Nierenarterien und sahen danach eine Erythropoiesesteigerung nicht nur im Femurmark, sondern auch im Knochenmark des Humerus. Sie schlossen hieraus auf die Bildung des Erythropoietins im

---

[1] PRENTICE u. MIRAND 1957a.

[2] JACOBSEN, DAVIS u. ALPEN 1956; KEIGHLEY, GRAYBIEL u. BORSOOK 1958.

[3] 1962a   [4] 1962b.   [5] 1962.   [6] DUKES u. GOLDWASSER 1962.

[7] LINMAN u. BETHELL 1957a.   [8] ERSLEV u. LAVIETES 1954.

[9] CARNOT u. DEFLANDRE 1906; MÜLLER 1912; LEAKE u. BACON 1924; LEFFKOWITZ u. LEFFKOWITZ 1925.

[10] GORDON, PILIERO u. TANNENBAUM 1955; GORDON, PILIERO, MEDICI, SIEGEL u. TANNENBAUM 1956; ERSLEV 1957; RAMBACH, ALT u. COOPER 1957; GORDON, PILIERO, MEDICI, PANSKY, LUHBY, SIEGEL u. TANNENBAUM 1958.

[11] 1959.   [12] 1959, 1960.

Knochenmark der ischämischen unteren Körperhälfte. Die Kompression der Aorta stellt jedoch einen Eingriff dar, der sicher nicht nur lokale Folgen hat, sondern über eine Reizung der Gefäßnerven auch reflektorisch Fernreaktionen auslösen kann. Auf diese Weise könnte die Erythropoietinbildung in einem anderen Organ außerhalb des ischämischen Körperbezirkes stimuliert werden. Auch muß an die Möglichkeit gedacht werden, daß aus anderen Geweben der ischämischen Körperhälfte Stoffe mit direkter oder indirekter Wirkung auf das Knochenmark freigesetzt werden. Die Versuchsanordnung von HÜBNER u. ZIMMERMANN beweist nicht die Erythropoietinbildung im Knochenmark.

Während die Erythropoietinproduktion durch das Knochenmark als unwahrscheinlich angesehen werden muß, sprechen folgende Befunde für eine *Utilisation von Erythropoietin* durch die Erythroblasten des Knochenmarkes:

1. Röntgen-bestrahlte Ratten weisen nach Sauerstoffmangel-Atmung einen höheren Erythropoietingehalt des Blutes auf als nicht-bestrahlte Kontrolltiere mit erhaltener Knochenmarkfunktion[1].

2. Patienten mit Knochenmarkinsuffizienz (hypoplastischer und aplastischer Anämie) besitzen einen höheren Erythropoietinspiegel des Blutes als Patienten mit hämolytischen Anämien[2] oder perniciöser Anämie[3].

3. Bei Kaninchen mit Phenylhydrazin-Anämie fällt der Erythropoietingehalt des Blutes steil ab, sobald die Tiere auf das endogen gebildete Erythropoietin anzusprechen beginnen, obgleich zu diesem Zeitpunkt noch eine schwere Anämie besteht[4].

4. In vitro bewirkt Knochenmark hypoxischer Ratten ein Absinken der Erythropoietinaktivität im Suspensionsmedium, wenn diesem zuvor eine definierte Erythropoietinmenge zugesetzt worden war[4].

5. Nach Bluttransfusion sinkt die Erythropoietinaktivität im Blutplasma anämischer Patienten mit hyperplastischer Erythropoiese schneller ab als bei solchen mit hypoplastischer Erythropoiese[5].

6. J[131]-markiertes Schaf-Erythropoietin verschwindet rasch aus dem Blutplasma; danach steigt die spezifische Aktivität des Knochenmarkes an, und zwar im Vergleich zu Niere, Leber, Vollblut und anderen untersuchten Geweben um den zehnfachen Wert[6].

SCHOOLEY[7] versuchte, mit tritiummarkiertem Erythropoietin festzustellen, in welchen Knochenmarkzellen das Erythropoietin konzentriert wird, hatte damit jedoch keinen Erfolg. WINKERT[8] wies in der Diskussion darauf hin, daß er im Gegensatz zu SCHOOLEY eine partielle Inaktivierung des Erythropoietins durch Tritiumbehandlung beobachtet habe. ALPEN[9] hält Versuche mit markiertem Erythropoietin für wenig sinnvoll, solange kein reines Erythropoietin vorliege.

Die Injektion von Erythropoietin steigert die Aktivität einer Reihe von Fermenten im Knochenmark (Thymidylat-Kinase, DNA- und RNA-Polymerase, δ-Aminolävulinsäure-Dehydrase[10]). Es ist noch unklar, ob die Stimulierung der Fermentaktivität lediglich Ausdruck der vermehrten Zellproliferation ist oder ob das Erythropoietin an bestimmten Knochenmarkfermenten spezifisch angreift.

---

[1] STOHLMAN 1959; STOHLMAN u. BRECHER 1959.

[2] STOHLMAN u. HOWARD 1962; HAMMOND, ISHIKAWA u. KEIGHLEY 1962.

[3] KURNICK 1962.   [4] DUKES u. GOLDWASSER 1962.

[5] HAMMOND u. ISHIKAWA 1962.

[6] KORST 1962a.   [7] 1962a.   [8] 1962b.   [9] 1962b.   [10] FISCHER 1962a.

c) Milz

Der Einfluß der Milz auf die Erythrocytenzahl des peripheren Blutes ist durch zahlreiche gleichlautende Befunde gesichert. Er erfolgt in verschiedener Weise[1]:

1. Die Milz wirkt auf die Erythrocytenoberfläche; nach der Splenektomie nimmt der Zelldurchmesser infolge Oberflächenvergrößerung zu, das Zellvolumen bleibt jedoch gleich. Hieraus resultiert eine Abflachung der Zelle, die sich im Auftreten von Target-Zellen im Ausstrich manifestiert.

2. Die osmotische Resistenz der Erythrocyten wird herabgesetzt[2]. Die Erythrocyten des Milzarterienblutes besitzen eine größere osmotische Resistenz als diejenigen des Milzvenenblutes; die letzteren zeigen außerdem einen leichten Grad von Sphärocytose.

3. Fehlgebildete und funktionsuntüchtige Erythrocyten, die etwa 10% der gesamten Erythrocytenproduktion des Knochenmarkes ausmachen, werden von der Milz aus dem Blutstrom genommen; nach der Splenektomie enthält das Blut eine größere Zahl von Erythrocyten, deren Gestalt von der Norm abweicht[3].

4. Die Milz beeinflußt den Entkernungsvorgang an den Normoblasten. Nach der Splenektomie treten im peripheren Blut vermehrt kernhaltige rote Zellen, Siderocyten, Erythrocyten mit Heinzschen Innenkörpern[4] und mit Howell-Jolly-Körpern auf.

5. Die Milz greift in den Eisenstoffwechsel ein. Sie gibt das beim Erythrocytenabbau freiwerdende Hämoglobineisen an den Blutkreislauf ab und führt es damit wieder der Hämoglobinsynthese zu. Ausfall der Milz führt somit zu Störungen der Hämoglobinsynthese; HEILMEYER[5] bezieht das gehäufte Auftreten von Siderocyten und Target-Zellen nach der Splenektomie auf Störungen der Hämoglobinbildung, nicht — wie CROSBY[6] — auf einen gestörten Mechanismus der „Erythrocytenreinigung".

6. Als Blutreservoir kann die Milz durch Abgabe von Erythrocyten in das Blut bzw. durch Speicherung von Erythrocyten aus dem Blut die periphere Erythrocytenzahl verändern.

7. Schließlich besitzt die Milz die Fähigkeit zur Erythrocytenbildung innerhalb des Organs selbst. In der Embryonalzeit ist dies ein physiologischer Vorgang, der im postfetalen Leben erlischt, jedoch bei bestimmten Erkrankungen (schwere Anämien[7], Leukämien, Osteomyeloretikulose) wieder aufflackern kann.

Die meisten der genannten Funktionen der Milz beruhen sicher auf einer direkten Einwirkung des Organs auf die Erythrocyten. Die indirekte Beeinflussung der Erythrocytenzahl durch Beteiligung der Milz an der humoralen Steuerung der Erythropoiese ist hingegen bis zum heutigen Tage heftig umstritten. Der Ausspruch CROSBYs[8] „Splenic control of erythropoiesis in the bone marrow is a topic on which good friends fall out" kennzeichnet die Situation in treffender Weise.

LAUDA[9] und HEILMEYER[10] setzten sich in eingehenden Referaten mit der Problematik einer möglichen inneren Sekretion der Milz auseinander. Sie betonen

---

[1] CROSBY 1959.   [2] s. auch CHANUTIN, LENTZ u. LUDEWIG 1953.
[3] s. auch ROTHBERG, CORALLO u. CROSBY 1959.
[4] s. auch POLHEMUS u. SCHAFER 1959.   [5] 1955.   [6] 1959.
[7] BERENDES 1959; Tierversuch: CZERSKI 1959.   [8] 1959.   [9] 1955.
[10] 1954, 1955.

die großen Schwierigkeiten, die einer experimentellen Klärung dieser Frage im Wege stehen: „Das größte Handicap bei der Erforschung der Milz ist der Umstand, daß die wahrscheinlich einzigen milzspezifischen Zellen, die Splenocyten, nur ein Teil und sogar nicht einmal ein sich scharf abgrenzender Teil des RES sind; auch die Existenz von Nebenmilzen, die Tatsache, daß die Milz auch Blutdepotorgan ist, daß Magen und Milz eine zum Teil gemeinsame Zirkulation haben, und der Umstand, daß es bei der Splenektomie nicht nur zum Milzverlust, sondern auch zu einer starken Einengung des Portalgebietes und zu einer Änderung der Magenzirkulation mit deren sonstigen möglichen Folgen kommt[1], sind weitere, unser Problem erschwerende Umstände" (LAUDA[2]). CROSBY[3] unterzog die Methodik der Parabioseversuche für die Untersuchung der Beziehungen zwischen Milz und Erythropoiese einer berechtigten Kritik; viele Ergebnisse seien unbrauchbar, da entweder die Bartonellenanämie oder der Austausch der Erythrocyten zwischen beiden Partnern nicht berücksichtigt worden seien.

Die begriffliche Schwierigkeit, von einer „inneren Sekretion" der Milz zu sprechen, obgleich das Organ keine spezifischen Drüsenzellen mit der Fähigkeit zur Sekretion besonderer Stoffe enthält, versucht LAUDA[4] dadurch zu umgehen, daß er die Milzstoffe nicht zu den echten Hormonen rechnet, sondern sie als „biologisch aktive intermediäre Stoffwechselprodukte" einem „dritten System der Regulationen" — neben denjenigen der hormonalen und der nervösen Regulationen — zuordnet.

Die frühen Untersuchungen über inkretorische Funktionen der Milz[5] wurden meist an nur kleinen Zahlen von Versuchstieren ausgeführt und leiden an zahlreichen methodischen Mängeln. Ihre Ergebnisse sind völlig uneinheitlich, sie widersprechen sich in vielfacher Hinsicht und lassen sich nicht zur Beantwortung der Frage heranziehen, ob die Milz erythropoietische Stoffe zu bilden vermag.

Die Untersuchungen späterer Autoren lassen sich nach der Art der Fragestellung und der angewandten Versuchsmethodik in 6 Gruppen einteilen:

1. Wirkung der Splenektomie und der Injektion von Milzextrakten auf die Erythropoiese

Die *Splenektomie* beeinflußt das Blutbild in unspezifischer Weise. Sie führt nicht etwa zu einer „Entfesselung" der Erythropoiese. Dies geht sowohl aus den Ergebnissen der früheren Autoren hervor, die meist nur geringfügige Änderungen der Erythrocytenzahlen gefunden hatten, als auch aus den neueren Untersuchungen STREICHERs[6] an Hunden: Erythrocytenzahl und Hämoglobingehalt des Blutes sanken in den Versuchen STREICHERs in den ersten Tagen nach der Splenektomie

---

[1] Aus diesem Grunde sind auch die mit dem Hypersplenismus des Menschen einhergehenden Störungen der Blutbildung nur bedingt als Hinweis auf eine ursächliche Beteiligung der Milz an der Blutbildung zu werten (HEILMEYER 1955).

[2] 1955.   [3] 1959.   [4] 1955.

[5] DANILEWSKY u. SELENSKY 1895; CARNOT u. DEFLANDRE 1906; ASHER u. VOGEL 1912; ASHER u. SOLLBERGER 1913; ASHER u. DUBOIS 1917; ASHER u. MESSERLI 1919; GIANNINI 1919; ASHER u. MATSUNO 1921; EDDY 1921; ASHER u. NAKAO 1925; LEAKE 1924a, b; LEAKE u. LEAKE 1924; LEFFKOWITZ u. LEFFKOWITZ 1925; DRASTICH 1927a, b; 1928a, b; CAMPBELL 1928; GABATHULER 1929: ASKANAZY 1930.

[6] 1960.

als Folge des durch die Operation erlittenen Blutverlustes ab; nach 4—7 Tagen
stiegen sie wieder an und erreichten nach 13—20 Tagen den Ausgangswert. Auch
PILIERO u. MEDICI[1] fanden bei der Ratte nach der Splenektomie keine gegenüber
den kontrolloperierten Tieren verschiedene Reaktion des Blutbildes und Knochenmarkes.

*Nach der Splenektomie bleibt auch beim Menschen die Erythropoiese quantitativ
ungestört*[2]. Dies deutet darauf hin, daß die Bildung erythropoietischer Stoffe durch
andere Zellen übernommen werden kann, falls die Milz tatsächlich an der Erythropoietinbildung beteiligt sein sollte.

Eigene Untersuchungen. Wir prüften den Einfluß der Splenektomie
auf die Erythropoiese der Ratte mit Hilfe der Bestimmung des Einbaus
von Fe^{59} in die Erythrocyten.

20 weibliche Wistarratten im Gewicht zwischen 140 und 160 g wurden 24 Std
nach einer prophylaktisch gegebenen Spirotrypan-Injektion splenektomiert.
15 gleichschwere Ratten des gleichen Stammes wurden einer Kontrolloperation
unterzogen (einfache Laparotomie). Sofort nach der Operation erhielt jedes Tier
0,2 ml Eisencitratlösung mit 1—2 μC Fe^{59} i.m. injiziert. 48 Std später wurden die
Tiere nach vorheriger Injektion Cr^{51}-markierter Erythrocyten getötet und die
Aktivität des Fe^{59} und Cr^{51} in 2,5 ml Blut bestimmt. Aus der Cr^{51}-Aktivität wurde
das Blutvolumen, hieraus mit Hilfe des Hämatokrit das Erythrocytenvolumen
errechnet.

Die Ergebnisse der Versuche sind in Abb. 24 dargestellt. Der Einbau
von Fe^{59} in die Erythrocyten war bei beiden Versuchsgruppen gleich
hoch; er betrug bei den Kontrolltieren $46{,}5 \pm 1{,}65\%$, bei den splenektomierten Tieren $48{,}7 \pm 1{,}57\%$.

Die Splenektomie hatte also keinerlei Einfluß auf den Umfang der Inkorporation von Fe^{59} in die Rattenerythrocyten. Dies könnte zwei Ursachen
haben: 1. Das Erythropoietin könnte in einem anderen Organ als in der
Milz gebildet werden, oder die Milz könnte nur ein Teil des erythropoietinbildenden Organsystems sein, so daß ihr Ausfall durch die
anderen Teile übernommen würde; hierbei wäre in erster Linie an das
RES zu denken, dem die Milz angehört. 2. Die Milz könnte den Abbau
des Erythropoietins in einem anderen Organ fördern oder selbst das
Erythropoietin inaktivieren, so daß der erythropoietische Faktor im
milzlosen Tier länger wirksam bliebe.

Zur weiteren Klärung der Frage wurden Versuche über die Reaktion
splenektomierter Tiere auf einen starken erythropoietischen Reiz (Blutentzug) angestellt (s. weiter unten sub 3).

Extrakte aus Milzen normaler und anämisierter Tiere lassen die Erythrocyten-
und Reticulocytenzahl im Blute sowie den Hämatokritwert unbeeinflußt. Dieser
Befund wurde unabhängig voneinander durch GORDON u. Mitarb.[3] bzw. durch
RAMBACH u. Mitarb.[4] erhoben. Damit ist allerdings nicht erwiesen, daß die Milz

---

[1] 1961.

[2] z. B. WIEDERMANN u. WONDRÁK 1962.

[3] GORDON, PILIERO, MEDICI, SIEGEL u. TANNENBAUM 1956; GORDON, PILIERO,
MEDICI, PANSKY, LUHBY, SIEGEL u. TANNENBAUM 1958.

[4] RAMBACH, ALT u. COOPER 1957.

keine erythropoietischen Stoffe bilde, da ein in der Milz erzeugtes Erythropoietin sofort ins Blut abgegeben werden könnte, ohne sich innerhalb der Milz selbst anzureichern.

Die hemmende Wirkung von Extrakten aus Hyperspleniemilzen auf die Erythropoiese[1] kann nicht als Hinweis auf eine gleichartige Funktion der normalen Milz angesehen werden, da sich die Hyperspleniemilz offenbar funktionell ganz anders verhält als die normale Milz[2].

2. Einfluß einer Stimulierung der Milzfunktion auf die Erythropoiese

RUHENSTROTH-BAUER[3] beobachtete nach verschiedenartigen Eingriffen am Milzhilus (Abklemmen der Gefäße, Injektion von Varicocid) eine Reticulocytose. Der bleibende Verschluß der Milzarterie hatte diese Wirkung nicht, so daß die lokale Anoxie der Milz nicht als Ursache der Reticulocytose betrachtet werden konnte. Vergleichende Untersuchungen an Leber und Schilddrüse zeigten keinen Einfluß der Gefäßnervenreizung auf die Reticulocytenzahl.

Es ist fraglich, inwieweit sich aus der Versuchsanordnung RUHENSTROTH-BAUERS[4] Rückschlüsse auf die Beeinflussung der Erythropoiese durch die Milz ziehen lassen. Wir verweisen auf die mit diesem Verfahren und der Methode der Fe^{59}-Inkorporation in die Erythrocyten nephrektomierter und ureterligierter Tiere erhaltenen widersprüchlichen Resultate über die Rolle der Niere in der Steuerung der Erythropoiese[5].

3. Reaktion splenektomierter Tiere auf erythropoietische Reize

PRINCIGALLI[6] sowie RUHENSTROTH-BAUER u. MAIER[7] sahen nach der Splenektomie keine veränderte Regeneration der Blutzellwerte im Vergleich zu den Verhältnissen beim normalen, nicht-splenektomierten Tier. Die Untersuchungen wurden an Kaninchen ausgeführt, denen teils vor, teils nach einem Aderlaß die Milz exstirpiert worden war.

Auch GORDON u. KLEINBERG[8] vermißten bei 69 splenektomierten Meerschweinchen, die 3—78 Tage nach der Operation für 10 Tage in eine Unterdruckkammer verbracht worden waren, ein abweichendes Verhalten der Erythrocyten- und Reticulocytenzahlen im Vergleich zu 41 Kontrolltieren. In beiden Gruppen stiegen die Erythrocyten um 1—2 Millionen, die Reticulocyten um 8—10% an. Der einzige Unterschied bestand darin, daß die splenektomierten Tiere nach Herausnahme aus der Unterdruckkammer einen weiteren Anstieg der Erythrocytenzahlen zeigten, der den normalen Meerschweinchen fehlte. GORDON u. KLEINBERG schlossen hieraus auf eine Minderung der osmotischen Resistenz der Erythrocyten durch die Milz, wie dies schon 1894 BOTAZZI getan hatte und wie erst vor kurzem wieder durch CROSBY[9] bestätigt wurde. PILIERO u. MEDICI[10] sahen ebenfalls keine Unterschiede in der Reaktion normaler und splenektomierter Tiere (Ratten) gegenüber Sauerstoffmangel.

Eigene Untersuchungen. Bei 15 splenektomierten weiblichen Wistarratten im Gewicht zwischen 130 und 150 g wurde ein Blutentzug von 2 ml vorgenommen und die Inkorporation von Fe^{59} in die Rattenerythrocyten nach dem gleichen Verfahren wie bei nephrektomierten Ratten bestimmt (s. S. 162).

---

[1] Übers. bei MATHÉ, BERNARD u. AUVERT 1955; v. ALBERT 1962.
[2] HEILMEYER 1955; HITTMAIR 1955.   [3] 1950.   [4] 1950.   [5] s. S. 155ff.
[6] 1933.   [7] 1951.   [8] 1937.   [9] 1959.   [10] 1961.

Aus Abb. 26 ist zu entnehmen, daß die Splenektomie die Reaktion der Erythropoiese gegenüber dem Blutentzug nicht herabsetzte; die splenektomierten Tiere zeigten einen Eiseneinbau von $58{,}21\pm1{,}28\%$ gegenüber $56{,}99\pm1{,}21\%$ bei den ebenfalls einem Aderlaß unterworfenen Kontrollratten.

Die splenektomierte Ratte reagiert also auf Blutentzug in gleicher Weise wie ein normales Tier. Sie vermag demnach ihre Erythropoietinbildung dem erhöhten Bedarf anzupassen. Im Lichte dieser Befunde läßt sich an der Hypothese, die Milz sei an der Erythropoietinbildung beteiligt, nur unter der wesentlichen Einschränkung festhalten, daß sie ein kleiner Teil des gesamten erythropoietinbildenden Zellsystems sei und ihr Ausfall daher ohne Schwierigkeiten kompensiert werden könne. Damit ist das Problem des Ortes der Erythropoietinbildung auf eine andere Ebene verlagert; die Frage lautet jetzt nicht mehr: „Bildet die Milz das Erythropoietin?", sondern: „Bildet das RES das Erythropoietin?" Eine sichere experimentelle Lösung dieses Problems gibt es nicht, da die Entfernung des gesamten RES aus dem Körper unmöglich ist. Versuche mit Thorotrastschädigung des RES zeigten jedoch, daß die so behandelten Versuchstiere nach wie vor auf Sauerstoffmangel mit vermehrter Erythropoietinbildung reagieren können[1]. Bisher gibt es also keine zuverlässige Stütze für die Hypothese der Erythropoietinbildung im RES.

Von einigen Autoren[2] wurde nach der Splenektomie eine verzögerte Regeneration der Erythrocytenzahl bzw. des Blutfarbstoffgehaltes gefunden. STREICHER[3] konnte in seinen Hundeversuchen zeigen, daß die verzögerte Regeneration nach Blutentzug auf dem gleichzeitigen Eiweißverlust beruht, da nach Reinfusion des Plasmas die Erholung des Blutbildes bei den splenektomierten Tieren ebenso rasch erfolgte wie bei den normalen Tieren.

4. Einfluß der Splenektomie auf die Erythropoietinbildung

Das Blutplasma splenektomierter Tiere enthält nach Anwendung stimulierender Maßnahmen (Blutentzug, Sauerstoffmangel, Phenylhydrazin-Injektion) ebenso vermehrt Erythropoietin wie das Plasma gesunder, in gleicher Weise stimulierter Tiere[4]. Dieser Befund deckt sich mit der im vorigen Abschnitt erörterten Tatsache, daß splenektomierte Tiere eine gleich gute Regeneration der Erythropoiese zeigen wie normale Tiere.

5. Einfluß der Milz auf die Inaktivierung des Erythropoietins

MARINONE u. MEDURI[5] injizierten normalen und splenektomierten Kaninchen den steril aufgefangenen, zentrifugierten und filtrierten Harn anämisierter Kanin-

---

[1] MIRAND, PRENTICE u. SLAUNWHITE 1959.

[2] HIRSCHFELD u. FABISCH 1928; GLEY 1952; STREICHER 1960.   [3] 1960.

[4] FRIED, PLZAK, JACOBSON u. GOLDWASSER 1956; MIRAND u. PRENTICE 1957b; KEIGHLEY, GRAYBIEL u. BORSOOK 1958; PILIERO u. MEDICI 1961.

[5] 1959.

chen und bestimmten die Ausscheidung des Erythropoietins. Sie schlossen aus ihren Resultaten, daß die Milz imstande sei, den Faktor zu inaktivieren.

Ihre Befunde stehen in Widerspruch zu denjenigen KEIGHLEYs[1], der bei splenektomierten Ratten, denen eine definierte Erythropoietinmenge injiziert worden war, ein gleiches Absinken der Aktivitätskurve wie bei den Kontrolltieren beobachtete.

6. Bildung eines Erythropoiese-Hemmstoffes in der Milz

KRZYMOWSKA[2] und KRZYMOWSKI[3] nehmen auf Grund von Injektionsversuchen mit Trypanblau, Kongorot und hämolysierten Erythrocyten bei Schafen sowie von Perfusionsversuchen an Schaflebern und -milzen an, daß die Milz einen Erythropoiese-Hemmstoff erzeuge, dessen Bildung mit der Stimulierung der Phagocytose zusammenhänge.

Schlußbetrachtung. Die Milz beeinflußt die Erythrocytenzahl des Blutes in erster Linie dadurch, daß sie fehlgebildete und gealterte Erythrocyten aus dem Blutstrom „aussortiert" und abbaut. Ihre Wirkung auf die Erythropoiese erfolgt also indirekt, indem sie an der *Blutmauserung* teilnimmt und das hierbei freiwerdende Hämoglobineisen über den Pfortaderkreislauf der Leber zuführt, die als Eisenspeicher zwischen Milz und Knochenmark eingeschaltet ist.

Weiterhin beweist das regelmäßige Auftreten von Erythrocyten mit Howell-Jolly-Körpern nach der Splenektomie, daß die Milz an der Steuerung der *Normoblastenentkernung* beteiligt ist. Hierbei muß es sich um eine hormonale Fernwirkung der Milz auf das Knochenmark handeln, da die Entkernung der Normoblasten im Knochenmark erfolgt.

Die Beziehungen zwischen Milzfunktion und Erythropoietin sind hingegen noch weitgehend unbekannt. *Es ist unwahrscheinlich, daß die Milz das Erythropoietin bildet.* Sie tut dies auf keinen Fall als einziges Organ des Körpers, sondern höchstens als Teil eines übergeordneten Systems, nämlich des RES. Die Annahme, daß das RES das Erythropoietin erzeuge, ist ihrerseits bisher nicht erwiesen.

Vielleicht beteiligt sich die Milz am *Stoffwechsel des Erythropoietins*, indem sie das Hormon inaktiviert. Diese Hypothese wird durch die erwähnten Untersuchungen von MARINONE und MEDURI gestützt. Sie könnte auch erklären, warum in unseren Versuchen nach der Splenektomie der Eiseneinbau in die Erythrocyten bei normalen Tieren unverändert blieb und bei anämisierten Tieren gesteigert war.

Die Rolle des „*Hypoxielienins*"[4], dessen Existenz an sich umstritten ist[5], in der Steuerung der Erythropoiese[6] ist bisher ebensowenig sicher geklärt wie diejenige des sog. „Anämiestoffes A"[7], der nach den Arbeiten japanischer Autoren Beziehungen zur Milz aufweisen soll.

d) Blut

Der Gedanke liegt nahe, daß die Steuerung der Erythropoiese im Sinne einer Autoregulation vom Blute selbst aus erfolge.

---

[1] 1962b.   [2] 1961.   [3] 1961.
[4] REIN, MERTENS u. BÜCHERL 1949; REIN 1951a, b; DOHRN u. REIN 1952.
[5] LAUDA 1955.   [6] DE FRANCISCIS 1959.   [7] KOMIYA 1956.

Theoretisch sind folgende Mechanismen denkbar, durch die erythropoietisch wirkende Stoffe im Blut entstehen könnten:

1. Das Erythropoietin könnte mit einem der beim physiologischen Erythrocytenabbau entstehenden Stoffwechselprodukte identisch sein. In erster Linie wäre hierbei an Abbaustufen des Hämoglobins zu denken.

2. Das Erythropoietin könnte unter dem Einfluß der Anoxie im Blute selbst gebildet werden. Als Bildungsort kämen vor allem die Erythrocyten selbst bzw. das Blutplasma in Frage.

Beide Möglichkeiten waren Gegenstand experimenteller Untersuchungen anderer Autoren und wurden in eigenen Versuchen auf ihre Berechtigung geprüft.

1. Zur Frage der Identität des Erythropoietins mit einem Abbauprodukt der Erythrocyten

α) Bisherige Ergebnisse

Hämolysat. Verschiedene Autoren[1] fanden nach Injektion von hämolysiertem Vollblut bei Versuchstieren eine raschere Regeneration der Erythrocytenzahl im Anschluß an Aderlässe als bei ebenfalls anämisierten Tieren, denen kein Hämolysat injiziert worden war. Auch normale Tiere sollen auf Hämolysat-Injektion mit vermehrter Erythropoiese reagieren[2], was jedoch von anderen Untersuchern bestritten wird[3]. Die erythropoietisch aktive Fraktion soll nach den Angaben von ONO[4] im Stroma der Erythrocyten, nicht in der Hämatinfraktion enthalten sein. Einige Autoren[5] beobachteten im Gegensatz zu den zuvor genannten nach Hämolysat-Injektion keine Zunahme, sondern eine schwere Unterdrückung der Erythropoiese, die bis zum Tode der Hunde[6] führen konnte. Hämolysiertes Blut kann auch zur Ausbildung eines Status haemorrhagicus führen[7].

USHANSKI[8] vermutet eine erythropoietische Wirkung der beim Erythrocytenzerfall freiwerdenden Stoffe.

BRECHER u. STOHLMAN[9] postulieren die Bildung eines Erythropoiese-Hemmstoffes in den Erythrocyten während des Alterungsvorganges der roten Blutkörperchen. Dieser Stoff werde dauernd an das Blut abgegeben und wirke direkt auf das Knochenmark. Vorzeitige Hämolyse der Erythrocyten vor der Bildung des Hemmstoffes oder Erythrocytenverlust durch Blutungen vermindere den Hemmstoffspiegel im Blute und erzeuge dadurch eine gesteigerte Erythropoiese. Neben diesem Regulationsmechanismus der Erythropoiese gebe es denjenigen durch das Erythropoietin, der bei Hypoxämie mit konsekutiver Gewebsanoxie in Funktion trete.

Hämoglobin. VERZÁR u. ZIH[10] gaben Kaninchen 2—25 mg Hämoglobin durch die Magensonde und sahen danach 8mal eine Steigerung, 3mal eine Senkung der Erythrocytenzahl im peripheren Blut. ZIH[11] fand nur in hämoglobinhaltigen

---

[1] ITAMI 1908, 1910; KEPINOW 1910; LEVY 1914; McMASTER u. HAESSLER 1921; GROSS 1922; OKA 1932.

[2] MIYAGAWA 1923; ONO 1926.

[3] ITAMI 1910; BONSDORFF u. JALAVISTO 1948; DÖRING 1948; KELLER 1957a.

[4] 1926.   [5] GIBELLI 1911, BLUNT u. BERG 1960.   [6] BLUNT u. BERG 1960.

[7] NELSON, EDER, EDDY, KARLSON u. DENNIS 1950.   [8] 1961.

[9] 1959.   [10] 1929.   [11] 1930.

Seren von Kaninchen erythropoietische Aktivität, nicht hingegen in hämoglobinfreien Seren. McMaster u. Haessler [1] beobachteten eine fördernde Wirkung s.c. zugeführten Hämoglobins auf die Erythrocytenregeneration anämisierter Kaninchen, jedoch trat dieser Effekt erst einige Wochen nach der Injektion ein.

Bilirubin. Die perorale Gabe von 0,5—25 mg Bilirubin bewirkte bei 6 Kaninchen eine deutliche Steigerung der Erythrocytenzahl, bei 6 weiteren Kaninchen eine weniger deutliche Zunahme der Erythrocytenzahl; 2 Tiere zeigten eine starke Senkung der Erythrocytenzahl, bei 2 weiteren Kaninchen blieb jede Reaktion aus [2]. Eine erythropoietische Wirkung des Bilirubins fand auch Bomford [3] in Versuchen an Hunden. Butzengeiger u. Lange [4] vermißten eine erythropoietische Wirkung ikterischer Seren menschlicher Herkunft.

Sonstige Hämoglobin-Abbauprodukte. In den Versuchen von Verzár u. Zih [5] über die Wirkung peroral zugeführter Hämoglobinabbauprodukte auf die Erythrocytenzahl des Kaninchens führte *Biliverdin* 3mal zu einer Zunahme der Erythrocytenzahl; ebenso wirkten *Hämibilirubin* (4 Fälle) und *Hämin* (1 Fall), während *Hämatoporphyrin* und zwei weitere *synthetische Porphyrine* keinen erkennbaren Einfluß auf die Erythropoiese hatten.

β) Eigene Untersuchungen

Wir untersuchten die Wirkung von Bilirubin, Hämatoporphyrin, Methämoglobin und Hämolysat auf die Reticulocytenzahl der normalen und durch Blutentzug anämisierten Maus.

Material und Methodik. Als *Versuchstiere* benutzten wir männliche Mäuse des Stammes NMRI (Zentralinstitut für Versuchstierzucht, Hannover-Linden) im Gewicht um 25 g. Die Mäuse wurden in Gruppen von je 5 Tieren in großen Gläsern gehalten und erhielten Latz-Nährkuchen, trockenes Brot und Wasser ad libitum. Ein Teil der Tiere wurde 30—60 min vor der Injektion der Testsubstanzen durch Entzug von 0,5 ml Blut aus dem Schwanze nach dem Verfahren von Schneider [6] anämisiert.

Folgende *Testsubstanzen* bzw. -lösungen wurden den Mäusen einmalig in der angegebenen Dosierung intraperitoneal injiziert: a) *Bilirubin* (Merck bzw. Homburg), 1 mg (gelöst in 0,2 ml des beigegebenen Lösungsmittels); b) *Hämatoporphyrin* in Form von „Photodyn" (Nordmark), 0,2 ml = 0,4 mg; c) *Methämoglobinlösung*, hergestellt durch Behandlung einer Hämoglobinlösung (zentrifugiertes Hämolysat gewaschener Mäuse-Erythrocyten) mit $NaNO_2$, 0,2 ml; d) *Hämolysat*, hergestellt durch Hämolyse gewaschener Mäuse-Erythrocyten mit Aqua bidest., 0,2 ml. Die Endkonzentration des Bilirubins und Hämatoporphyrins im Körper der Maus betrug etwa 4 mg-% bzw. 1,6 mg-%; e) 0,9% NaCl, 0,2 ml (Kontrollmäuse).

Da bereits die einmalige Blutzellzählung bei der Maus einen erythropoietischen Reiz setzt [7] — die Reticulocytenzahlen steigen danach im Mittel um 61,1% an (s. Abb. 15 und Tabelle 8) —, nahmen wir vor Beginn der Versuche nur eine einzige Vorbestimmung der absoluten Reticulocytenzahl vor und injizierten die Testsubstanzen bzw. -lösungen erst 4 Tage später. Am 3. Tag nach der Injektion wurden erneut die Reticulocyten gezählt und für jedes Einzeltier der *prozentuale Anstieg bzw. Abfall der absoluten Reticulocytenzahl* im Vergleich zum Ausgangswert vor Versuchsbeginn errechnet. Von jeder Versuchsgruppe wurden Mittelwert, Standardabweichung und Standardabweichung des Mittelwertes berechnet und die Differenz der Mittelwerte gegenüber der mit NaCl gespritzten Kontrollgruppe auf Signifikanz geprüft.

---

[1] 1921.   [2] Verzár u. Zih 1929.   [3] 1940.   [4] 1952.   [5] 1929.
[6] 1948.   [7] Müller 1912.

Ergebnisse. Die Ergebnisse der Versuche sind in Tabelle 8 und Abb. 15 dargestellt.

Die Tiere, die keiner besonderen Blutentnahme unterzogen worden waren, zeigten dennoch als Reaktion auf den zum Zwecke der Erythrocyten- und Reticulocytenzählung vorgenommenen Aderlaß einen Anstieg der absoluten Reticulocytenzahl von 61,1 ± 11,45 %. Bei diesen Tieren bewirkten *Bilirubin* und *Hämatoporphyrin* eine statistisch signifikante Verringerung der Reticulocytenzahl auf Werte, die unterhalb der Ausgangszahlen vor Versuchsbeginn lagen (—34,6 ± 4,92 % bzw. —48,1 ± 8,86 %). *Methämoglobin* und *Hämolysat* hatten keine sicher erkennbare Wirkung auf die Reticulocytenzahl; diese nahm um 30,3 ± 8,20 % bzw. um 107,9 ± 21,37 % zu.

Der Entzug von 0,5 ml Blut zusätzlich zu dem durch die Blutuntersuchungen bedingten Blutverlust führte gegenüber den Kontrollmäusen ohne Blutentzug zu einer statistisch hochsignifikanten Reticulocytose von +213,7 ± 21,05 %. Die Injektion von *Bilirubin* und *Hämatoporphyrin* verhinderte diesen Reticulocytenanstieg vollständig; die Reticulocytenzahlen lagen um 77,9 ± 12,8 % bzw. um 55,9 ± 22,5 % über den Ausgangswerten, bewegten sich also im gleichen Bereich wie die Zahlen

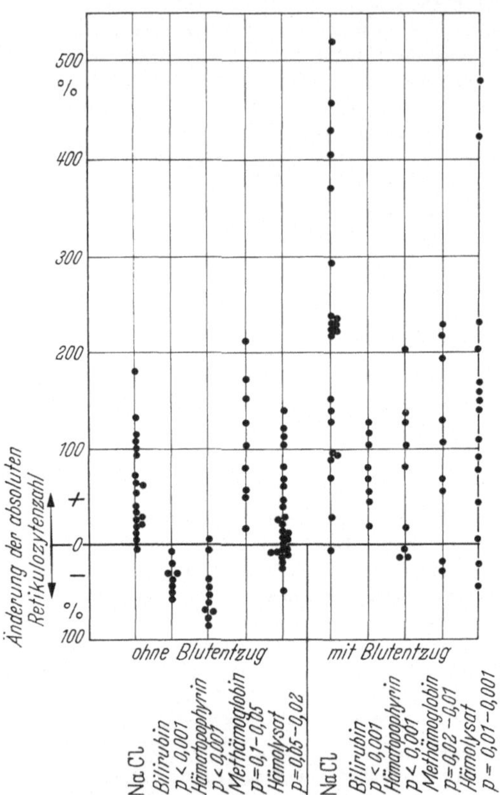

Abb. 15. Einfluß der intraperitonealen Injektion von Bilirubin, Hämatoporphyrin, Methämoglobin und Hämolysat auf die absolute Reticulocytenzahl im Blut erwachsener Mäuse. Links: Normale Mäuse, rechts: Mäuse nach einmaligem Blutentzug (Genaueres s. Text). Gesamtzahl der Versuchstiere: 134. Jeder Punkt bezeichnet den Meßwert einer einzelnen Maus. *p* gilt für die Differenz der Mittelwerte der Versuchsgruppen gegenüber dem Mittelwert der jeweils ganz links stehenden Kontrollgruppe (Injektion von phys. NaCl)

der nicht-anämisierten Kontrollmäuse. Auch *Methämoglobin* und *Hämolysat* bewirkten eine Hemmung der Reticulocytose nach Blutentzug (+124,5 ± 21,26 % bzw. +108,1 ± 37,7 %), jedoch war diese gegenüber der Hemmung durch Bilirubin und Hämatoporphyrin statistisch nicht signifikant.

Besprechung. Keine der von uns untersuchten Substanzen hatte eine erythropoietische Wirkung. Zwei der geprüften Stoffe, Bilirubin und Hämatoporphyrin, bewirkten im Gegenteil sowohl bei der geringfügig anämisierten Maus als auch bei der hochgradig stimulierten Maus eine statistisch signifikante Drosselung der erythropoietischen Reaktion.

Tabelle 8. *Einfluß der i.p. Injektion von Bilirubin, Hämatoporphyrin, Methämoglobin und Hämolysat auf die absolute Reticulocytenzahl im Blut erwachsener Mäuse.* p gilt für die Differenz der Mittelwerte gegenüber der Kontrollgruppe.

Testsubstanz	*ohne* Blutentzug			*mit* Blutentzug		
	n	$M \pm \sigma_M$	p	n	$M \pm \sigma_M$	p
NaCl (Kontr.). . .	19	$+ 61,1 \pm 11,45$	—	18	$+213,7 \pm 21,05$	—
Bilirubin	8	$- 34,6 \pm 4,92$	$<0,001$	8	$+ 77,9 \pm 12,80$	$<0,001$
Hämatoporphyrin .	10	$- 48,1 \pm 8,86$	$<0,001$	8	$+ 55,9 \pm 22,50$	$<0,001$
Methämoglobin . .	26	$+ 30,3 \pm 8,20$	0,05 —0,02	11	$+124,5 \pm 21,26$	0,01— 0,001
Hämolysat	9	$+107,9 \pm 21,37$	0,1— 0,05	9	$+108,1 \pm 37,70$	0,02— 0,01

Die hemmende Wirkung des Methämoglobins und des Erythrocyten-Hämolysats auf die Erythropoiese zumindest der stark anämisierten Maus wird durch unsere Untersuchungen wahrscheinlich gemacht, jedoch nicht sicher bewiesen.

Die unterschiedlichen Ergebnisse der Literatur und die in unseren Versuchen gefundene Hemmwirkung des Hämolysats, Methämoglobins und anderer Hämoglobinderivate auf die Erythropoiese lassen sich vielleicht dadurch erklären, daß Art und Umfang der Reaktion des Knochenmarkes von der *Dosis* des zugeführten Materials und vom *Zustand der Erythropoiese* im Augenblick der Einwirkung der genannten Stoffe abhängen.

Dem chronisch anämisierten Tier fehlen Grundbausteine für die Hämoglobinsynthese. Hämoglobin und seine Abbauprodukte werden daher schnell in den Prozeß der Blutfarbstoffbildung eingeschleust. In diesem Falle fördern sie die Erythropoiese, vorausgesetzt, daß sie nicht in zu hohen Dosen gegeben werden; so liegen die von BOMFORD[1] injizierten Bilirubinmengen, bezogen auf die Endkonzentration im Organismus des Versuchstieres, etwa 500fach niedriger als die unsrigen.

Werden hingegen einem normalen Tier, dessen Erythropoiese sich im Gleichgewicht mit dem Blutabbau befindet, oder einem wenig anämisierten Tier große Mengen an Hämolysat oder Hämoglobinderivaten angeboten, so führt dies zu einer Überlastung derjenigen Zellen, die den weiteren Stoffwechsel der Hämoglobinderivate besorgen. Dadurch wird die physiologische Erythrocytenmauserung eingeschränkt und als weitere Folge geht die Erythropoiese im Knochenmark zurück.

Diese Hypothese könnte erklären, warum relativ niedrige Mengen an Hämolysat beim anämisierten Tier die Erythropoiese fördern[2], warum hohe Dosen Hämolysat eine Anämie erzeugen[3] und warum beim Bilirubin derselbe Antagonismus in der Wirkungsweise zu beobachten ist ([1] und eigene Untersuchungen). Sie entspräche

---

[1] BOMFORD 1940.   [2] MIYAGAWA 1923; ONO 1926.   [3] ONO 1926.

der Ansicht RUHENSTROTH-BAUERs[1], daß die Abbauprodukte des Hämoglobins höchstens dadurch erythropoiesesteigernd wirken, daß sie dem Körper Bausteine für die Blutfarbstoffsynthese zur Verfügung stellen. Wir stimmen mit RUHEN-STROTH-BAUER darin überein, daß die Abbauprodukte des Häms eine untergeordnete Rolle in der physiologischen Steuerung der Erythropoiese spielen. Keiner der erwähnten Stoffe ist mit dem Erythropoietin identisch.

2. Zur Frage der Erythropoietinbildung im Blute unter den Bedingungen der Anoxie

α) Bisherige Ergebnisse

Untersuchungen über die Erythropoietinbildung im Blute selbst wurden vorwiegend von finnischen Autorinnen ausgeführt. Diese[2] verbrachten Kaninchenblut unter erniedrigten atmosphärischen Druck (10—400 mm Hg) und beobachteten nach Injektion des Blutes bei normalen bzw. polyglobulischen Empfängerkaninchen eine Zunahme der Reticulocytenzahl, während die Zahl der Erythrocyten und der Hämoglobingehalt des Blutes nicht immer signifikant anstiegen. Wurde nur das Blutplasma einem erniedrigten atmosphärischen Druck ausgesetzt, so reagierten die Empfängertiere nicht mit einer Reticulocytenvermehrung[3]; demgegenüber erwies sich das Blutplasma, das aus anoxischem Vollblut gewonnen worden war, als erythropoietisch aktiv[3].

Mehrere Nachuntersucher[4] bemühten sich ohne Erfolg um eine Reproduktion der genannten Befunde. Da die Untersuchungen der Finninnen ausschließlich an Kaninchen ausgeführt wurden, deren rotes Blutbild bekanntlich starke Schwankungen aufweist[5], liegt der Schluß nahe, daß die beobachteten Änderungen der Reticulocyten- und Erythrocytenzahlen zufällig bedingt waren. Dies ist um so wahrscheinlicher, als die Steigerung der Reticulocytenzahl meist nur geringfügig war und gelegentlich auch ausblieb[6]; ferner wurden manchmal spontane Reticulocytosen beobachtet[6]. Die Zahl der Versuchstiere war in den meisten Versuchsserien klein[7].

Gegen die These der Erythropoietinentstehung in anoxischem Blute spricht schließlich die Tatsache, daß der Erythropoietingehalt des Blutes auch bei Erkrankungen vermehrt ist, die keine Anoxie im Gewebe aufweisen, so vor allem bei der Polycythaemia vera rubra und bei Polyglobulien im Verlaufe bestimmter Nierenerkrankungen.

Eine von PADAWER u. GORDON[8] entwickelte Arbeitshypothese lokalisiert die Entstehung des Erythropoietins zwar ebenfalls in das Blutplasma, setzt aber die Mitwirkung eines anderen unbekannten Organs voraus. Sie nimmt an, bei Hypoxie werde aus diesem Organ ein proteolytischer oder lipolytischer Fermentkomplex freigesetzt, der auf ein im Blutplasma enthaltenes Substrat, und zwar entweder auf einen vom Knochenmark gebildeten Eiweißkörper, z. B. ein bei der Entkernung der Normoblasten entstehendes Nucleoprotein, oder auf eine Substanz aus der Gruppe der Lipoide einwirke. Dabei werde das Erythropoietin gebildet. Stichhaltige experimentelle Beweise für die Richtigkeit dieser Hypothese wurden bisher nicht erbracht.

---

[1] 1950.

[2] EVA BONSDORFF 1948; EVA JALAVISTO 1953; EEVA HIRSJÄRVI 1955.

[3] BONSDORFF 1948; JALAVISTO 1953.

[4] KINARD u. ELLIS 1949; ERSLEV 1957; PILIERO, MEDICI u. GORDON 1959.

[5] SCHERMER 1954.   [6] JALAVISTO 1953.

[7] BONSDORFF 1948; HIRSJÄRVI 1955.   [8] 1959.

β) Eigene Untersuchungen

Unsere eigenen Untersuchungen galten der Klärung der Frage, ob im Blutserum selbst erythropoietisch wirkende Stoffe unter dem Einfluß der Anoxie entstehen können. BONSDORFF[1] und JALAVISTO[2] hatten hierfür keine Anhaltspunkte gefunden.

Material und Methodik. Die Versuche wurden an insgesamt 121 weiblichen Wistarratten im Gewicht um 150 g ausgeführt. Die Tiere erhielten Latz-Nährkuchen, Brot und Wasser ad libitum.

Testserum: Vom Schlachthof frisch bezogenes Rinderblut wurde einige Stunden bei Zimmertemperatur und anschließend über Nacht im Kühlschrank aufbewahrt und danach das Serum abpipettiert und zentrifugiert. Hämolytisches Serum wurde verworfen. Das klare Serum wurde 30 min bei 56—58° C inaktiviert und anschließend in drei Portionen unterteilt. Die eine Portion wurde nicht weiter behandelt, während die zweite und dritte Portion 4—5 Std mit reinem Stickstoff bzw. Sauerstoff durchströmt wurden.

Prüfverfahren: 18 Ratten erhielten das native unbehandelte Serum injiziert, 40 Ratten wurden mit sauerstoffdurchströmtem Serum, 39 Ratten mit stickstoffdurchströmtem Serum behandelt. 24 Ratten erhielten eine gleiche Menge physiol. NaCl-Lösung gespritzt. — Die verschiedenen Testpräparate wurden den Ratten an drei aufeinanderfolgenden Tagen in einer Dosis von 3 ml pro die intraperitoneal injiziert. Das Stickstoffserum und das Sauerstoffserum wurden an jedem Tage unmittelbar vor Beginn der Injektionen in der angegebenen Weise begast. — Unmittelbar im Anschluß an die erste Serum- bzw. NaCl-Injektion wurde den Ratten 0,2 ml einer Eisencitratlösung mit etwa 1 μC Fe^{59} i.m. gespritzt. 24 Std nach der dritten Seruminjektion wurden die Tiere in leichter Äthernarkose aus der Aorta abdominalis entblutet und die Fe^{59}-Aktivität in 2,5 ml Blut bestimmt. Das Blutvolumen wurde aus dem Körpergewicht berechnet, nachdem vorausgegangene Untersuchungen an einem großen Rattenkollektiv, die mit Cr^{51}-markierten Erythro-

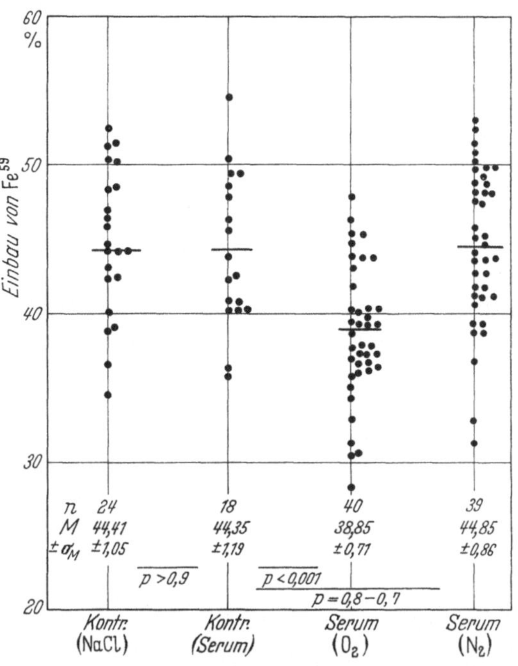

Abb. 16. Einfluß der Injektion von inaktiviertem unbehandeltem Rinderserum bzw. Rinderserum nach Durchströmung mit Sauerstoff oder Stickstoff auf den Einbau von Fe^{59} in die Erythrocyten normaler Ratten. Gesamtzahl der Versuchstiere: 121. *p* gilt für die Differenz der Mittelwerte der einzelnen Versuchsgruppen. Jeder Punkt entspricht dem Meßwert einer einzelnen Ratte, die Querstriche geben die Lage der Mittelwerte an

---

[1] 1948.   [2] 1953.

cyten ausgeführt worden waren, ein Blutvolumen von 5,7% des Körpergewichtes ergeben hatten. Das Erythrocytenvolumen wurde mit Hilfe des bei der Tötung der Tiere bestimmten Hämatokritwertes berechnet.

Ergebnisse. Die Ergebnisse der Versuche sind in Abb. 16 dargestellt. Normales, nicht mit Stickstoff oder Sauerstoff begastes Serum hatte keinen Einfluß auf die Höhe des Eiseneinbaus in die Rattenerythrocyten; diese betrug 44,35 ± 1,19% gegenüber 44,41 ± 1,05% bei den mit NaCl gespritzten Kontrollratten. Auch das Serum, das mit Stickstoff durchströmt worden war, ließ die Eisenaufnahme in die Rattenerythrocyten unbeeinflußt (44,85 ± 0,86%). *Sauerstoffdurchströmtes Serum setzte hingegen die Inkorporation von Fe[59] in die Rattenerythrocyten statistisch signifikant herab (38,05 ± 0,71%).*

Besprechung. Unsere Ergebnisse bestätigen zunächst die Angabe von BONSDORFF[1] und JALAVISTO[2], daß unter dem Einflusse der Anoxie keine Bildung erythropoietisch wirkender Stoffe im Blutserum stattfindet. Sie weisen ferner darauf hin, daß *unter der Einwirkung der Hyperoxie im zellfreien Blutserum ein Stoff entsteht, der die Erythropoiese hemmt.* Die Hemmung des Eiseneinbaus in die Erythrocyten durch das sauerstoffdurchströmte Serum beruht nicht auf einer Inaktivierung von Erythropoietin durch den Sauerstoff, da das native Serum keine Erythropoietinaktivität aufwies; sie ist nur durch das Auftreten eines Erythropoiese-Hemmstoffes in dem hyperoxischen Serum zu erklären.

Die Entstehung eines Erythropoiese-Hemmstoffes in hyperoxischem Serum, die durch unsere Untersuchungen nahegelegt wird, *gibt der These einer Steuerung der Erythropoiese durch antagonistisch wirkende Stoffe mit hemmendem bzw. förderndem Effekt auf die Erythropoiese[3] eine weitere Stütze.* Sie wirft zugleich die Frage auf, ob die Hemmung der Erythropoiese sauerstoffbeatmeter Tiere ausschließlich über eine Drosselung der Erythropoietinproduktion erfolgt oder ob hierbei nicht mindestens ein Kombinationseffekt aus verminderter Erythropoietinbildung und der Wirkung des von STEINBERG u. Mitarb.[3] als „*Erythropenin*" bezeichneten Hemmstoffes der Erythropoiese vorliegt.

e) Niere

Seit einigen Jahren wird in steigendem Maße die Möglichkeit diskutiert, daß die Niere die Bildungsstätte des Erythropoietins sei. Diese Ansicht stützt sich sowohl auf klinische Beobachtungen am Menschen als auch auf zahlreiche tierexperimentelle Untersuchungen. Im folgenden Abschnitt wird versucht, das Für und Wider dieser Hypothese gegeneinander abzuwägen und die Ergebnisse der bisherigen Untersuchungen zusammenzufassen. Wir berücksichtigen hierzu die Angaben des Schrifttums und die Resultate umfangreicher eigener Untersuchungen.

---

[1] 1948. [2] 1953.

[3] STEINBERG u. Mitarb., s. S. 5.

1. Klinische Beobachtungen am Menschen

α) Erythroblastopenie im Knochenmark und Anämie bei Nierenkrankheiten

1954 berichteten RICHET u. Mitarb.[1] über das Auftreten einer schweren Erythroblastopenie im Knochenmark von Patienten, bei denen ein *akutes Nierenversagen* im Sinne einer akuten extrarenal bedingten Nierenfunktionsstörung[2] vorlag. Am 5. Tage der Anurie bestand eine hochgradige Verminderung der Erythroblastenzahl im Knochenmark, manchmal enthielt das Knochenmark überhaupt keine Erythroblasten mehr. Die Erythroblastopenie hielt einen Monat und länger an. Diese Befunde wurden inzwischen von NAETS u. Mitarb.[3] bestätigt. Die ebenso schwere wie elektive Hemmung der Erythropoiese in diesen Fällen von akutem Nierenversagen deutet darauf hin, daß die Niere unter physiologischen Bedingungen einen Einfluß auf die Erythropoiese ausübt.

Die akute nnd *chronische Glomerulonephritis* und die *chronische Pyelonephritis* werden häufig von einer Anämie begleitet. Diese Anämie beruht sowohl auf einer vermehrten Hämolyse als auch auf einer Hemmung der Erythropoiese im Knochenmark[4]. Einige Autoren[5] betonen die Bedeutung der vermehrten Hämolyse* und sehen in ihr den wesentlichen pathogenetischen Faktor für die Entstehung der nephrogenen Anämie; die Mehrzahl der Autoren[6] legt jedoch das Hauptgewicht auf die Erniedrigung der Erythropoiese.

Vielleicht tragen in manchen Fällen auch die Blutverluste durch die Hämaturie und die Eiweißverluste durch die Proteinurie zur Entstehung der Anämie bei[7], jedoch spielen diese Vorgänge neben den bisher genannten sicher eine untergeordnete Rolle. Die Schwangerenanämie bei Harnwegsinfekten kommt vielleicht durch Eisenmangel zustande; Nierenschäden haben für ihre Entstehung nur nebensächliche Bedeutung[8].

Die Ursache für die Hypoplasie der Erythropoiese wurde bis vor wenigen Jahren ausschließlich in der Urämie, d.h. in der Anhäufung toxisch wirkender Stoffwechselprodukte (Phenolderivate, aromatische

---

* Dies gilt auch für die „*akute thrombopenische Nephroanämie*", eine besondere Form des Morbus Moschcowitz (GRUMBACH, DRAPEAU u. BORALEVI 1960; KAPLAN, GRUMBACH u. DRAPEAU 1961).

[1] RICHET, ALAGILLE u. FOURNIER 1954; RICHET 1960a.

[2] RANDERATH u. BOHLE 1959.   [3] NAETS, BRAUMAN u. KRAYTMAN 1960.

[4] DAMESHEK 1935; BOCK u. WEYGAND 1939; EMERSON u. BURROWS 1949; CALLEN u. LIMARZI 1950; BOCK, BÖTTNER u. SCHLEGEL 1952; BOCK u. THEDERING 1952; GARDNER 1953.

[5] REES, SCHEITLIN, GIORDANO, GUILD u. MERRILL 1960; BOCK, NIETH u. SOLTH 1962.

[6] LOGE, LANGE u. MOORE 1950; CHAPLIN u. MOLLISON 1953; DESFORGES u. DAWSON 1958; VEREL, TURNBULL, TUDHOPE u. ROSS 1959; RAGEN, HAGEDORN u. OWEN 1960; BOREL, BUSSET, COLLET u. NAGANT DE DEUXCHAISNES 1961; HASHIMOTO u. NAKAMURA 1961. CHOREMIS, MEGAS, LIAROMATI u. MICHAEL 1962.

[7] Lit. bei LEITNER 1945.   [8] GILES u. BROWN 1962.

Tabelle 9. *Erythropoietingehalt im Blute von Patienten mit Nierenerkrankungen und begleitender Anämie oder Polyglobulie*
(Literaturübersicht)

Zeichenerklärung s. Legende zu Tabelle 2 und Tabelle 7.

Die nach Abschluß der vorliegenden Arbeit erschienenen Veröffentlichungen von BOULET u. Mitarb. (1961), NAETS u. HEUSE (1962), GÖLTNER u. FRIEDERICI (1962), GURNEY (1962c), KORST, FRENKEL u. WILHELM (1962), KORST, FRENKEL, COUSINEAU u. MUIRHEAD (1962) sowie von KURNICK (1962) u. WALDMANN u. ROSSE (1962) sind unberücksichtigt.

| Autoren | Jahr | Zahl der Fälle | Testpräparat | | | | Empf. | Krit. | Erythropoietin | |
			Art	injizierte Menge	Zahl der Injekt.	Appl.-Art			+	∅
			Chronische Glomerulonephritis							
GURNEY, GOLDWASSER u. PAN .	1957	1	Plasma-Extrakt	2 ml	2	i.v.	Ratte (hyp)	Fe^{59}	—	1
KELLER	1957	3	Plasma (O_2-frei)	2 ml/100 g	1	i.p.	Ratte (n)	Ret	1	2
GALLAGHER, McCARTHY, HART u. LANGE	1959	1	Pl.Extr. (3:1)	2 ml	1	i.v.	Ratte (H, poly)	Fe^{59}	—	1
OSNES	1959	1	Serum	2% d. KG	1	i.v.	Maus (n)	Ret	1*	—
GALLAGHER, McCARTHY u. LANGE	1960a	12	Pl.Extr.	2 ml	1	i.v.	Ratte (H, poly)	Fe^{59}	3	9
PENINGTON	1961	2	Plasma	2 ml	2	i.p.	Ratte (poly)	Fe^{59}	—	2
		1	Pl.-Konzentrat	2 ml	2	i.p.	Ratte (poly)	Fe^{59}	1	—
			Chronische Pyelonephritis							
KELLER	1957	5	Plasma (O_2-frei)	2 ml/100 g	1	i.p.	Ratte (n)	Ret	5	—
OSNES	1958	1	Serum	2% d. KG	1	i.v.	Maus (n)	Ret	1*	—
GALLAGHER, McCARTHY u. LANGE	1960a	5	Pl.Extr. (3:1)	2 ml	1	i.v.	Ratte (H, poly)	Fe^{59}	1	4

PENINGTON	1961	2	Plasma	2 ml	2	i.p.	Ratte (poly)	Fe^{59}	—	2
		1	Pl.-Konzentrat	2 ml	2	i.p.	Ratte (poly)	Fe^{59}	1	—

Akute Niereninsuffizienz (Transfusionszwischenfall)

KELLER	1957	1	Plasma (O_2-frei)	2 ml/100 g	1	i.p.	Ratte (n)	Ret	1	—

Benigne Nephrosklerose

GALLAGHER, McCARTHY u. LANGE	1960a	3	Pl.Extr. (3:1)	2 ml	1	i.v.	Ratte (H, poly)	Fe^{59}	—	3

Maligne Nephrosklerose

GALLAGHER, McCARTHY u. LANGE	1960a	2	Pl.Extr. (3:1)	2 ml	1	i.v.	Ratte (H, poly)	Fe^{59}	—	2

Diabetische Glomerulosklerose

GALLAGHER, McCARTHY u. LANGE	1960a	1	Pl.Extr. (3:1)	2 ml	1	i.v.	Ratte (H, poly)	Fe^{59}	—	1

Panarteriitis nodosa

GALLAGHER, McCARTHY u. LANGE	1960a	1	Pl.Extr. (3:1)	2 ml	1	i.v.	Ratte (H, poly)	Fe^{59}	1	—

Cystenniere mit Urämie

GALLAGHER, McCARTHY u. LANGE	1960a	1	Pl.Extr. (3:1)	2 ml	1	i.v.	Ratte (H, poly)	Fe^{59}	1	—
PENINGTON	1961	1	Plasma	2 ml	2	i.p.	Ratte (poly)	Fe^{59}	—	1
		1	Plasmakonzentrat	2 ml	2	i.p.	Ratte (poly)		1	—

Fanconi-Syndrom beim Erwachsenen

PENINGTON	1961	1	Plasmakonzentrat	2 ml	2	i.p.	Ratte (poly)	Fe^{59}	—	1

Tabelle 9. (Fortsetzung)

| Autoren | Jahr | Zahl der Fälle | Testpräparat | | | | Empf. | Krit. | Erythropoietin | |
			Art	injizierte Menge	Zahl der Injekt.	Appl.-Art			+	ø
			Cystenniere bzw. Hydronephrose mit Polyglobulie							
PAYNE, JONES u. HYDE	1960/61	3	Plasma	2 ml	1	i.p.	Ratte (n)	Fe^{59}	3***	—
NIXON, O'ROURKE, RUPE u. KORST	1960	1	a) Plasma b) Cystenflüssigkeit c) Cystenwand	?	?	?	Ratte	Fe^{59}	— 1 1	1 — —
MARTT, SAYMAN u. NEAL. . . .	1961	1	Nierenvenenblut**	?	?	?	?	?	—	1
			Hypernephrom mit Polyglobulie							
CONLEY, KOWAL u. D'ANTONIO .	1957	1	Plasma	15 ml/kg	1	i.v.	Mensch	Ret, Ht	—	1
HEWLETT, HOFFMAN, SEN-HAUSER u. BATTLE	1960	1	Extrakt aus Tu.	2 ml	2	s.c.	Ratte (H)	Fe^{59}	1	—
ROSENBACH u. XEFTERIS. . . .	1961	1	Plasma	2 ml	2	s.c.	Ratte (H)	Fe^{59}	1***	—

* Bei Prüfung des Serums an nephritischen Mäusen war *keine* Erythropoietinaktivität festzustellen.

** Erythropoietinbestimmung ausgeführt von McCARTHY u. GALLAGHER.

*** Postoperativ Normalisierung des Erythropoietinspiegels.

Aminosäuren) in der Blutbahn[1] sowie in der Störung der Magensaftsekretion und der hierdurch bedingten Verminderung der Eisenresorption[2] erblickt. Mit der Beobachtung, daß die Erythropoiese einer spezifischen humoralen Steuerung unterliegt, tauchte jedoch sehr bald die Frage auf, ob die Anämie bei den oben aufgeführten chronischen Nierenerkrankungen nicht durch eine Störung der Erythropoietinbildung mitbedingt sein könnte. Dieser Gedanke lag um so näher, als es für die urämische Knochenmarkschädigung geradezu charakteristisch ist, daß sie unter den Zellsystemen des Knochenmarkes beinahe elektiv die Erythropoiese betrifft[3].

Die Vermutung, daß eine verminderte Erythropoietinbildung an der Erzeugung der urämischen Anämie beteiligt sein könnte[4], wurde inzwischen durch Bestimmungen der Erythropoietinaktivität im Blute urämischer und anämischer Patienten bestätigt[5] (Tabelle 9).

Während GALLAGHER u. Mitarb.[6] in der überwiegenden Mehrzahl ihrer Fälle von Urämie im Blutplasma keine Erythropoietinaktivität nachweisen konnten, berichtete KELLER[7] über einen erhöhten Erythropoietingehalt des Blutes bei 7 von 9 Patienten. Inzwischen teilte der gleiche Autor jedoch mit[8], daß schwere Begleitanämien bei Nierenerkrankungen im Gegensatz zu Anämien gleichen Ausmaßes, hingegen anderer Ursache (z.B. Blutungsanämien), durch das Fehlen des Erythropoietins im Blute gekennzeichnet seien. Analoge Befunde wurden von NAETS u. HEUSE[9] sowie von GÖLTNER u. FRIEDERICI[10] erhoben. PENINGTON[11] fand nur im konzentrierten, nicht im nativen Blutplasma von Patienten mit Nierenerkrankungen eine geringe Erythropoietinaktivität.

β) Polyglobulie bei Nierenkrankheiten

Während das *akute oder chronische Nierenversagen* häufig zu einer Hemmung der Erythropoiese führen, gibt es andererseits eine Reihe von Nierenerkrankungen, die mit einer Polyglobulie einhergehen können. Dabei handelt es sich um Nierengeschwülste, insbesondere um hypernephroide Nierencarcinome sowie um Cystennieren und hydronephrotische Sacknieren. Bisher wurden nahezu 150 Fälle dieser Art publiziert, von denen 115 in Tabelle 10 zusammengestellt sind.

Einige weitere Kombinationsfälle von *malignem Hypernephrom und Polyglobulie*, über die keine genaueren Angaben zu erlangen waren, wurden aus diesem

---

[1] BÜCHMANN u. STODTMEISTER 1943; BECHER 1944, 1947; LEITNER 1945; CALLEN u. LIMARZI 1950.

[2] TOWNSEND, MASSIE u. LYONS 1937.

[3] DAMESHEK 1935; BÜCHMANN u. STODTMEISTER 1943; LEITNER 1945; CALLEN u. LIMARZI 1950.

[4] LOGE, LANGE u. MOORE 1950, 1958; DESFORGES u. DAWSON 1958; DEUTSCH, FISCHER u. FRISCHAUF 1961.

[5] GURNEY, GOLDWASSER u. PAN 1957; GALLAGHER, McCARTHY, HART u. LANGE 1959; GALLAGHER, McCARTHY u. LANGE 1960a.

[6] GALLAGHER, McCARTHY, HART u. LANGE 1959; GALLAGHER, McCARTHY u. LANGE 1960a.

[7] 1957b.   [8] 1960.   [9] 1962.   [10] 1962.   [11] 1961.

Tabelle 10. *Übersicht der Fälle von Poly-*

Zusammenstellung der in der Literatur enthaltenen Fälle

Einige weitere, in der Tabelle

Zeichen-

In der Spalte „Primärerkrankung" bedeutet ? = fraglich, ob Nierentumor oder Erythrocytenvermehrung. P = Erythrocytenvermehrung. PZ = Polycythämie.

I. Autoptisch oder bioptisch

a) Hypernephrom,

Autoren	Jahr	Geschlecht	Alter	Primärerkrankung	Erythrocyten pro mm³	Hämoglobin (%; g-%)	Hämatokrit	Leukocyten pro mm³	Thrombocyten pro mm³	BSG (mm)	Erythropoiese im Knochenmark	Splenomegalie ?	Hepatomegalie ?
1. MEDVEI . .	1934	♂	62	P ?	8,00	142	?	11 600	?	?	?	+ +	+ +
2. BARATH . .	1943	♀	36	?	„mäßige Polycythämie"		?	?	?	?	?	?	?
3. FAIRLEY. .	1945	♂	48	P ?	7,90	146	?	8 250	normal	11,5	?	+	Ø
4. VIDEBAEK .	1950	♂	55	?	8,67	147	?	7 600	302 000	1—5	?	Ø	Ø
5. VIDEBAEK .	1950	♀	57	P	6,90	95	?	70 000	760 000	5	+	+ +	Ø
6. VIDEBAEK .	1950	♀	45	?	6,31	?	55	5 080	100 000	1	+	Ø	+ +
7. CHWALLA .	1952	♂	42	?	„Poly- glob."	?	?	?	?	?	?	?	?
8. GROS . . .	1955	♂	53	?	7,50	125	—	6 300	160 000	0/1	?	?	?
9. MOE . . .	1956	♂	55	?	7,22	140	—	6 600	514 000	1	+	Ø	Ø
10. CONLEY et al.	1957	♂	61	P ?	7,20	18,6	72	5 050	210 000	?	nor- mal	Ø	?
11. CONLEY et al.	1957	♂	32	?	8,64	21,5	71	9 200	280 000	?	?	Ø	Ø
12. CONLEY et al.	1957	♂	54	P ?	6,31	15,4	51	10 300	282 000	?	?	Ø	Ø
13. CONLEY et al.	1957	♂	46	?	7,03	?	68	13 600	?	?	?	Ø	Ø
14. HERBEUVAL et al. . .	1957	♂	48	?	8,45	165	?	8 500	250 000	25/35	+	+ 270 g	+ 1350 g
15. SJÖBERG .	1957	♂	60	?	6,09	124	?	9 300	300 000	7	nor- mal	Ø	Ø
16. BOUSSER et al. . .	1958	♀	48	?	7,50	?	?	um 7000	?	?	+ +	+	?
17. BOUSSER et al. . .	1958	♂	54	?	7,85	133	?	6 900	?	?	+	?	?
18. CAMPBELL et al. . .	1958	♂	65	?	7,75	25	78	nor- mal	750 000	?	?	Ø	Ø
19. DAMON et al.	1958	♂	49	PZ	9,70	21,5	63	14 500	437 000	?	?	+ +	+/Ø
20. DAMON et al	1958	♂	59	?	8,20	20,0	67	9 050	202 000	?	?	Ø	?

globulie bei verschiedenen Nierenkrankheiten

unter Einschluß einer eigenen Beobachtung (Nr. 79).
nicht enthaltene Fälle s. Text.

erklärung

In der Spalte „Hämaturie?" bedeutet $+$ = Makrohämaturie, $(+)$ = Mikro-hämaturie. In der Spalte „Erythropoiese im Knochenmark" bedeutet $+$ = Vermehrung der Erythropoiese.

| Befunde | | | Blutbefunde | | | | | | Weiterer Verlauf, besondere Bemerkungen |
| | | | nach Behandlung | | | | | | |
Blutdruck (mm Hg)	Hämaturie ?	Therapie	Zeitliches Intervall zur 2. Blutuntersuchung	Erythrocyten pro mm³	Hämoglobin (%; g-%)	Hämatokrit	Leukocyten pro mm³	Thrombocyten pro mm³	
145/60	∅	keine	?	?	?	?	?	?	?
bis 198 syst.	?	Nephrekt.	?	?	?	?	?	?	Exitus intra op.
210/130	(+)	Nephrekt., Phenylhyd.	?	?	?	?	?	?	Exitus 2 J. post op., keine Sektion
130/80	+	Rö-Bestr.	?	6,10	98	?	?	?	Exitus nach 13 Mon.
140/95	+	keine	?	?	?	?	?	?	?
120/80	+	Nephrekt., Aderl., P³²	6 Mon.	3,48	81	?	?	98 000	?
?	?	?	?	?	?	?	?	?	?
135/100	+	Nephrekt.	3 J.	4,80	100	?	?	?	Pat. 3 J. post op. beschwerdefrei
140/95	∅	Aderlässe	?	?	?	?	?	?	Exitus 20 Tg. nach Klinikaufnahme
155/100	+	Nephrekt., Aderlässe	2 Wo.	?	9,8	28	?	?	?
128/84	+	Nephrekt., Rö-Bestr.	1 J.	?	?	70,5	?	?	1 J. post op. Metastasen im Bauchraum
150/100	+	Nephrekt., Aderlässe	14 Mon.	6,00	16,5	51	6 900	204 000	?
186/110	?	Aderlässe	?	?	?	56	7 300	170 000	?
140/80	?	P³²	12 Tg.	5,99	132	?	8 800	?	Exitus
?	∅	keine	?	?	?	?	?	?	?
?	?	Nephrekt., Rö, P³²	6 Mon.	6,06	?	?	5 100	381 000	nach 6 Mon. Metast. (Vagina, Bauchraum)
180/120	+	P³², Aderlässe	?	7,32	?	?	?	?	Exitus im Marasmus
170/100	+	Nephrekt.	19 Mon.	4,90	15,9	?	normal	normal	Pat. 19 Mon. post op. beschwerdefrei
?	+	Phenylhy., Aderlässe	?	?	?	?	?	?	Exitus
164/82	(+)	Nephrekt.	9 J.	4,70	14,0	?	7 900	?	Blutbild 11 J. post op. unauffällig

gesicherte Nierenerkrankungen

Nierencarcinom

Tabelle 10.

| Autoren | Jahr | Geschlecht | Alter | Primärerkrankung | Blutbefunde | | | | | | Sonstige | | |
| | | | | | vor Beginn der Behandlung | | | | | | | | |
					Erythrocyten pro mm³	Hämoglobin (%; g-%)	Hämatokrit	Leukocyten pro mm³	Thrombocyten pro mm³	BSG (mm)	Erythropoiese im Knochenmark	Splenomegalie ?	Hepatomegalie ?
21. DAMON et al.	1958	♀	67	?	7,20	19,0	65	9 700	192 000	?	?	?	?
22. DAMON et al.	1958	♂	72	?	6,20	18,0	60	15 300	370 000	?	normal	Ø	+
23. DAMON et al.	1958	♂	59	?	7,80	23,2	74	7 500	?	?	+	Ø	?
24. DAMON et al.	1958	♂	69	?	7,80	13,0	56	6 200	?	?	+	Ø	Ø
25. FORSSELL .	1958	♂	49	?	8,32	121	?	normal	673 000	1—5	+	+	Ø
26. FORSSELL .	1958	♂	66	?	6,00	109	?	normal	normal	6—41	?	Ø	?
27. FORSSELL .	1958	♂	65	?	6,18	129	?	normal	normal	5	?	Ø	?
28. FORSSELL .	1958	♂	57	?	3,80	10,9	?	4 250	?	100	?	Ø	?
29. FREY . . .	1958	♂	63	P ?	6,50	22,2	63	4 600	?	?	+	+	?
30. MACREZ et al.	1958	♂	65	?	6,20	?	?	?	?	?	?	+	?
31. KLIMPEL .	1959	♂	41	?	6,58	125	?	9 400	?	3/12	?	?	?
32. KLIMPEL .	1959	♀	63	?	6,82	137	41	14 100	?	13/35	?	?	?
33. KLIMPEL .	1959	♀	63	?	7,70	17,0	?	?	?	?	?	?	?
34. LAWRENCE u. DONALD .	1959	♂	55	?	8,73	21,0	?	?	?	?	?	+/Ø	?
35. LAWRENCE u. DONALD .	1959	♂	56	?	9,16	19,8	70	8 800	244 000	?	?	Ø	?
36. LAWRENCE u. DONALD .	1959	♂	57	?	6,98	19,2	71	7 750	480 000	?	?	Ø	?
37. OMLAND . .	1959	♀	53	?	7,30	135	?	7 100	?	1	?	?	?
38. SIGUIER et al.	1959	♀	73	?	6,85	130	65	7 800	200 000	?	?	Ø	?
39. DE WEERD u. HAGEDORN	1959	♀	48	?	7,85	?	72	6 300	138 000	?	?	Ø	?
40. DE WEERD u. HAGEDORN	1959	♂	47	?	6,63	20,7	68	7 400	?	1	?	Ø	?
41. DE WEERD u. HAGEDORN	1959	♂	53	?	8,32	19,4	71	6 400	174 000	?	?	Ø	?
42. DE WEERD u. HAGEDORN	1959	♂	61	?	6,50	18,5	69	6 900	?	?	?	Ø	?
43. DE WEERD u. HAGEDORN	1959	♂	64	?	6,86	19,8	71	6 000	235 000	?	?	Ø	?
44. DE WEERD u. HAGEDORN	1959	♀	57	P ?	6,27	21,3	70	7 300	108 000	?	?	Ø	?

(Fortsetzung)

Befunde			Blutbefunde						Weiterer Verlauf, besondere Bemerkungen
			nach Behandlung						
Blutdruck (mm Hg)	Hämaturie ?	Therapie	Zeitliches Intervall zur 2. Blutuntersuchung	Erythrocyten pro mm³	Hämoglobin (% ; g-%)	Hämatokrit	Leukocyten pro mm³	Thrombocyten pro mm³	
180/112	+	Nephrekt., Aderlässe	?	4,9 bis 5,40	14,5 bis 13,4	45	?	?	Exitus an Lungen- und Pleurametastasen
150/88	+	Nephrekt.	8 Mon.	5,70	16,6	?	14 300	200 000	nach 3 J. Exitus an Pyelonephritis
120/80	+	Nephrekt.	2 J.	4,70	14,4	?	?	?	?
120/70	+	Nephrekt., Aderlässe, P³²	10 Mon.	?	?	40	?	?	10 Mon. post op. Ery- u. Plasma-Vol. normalisiert
normal	+	Nephrekt.	14 Mon.	7,28	114	?	nor-mal	normal	?
erhöht	+	Ø	—	?	?	?	?	?	Exitus
?	+	Ø	—	?	?	?	?	?	Exitus
normal	Ø	Nephrekt.	2 Tg. 3¹/₂ J.	4,00 6,17	10,0 20,0	? ?	7 300 3 350	? ?	?
165/100	Ø	Nephrekt., Aderlässe	20 Mon.	?	16 bis 17	44 bis 46	?	?	Exitus 20 Mon. post op.
?	?	Nephrekt.	?	?	?	?	?	?	Exitus 16 J. post op.
140/100	+	Nephrekt.	34 Tg. 10 Mon.	? 6,00	87 115	? ?	10 900 11 400	? ?	nach 10 Mon. lokales Rezidiv + Metastasen
205/110	?	Ø	?	?	?	?	?	?	Exitus
?	?	?	?	?	?	?	?	?	Exitus
?	+	P³²	?	unterschiedlich					Exitus
160/100	+	Amino-pterin	?	?	?	?	?	?	Exitus 6 Mon. nach Klinikaufnahme
144/80	(+)	P³², Aderlässe	10 Mon.	5,52	18,1	?	5 500	210 000	Exitus 2 J. 4 Mon. nach Behandlungsbeginn
?	+	Nephrekt.	4 Wo. 6 J.	5,17 7,50	101 125	? ?	? ?	? ?	ausgedehnte Metastasierung
?	+	Nephrekt.	7 Mon.	völlig normal					?
132/90	+	Nephrekt., Aderlässe, P³²	2 Mon.	?	?	41 bis 45	?	?	23 Mon. post op. Lungenmetastasen 4 J. post op. Exitus
?	+	Nephrekt.	11 Mon.	?	14,8	?	?	?	Exitus 13 Mon. post op.
150/80	+	Nephrekt., Aderl., Rö	10 Mon.	5,05	13,9	47	5 700	?	5¹/₂ J. post op. Wohlbefinden
220/142	?	Nephrekt., Aderlässe	—	?	?	?	?	?	Exitus 14 Std post op.
210/138	?	Nephrekt., Aderlässe	20 Mon.	4,10	14,0	?	7 600	?	?
140/92	+	Nephrekt., Aderlässe	9 Mon.	4,67	12,7	44	7 100	200 000	?

Tabelle 10

| Autoren | Jahr | Geschlecht | Alter | Primärerkrankung | Blutbefunde | | | | | | Erythropoiese im Knochenmark | Sonstige | |
| | | | | | vor Beginn der Behandlung | | | | | | | | |
					Erythrocyten pro mm³	Hämoglobin (%; g-%)	Hämatokrit	Leukocyten pro mm³	Thrombocyten pro mm³	BSG (mm)		Splenomegalie ?	Hepatomegalie ?
45. DE WEERD u. HAGEDORN	1959	♀	54	?	8,11	25,4	80	4800	88000	?	?	(∅)	?
46. BRINTON .	1960	♂	59	?	?	23,6	74	?	?	?	?	?	?
47. DRIVSHOLM	1960	♂	60	?	6,58	18,1	?	8300	260000	3	?	++	∅
48. GOLL . . .	1960	♂	66	?	6,87	107	?	13200	243780	?	?	+	?
49. HEWLETT et al. . .	1960	♂	55	?	6,30	20,0	62	7900	400000	normal	normal	∅	∅
50. LUTZEYER u. TEICHMANN	1960	♂	81	?	7,04	110	?	3900	?	?	?	?	?
51. LUTZEYER u. TEICHMANN	1960	♀	54	?	5,20	98	?	9400	?	?	?	?	?
52. LUTZEYER u. TEICHMANN	1960	♀	?	?	5,19	81	?	9300	?	?	?	?	?
53. LUTZEYER u. TEICHMANN	1960	♀	63	?	5,00	110	?	7400	?	?	?	?	?
54. NICHOLLS .	1960	♂	55	?	„Poly-cyth."	124	?	9600	?	?	?	?	?
55. ROUJEAU u. ABOULKER	1960	♂	44	?	5,14	14	46	?	?	?	?	∅	?
56. ROUJEAU u. ABOULKER	1960	♂	51	?	6,60	111	?	8100	?	1	?	∅	?
57. ROUJEAU u. ABOULKER	1960	♂	77	?	5,38	103	55	6800	?	?	?	?	?
58. BARNARD .	1961	♀	73	?	6,60	136	65	?	120000	?	?	∅	∅
59. DIEŠKA . .	1961	♂	40	?	7,24	20,8	74	7000	204000	?	+	∅	∅
60. ENSOR . .	1961	♂	38	?	?	19,5	60	9000	176000	3	normal	∅	?
61. FRICK u. BRUNNER	1961, 1962	♂	?	?	7,40	23,3	?	7000	296000	?	+	?	?
62. FRICK u. BRUNNER	1961, 1962	♂	?	?	5,40	16,7	56	4900	195500	?	?	?	?
63. MESSMER .	1961	♂	57	?	?	?	?	?	?	?	?	∅	∅
64. MESSMER .	1961	♂	43	?	6,60	20,0	64	7000	?	?	?	∅	∅
65. MESSMER .	1961	♂	70	?	?	20,0	60	7000	190000	?	?	∅	∅
66. ROSENBACH u. XEFTE-RIS	1961	♂	54	?	7,00	17,8	64	7250	486000	1	+	∅	∅
67. GEHRMANN u. SCHMITZ	1962	♂	62	?	6,40	20,5	61	7400	185600	3/9	+	∅	∅
68. GEHRMANN u. SCHMITZ	1962	♂	59	?	5,71	17,7	58	5200	?	7/16	?	∅	+

(Fortsetzung)

Befunde			Blutbefunde						Weiterer Verlauf, besondere Bemerkungen
			nach Behandlung						
Blutdruck (mm Hg)	Hämaturie ?	Therapie	Zeitliches Intervall zur 2. Blutuntersuchung	Erythrocyten pro mm³	Hämoglobin (%; g-%)	Hämatokrit	Leukocyten pro mm³	Thrombocyten pro mm³	
160/105	?	Nephrekt., Aderlässe	6 Mon.	?	13,4	62	?	?	6 Mon. post op. Metastasen
?	?	Nephrekt.	?	?	nor-mal	nor-mal	?	?	nach 2 J. Metastasen
140/85	Ø	Nephrekt.	2 Wo.	5,68	95	?	10 480	?	Exitus an Metastasen
			8 Wo.	6,08	15,9	51	?	335 000	13 Wo. post op.
?	?	Aderlässe	?	?	?	?	?	?	Exitus nach 4 J.
120/80	Ø	Nephrekt.	3 Mon.	5,40	13,1	44	?	?	3 Mon. post op. Lungenmetastasen 3 Mon. später Exitus
?	+	?	?	?	?	?	?	?	Exitus letalis
?	+	Nephrekt.	?	?	?	?	?	?	histologisch im Tumor-gewebe epitheloidzellige Tuberkulose
?	+	Nephrekt.	?	?	?	?	?	?	?
?	+	Nephrekt.	?	?	?	?	?	?	?
200/120	?	Nephrekt.	?	?	nor-mal	?	8 000 bis 12 000	?	2¹/₂ J. post op. Exitus an Metastasen
?	+	Nephrekt.	27 Mon.	7,06	17,0	70	5 500	?	Exitus 3¹/₄ J. post op. an Metastasen
270/170	+	Nephrekt.	3 Mon.	5,48	101	?	7 750	?	?
?	+	Nephrekt.	9 Tg.	5,02	103	54	?	?	?
?	+	Nephrekt.	8 Mon.	4,70	108	45	7 000	?	1 J. post op. Wohlbefinden
Ø	Ø	Probelap.	?	?	?	?	?	?	Exitus
140/110	(+)	Nephrekt.	1 J.	?	?	47	?	?	1 J. post op. rezidivfrei
?	(+)	?	?	?	?	?	?	?	?
?	?	?	?	?	?	?	?	?	?
140/90	+	Nephrekt.	1 Tg.	?	22,9	69	17 000	normal	?
			13 Mon.	?	15,2	69	8 000	240 000	
150/90	+	Nephrekt.	9 Mon.	?	17,3	?	3 000	?	Exitus 10 Mon. post op. an Metastasen
160/100	+	keine	?	?	?	?	?	?	Exitus an Metastasen
?	Ø	Aderlässe, Nephrekt.	8 Wo.	5,00	14,5	44	?	?	8 Wochen post op. Wohlbefinden
140/70	+	Nephrekt.	11 Tg.	4,60	14,9	44	9 000	120 120	?
			4 Mon.	4,02	13,4	38	5 600	?	
125/85	+	Nephrekt.	5 Wo.	4,87	14,1	44	10 300	?	?

Tabelle 10

Autoren	Jahr	Geschlecht	Alter	Primärerkrankung	Blutbefunde (vor Beginn der Behandlung)						Sonstige		
					Erythrocyten pro mm³	Hämoglobin (%; g-%)	Hämatokrit	Leukocyten pro mm³	Thrombocyten pro mm³	BSG (mm)	Erythropoiese im Knochenmark	Splenomegalie?	Hepatomegalie?
69. GEHRMANN u. SCHMITZ	1962	♂	53	?	6,30	20,5	57	8700	?	2/5	+	Ø	Ø
70. SCHÜR-MEYER u. LOSSE . .	1962	♂	47	?	6,80	21,2	69	9800	178000	3/7	?	?	?
71. THIEL . . .	1962	♂	46	P ?	7,40	23,3	?	7000	296000	?	+	370 g	?
72. THIEL . . .	1962	♂	65	?	6,16	20,0	?	8600	normal	?	?	100 g	?
73. THIEL . . .	1962	♂	56	?	5,41	16,7	56	4900	195000	?	?	?	?
74. THIEL . . .	1962	♀	53	?	5,25	15,7	?	8200	normal	?	?	120 g	?
75. THIEL . . .	1962	♂	73	?	?	16,4	?	3300	normal	?	?	150 g	?
76. THIEL . . .	1962	♀	79	?	5,30	16,4	?	3700	normal	?	?	?	?
77. THIEL . . .	1962	♂	67	?	5,30	13,2	?	10600	normal	?	?	150 g	?
78. WAGNER .	1962	♀	61	?	5,40	15,8	?	?	?	?	?	?	?
79. REMMELE .	1963	♂	43	?	8,62	140	?	6100	272320	1/3 bis 10/18	+ +	+	?

b) Sar-

80. LAWRENCE u. DONALD .	1959	♂	36	?	6,12	16,0	?	16000	490000	?	nor-mal	Ø	Ø
81. THIEL . . .	1962	♀	72	?	?	17,5	?	?	?	?	?	130 g	?
82. THIEL . . .	1962	♂	66	?	?	?	?	?	?	?	?	?	?

c) Häm-

| 83. LUTZEYER u. TEICHMANN | 1960 | ♂ | 48 | ? | 7,00 | 125 | ? | 7800 | ? | ? | ? | ? | ? |

d) Benignes Ade-

| 84. DE MARSH u. WAR-MINGTON | 1955 | ♀ | 13 | ? | 7,67 | 21,8 | 70 | 8800 | normal | ? | nor-mal bis + | Ø | Ø |

e) Hydronephro-

| 85. COOPER u. TUTTLE . | 1957 | ♂ | 55 | ? | 9,85 | 19,0 | 68 | 6400 bis 11300 | 360000 | ? | nor-mal | Ø | Ø |
| 86. GARDNER u. FREYMANN | 1958 | ♂ | 65 | ? | 7,68 | 21,4 | 68 | 11050 | normal | ? | + | Ø | ? |

(Fortsetzung)

| Befunde | | Therapie | Blutbefunde | | | | | | Weiterer Verlauf, besondere Bemerkungen |
| | | | nach Behandlung | | | | | | |
Blutdruck (mm Hg)	Hämaturie ?		Zeitliches Intervall zur 2. Blutuntersuchung	Erythrocyten pro mm³	Hämoglobin (%; g-%)	Hämatokrit	Leukocyten pro mm³	Thrombocyten pro mm³	
170/100	Ø	Nephrekt.	3 Mon.	4,96	16,0	?	5900	?	?
			7 Mon.	4,90	15,6	?	8100	?	
?	+	Ø	?	?	?	?	?	?	Exitus letalis
120/60	(+)	Nephrekt.	2 Mon.	5,12	80	?	?	?	Exitus an Metastasen
			8 Mon.	8,12	85	?	?	?	
?	(+)	?	?	?	?	?	?	?	zusätzlich Meningeom
?	(+)	?	?	?	?	?	?	?	?
?	(+)	?	?	?	?	?	?	?	?
?	+	?	?	?	?	?	?	?	?
?	?	?	?	?	?	?	?	?	zusätzlich Fibroleio-myom der 2. Niere
?	Ø	?	?	?	?	?	?	?	?
?	(+)	Nephrekt.	6 Mon.	6,07	17,8	55	5300	140000	starke Erythropoiese-steigerung im Knochen-mark, Lungen- und Lymphknotenmetastasen
145/75	(+)	Aderlässe, Rö	6 Mon.	5,80	108	?	3600	?	Exitus an Metastasen

kome

Blutdruck (mm Hg)	Hämaturie ?	Therapie	Zeitliches Intervall	Erythrocyten	Hämoglobin	Hämatokrit	Leukocyten	Thrombocyten	Weiterer Verlauf
normal	Ø	Nephrekt., Aderlässe	3¹/₂ J.	5,39	15,5	?	?	?	Exitus 5 J. post op.
?	?	?	?	?	?	?	?	?	?
?	?	?	?	?	?	?	?	?	?

angiom

Blutdruck (mm Hg)	Hämaturie ?	Therapie	Zeitliches Intervall	Erythrocyten	Hämoglobin	Hämatokrit	Leukocyten	Thrombocyten	Weiterer Verlauf
?	+	T.E.M., Nephrekt.	3 Mon.	5,00	98	?	?	?	?

nom der Niere

Blutdruck (mm Hg)	Hämaturie ?	Therapie	Zeitliches Intervall	Erythrocyten	Hämoglobin	Hämatokrit	Leukocyten	Thrombocyten	Weiterer Verlauf
100/70	Ø	Aderlässe, Rö, Nephrekt.	2 J.	4,20	10,8	39	8250	?	Pat. 2 J. post op. beschwerdefrei

tische Sackniere

Blutdruck (mm Hg)	Hämaturie ?	Therapie	Zeitliches Intervall	Erythrocyten	Hämoglobin	Hämatokrit	Leukocyten	Thrombocyten	Weiterer Verlauf
150/100	(+)	Nephrekt., Aderlässe	16 Tg.	4,02	15,0	47	9600	?	?
			6 J.	4,38	13,0	?	8500	260000	
190/120	(+)	Nephrekt., Aderlässe	7 Mon.	4,13	13,7	40	8200	normal	?

Tabelle 10

| Autoren | Jahr | Geschlecht | Alter | Primärerkrankung | Blutbefunde | | | | | | Sonstige | | |
| | | | | | vor Beginn der Behandlung | | | | | | | | |
					Erythrocyten pro mm³	Hämoglobin (%; g.%)	Hämatokrit	Leukocyten pro mm³	Thrombocyten pro mm³	BSG (mm)	Erythropoiese im Knochenmark	Splenomegalie ?	Hepatomegalie ?
87. CASTLEMAN u. KIBBEE	1959	♂	62	?	?	21,8	67	10 800	238 000	?	?	?	?
88. LAWRENCE u. DONALD .	1959	♂	37	PZ	6,45	21,6	?	5 900	?	?	?	Ø	Ø
89. JONES et al.*	1960	♂	57	?	6,80	21,8	62	9 900	171 000	1	+	Ø	?
90. ENSOR . .	1961	♀	48	?	?	?	54	11 000	188 000	2	nor-mal	?	?
91. FRICK u. BRUNNER	1961, 1962	♀	?	?	5,90	18,0	57	8 200	233 000	7	+	?	?
92. JAWORSKI u. HIRTE . .	1961	♂	50	?	6,40	19,7	60	12 550	370 000	?	(+)	+ 255 g	?
93. MARTT et al.	1961	♂	62	?	?	23,5	71	10 900	230 000	?	?	+	?
94. PAYNE et al.	1961	♂	58	?		18,9	62	8 200	206 000	?	?	?	?

f) Cysten-

Autoren	Jahr	Geschlecht	Alter	Primärerkrankung	Erythrocyten pro mm³	Hämoglobin (%; g.%)	Hämatokrit	Leukocyten pro mm³	Thrombocyten pro mm³	BSG (mm)	Erythropoiese im Knochenmark	Splenomegalie ?	Hepatomegalie ?
95. KURRLE . .	1954	♂	42	?	9,00	132	?	10 400	normal	?	+	+ 223 g	+ 1800 g
96. FORSSELL .	1958	♂	61	?	6,28	126	?	?	?	5—17	?	Ø	?
97. COHEN . .	1960	♂	65	?	7,30	21,3	77	8 400	270 000	1	+	+ 300 g	+ 1775 g
98. JONES et al.*	1960	♂	55	?	?	18,8	57	13 000	185 000	?	?	Ø	?
99. NIXON et al.	1960	♂	37	?	?	17,6	58	10 000	210 000	?	nor-mal	?	?
100. NIXON et al.	1960	♂	41	?	?	20,4	65	9 450	150 000	?	+	?	?
101. FRIEND et al.	1961	♂	58	?	?	?	44	5 000	?	22	?	Ø	+ (Cy-sten)

g) Chronische Glo-

Autoren	Jahr	Geschlecht	Alter	Primärerkrankung	Erythrocyten pro mm³	Hämoglobin (%; g.%)	Hämatokrit	Leukocyten pro mm³	Thrombocyten pro mm³	BSG (mm)	Erythropoiese im Knochenmark	Splenomegalie ?	Hepatomegalie ?
102. GOLL . . .	1961	♂	66	?	7,80	121	?	16 000	?	?	+	+ 260 g	?

II. Klinische Beobachtungen ohne bioptische oder

a) Klinische Diagnose:

Autoren	Jahr	Geschlecht	Alter	Primärerkrankung	Erythrocyten pro mm³	Hämoglobin (%; g.%)	Hämatokrit	Leukocyten pro mm³	Thrombocyten pro mm³	BSG (mm)	Erythropoiese im Knochenmark	Splenomegalie ?	Hepatomegalie ?
103. DAMON et al.	1958	♂	40	?	8,00	22,5	?	7 200	198 000	2	?	?	?
104. DAMON et al.	1958	♂	54	?	7,40	125	67	5 300	280 000	?	(+)	Ø	?
105. DAMON et al.	1958	♂	70	?	6,20	18,7	?	nor-mal	normal	?	?	Ø	?
106. DAMON et al.	1958	♀	58	?	6,22	20,5	65	10 500	134 000	?	nor-mal	Ø	?

* Identisch mit den Fällen PAYNE et al. (1960) und mit Fall 1 und 2 PAYNE et al. (1961). Post-

(Fortsetzung)

| Befunde | | | Blutbefunde nach Behandlung | | | | | | Weiterer Verlauf, besondere Bemerkungen |
Blutdruck (mm Hg)	Hämaturie?	Therapie	Zeitliches Intervall zur 2. Blutuntersuchung	Erythrocyten pro mm³	Hämoglobin (%; g-%)	Hämatokrit	Leukocyten pro mm³	Thrombocyten pro mm³	
160/110	Ø	keine	?	?	?	?	?	?	Exitus letalis
140/95	?	Nephrekt., Aderl., P³²	10 Mon.	4,46	15,0	?	6300	?	?
			19 Mon.	4,83	?	?	?	?	
210/120	(+)	Nephrekt.	3 Mon.	Ery Vol normal	14,8	44	?	?	2 J. post op. Wohlbefinden
190/110	?	Nephrekt.	5 Mon.	?	?	47	?	?	?
?	?	?	?	?	?	?	?	?	?
130/85		P³²	?	?	?	?	?	?	Exitus
140/90	(+)	Nephrekt.	10 Mon.	4,91	14,6	44	8050	432000	?
?	?	Nephrekt.	3 Mon.	?	12,7	42	?	?	10 Mon. post op. Wohlbefinden

niere

200/130	+	Aderlässe, P³²	22 Mon.	5,80	97	?	5500	?	Exitus
erhöht	+	Nephrekt.	2 Tg.	4,92	103	?	8600	?	?
			2½ Mon.	4,80	100	?	4200	?	
170/108	(+)	Aderlässe	?	?	?	?	?	?	Exitus, Sektion
160/90	Ø	Exstirp. der Cyste	3 Mon.	Ery Vol normal	15,1	48	?	?	2 J. post op. Wohlbefinden
160/95	?	Punktion der Cysten	26 Mon.	?	?	49	?	?	Wohlbefinden 26 Mon. post op.
130/90	?	Aderlässe, Excision der Cyste	7 Mon.	?	?	<40	?	?	Wohlbefinden 7 Mon. post op.
160/100	Ø	Ø	?	?	?	?	?	?	Exitus

merulonephritis

?	?	?	?	?	?	?	?	?	Exitus

autoptische Sicherung des Nierenbefundes

„Nierentumor"

130/70	(+)	Rö	2 Mon.	4,70	85	?	15200	?	Exitus
150/80	(+)	Rö	?	?	?	?	?	?	Exitus
?	+	Rö	trotz starker Blutverluste (Hämaturie) Ery und Hgb weiter erhöht						Exitus
260/140	(+)	?	?	?	?	?	?	?	?

operative Blutzellwerte nach PAYNE et al. (1961).

Tabelle 10.

Autoren	Jahr	Geschlecht	Alter	Primärerkrankung	Blutbefunde vor Beginn der Behandlung							Sonstige	
					Erythrocyten pro mm³	Hämoglobin (%; g.%)	Hämatokrit	Leukocyten pro mm³	Thrombocyten pro mm³	BSG (mm)	Erythropoiese im Knochenmark	Splenomegalie?	Hepatomegalie?
107. Forssell	1958	♀	71	?	8,15	128	?	nor-mal	normal	2	+	Ø	?
108. Lutzeyer u. Teichmann	1960	♂	54	?	6,00	100	?	10100	?	?	?	?	?
b) Klinische Diagnose:													
109. Forssell	1958	♂	32	?	8,10	141	74	10000	?	Ø	+ +	Ø	?
110. Forssell	1958	♀	61	?	7,24	139	70	12000	400000	Ø	+	+	?
111. Forssell	1958	♂	57	?	7,12	141	71	9400	?	Ø	nor-mal	Ø	?
112. Erdmann	1962	♂	30	?	7,40	140	?	9000	?	nor-mal	?	Ø	Ø
c) Klinische Diagnose: „Nieren-													
113. Frick u. Brunner	1961, 1962	♀	64	?	6,90	20,5	61	3500	185000	?	nor-mal	?	?
d) Klinische Diagnose: „Chronische													
114. Goll . .	1961	♂	38	?	6,16	113	?	8000	?	?	?	?	?
115. Richet et al.. .	1961	♀	44	?	6,00	?	39	9400	200000	?	?	?	?

Grunde nicht in Tabelle 10 aufgenommen (Bliss[1]: 1 Fall; Gurney[2]: 2 Fälle; Berger u. Sinkoff[3]: 5 Fälle; Lévèque[4]: 1 Fall; van Lessen, Stefanini u. Smith[5]: 4 Fälle; Macrez, Nick, Contamin u. Cathala[6]: 1 Fall; Calabresi u. Meyer[7]: 1 Fall; Bernard, Tubiana, Boiron u. Pérez[8]: 3 Fälle). Forssell[9] erwähnt 6 Fälle, die ihm von Battle bzw. Berséus u. Meurman persönlich mitgeteilt wurden. Evans, Halpern u. Finby[10] beobachteten bei 2 Patienten mit Nierencarcinom und Polyglobulie eine Normalisierung der Erythrocytenzahl nach der Nephrektomie.

Über weitere Fälle von *Hydronephrose mit Polyglobulie* berichteten Lutzeyer u. Teichmann[11] (6 Fälle). Friend u. Mitarb.[12] fanden bei 2 Fällen von *Cystenniere* normale Hämatokritwerte und bezeichnen dieses Auftreten normaler Hämatokritwerte trotz stark erhöhten Reststickstoffgehaltes im Blutserum als „relative Erythrocythämie (Polycythämie)".

Joske u. Mitarb.[13] sahen bei 15 Fällen mit chronischen Nierenerkrankungen 13mal eine Anämie und 2mal eine Polyglobulie mit Hämoglobinwerten von 126 und 141 %. Leider fehlen Angaben über die Art der Nierenkrankheit in diesen beiden Fällen

---

[1] 1929. [2] Cleveland Clinic Foundation 1957. [3] 1957. [4] 1958.
[5] 1958. [6] 1958. [7] 1959. [8] 1961. [9] 1958. [10] 1961. [11] 1960.
[12] Friend, Hoskins u. Kirkin 1961. [13] Joske, McAlister u. Prankerd 1956.

(Fortsetzung)

| Befunde | | Therapie | Blutbefunde | | | | | | Weiterer Verlauf, besondere Bemerkungen |
| | | | nach Behandlung | | | | | | |
Bludruck (mm Hg)	Hämaturie?		Zeitliches Intervall zur 2. Blutuntersuchung	Erythrocyten pro mm³	Hämoglobin (%; g-%)	Hämatokrit	Leukocyten pro mm³	Thrombocyten pro mm³	
erhöht	+	?	?	Poly-glob.	?	?	?	?	Exitus
?	+	keine	?	?	?	?	?	?	Skeletmetastasen

„Cystenniere(n)"

erhöht	∅	?	?	Poly-glob.	?	?	?	?	?
erhöht	∅	?	?	Poly-glob.	?	?	?	?	?
erhöht	∅	?	?	Poly-glob.	?	?	?	?	?
?	?	Ignipunktur	3¹/₂ J.	5,60	118	?	10 000	179 000	Pat. lebt, letztes Blutbild s. links

cyste oder Hypernephrom"

?	(+)	Eingriff abgelehnt	?	?	?	?	?	?	?

Niereninsuffizienz" (Nephritis, Hypertonie)

?	?	?	?	?	?	?	?	?	?
220/130	(+)	?	?	?	?	?	?	?	?

Schließlich ist noch ein Fall von *Nephrose mit Polyglobulie* unklarer Genese zu nennen, der von RAGEN u. Mitarb.[1] beschrieben wurde.

Fall 79 der Tabelle 10 wird an dieser Stelle zum ersten Mal mitgeteilt[*]. Wir geben daher einen kurzen Abriß der Krankengeschichte und des pathologisch-anatomischen Befundes:

G. F., 43 Jahre, Schmiedemeister.

Auszug aus dem Krankenblatt (Med. Univ.-Klinik Erlangen).

Klinikaufnahme am 5. 11. 45.

Familienanamnese: Eltern und 2 Geschwister leben, gesund. Erbkrankheiten unbekannt.

---

[1] RAGEN, HAGEDORN u. OWEN 1960.

[*] Herrn Prof. Dr. LENNERT verdanke ich den Hinweis auf diesen Fall. Herrn Prof. Dr. HENNING, Direktor der Med. Univ.-Klinik Erlangen, danke ich für die Überlassung der Krankengeschichte, Herrn Prof. Dr. MÜLLER, Direktor des Path. Instituts der Universität Erlangen, für die Überlassung der pathologisch-anatomischen Diagnose.

Eigenanamnese: Über Kinderkrankheiten keine Angaben möglich. Bis zur jetzigen Erkrankung angeblich nie ernsthaft krank gewesen. Jetzt zeitweise Druckgefühl im Körper, Lokalisation stark wechselnd. Dauer der Beschwerden seit etwa 2 Jahren. Pat. suchte jetzt wegen Zunahme des Druckgefühls den Arzt auf.

Befund: Mittelgroßer kräftiger Pat. in gutem EZ und KZ. Haut und Schleimhäute gut durchblutet. Schädel, Mundhöhle und Hals o. B. Thorax: Lungengrenze links hochstehend, schlecht verschieblich, rechts normal. Auskultatorisch reines Vesiculäratmen. Herz: Nicht verbreitert, geringes Systolikum besonders über der Pulmonalis, dort auch akzentuierter 2. Ton. Abdomen: Nabel verstrichen, Leber nicht tastbar, Milz stark vergrößert, mit unterem Pol bis zum Beckenkamm reichend, nicht druckschmerzhaft. Nierenlager beiderseits nicht druckschmerzhaft. Extremitäten und CNS o. B. RR 145/75.

Laborbefunde. BSG 2/4 bis 3/10, Erythrocytenzahl von 5,43 Mill./mm³ in 3 Wochen auf 7,23 Mill./mm³ ansteigend, Hämoglobin in der gleichen Zeit von 105 auf 145%. 23⁰/₀₀ Reticulocyten. 6100 Leukocyten/mm³ mit unauffälligem Differentialblutbild. Bilirubin im Serum 0,79 mg-%. 272320 Thrombocyten/mm³. Gerinnungszeit 7 min 10 sec, Blutungszeit 3 min 45 sec. Wa.R. Ø, Harnbefund unauffällig.

Verlauf: Röntgenbestrahlung zur Behandlung der Polycythämie aus technischen Gründen (1945!) nicht möglich, Entlassung des Pat. nach Hause am 4. 12. 45.

Wiederaufnahme am 5. 2. 46.

Zwischenanamnese: Zeitweise auftretendes Druckgefühl, vor allem im Bereich der Brust, Hitzegefühl im Kopf, Stechen im linken Oberbauch.

Befund: Rötliche Gesichtsfarbe, Haut und Schleimhäute gut durchblutet. Leber 1—2 Querfinger unter dem rechten Rippenbogen, im übrigen unveränderter Befund im Vergleich zur ersten Aufnahmeuntersuchung.

Laborbefunde: *BSG 2/3, später 1/3. Erythrocytenzahl im Laufe eines Monats von 6,78 Mill./mm³ auf 8,62 Mill./mm³ ansteigend, Hämoglobin in der gleichen Zeit zwischen 114 und 140%.* 6100 Leukocyten/mm³, Differentialblutbild unauffällig, Bilirubin im Serum 1,0 mg-%. Harn: Leichte Opalescenz, im Sediment vereinzelt Erythrocyten, Epithelien, Bakterien.

Verlauf: Behandlung mit Röntgenbestrahlung der Milz, Beckenschaufeln, Ober- und Unterschenkel und Wirbelsäule. Ausbildung eines Ikterus mit Bilirubinwerten bis zu 7,8 mg-%.

Sternalpunktion am 17. 4. 46: Erythropoiese stark vermehrt, vorwiegend normoblastisch. Keine Megaloblasten. Leukopoiese o. B., Reticuloendothel o. B., Megakaryocyten vorhanden. Entwicklung eines rechtsseitigen Pleuraergusses (20. 4.), der zwischen dem 22. 4. und 7. 5. 46 insgesamt viermal punktiert wird und sich dabei als hämorrhagisch erweist.

Am 8. 5. 46 Kreislaufkollaps, Exitus letalis im terminalen Kreislaufversagen.

Abschließende klinische Diagnose: Essentielle Polyglobulie, Bronchialcarcinom rechts ?

Pathologisch-anatomische Diagnose (Path. Institut der Universität Erlangen, Sekt.-Nr. 158/46).

„Kindskopfgroßes Hypernephrom der linken Niere. Kompensatorische Hypertrophie und trübe Schwellung der rechten Niere. Ausgedehnte Pleurametastasen rechts. Hämorrhagischer Pleuraerguß rechts (2½ Liter). Pleuraschwarte rechts. Kompressionsatelektase der rechten Lunge. Einige Lungen- und Pleurametastasen links.

Polyglobulie (nach klinischen Angaben). Milzhyperplasie. Hämosiderinarme Milz und Leber. Normale Erythropoiese im Knochenmark.

Ikterus der Haut und Organe. Stauungsatrophie und Verfettung der Leber. Dilatation beider Herzkammern, besonders rechts. Lipoidarme Nebennieren. Decubitus über dem rechten Trochanter.

Hauptleiden: Hypernephrom mit ausgedehnten Pleurametastasen."

Epikrise. Bei einem 43jährigen Manne bestand eine Polyglobulie mit einer maximalen Erythrocytenzahl von 8,62 Mill./mm^3 und einem maximalen Hämoglobingehalt von 145%. Im Sternalmark war die Erythropoiese stark vermehrt. Die Leukopoiese und Thrombopoiese zeigten keine Auffälligkeiten, auch im peripheren Blute waren die Leukocytenzahl, das Leukocyten-Differentialblutbild und die Zahl der Thrombocyten normal. Die Milz war vergrößert. Etwa 3 Wochen vor Eintritt des Todes entwickelte sich ein hämorrhagischer Pleuraerguß, so daß klinisch an das Vorliegen eines Bronchialcarcinoms gedacht wurde. Die Sektion ergab das Vorliegen eines kindskopfgroßen Hypernephroms der linken Niere mit Lungen- und Pleurametastasen.

Wir haben uns nunmehr zu fragen, in welcher Weise die Kombinationsfälle von Nierenerkrankungen mit Polyglobulie zu deuten sind und ob sich aus ihnen ein Beweis für die Bildung einer erythropoietisch aktiven Substanz in der Niere ableiten läßt.

Sucht man zunächst nach anderen Erklärungsmöglichkeiten als denjenigen einer Erythropoietinbildung in der Niere, so wären folgende Mechanismen in Betracht zu ziehen:

1. Bei den Hypernephromen könnte durch die häufig zu beobachtende *Makro- oder Mikrohämaturie* (s. Tabelle 10) ein derart starker Verlust an Erythrocyten eintreten, daß allein dieser Reiz genügte, um eine überschießende Steigerung der Erythropoiese herbeizuführen. Die Polyglobulie erschiene nach dieser Hypothese als der Ausdruck einer Überkompensation der durch die Hämaturie bedingten Abnahme der zirkulierenden Erythrocytenzahl; sie käme durch eine vermehrte Erythropoietinbildung in einem anderen Organ als der Niere zustande.

Die genaue Durchsicht der Tabelle 10 zeigt jedoch, daß *unter den dort aufgeführten Fällen eine größere Zahl enthalten ist, in denen niemals eine Makro- oder Mikrohämaturie beobachtet wurde.* Zu dieser Feststellung tritt der Einwand, daß auch in den Fällen mit vorhandener Hämaturie die Erzeugung einer hochgradigen Polyglobulie allein durch fortlaufende kleine oder ein- bis mehrmalige größere Blutverluste kaum vorstellbar ist. Wohl ist denkbar, daß im Zuge der Reparation solcher Blutverluste vorübergehend eine geringfügige Vermehrung der Erythrocytenzahl über den Normalwert hinaus eintreten kann, jedoch lassen sich die exzessiv hohen, über Wochen bis Monate bestehenden Erythrocytenzahlen bei den Fällen der Tabelle 10 nicht auf diese Weise erklären. Nach den Erfahrungen mit anderen Erkrankungen, die von chronischen Hämorrhagien begleitet werden — etwa chronischen Metrorrhagien oder chronischen Blutungen aus dem Magendarmkanal —, ist die Folge chronischer und erst recht akuter Blutungszustände nicht die Entwicklung einer Polyglobulie, sondern das Auftreten einer Anämie.

2. Manche Autoren denken daran, daß die Nierentumoren zur Ausbildung eines *arteriovenösen Shunt* mit seinen Folgen führen könnten[1]. Sie beziehen sich hierbei auf die häufige Angabe, daß die Kapsel der Geschwülste große, oft geschlängelte Gefäße enthält. Sie nehmen an, daß durch diese hypothetischen arteriovenösen Shunts eine Sauerstoffuntersättigung des Blutes eintrete, die ihrerseits durch Stimulierung der Erythropoietinbildung an anderem Orte die Erythropoiese steigere.

---

[1] BOUSSER, TCHERDAKOFF, GABILAN u. CHRISTOL 1958.

Abgesehen davon, daß bis heute der *anatomische Beweis für die Existenz solcher arteriovenösen Shunts nicht erbracht wurde*, wurde bisher in nahezu allen Kombinationsfällen von Nierenerkrankungen und Polyglobulie, bei denen die arterielle Sauerstoffsättigung untersucht wurde, *keine Untersättigung* gefunden[1]. Lediglich SCHÜRMEYER u. LOSSE[2] beobachteten bei ihrem Fall kurz vor Eintritt des Todes eine arterielle O_2-Untersättigung (79%). Die Annahme einer verminderten Sauerstoffsättigung des Blutes als Ursache der Polyglobulie bei Nierenkrankheiten muß daher verlassen werden. Die Polyglobulie bei Cystennieren und hydronephrotischen Sacknieren läßt sich ohnehin nicht durch die mögliche Existenz arteriovenöser Shunts begründen.

3. Für den Sonderfall der Hypernephrome wird schließlich die Möglichkeit erwogen, daß nicht so sehr die Bildung des Erythropoietins in der befallenen Niere als vielmehr die *Produktion von Nebennierenrindenhormonen im Tumorgewebe selbst* für die Entstehung der Polyglobulie verantwortlich sein könnte[3]. In den letzten Jahren haben mehrere Autoren[4] darauf hingewiesen, daß Hypernephrome mit manifesten oder okkulten Zeichen endokriner Störungen vergesellschaftet sein können.

Für die Annahme einer Bildung erythropoietisch wirkender Stoffe im Tumor selbst spricht der von HEWLETT u. Mitarb.[5] sowie von KORST u. Mitarb.[6] erhobene Befund, daß der Extrakt aus einem Hypernephrom, das von einer Polyglobulie begleitet war, die Aufnahme von Fe^{59} in die Erythrocyten hungernder Ratten erhöhte, während der Extrakt aus dem unveränderten Parenchym der gleichen Niere keinen derartigen Effekt hatte.

Die Befunde von HEWLETT u. Mitarb. sollten zur Untersuchung weiterer von einer Polyglobulie begleiteter Hypernephrome auf den Gehalt an erythropoietisch aktiven Stoffen anregen. Erst nach weiteren Bestimmungen dieser Art wird es möglich sein, ein Urteil darüber zu fällen, ob die Polyglobulie bei Hypernephromen auf einer Bildung erythropoietisch wirkender Substanzen in den Nierengeschwülsten selbst beruht.

4. Wiederum für den Sonderfall der Hypernephrome ist auch daran zu denken, daß *im Tumor selbst eine Blutbildung* ablaufen könnte. Die histologische Untersuchung ergab jedoch bislang keine nennenswerten Anhaltspunkte für eine Erythropoiese innerhalb der Nierengeschwülste[7]. Lediglich THIEL[8] beobachtete bei einem seiner 9 Fälle in den Geschwulstmetastasen vereinzelte Nester von Zellen, die er als unreife Erythroblasten deutete. ROUJEAU u. ABOULKER[9] fanden im Interstitium der Niere und im perirenalen Fettgewebe neben Lymphocyten und Plasmazellen auch Erythropoiese-Nester und beziehen deren Entstehung auf eine lokale Wirkung des in der Niere gebildeten Erythropoietins. In ähnlicher Weise äußert sich THIEL[8], der in den tumornahen Knochenmarkabschnitten eine wesentlich stärkere und unreifere Erythropoiese sah als in den tumorfernen Anteilen.

---

[1] DAMON, HOLUB, MELICOW u. USON 1958; FREY 1958; GARDNER u. FREYMANN 1958; CASTLEMAN u. KIBBEE 1959; LAWRENCE u. DONALD 1959; COHEN 1960; HEWLETT, HOFFMAN, SENHAUSER u. BATTLE 1960; JONES, PAYNE, HYDE u. PRICE 1960; ENSOR 1961; FRICK u. BRUNNER 1961; MARTT, SAYMAN u. NEAL 1961; ROSENBACH u. XEFTERIS 1961.

[2] 1962. [3] CHWALLA 1952; KLIMPEL 1959.

[4] BARATH 1943; CHWALLA 1952; KLIMPEL 1959.

[5] HEWLETT, HOFFMAN, SENHAUSER u. BATTLE 1960.

[6] KORST, WHALLEY u. BETHELL 1959.

[7] HEWLETT, HOFFMAN, SENHAUSER u. BATTLE 1960; ROUJEAU u. ABOULKER 1960.

[8] 1962.   [9] 1960.

Keine dieser vier Hypothesen ist geeignet, das Auftreten einer Polyglobulie bei so verschiedenartigen Nierenerkrankungen wie Nierengeschwülsten, Cystennieren oder Hydronephrosen zufriedenstellend mit einem gemeinsamen pathogenetischen Prinzip zu erklären. Andererseits ist es nicht möglich, die Kombination der Nierenerkrankung mit der Polyglobulie als rein zufällig zu deuten, da in zahlreichen Fällen der Tabelle 10 die operative Entfernung der kranken Niere von einer Normalisierung der Erythrocytenzahlen gefolgt war[1], die sich gelegentlich noch mehrere Jahre nach der Nephrektomie nachweisen ließ (s. Tabelle 10). *Die rasche und vollständige Erholung des roten Blutbildes nach der Nephrektomie liefert gemeinsam mit den weiter unten besprochenen Ergebnissen tierexperimenteller Untersuchungen die wichtigsten Anhaltspunkte für die These einer ursächlichen Beziehung zwischen Niere und Erythropoiese.*

Die Annahme der Erythropoietinbildung in der Niere selbst eignet sich am besten dazu, diesen Zusammenhang verständlich zu machen, da sie sich auf alle in Betracht kommenden Nierenerkrankungen anwenden läßt. Die Erythropoietinbildung käme nach dieser Überlegung dadurch zustande, daß der Tumor, die Cyste oder der mit Harn gefüllte Sack des erweiterten Nierenbeckens bei der Hydronephrose eine Reizwirkung auf das umgebende Nierengewebe ausüben und dort die Erythropoietinbildung stimulieren.

Tatsächlich ist es in jüngster Zeit gelungen, zu zeigen, daß das Blut von Patienten mit Hydronephrose, Cystenniere bzw. Hypernephrom und Polyglobulie eine erhöhte Erythropoietinaktivität aufwies und daß sich der Erythropoietinspiegel nach der Exstirpation der hydronephrotisch veränderten Niere bzw. der Nierencyste normalisierte[2]. Es muß weiteren Untersuchungen vorbehalten bleiben, zu klären, ob es sich bei diesen Beziehungen zwischen einer Nierenerkrankung und der Änderung des Erythropoietingehaltes im Blute um ein regelmäßiges Vorkommnis handelt.

Sollte sich der Befund von JONES u. Mitarb. in ähnlich gelagerten Fällen mit ausreichender Menge an funktionstüchtigem Nierenparenchym und demzufolge fehlender Urämie bestätigen, so würde dadurch zugleich der Hypothese[3] Boden entzogen, daß die Niere nicht selbst ein Erythropoietin bilde, sondern lediglich einen Hemmstoff des Erythropoietins inaktiviere. Es wäre in diesem Falle schwer verständlich, warum bei Vorhandensein zumindest einer intakten Niere die Inaktivierung eines solchen hypothetischen Hemmstoffes zum Erliegen kommen sollte.

---

[1] GROS 1955; COOPER u. TUTTLE 1957; DAMON, HOLUB, MELICOW u. USON 1958; FORSSELL 1958; FREY 1958; GARDNER u. FREYMANN 1958; DE WEERD u. HAGEDORN 1959; LAWRENCE u. DONALD 1959; SIGUIER, DUFOUR, BETOURNE u. CAQUET 1959; JONES, PAYNE, HYDE u. PRICE 1960; EVANS, HALPERN u. FINBY 1961 u.a.

[2] JONES, PAYNE, HYDE u. PRICE 1960; PAYNE, JONES u. HYDE 1960; ROSENBACH u. XEFTERIS 1961; KORST, FRENKEL, COUSINEAU u. MUIRHEAD 1962.

[3] NAETS 1959b.

Diesen positiven Befunden, die für eine Erythropoietinbildung in der Niere sprechen, stehen andere gegenüber, die Zweifel an der Berechtigung dieser Annahme erwecken.

1. Die Zahl der Nierentumoren, Hydronephrosen und Cystennieren *ohne* Polyglobulie ist ungleich häufiger als die Zahl der gleichen Nierenerkrankungen *mit* begleitender Polyglobulie. So fanden DAMON u. Mitarb.[1] unter 350 Fällen von Nierencarcinom nur 2,6% mit Polyglobulie. BERGER u. SINKOFF[2] sowie EVANS, HALPERN u. FINBY[3] ermittelten ähnliche Prozentsätze (1,8 bzw. 2,0%). Nach THIEL[4] bzw. LUTZEYER u. TEICHMANN[5] beträgt die Häufigkeit der Polyglobulie bei Nierengeschwülsten sogar weniger als 1% (0,6 bzw. 0,8%).

In einigen Fällen der Tabelle 10 handelt es sich außerdem bei der Erythrocytenvermehrung nicht um eine Polyglobulie, sondern um eine echte Polycythämie. Diese in der Tabelle besonders gekennzeichneten Beobachtungen treten jedoch an Zahl deutlich hinter denjenigen zurück, die eine symptomatische Polyglobulie aufweisen und in denen der kausale Zusammenhang zwischen Nierentumor und Polyglobulie durch die Normalisierung des Blutbildes nach der Nephrektomie gesichert ist.

2. Auch Tumoren anderer Lokalisation als in der Niere können mit einer Polyglobulie einhergehen. Besonders häufig ist die Polyglobulie beim Hämangioblastom des Kleinhirns[6] und beim Leiomyom des Uterus[7]. Weitere Geschwülste, deren Zusammentreffen mit einer Polyglobulie beschrieben wurde, sind das Oesophaguscarcinom[8], Magencarcinom[9], Rectumcarcinom[8], Lebercarcinom[10], Hamartom der Leber (benigne)[11], Prostatacarcinom[12], Bronchuscarcinom[8], Mammacarcinom[8], Ovarialcarcinom[13], Phaeochromocytom[14], maligne Melanom[8], Basalzellencarcinom der Haut[8] und Myxom des rechten Vorhofes[15]. BERNARD u.

---

[1] DAMON, HOLUB, MELICOW u. USON 1958.   [2] 1957.   [3] 1961.   [4] 1962.
[5] 1960.

[6] CARPENTER, SCHWARTZ u. WALKER 1943 (Lit.); UMBACH 1951 (familiäre Häufung); WOOLSEY 1951; CRAMER u. KIMSEY 1952; WARD, FOLTZ u. KNOPP 1956; BLUMBERG u. MYERSON 1957 (Lit.); KRAYENBÜHL u. YASARGIL 1958; KOCH 1960; WALDMAN u. LEVIN 1960; BOUSSER, TCHERDAKOFF u. BOIVIN 1961 (Lit.).

[7] THOMSON u. MARSON 1953; ENGEL u. SINGER 1955; HORWITZ u. McKELWAY 1955; FLEMING u. MARKLEY 1957; SINGMASTER 1957; BABUNA, GARDNER u. GREENE 1959; LAURIN, GIRARD, GAUTHIER u. LEDUC 1960; ZILLIACUS 1959, 1960; COHEN u. ROTHENBERG 1961; ABOULAFIA, RHEINLANDER u. SCHWARTZ 1962. Eine inkretorische Aktivität von Uterusmyomen wird auch in anderer Hinsicht vermutet. GAUTRAY (1961) fand bei Frauen mit Uterusmyomen Anomalien im Hirnstrombild und zieht eine neuroendokrine Aktivität der Tumoren in Betracht.

[8] VIDEBAEK 1950.   [9] ROMAGNY, VIAILLER u. BLANCHARD 1941.

[10] BECKER 1932; McFADZEAN, TODD u. TSANG 1958; SCHONFELD, BABBOTT u. GUNDERSEN 1961.

[11] JOSEPHS, ROBBINS u. LEVINE 1962.   [12] LEVRAT, LANTERNIER u. MOREL 1950.
[13] GORDON 1959.

[14] BRADLEY, YOUNG u. LENTZ 1961; WALDMANN u. BRADLEY 1961; HAMRIN 1962; RAMSAY u. LANGLANDS 1962; WALDMANN u. ROSSE 1962.

[15] LEVINSON u. KINCAID 1961.

Mitarb.[1] berichteten vor kurzem über 17 Kombinationsfälle von Polyglobulie und Carcinom unter insgesamt 229 Polyglobulie-Fällen. Dabei handelte es sich um Carcinome der Haut (3), Niere (3), Harnblase (2), Mamma (2), des Collum uteri, Ovar, Oesophagus, Rectum und der Schilddrüse (je 1) sowie um je 1 malignes Melanom und Angiosarkom.

3. Es gibt Fälle von Niereninsuffizienz, die an Stelle einer Anämie eine Polyglobulie aufweisen[2]. Auch der Erythropoietinspiegel des Blutes kann bei urämisch-anämischen Patienten erhöht sein[3].

Die klinischen Beobachtungen über die Wechselbeziehungen zwischen Niere und Erythropoiese bzw. Erythropoietinbildung lassen sich somit nur schwer in befriedigender Weise erklären. *Eine Deutung der Befunde ist jedoch möglich, wenn man die Annahme zugrundelegt, daß die Entstehung einer Polyglobulie im Rahmen einer Geschwulsterkrankung auf andere Art erfolgt als die Beeinflussung der Erythropoiese durch nichtgeschwulstartige Nierenkrankheiten.*

Betrachtet man die Niere als den Ort der physiologischen Erythropoietinbildung, so erklären sich hieraus die Erythroblastopenie beim akuten extrarenal bedingten Nierenversagen und die Anämie und erniedrigte Erythropoietinbildung bei den oben genannten chronischen Nierenerkrankungen. Die bei Cystennieren und Hydronephrosen auftretende Polyglobulie bzw. Vermehrung des Erythropoietingehaltes im Blute hat man sich wohl so zu erklären, daß durch den Druck der mit Flüssigkeit gefüllten Cysten bzw. der sackförmig ausgeweiteten Nierenbecken auf das umgebende Nierenparenchym in diesem eine Produktion von Erythropoietin über das Maß des Physiologischen hinaus angeregt wird. Vielleicht kommt auch die Wirkung der Nierentumoren auf die Erythropoiese wenigstens teilweise in der gleichen Art zustande.

Daneben muß jedoch noch ein *zweiter Mechanismus* bestehen, der die Vermehrung der Erythrocytenzahl durch *Geschwülste* bewerkstelligt. Bedenkt man die völlig uneinheitliche Lokalisation und histologische Struktur der oben aufgeführten Tumoren, so ist nicht vorstellbar, daß die Steigerung der Erythropoiese die Folge einer spezifischen Leistung der Geschwulstzellen darstellt; man müßte sonst annehmen, daß mesenchymale und epitheliale, ausdifferenzierte und entdifferenzierte Zellen gleichermaßen zur Bildung desselben Erythropoietins befähigt wären. Es muß also versucht werden, die Polyglobulie bei Geschwülsten auf andere Weise zu erklären. BABUNA u. Mitarb.[4] ziehen für den Fall der Polyglobulie bei Uterusmyomen folgende Möglichkeiten in Betracht, die sich auf alle anderen Geschwulsttypen übertragen lassen:

1. Die Tumoren bilden erythropoietisch wirkende Stoffe. Diese Möglichkeit kommt nach Ansicht von BABUNA u. Mitarb. ebenso wie nach unserer eigenen Meinung kaum in Betracht[5]. Allenfalls wäre daran zu denken, daß aus den Geschwülsten Stoffe freigesetzt werden, die eine unspezifische Reizwirkung auf die Blutbildung ausüben. Bei den malignen Tumoren könnte es sich dabei um Eiweiß-

---

[1] BERNARD, TUBIANA, BOIRON u. PÉREZ 1961.

[2] RICHET 1960b; RICHET, ARDAILLOU, NAJEAN u. MÉRY 1961; GOLL 1961.

[3] KELLER 1957b; GALLAGHER, McCARTHY u. LANGE 1960a.

[4] BABUNA, GARDNER u. GREENE 1959.

[5] Eine gegensätzliche Meinung wird von WALDMANN u. ROSSE (1962) vertreten. Diese Autoren glauben, daß nicht nur die Niere, sondern auch Kleinhirn-Hämangioblastome und Phaeochromocytome erythropoietisch aktive Stoffe bilden können.

zerfallsprodukte aus nekrotischen Tumorbezirken handeln. Die gleiche Möglichkeit ist für das Hämangioblastom des Kleinhirns und des Leiomyom des Uterus in Betracht zu ziehen, da beide Geschwulstformen bekanntlich zu regressiven Gewebsveränderungen im Inneren der Tumoren neigen.

2. Die Tumoren verlängern die Lebensdauer der Erythrocyten, entweder durch Erhöhung der osmotischen Resistenz der Erythrocyten selbst oder durch Hemmung des Lysolecithins bzw. durch Hemmung der Phagocytose-Fähigkeit des RES.

3. Die Tumoren beeinträchtigen die Speicherfunktion der Milz und führen dadurch zu einer chronischen Polyglobulie.

An die beiden letztgenannten Möglichkeiten ist vor allem deswegen zu denken, weil die Erythropoiese im Knochenmark nicht immer vermehrt ist[1] (s. auch Tabelle 10).

Eine vierte Möglichkeit bestünde darin, daß der Tumor zu einer lebhaften extramedullären Erythropoiese führen könnte, sei es infolge einer weitgehenden Destruktion des blutbildenden Knochenmarkes, sei es infolge einer unspezifischen Reizwirkung auf das fakultativ blutbildende Mesenchym außerhalb des Markorgans. Die extramedulläre Erythropoiese geht jedoch stets mit der Ausschwemmung unreifer kernhaltiger Blutzellen in das Blut einher, so daß sich dieser Vorgang bereits am peripheren Blutbild ablesen läßt. Die Tumoren bewirken jedoch lediglich eine Polyglobulie, d. h. eine Vermehrung kernloser reifer Erythrocyten. Außerdem ergab die pathologisch-anatomische Untersuchung von Kombinationsfällen aus Tumoren und Polyglobulie bisher keine Anhaltspunkte für das Vorliegen einer extramedullären Blutbildung.

Die Erzeugung einer Polyglobulie durch Nierengeschwülste und Tumoren anderer Lokalisation stellt sicher einen Summationseffekt dar, an dem mehrere der obengenannten Mechanismen beteiligt sind. Damit ist ein grundsätzlicher Unterschied gegenüber der Steigerung der Erythropoiese durch Cystennieren und Hydronephrosen gegeben, die mit hoher Wahrscheinlichkeit ausschließlich über eine Stimulierung der Erythropoietinbildung in der Niere selbst erfolgt.

Die Frage, warum nur ein kleiner Teil der Fälle von Cystenniere bzw. Hydronephrose zu vermehrter Erythropoietinbildung führt, muß vorläufig unbeantwortet bleiben. Vielleicht spielen Änderungen der intrarenalen Druckverhältnisse hierbei eine Rolle[2]. Einschlägige Untersuchungen liegen jedoch bislang nicht vor.

Die gelegentlich bei urämischen Zuständen beobachtete Polyglobulie bzw. Vermehrung des Erythropoietingehaltes im Blute bedeutet u. E. keinen Beweis gegen eine mögliche Erythropoietinbildung in der Niere. Sie läßt sich auch so erklären, daß die Nierenerkrankung in diesen Fällen zumindest einen Teil der erythropoietinbildenden Zellen in funktionstüchtigem Zustande beläßt und daß diese Zellen, wahrscheinlich unter der Einwirkung krankhafter Einflüsse aus der Umgebung, vermehrt Erythropoietin produzieren.

2. Pathologisch-anatomische Untersuchungen an menschlichen Nieren

1958 berichtete BAKER über das Auftreten einer intravasalen Hämopoiese in den Gefäßen des Nierenmarkes bei Kranken, die im protrahierten Kreislaufkollaps verstorben waren. Ähnliche Beobachtungen waren bereits früher von anderen Autoren bei Kreislaufkollaps nach Ulironbehandlung[3], bei Tsutsugamushi-Krankheit[4], bei

---

[1] BABUNA, GARDNER u. GREENE 1959.   [2] FRIEND, HOSKINS u. KIRKIN 1961.
[3] GÜNTHER 1938.   [4] ALLEN u. SPITZ 1945.

akuter Tubulusnekrose [1] und bei Todesfällen nach den Atombombenexplosionen von Hiroshima und Nagasaki [2] beschrieben worden. 1959 wurden auch von RANDERATH u. BOHLE Ansammlungen unreifer Blutzellen in den Nierenmarkgefäßen von Patienten beobachtet, die an einer akuten, sog. extrarenalen Niereninsuffizienz verstorben waren.

Das cytologische Spektrum dieser intravasalen Zellbildung (i.ZB.) umfaßt nach den Angaben der genannten Autoren *Lymphocyten, Monocyten, Plasmazellen, unreife Zellen der Myelo- und Erythropoiese, Megakaryocyten* und schwerdifferenzierbare große mononucleäre Zellen (sog. „*Blasten*").

BAKER verknüpft die Entstehung der i.ZB. mit dem ante mortem aufgetretenen *Kreislaufkollaps*. Er fand die stärkste i.ZB. in den Nieren von Kranken, bei denen dem Eintritt des Todes ein die Zeit von 8 Std überschreitender Kreislaufkollaps vorausgegangen war. BAKER vertritt die Ansicht, daß die i.ZB. durch die Stase und Anoxie in den Vasa recta des Nierenmarkes ausgelöst werde.

Eine andere Hypothese über das Zustandekommen der i.ZB. könnte von der Möglichkeit ausgehen, daß in der Niere gebildetes Erythropoietin infolge der Verlangsamung des Blutstromes während des Kollaps in den Nieren angereichert würde und seine Wirkung auf das potentiell hämopoietische Mesenchym der Niere selbst entfaltete. Diese Hypothese hätte jedoch nur dann eine Berechtigung, wenn die intravasalen Zellansammlungen überwiegend aus Erythroblasten bestünden.

Zur Klärung dieser Frage und einiger weiterer Punkte, insbesondere der Frage, ob die Ansammlung unreifer kernhaltiger Blutzellen in den Nierenmarkgefäßen für die sog. „Schockniere" charakteristisch ist, stellten wir histologische Untersuchungen an einer größeren Zahl menschlicher Nieren an [3].

Material und Methodik. Von *200 unausgewählten Sektionsfällen* (98 weibliche Personen im Alter von 13 Std bis 84 Jahren, 102 männliche Personen im Alter von 24 Tagen bis 80 Jahren) wurden die Nieren innerhalb der ersten 4 Std nach Eintritt des Todes in 10% Formalin oder in Zenker-Formol nach MAXIMOW fixiert und anschließend in Paraffin eingebettet. Die Durchsicht des Materials auf die Anwesenheit von i.ZB. erfolgte an verschieden gefärbten Schnittpräparaten (PAS-Alcianblau, Goldner, H.E., Giemsa). Die verdächtigen oder sicher positiven Fälle wurden an Schnitten nachuntersucht, die nach GIEMSA oder mit Azur II-Eosin nach MAXIMOW gefärbt waren. Nur in wenigen Fällen, in denen es sich um Sektionsmaterial früherer Jahre handelte, mußte auf diese Färbungen verzichtet werden. Um unsere Befunde mit denjenigen BAKERs vergleichen zu können, teilten wir unsere Fälle entsprechend den Angaben BAKERs in vier Gruppen ein, obwohl die Bakersche Einteilung keine genaue Differenzierung des Zellbildes zuläßt: Gruppe 0 = keine i.ZB., Gruppe I = geringgradige i.ZB., Gruppe II = stärkere i.ZB., meist lymphoide Zellen, Gruppe III = lebhafte i.ZB., meist größere Zellen. Die Krankengeschichten der Patienten wurden, soweit sie uns zugänglich waren, auf das Kreislaufverhalten und die Nierenfunktion in den letzten Tagen und Stunden ante mortem durchgesehen und gleichzeitig das letzte periphere Blutbild vermerkt.

---

[1] DIBLE 1953; SEVITT 1956.

[2] WARREN 1946; LIEBOW, WARREN u. DE COURSEY 1949.

[3] REMMELE, SCHUBERT u. BOHLE 1960.

Ergebnisse. In 92 der 200 untersuchten Nieren (=46%) fanden sich intravasale Ansammlungen kernhaltiger Zellen der von den obengenannten Autoren beschriebenen Art. Die Verteilung auf die einzelnen Gruppen nach BAKER geht aus Tabelle 11 hervor.

Tabelle 11. *Beziehungen zwischen Kreislaufsituation ante mortem und Art und Umfang der intravasalen Zellbildung.* Rechts zum Vergleich die Ergebnisse von BAKER[1]. (Aus: REMMELE, SCHUBERT u. BOHLE[2])

Gruppe	Sicherer Kollaps	Fraglicher Kollaps	Kein Kollaps	Unbekannt	Gesamtzahl	BAKER (1958) Gesamtzahl
0	16	12	11	69	108	80
I	18	1	1	43	63 ⎫	17 ⎫
II	4	3	—	13	20 ⎬ 92	115 ⎬ 171
III	1	1	—	7	9 ⎭	39 ⎭
Summe:	39	17	12	132	*200*	*251*
Anteil der positiven Fälle:					46%	68%

Die celluläre Zusammensetzung der intravasalen Zellansammlungen entsprach nicht den auf die Hypothese einer verstärkten Erythropoietinwirkung innerhalb der Niere begründeten Erwartungen: Sichere Erythroblasten wurden in unserem Material nicht angetroffen; RANDERATH u.

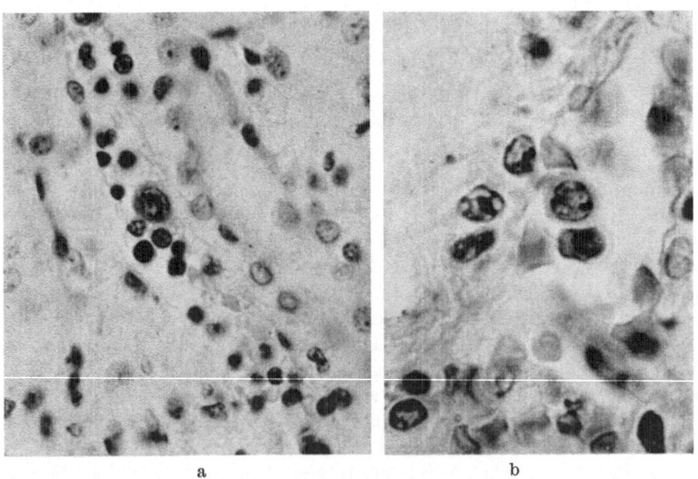

a   b

Abb. 17a u. b. Intravasale Zellansammlungen in erweiterten Gefäßen des Nierenmarkes. a Lymphoide Zellen, Plasmazellen und Plasmazellvorstufen. In der Mitte ein Plasmoblast. Vergrößerung 520fach. b Neutrophiler Myelocyt. S.Nr. 221/59, weiblich, 72 Jahre. Blutendes Magencarcinom, Probelaparotomie. Formol, Giemsa. Vergrößerung 880fach

BOHLE[3] sahen diese Zellform in den früher von ihnen untersuchten Nieren sehr selten. Die *lymphoiden Zellen,* bei denen es sich weit überwiegend um Zellen vom Aussehen der „Sinuslymphocyten"[4] oder „Pulpa-

---

[1] 1958.   [2] 1960.   [3] 1959.   [4] GRUNDMANN 1958.

lymphocyten"[1] handelt*, und die *Plasmazellen* und *Plasmazellvorstufen* stehen eindeutig im Vordergrund des Zellbildes. Gelegentlich sind die Blutgefäße des Nierenmarkes (Abb.17), seltener auch diejenigen der Nierenrinde (Abb. 18) mit diesen Zellen prall angefüllt. Die Gefäße des Nierenmarkes enthalten weiterhin *Monocyten* und *unreife Zellen der*

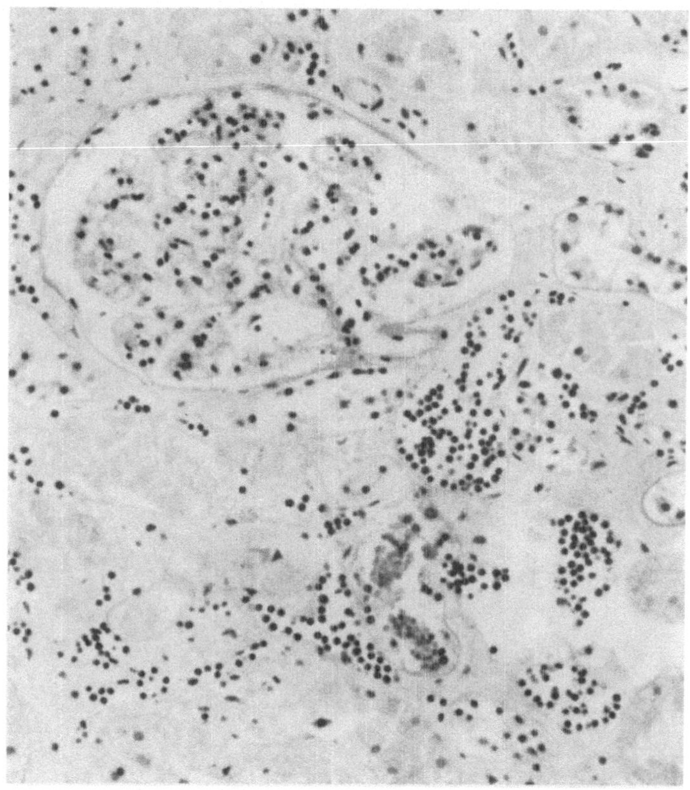

Abb. 18. Starke Füllung der erweiterten Gefäße der Nierenrinde mit lymphoiden Zellen. S.Nr. 1013/57, männlich, 61 Jahre. Hypertonie, Hirnblutung. Formol, PAS-Alcianblau. Vergrößerung 320fach

Myelopoiese: Stabkernige, Jugendliche und *Myelocyten;* sichere Promyelocyten oder Myeloblasten sahen wir in unserem Material nicht. *Megakaryocyten* fanden wir nur in zwei Fällen, einmal in einer intertubulären Capillare (S.-Nr. 114/58[2]), das andere Mal in einigen Capillaren an der Rindenmarkgrenze (S.-Nr. 75/57, Abb. 19).

Der Vergleich der klinischen Daten mit dem pathologisch-anatomischen Befund bestätigte die von BAKER geäußerte Ansicht, *daß*

---

* Sog. „Follikellymphocyten" (GRUNDMANN 1958) werden viel seltener angetroffen.

[1] LENNERT 1960.   [2] s. Abb. 5 bei RANDERATH u. BOHLE 1959.

zwischen Kreislaufkollaps und Auftreten der intravasalen Zellansamm-
lungen ein Abhängigkeitsverhältnis besteht. Von 39 Patienten, bei denen
ein sicherer Kollaps bestanden hatte, zeigten 23 (= 59%) in den Nieren
das Bild intravasaler Zellansammlungen, während unter den 12 Patienten, in denen dem Tod mit Sicherheit kein protrahierter Kreislaufkollaps vorausgegangen war, nur ein einziger dieses morphologische
Phänomen aufwies (Gruppe I nach BAKER).

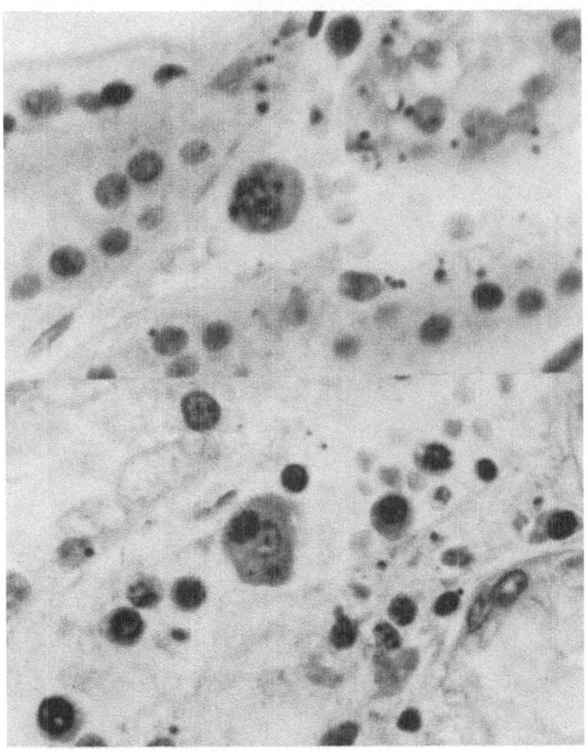

Abb. 19. Megakaryocyten und Plasmazellen in erweiterten Capillaren des Nierenmarkes. S.Nr. 75/57
männlich, 47 Jahre. Verkäsende Nebennierentuberkulose links. Miliartuberkulose von Lungen,
Leber und Milz. Subakute Leptomeningitis tuberculosa. Formol, Hämatoxylin-Eosin. Vergrößerung,
800fach

In 55 Fällen war in den letzten 5 Lebenstagen der Reststickstoffwert
im Serum bestimmt worden. 47 dieser Fälle entsprachen histologisch
den Gruppen 0 und I nach BAKER; von diesen wiesen 35 einen Rest-N
unterhalb 100 mg-% auf, 11mal lag der Rest-N zwischen 101 und
200 mg-%, 1mal über 200 mg-%. 8 Fälle gehörten histologisch den
Gruppen II und III nach BAKER an; bei ihnen lag der Rest-N 2mal unter
100 mg-%, 4mal zwischen 101 und 200 mg-% und 2mal über 200 mg-%.
Es scheint demnach, als bestünden auch zwischen Rest-N-Gehalt des Blutes

und Umfang der intravasalen Zellansammlungen Zusammenhänge. Diese erklären sich daraus, daß die durch den Kreislaufkollaps geschädigten Nieren die harnpflichtigen Substanzen nur ungenügend auszuscheiden vermögen. Die Parallele zwischen der *Höhe des Rest-N-Spiegels* im Blute und dem Umfang der intravasalen Zellansammlungen ist somit nur ein anderer Ausdruck der Parallele zwischen dem *Kreislaufkollaps* und dem Ausmaß der intravasalen Zellansammlungen.

Über den *Entstehungsmechanismus* der *intravasalen Zellansammlungen* sind noch keine sicheren Aussagen möglich.

Grundsätzlich kommen zwei Möglichkeiten in Betracht. Einmal könnte es sich um eine Einschwemmung der Zellen mit dem Blutstrom aus einer anderen Bildungsstätte innerhalb des Körpers handeln, zum anderen könnten die Zellen selbst an Ort und Stelle in der Niere gebildet worden sein. Gegen die erste Möglichkeit spricht die Tatsache, daß sich unter den Zellen *unreife* Zellen der Plasmazellreihe und der Myelopoiese finden. Ferner waren in denjenigen Fällen, in denen von uns andere Organe (Leber, Milz) außer der Niere histologisch untersucht wurden, in diesen keine analogen Veränderungen feststellbar. Eine Bildung der Zellen in den Nierengefäßen selbst wird dadurch nahegelegt, daß BAKER eine Mitosetätigkeit der unreifen Myelopoiese-Zellen in den Gefäßlumina beobachtete[1]. Es ist jedoch unklar, welche Zellen als Matrix einer intravasalen Zellbildung in Frage kommen könnten. BAKER glaubt, daß die intravasale Hämopoiese vom Gefäßendothel ihren Ausgang nehme. Wir selbst konnten jedoch weder an den Zellen des Gefäßendothels noch an denjenigen der Gefäßwand-Adventitia einen Übergang in diejenigen Zellformen feststellen, die im Lumen der Nierengefäße angetroffen wurden.

Die Entstehung der intravasalen Zellansammlungen hat mit Sicherheit nichts mit einer Bildung des Erythropoietins in der Niere zu tun. Dies geht einwandfrei daraus hervor, daß die intravasalen Zellansammlungen aus anderen Zellen als Erythroblasten bestehen. Die Befunde vermögen somit die Hypothese der Erythropoietinbildung in der Niere nicht zu stützen; andererseits bilden sie auch keinen Beweis *gegen* die Berechtigung dieser Ansicht.

3. Tierexperimentelle Untersuchungen

α) Bisherige Ergebnisse

Die Frage, ob die Niere an der Steuerung der Erythropoiese teilnimmt, ist seit 1957 Gegenstand tierexperimenteller Untersuchungen mehrerer Arbeitskreise in den USA und in Europa. Wir geben zunächst eine Übersicht dieser Arbeiten und berichten anschließend über eigene Versuche zur gleichen Frage.

Die Beziehungen zwischen Niere und Erythropoiese wurden hauptsächlich mit folgenden Verfahren geprüft:

1. Verhalten der Erythropoiese nach doppelseitiger Nephrektomie bzw. doppelseitiger Ureterligatur.

---

[1] s. Abb. 4 bei BAKER 1958.

Tabelle 12. *A. Verhalten der Erythropoiese nach doppelseitiger Nephrektomie bzw. doppelseitiger Ureter-Ligatur* (Literaturübersicht). *B. Reaktion der Erythropoiese doppelseitig nephrektomierter bzw. doppelseitig ureterligierter Tiere auf erythropoietisch wirkende Reize* (Literaturübersicht)

| | Autoren | Species | Stimulierung der Erythropoiese | Kriterium | Effekt der | |
| | | | | | doppelseitigen Nephrektomie | doppelseitigen Ureterligatur |
					auf die Erythropoiese	
A	NAETS 1958a—c	Hund	keine	Knochenmark Fe^{59}	starke Hemmung der Erythropoiese	normale Erythropoiese
	ARDAILLOU et al. 1960 . .	Ratte	keine	Fe^{59}	Fe^{59}-Inkorporation geringer als bei Ratten mit Nierentransplantat	—
	SUKI u. GROLLMAN 1960 .	Hund	keine	Hgb Fe^{59}	deutliche Hemmung der Erythropoiese	normale Erythropoiese bei ureterovenöser Anastomose
	FISCHER u. FRIEDERICI 1961; FRIEDERICI u. FISCHER 1961	Kaninchen	keine	Knochenmark	keine Erythroblastopenie	—
B	ERSLEV 1958, 1959b, 1960	Kaninchen	Blutentzug	Knochenmark Reti	keine Reaktion	keine Reaktion
	ERSLEV 1959, 1960	Kaninchen	Blutentzug	Fe^{59}	keine Reaktion	Eiseneinbau gegenüber Norm sogar erhöht
	DURAND u. SCIAINI 1960a .	Kaninchen	Hypoxie	Erythrocyten Hämatokrit	keine Reaktion	Reaktion erhalten (etwas geringer als normal)
	REISSMANN et al. 1960 . .	Ratte	Blutentzug Phenylhydrazin	Fe^{59}	keine Reaktion	Reaktion erhalten (etwas geringer als normal)
	PIHA u. HYRSKE 1961 . .	Ratte	Blutentzug	Reti C^{14}-Inkorp.	keine Reaktion	—
	NAETS u. HEUSE (1962b)	Hund	Blutentzug	Fe^{59} Plasma-turnover	keine Reaktion	Reaktion bis zum 3. Tage erhalten*

* Einseitige Nephrektomie, Implantation des Ureters der 2. Niere in die V. ilica.

Tabelle 13. *Reaktion der Erythropoiese von Empfängertieren auf Injektion von Plasma oder Serum doppelseitig nephrektomierter bzw. doppelseitig ureterligierter Spendertiere mit stimulierter Erythropoietinbildung* (Literaturübersicht)

Autoren	Spender	Stimulierung der Erythropoietinbildung beim Spender	Dauer der Urämie (Std) beim Spender	Empfänger	Kriterium	Effekt des Spenderblutes beim Empfänger nach	
						doppelseitiger Nephrektomie des Spenders	*doppelseitiger Ureterligatur* des Spenders
Jacobson et al. 1957a, b, 1959	Ratte	Blutentzug Cobaltgabe	10—12	hungernde Ratte	Fe^{59}	∅	+
Jacobson et al. 1959	Ratte	O_2-Mangel	8—24	hungernde und hypophysektomierte Ratte	Fe^{59}	∅	+
Mirand u. Prentice 1957b, 1958	Ratte	O_2-Mangel	4—24	hypophysektomierte Ratte	Fe^{59}	+	—
Mirand, Prentice u. Slaunwhite 1959	Ratte	Blutentzug Cobaltgabe	24	hypophysektomierte Ratte	Fe^{59}	∅	+
	Ratte	O_2-Mangel	24	hypophysektomierte Ratte	Fe^{59}	+	+
Erslev 1958, 1959b	Kaninchen	Blutentzug	20 72	gesundes Kaninchen	Reti, Hgb	+ ∅	+ ∅
Naets 1959b	Hund	Blutentzug	24	hungernde Ratte	Fe^{59}	∅	—
Niemftz 1958	?	?	?	?	Reti, Fe^{59}	∅	+
Gallagher et al. 1960b, 1961, Lange u. Gallagher 1962	Kaninchen	Blutentzug O_2-Mangel	8	polyglobul. Ratte	Fe^{59}	(+)	—
Reissmann et al. 1960	Ratte	Blutentzug Phenylhydrazin	96 (Dialyse!)	hungernde Ratte	Fe^{59}	∅	+
Korst, Frenkel u. Wilhelm 1962	Hund	O_2-Mangel	48	Ratten-KM in vitro	Häm-synth.	∅	—
Takaku, Hirashima u. Nakao 1962	Ratte	Blutentzug	8	hungernde Ratte	Fe^{59}	∅	—

2. Reaktion der Erythropoiese doppelseitig nephrektomierter bzw. doppelseitig ureterligierter Tiere auf erythropoietisch wirkende Reize.

3. Reaktion der Erythropoiese von Empfängertieren auf Injektion von Plasma oder Serum doppelseitig nephrektomierter bzw. doppelseitig ureterligierter Spendertiere mit stimulierter Erythropoietinbildung.

4. Perfusion isolierter Nieren mit Blut oder physiologischen Salzlösungen und Prüfung des Perfusates an Empfängertieren auf erythropoietische Aktivität.

5. Reaktion der Erythropoiese von Empfängertieren auf die Injektion von Nierenextrakten gesunder bzw. anämisierter oder durch Sauerstoffmangel stimulierter Spendertiere.

Zu 1. und 2. Die Ergebnisse der Untersuchungen über das Verhalten der Erythropoiese nach doppelseitiger Nephrektomie bzw. Ureterligatur *ohne* bzw. *mit* anschließender Stimulierung der Erythropoiese sind in Tabelle 12 zusammengefaßt. Wir verzichten auf die Darstellung weiterer Besonderheiten in der Versuchsanordnung der einzelnen Autoren und verweisen diesbezüglich auf die Originalliteratur.

Aus Tabelle 12 ist zu entnehmen, daß die Mehrzahl der Autoren nach der Nephrektomie eine Drosselung der Erythropoiese fand, während nach doppelseitiger Ureterligatur die Erythropoiese unbeeinflußt blieb. Sinngemäß vermochte nach den Ergebnissen der meisten Untersucher das nierenlose Tier nicht mehr auf erythropoietisch wirkende Reize zu reagieren, während die Reaktionsfähigkeit des Knochenmarkes der Versuchstiere mit doppelseitiger Ureterligatur erhalten war.

Zu 3. Im Plasma bzw. Serum von Spendertieren mit stimulierter Erythropoietinbildung ließ sich fast stets Erythropoietinaktivität nachweisen, wenn vor dem stimulierenden Eingriff eine doppelseitige Ureterligatur vorgenommen worden war; demgegenüber konnten nur MIRAND u. PRENTICE[1] nach Sauerstoffmangelatmung (nicht nach Blutentzug oder Cobaltgabe!) sowie ERSLEV[2] nach Blutentzug im Plasma nephrektomierter und stimulierter Spendertiere Erythropoietinaktivität in nennenswerter Menge finden (Tabelle 13).

Zu 4. FISHER u. BIRDWELL[3] durchströmten Hundenieren in situ mit homologem Blut, dem 10 μM Cobaltchlorid und 1,5 mg Papaverinhydrochlorid (zur maximalen Erweiterung der Nierengefäße) zugesetzt worden waren. Die Perfusionszeit betrug 2,14 Std. Danach wurde das Plasma des Perfusionsblutes 24 Std gegen Dowex-50-Ionen-Austauscher dialysiert, um das Cobalt zu entfernen und der Cobaltgehalt anschließend chemisch bestimmt; er lag unter 0,1 μM. Das Plasma wurde an der hungernden Ratte auf Erythropoietinaktivität geprüft, die Reaktion der Erythropoiese mit Fe^{59} bestimmt. In Vergleichsuntersuchungen mit Schaf-Erythropoietin wurde gezeigt, daß das Plasma aus dem Perfusionssystem die Inkorporation von Fe^{59} in die Rattenerythrocyten etwa in gleichem Ausmaß stimulierte wie eine Armour-Einheit Schaf-Erythropoietin (11,2 gegenüber 10,2%).

KURATOWSKA u. Mitarb.[4] durchströmten verschiedene Kaninchenorgane (Niere, Milz, Leber, Lunge) mit homologem Blut und erzeugten vorübergehend eine Hypoxie in dem jeweils durchströmten Organ, indem sie das Blut einer Atmosphäre aus 95% N_2 und 5% CO_2 aussetzten. Nach dreistündiger Perfusion wurde aus dem Perfusat-Plasma der Borsook-Extrakt hergestellt und an der Maus auf Erythropoietinaktivität geprüft. Als Kriterien für den Umfang der Erythropoiese dienten

---

[1] 1957b, 1958.   [2] 1958, 1959b.   [3] 1961a, b.
[4] KURATOWSKA, LEWARTOWSKI u. MICHALAK 1961a, b.

die Reticulocytenzahl und das Myelogramm des Femurmarkes. Nur in den Nierenextrakten ließ sich eine erythropoietische Aktivität nachweisen.

REISSMANN u. NOMURA[1] fanden nur manchmal, nicht regelmäßig, eine erythropoietische Aktivität der Perfusionsflüssigkeit hypoxischer Nieren. Sie erklären diesen Befund mit den Besonderheiten der Nieren-Gefäßarchitektur (s. auch S. 105).

Zu 5. Als erste konnten GOLDWASSER u. DUKES[2] zeigen, daß Nierenextrakte anämischer Tiere Erythropoietinaktivität enthalten. Ihre Versuchsergebnisse waren allerdings uneinheitlich.

NAETS[3] bestätigte die Befunde von GOLDWASSER u. DUKES mit Homogenaten aus den Nieren anämisierter Hunde. Homogenate aus Milz oder Leber waren wirkungslos. Die Ergebnisse NAETS' sind allerdings nicht beweisend, da NAETS im Gegensatz zu GOLDWASSER u. DUKES offenbar versäumte, die Nieren vor dem Homogenisieren blutfrei zu waschen. Die Erythropoietinaktivität könnte also auch auf der Anwesenheit erythropoietinhaltigen Blutes in den Homogenaten beruht haben. Der gleiche Einwand gilt für die Versuche von SUKI u. GROLLMAN[4] mit Extrakten aus Hundenieren, in denen Erythropoietinaktivität gefunden wurde.

BOIVIN u. LAGRUE[5] sowie GIONO u. Mitarb.[6] machen ebenfalls keine Angaben darüber, ob die Nieren vor dem Homogenisieren entblutet wurden. BOIVIN u. LAGRUE verwendeten Organe verschiedener Species (Kaninchen, Meerschweinchen, Ratte, Schwein, Rind, Schaf) ohne vorherige Anämisierung der Tiere. Die erythropoietische Aktivität der zentrifugierten Homogenate wurde an erwachsenen Wistarratten bestimmt (Reticulocytenzahl, Myelogramm). Die Nieren von Kaninchen, Ratte und Meerschweinchen enthielten erythropoietische Aktivität, nicht hingegen die Nieren der größeren Tiere (Schwein, Rind, Schaf). Homogenate aus anderen Organen als der Niere (Leber, Milz, Muskel, Lunge) erwiesen sich als erythropoietisch inaktiv. Mucoproteinpräparate aus der Kaninchenniere besaßen ebenfalls keine Erythropoietinwirkung. GIONO u. Mitarb.[6] bestätigten die erythropoietische Aktivität eines Extraktes aus Säugernieren (Handelsname „Reno-Lyodes").

PIHA u. HYRSKE[7] fanden im Gegensatz zu BOIVIN u. LAGRUE keine erythropoiesesteigernde Wirkung des Extraktes aus den Nieren gesunder Tiere (Ratten). Hingegen besaßen Extrakte aus den Nieren anämisierter Tiere eine erhebliche erythropoietische Aktivität.

CHERNOBILSKI u. ERSLEV[8] sahen große Unterschiede in der erythropoietischen Aktivität von Nierenextrakten anämisierter Kaninchen. Viele Extrakte waren weit aktiver als Vergleichsextrakte aus Lebern der gleichen Tiere.

Sonstige tierexperimentelle Untersuchungen. OSNES[9] sah nach Röntgenbestrahlung der freigelegten und über die Körperoberfläche vorgelagerten Nieren bei Mäusen eine Senkung des Hämoglobingehaltes im Blute und zwar bereits in einem Stadium, in dem der Reststickstoff noch praktisch normale Werte aufwies. Wurde nur ein kleiner Teil einer der beiden Nieren gegen die Bestrahlung geschützt, so nahm der Hämoglobingehalt weniger stark ab. Er blieb völlig unbeeinflußt, wenn $1/4$—$1/3$ einer Niere unbestrahlt blieben oder wenn nur eine Niere bestrahlt und der Ureter der zweiten Niere in die Bauchhöhle verpflanzt wurde[9].

Mäuse mit doppelseitiger Ureterligatur reagierten auf Blutentzug mit einer Reticulocytose, die bei doppelseitig nephrektomierten Mäusen ausblieb[9]. Erythropoietinhaltiges Serum gesunder Spendermäuse erzeugte bei Mäusen mit röntgenbestrahlten Nieren eine Reticulocytose. Die Reaktionsfähigkeit des Knochenmarkes der urämischen Tiere war also erhalten[9].

---

[1] 1962.   [2] 1960.   [3] 1960b.   [4] 1960.   [5] 1961.
[6] GIONO, MANOUSSOS, DORMARD u. THUILLIER 1962.
[7] 1961.   [8] 1962.   [9] OSNES 1958.

In weiteren Untersuchungen [1] fand OSNES, daß das Serum anämisierter gesunder Mäuse sowohl bei gesunden als auch bei nephritischen[*] Mäusen eine Reticulocytose erzeugte, während das Serum anämisierter nephritischer Mäuse nur bei gesunden, nicht bei nephritischen Mäusen eine Reticulocytose hervorrief. Er nahm an, daß es zwei erythropoietisch wirkende Stoffe gebe: Erstens das Erythropoietin im eigentlichen Sinne, das auch im Blute nephritischer anämisierter Mäuse vermehrt anzutreffen sei, und zweitens einen sog. „erythropoietischen Nierenfaktor" („kidney factor" = K.F.[2] = „Juxta-glomerulin"[3]), der nur bei nephritischen Mäusen eine Reticulocytose herbeiführe.

Gesunde Mäuse reagierten auf Injektion von ACTH mit einer Zunahme des K.F.-Spiegels im Blute, während nephritische Mäuse keine Erhöhung des K.F.-Spiegels nach ACTH-Gabe zeigten[2]. Adrenalektomie hatte keinen Einfluß auf die Reticulocytose nach Blutentzug, und adrenalektomierte normale und anämisierte Mäuse wiesen einen erhöhten K.F.-Gehalt des Blutes auf. Hieraus schloß OSNES[2] auf eine extra-adrenale Stimulierung der K.F.-Bildung in der Niere durch ACTH.

1960 fanden ARDAILLOU u. Mitarb.[4], daß Ratten, die zwar doppelseitig nephrektomiert worden waren, jedoch auf dem Peritoneum transplantiertes Nierengewebe besaßen, einen höheren Einbau von Fe^{59} in die Erythrocyten aufwiesen als nephrektomierte Ratten ohne Nierentransplantate. Sie bedienten sich zur Transplantation des Nierengewebes eines ursprünglich von MUIRHEAD u. Mitarb.[5] angegebenen Verfahrens. In einer weiteren Arbeit berichteten sie über das histologische Bild der Nierentransplantate [6].

Die Versuchsanordnung RICHETs und seiner Mitarbeiter geht von derselben Grundkonzeption aus, die auch den Untersuchungen an ureterligierten Tieren zugrunde liegt: Die exkretorische Nierenfunktion wird aufgehoben, die mögliche inkretorische Funktion bleibt erhalten. Sie bietet dieser gegenüber keine entscheidenden Vorzüge; ihr Hauptnachteil besteht darin, daß die Nierentransplantate regressive Veränderungen aufweisen und die Gesamtmasse des transplantierten funktionsfähigen Nierengewebes von Tier zu Tier wechselt. Hieraus erklären sich auch die unterschiedlichen Resultate an den einzelnen Ratten.

Wir berichten weiter unten über eigene Erfahrungen mit der Transplantationsmethode.

COOPER u. NOCENTI[7] sowie TAKAKU, HIRASHIMA u. NAKAO[8] nahmen bei Ratten eine einseitige partielle Nierenarterienligatur vor und bestimmten 24 bzw. 12 bis 16 Std später den Erythropoietingehalt des Blutes, indem sie das Plasma hungernden Ratten injizierten und den Einbau von Fe^{59} in die Erythrocyten maßen. Sie gelangten zu widersprüchlichen Ergebnissen: Während COOPER und NOCENTI keinen Effekt auf den Eiseneinbau sahen, beobachteten die japanischen Autoren eine gegenüber der Norm gesteigerte Erythropoietinaktivität und hielten es für möglich, daß der vom Grad der Nierendurchblutung abhängige Sauerstoffpartialdruck im Nierengewebe die Erythropoietinbildung steuere.

---

[*] OSNES (1958) setzt die Röntgenschädigung der Nieren in Parallele zur Glomerulonephritis, da sie wie diese zu folgenden Erscheinungen führe: Reststickstoffanstieg im Blut, Anämie, Acidose, Ödeme, Hypertonie mit Herzhypertrophie, Granularatrophie der Nieren, Albuminurie, Hämaturie, Cylinderbildung, verminderte Konzentration des Harnes bis zur Isosthenurie und schließlich Abgleiten in die Urämie.

[1] OSNES 1959.   [2] OSNES 1960.   [3] BRITTINGER 1960.

[4] ARDAILLOU, NAJEAN, ALTMAN u. RICHET 1960.

[5] MUIRHEAD, STIRMAN u. JONES 1959, 1960.

[6] ARDAILLOU, DE MONTÉRA, MICHIELSEN u. ALTMAN 1960.

[7] 1961; s. auch GORDON 1962e.   [8] 1962.

FISHER u. Mitarb.[1] prüften den Einfluß verschiedener Hemmstoffe von Nierenfermenten auf die Erythropoietinbildung nach Cobaltinjektion bei der Ratte. Merallurid und Benzydroflumethiazid hemmten die Erythropoietinbildung deutlich, während zwei andere Stoffe mit Hemmwirkung gegenüber der Carboanhydrase die Erythropoietinproduktion unbeeinflußt ließen.

BURKE u. MORSE[2] erzeugten bei Ratten eine Aminonucleosidnephrose. Die Tiere vermochten auf Blutentzug oder Cobaltgabe nicht mehr mit einer Steigerung der Erythropoiese (Inkorporation von Fe^{59} in die Erythrocyten) zu reagieren.

LANGE u. GALLAGHER[3] fanden bei einem Hund mit schwerer einseitiger experimenteller pyelonephritischer Schrumpfniere nach Blutentzug im Gegensatz zu den Erwartungen Erythropoietinaktivität im Venenblut der kranken Niere, während das Venenblut der gesunden Niere keine Aktivität aufwies. Die Ursache dieser Erscheinung blieb ungeklärt.

β) Eigene Untersuchungen

Die größte Schwierigkeit bei der experimentellen Untersuchung der Beziehungen zwischen Niere und Erythropoiese besteht darin, daß die doppelseitige Nephrektomie zur tödlichen Urämie führt. Der tödliche Ausgang läßt sich zwar durch häufige Peritonealdialysen bei den nephrektomierten Tieren verzögern, jedoch geraten die Tiere mit zunehmendem zeitlichen Abstand zur Nephrektomie in eine immer schwerere Stoffwechselvergiftung, so daß mit Störungen im Ablauf der Erythropoiese gerechnet werden muß, die allein toxisch bedingt sind.

In unseren ersten Versuchen über die Beziehungen zwischen Niere und Erythropoiese schalteten wir daher bei Ratten die Nieren nur für die Dauer eines Blutentzuges und der anschließenden intravenösen Reinjektion des Blutes durch eine temporäre doppelseitige Nierenhilusligatur funktionell aus dem Kreislauf aus, so daß sich bei der überwiegenden Mehrzahl der Tiere keine Urämie einstellte[4]. In anderen Versuchen an Kaninchen injizierten wir nach dem Verfahren von RUHENSTROTH-BAUER[5] Varicocid in das Bindegewebe des Nierenhilus entlang der Nierengefäße[6]. Mit beiden Versuchsanordnungen ließ sich ein Einfluß der Niere auf die Erythropoiese nicht nachweisen.

Da uns aus methodischen Gründen diese Untersuchungen nicht vollauf befriedigten, suchten wir unsere Versuchsanordnung zu verbessern. Wir führten unsere nachfolgend beschriebenen Versuche an Parabiosepaaren aus je einer nephrektomierten und einer gesunden Ratte sowie an Einzelratten aus, die verschiedenen Eingriffen an den Nieren unterzogen worden waren.

αα) **Untersuchungen an Parabiose-Ratten.** Durch die parabiotische Vereinigung eines doppelseitig nephrektomierten Tieres mit einem gesunden Tier wurde beabsichtigt, die Urämie bei dem nephrektomierten Tier sowohl zu verzögern als auch quantitativ abzuschwächen. Die Funktion des gesunden Parabionten sollte lediglich darin bestehen, die aus dem nephrektomierten Parabionten übertretenden ReststickstoffSubstanzen zu eliminieren. Der erythropoiesesteigernde Eingriff sollte

---

[1] FISHER, SANZARI u. CROOK 1962; FISHER, SANZARI, BIRDWELL u. CROOK 1962.
[2] 1962.   [3] 1962.   [4] REMMELE u. RODRIGUEZ-ERDMANN 1959.
[5] 1950.   [6] REMMELE 1959.

dagegen an dem nephrektomierten Tier vorgenommen werden. Bliebe an diesem eine Reaktion aus, so wäre damit erwiesen, daß die Niere aktiv in die Steuerung der Erythropoiese eingeschaltet ist.

Dieses in seiner Konzeption einfache Verfahren erwies sich als technisch schwierig ausführbar. Zahlreiche Vorversuche führten dazu, daß das ursprüngliche Verfahren in verschiedenen Punkten abgeändert wurde.

Tiermaterial. Der Prozentsatz der Parabiose-Intoxikationen erwies sich in Vorversuchen an mehr als 100 Parabiosepaaren aus verschiedenen Rattenstämmen und von verschiedenen Züchtern als so hoch, daß sämtliche Versuche mit diesen Paaren als unbrauchbar verworfen wurden. *Einwandfreie Resultate wurden erst erhalten, als wir ausschließlich Sprague-Dawley-Ratten aus langdauernder Bruder-Schwester-Inzucht des Zentralinstituts für Versuchstierzucht, Hannover-Linden, verwendeten.* Wir vereinigten nur Weibchen in Parabiose; die Tiere vertrugen sich mit einigen Ausnahmen gut. Das Gewicht der Ratten lag zwischen 120 und 150 g. Parabiose-Intoxikationen beobachteten wir bei diesem Stamm sehr selten.

Es muß betont werden, daß Parabiosepaare mit den Zeichen der Intoxikation gerade für Versuche über die Regulation der Erythropoiese absolut unbrauchbar sind und daher vor Beginn des Hauptversuches ausgesondert werden müssen. Die Parabiose-Intoxikation äußert sich in typischer Weise darin, daß der eine Partner eine zunehmende Atrophie zeigt und eine deutlich blaß-cyanotische Hautfarbe aufweist, während der zweite Partner größer und schwerer ist und eine gut durchblutete Haut besitzt. Im Blutbild zeigt der atrophische Parabiont eine schwere Anämie, der andere Parabiont eine Polyglobulie. Die Ansichten über das Zustandekommen dieser Veränderungen haben sich im Laufe der letzten Jahrzehnte gewandelt; die ursprünglich von SAUERBRUCH u. KNAKE[1] vertretene Auffassung, es handele sich dabei stets um die Folge einer Infektion, ist heute zugunsten der Annahme, der Intoxikation lägen immunologische Störungen[2] zugrunde, verlassen. Nach neuesten Untersuchungen beruhen die Anämie bzw. Polyglobulie teilweise auf einer massiven Verschiebung von Blut aus einem Parabionten über die Parabiosebrücke in den anderen Parabionten, teilweise auf immunologischen Reaktionen[3].

Wir entscheiden die Frage, ob eine Parabiose-Intoxikation vorliegt oder nicht, an Hand folgender Kriterien:

1. Erythrocytenzahl (die Ausgangswerte vor der Operation müssen erreicht sein, die Differenz der Erythrocytenzahlen beider Parabionten darf $500\,000/\text{mm}^3$ nicht überschreiten); 2. Körpergewicht (das Gewicht darf im Vergleich zur Zeit vor der Operation nicht abgenommen haben); 3. Allgemeinzustand: Hautdurchblutung (die Hautfarbe an Schnauze und Pfoten muß rosig sein), Behaarung (das Fell muß glatt sein und darf nicht struppig aussehen).

Die Hauttransplantation von einem Partner auf den anderen vor der Operation[4] ist überflüssig, wenn die Parabiosepaare vor Versuchsbeginn in der eben erwähnten Art untersucht werden.

Parabiose-Technik. Wir stellten eine muskuläre Anastomose nach dem Verfahren von BUNSTER u. MEYER[5] her. Wir zogen dieses Verfahren der Coelioanastomose[6] vor, da bei dieser Bauchhöhleninhalt des einen Tieres in den Partner übertreten und zur Entstehung eines Ileus führen kann.

---

[1] 1936.   [2] CHUTE u. SOMMERS 1952.

[3] EICHWALD, LUSTGRAAF, FUSON u. PFAFF 1960; EICHWALD, LUSTGRAAF, FUSON u. WEISSMAN 1961.

[4] PFEIFFER 1960.   [5] 1933.

[6] SAUERBRUCH u. HEYDE 1908; RODRIGUEZ-ERDMANN u. NÖLLER 1959.

Maßnahmen vor der Operation: Die Ratten erhielten 2—3 Tage vor der Operation einmalig 2 mg Spirotrypan „Hoechst" zur Vorbeugung einer Bartonelleninfektion i.m. injiziert. Die Injektion wurde 1—2 Tage nach der Operation wiederholt. Zum gleichen Zeitpunkt wurde den Ratten 10000 E Penicillin i.m. gespritzt.

Die Injektionen von Spirotrypan und Penicillin wurden in gleicher Dosierung wöchentlich einmal wiederholt und stets gut vertragen.

Operation: Evipannarkose (Evipan-Natrium 1:100, 1,0 ml intraperitoneal) oder Äthernarkose. Entfernung der Haare an den einander gegenüberliegenden Körperseiten beider Ratten. Desinfektion der Haut mit 96 % Alkohol oder Jodtinktur. Hautschnitt von kurz unterhalb des Ohres bis zum Beckenkamm. Zusammenheften der dorsalen Hautränder mit Michel-Klammern (12×3 mm). Umlagerung der Tiere auf den Rücken. Vereinigung beider Schulterblätter mit starker Seide. Eröffnung beider Bauchhöhlen. Vereinigung der vier muskulären Wundränder mit Catgut (fortlaufende Naht). Zusammenheften der ventralen Hautränder mit Michel-Klammern. Besprühen aller Hautwunden mit Nobecutan (Bastian GmbH, München-Pasing).

Nephrektomie: Zur Vermeidung von Verwechslungen wurde die Nephrektomie stets am linken Parabionten vorgenommen. Dessen rechte Niere wurde bereits bei der Parabioseoperation von dem Laparotomieschnitt aus exstirpiert, die zweite (linke) Niere unmittelbar vor Beginn des Hauptversuches von einem kleinen dorsalen Schnitt aus. Die Nebennieren wurden bei beiden Operationen sorgfältig geschont.

Verlauf der Urämie bei den Parabiosepaaren mit einem nephrektomierten Partner (s. Abb. 20):

Bei normalen Parabioseratten (Abb. 20, linke Hälfte) lag der Reststickstoff-Gehalt des Blutserums mit

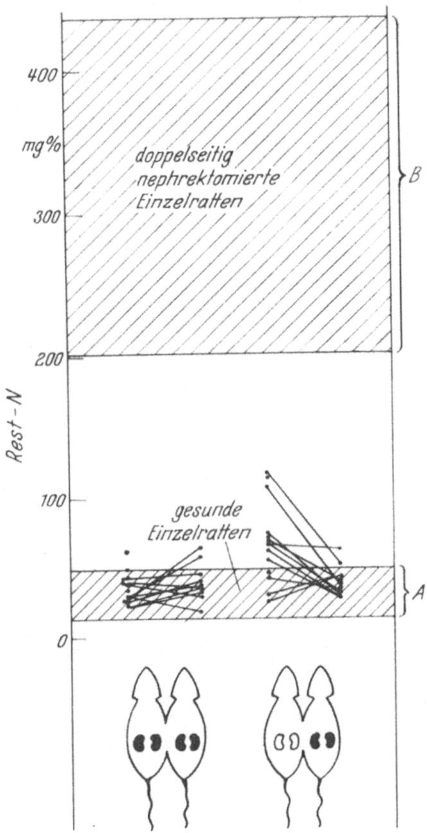

Abb. 20. Reststickstoffgehalt im Blutserum von Parabiosen aus zwei gesunden (links) bzw. aus je einem gesunden und einem doppelseitig nephrektomierten (rechts) Partner. Bestimmung der Rest-N-Werte 48 Std nach der 2. Nephrektomie. Die Rest-N-Werte beider Partner jedes Parabiosepaares sind jeweils durch eine Linie miteinander verbunden. Zum Vergleich ist der Bereich, in dem sich der Rest-N-Gehalt des Blutes gesunder (*A*) und doppelseitig nephrektomierter (*B*) Einzelratten bewegt, als schraffiertes Feld eingezeichnet (s. auch Abb. 25)

wenigen Ausnahmen im gleichen Bereich wie bei normalen Einzelratten (Abb. 20, schraffiertes Feld *A*). Bei Parabiosepaaren aus je einem nephrektomierten und einem normalen Partner stieg der Rest-N im Blutserum des nephrektomierten Tieres binnen 48 Std auf Werte an, die meist unter 80 mg-% lagen (Abb. 20, rechte Hälfte). Nur ausnahmsweise erreichte er etwas höhere Werte um 100 mg-%.

Demgegenüber war der Rest-N-Gehalt im Blutserum nephrektomierter Einzelratten weit stärker erhöht (Abb. 20, schraffiertes Feld *B*). Daraus geht hervor, daß der Blutaustausch zwischen beiden Parabionten und die Nierenfunktion des gesunden Parabionten ausreichen, um den Ablauf der Urämie beträchtlich zu verzögern. *Die Vereinigung mit einem gesunden Parabionten stellt daher ein brauchbares Verfahren dar, um ein nephrektomiertes und dennoch von den Symptomen der Harnvergiftung weitgehend freies Versuchstier zu erhalten.*

Quantitative Bestimmung der Erythropoiese. Versuche, die wie unsere Parabiose-Untersuchungen nur über kurze Zeiträume laufen, erfordern die Verwendung spezieller Methoden zur Messung der Erythropoiese. Das Verfahren, das sich am besten eignet, ist die Bestimmung des Einbaus von Fe^{59} in die Erythrocyten.

Wir injizierten den beiden Parabionten unmittelbar im Anschluß an den erythropoiesestimulierenden Eingriff 0,2 ml einer Eisencitratlösung mit 1—2 μC Fe^{59} i.m. Die i.v. Injektion bereitet bei den infolge des Blutentzuges oft in einem schockähnlichen Zustand befindlichen Tieren manchmal Schwierigkeiten. Sie ist nicht nötig, da sich in orientierenden Vorversuchen zeigte, daß auch bei i.m. oder s.c. Injektion des Eisens das Blutplasma nach 48 Std nur einen minimalen Bruchteil der Radioaktivität des Gesamtblutes aufweist. Die s.c. Injektion wird auch von anderen Autoren[1] geübt.

48 Std nach dem operativen Eingriff wurden die Ratten in leichter Äthernarkose aus der Aorta abdominalis entblutet. Kurz vor der Tötung der Tiere ($^{1}/_{2}$—1 Std früher) wurde den Ratten 0,2 ml einer Suspension gewaschener, Cr^{51}-markierter Erythrocyten i.v. durch die Schwanzvene injiziert. Die Radioaktivität an Fe^{59} und Cr^{51} wurde in der gleichen Blutprobe gemessen. Die aus der Bauchaorta entnommene Blutmenge, in der die Radioaktivität bestimmt wurde, betrug in der Regel 2,5 ml, nur selten weniger. Aus der Cr^{51}-Aktivität des Blutes wurde das Gesamtblutvolumen, aus diesem und dem ebenfalls bei der Tötung des Tieres abgenommenen Hämatokritwert das Gesamt-Erythrocytenvolumen errechnet. Aus dem Eisen-Standard, der Eisenaktivität in der Blutprobe, dem Erythrocytenvolumen und dem Hämatokritwert errechnete sich der prozentuale Einbau von Fe^{59} in die Erythrocyten.

Stimulierung der Erythropoiese. Ursprünglich war beabsichtigt, beide Parabionten vorübergehend durch Anlegen einer langen Spezialklemme über die Parabiosebrücke für einige Stunden funktionell voneinander zu trennen und während dieser Zeit bei dem nephrektomierten Tier den Entzug und die anschließende Reinjektion einer größeren Blutmenge vorzunehmen. Diese Methode erwies sich insbesondere aus zwei Gründen als ungeeignet: Erstens war es sehr schwierig, eine ausreichende Blutmenge aus dem Schwanze zu gewinnen und meist noch schwieriger, die entnommene Blutmenge bei dem bestehenden Kollapszustand der Venen zu reinjizieren; zweitens zeigte sich in Vorversuchen, daß auch bei liegender Klemme häufig innerhalb einiger Stunden eine Angleichung der Erythrocytenzahlen beider Parabionten aneinander stattfand, ein Zeichen dafür, daß die völlige Trennung beider Kreisläufe durch die Klemme offensichtlich nicht gelungen war.

Als nächstes Verfahren wurde die Sauerstoffmangelbeatmung des nephrektomierten Parabionten erprobt. Wir bedienten uns hierzu einer Kammer aus Plexiglas, in der beide Parabionten durch eine herausnehmbare Zwischenwand voneinander getrennt waren. Die eine Kammerhälfte, die den nephrektomierten Parabionten enthielt, wurde mit einem Gasgemisch aus 92% Stickstoff und 8% Sauerstoff durchströmt, in die andere Kammerhälfte mit dem gesunden Tier wurde Sauerstoff eingeleitet. Dieses Verfahren war zuerst von REISSMANN[2] angewandt worden, um bei gesunden Parabiosen den Übertritt des Erythropoietins vom einen

---

[1] ARDAILLOU, NAJEAN, ALTMAN u. RICHET 1960.   [2] 1950.

Tier auf das andere zu beweisen. Für unsere Belange erwies es sich als ungeeignet, da die kurze Versuchsdauer von 48 Std den Aufenthalt der Tiere in der Kammer während der ganzen Zeit erforderte und die Ratten von Zeit zu Zeit immer wieder in so schlechte Verfassung gerieten (Cyanose, flache Atmung), daß sie vorübergehend aus dem Kasten genommen werden mußten. Außerdem stellte der ununterbrochene Aufenthalt der Tiere in der beengenden Kammer einen beträchtlichen Stress dar, der die damit gewonnenen Ergebnisse zweifelhaft erscheinen lassen mußte. Aus diesen Gründen sahen wir uns gezwungen, auch diese Methode wieder zu verlassen.

Schließlich kehrten wir zur Methode des einmaligen Blutentzuges im Anschluß an die Nephrektomie zurück, verzichteten jedoch auf die Reinjektion der entnommenen Blutmenge. Da sich sowohl in den erwähnten Versuchen mit der Abklemmung der Parabiosebrücke als auch in systematischen Vorversuchen über den Austausch Cr^{51}-markierter Erythrocyten zwischen den Parabionten gezeigt hatte, daß sehr schnell eine Angleichung der Blutmengen beider Partner aneinander stattfindet, war es klar, daß der Blutentzug am nephrektomierten Tier auch eine erythropoiesesteigernde Wirkung auf das gesunde Tier ausüben würde. Wir nahmen jedoch auf Grund der Angaben der Literatur an, daß der Grad der Erythropoiesesteigerung — und damit der Grad der Erythropoietinbildung — von der Größe des Blutentzuges abhinge und daß also bei Parabiosepaaren mit einem

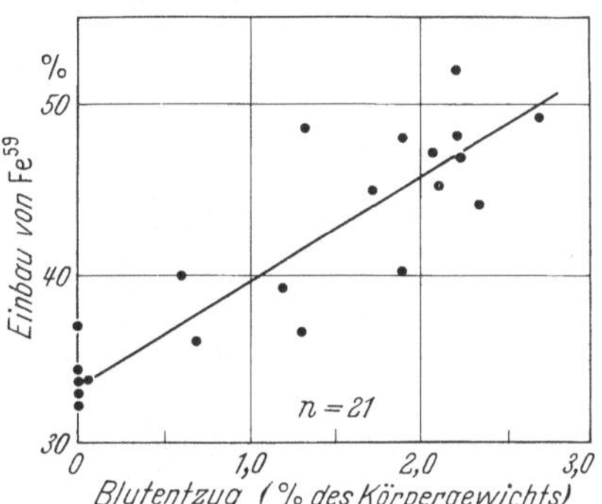

Abb. 21. Beziehungen zwischen Höhe des Blutentzuges (Abszisse) und Umfang des Einbaus von Fe^{59} in die Erythrocyten (Ordinate) bei 21 normalen Ratten

nephrektomierten Partner eine insgesamt schwächere Zunahme des Fe^{59}-Einbaus als bei gesunden Parabiosepaaren zu erwarten wäre, falls die Niere wirklich einen Einfluß auf die Erythropoiese hätte.

Die Annahme einer linearen Beziehung zwischen Höhe des Eiseneinbaus in die Erythrocyten und Stärke des Blutentzuges erwies sich als berechtigt (Abb. 21).

Da durch den Blutaustausch zwischen beiden Parabionten der auf das einzelne Tier entfallende Blutverlust auf die Hälfte des tatsächlichen Blutentzuges an nur einem Tier verringert wird, nahmen wir von vornherein bei beiden Parabionten je 2 ml Blut nach dem von SCHNEIDER[1] beschriebenen Verfahren aus der Schwanzvene ab, um damit einen möglichst deutlichen Effekt auf die Erythropoiese zu erzielen.

Ergebnisse. Die Ergebnisse der Untersuchungen an 23 Parabiosepaaren sind in Abb. 22 zusammenfassend dargestellt. Das zeitliche Intervall zwischen der ersten und zweiten Nephrektomie bei dem linken Parabionten betrug 14 Tage*, die Versuchszeit 48 Std.

Bei 3 normalen Kontrollpaaren fand sich ein mittlerer Eiseneinbau von 47,7% beim linken und 47,0% beim rechten Parabionten. Bei 5 Para-

---

* Nach 14 Tagen ist die Austauschrate zwischen beiden Parabionten nach den Untersuchungen von HÖLSCHER und OEFF (1959) optimal.

[1] 1948.

biosepaaren, deren einer Partner doppelseitig nephrektomiert war, lag die Inkorporation von Fe[59] in der gleichen Größenordnung (44,8 bzw. 6,8%).

Normale Parabiosepaare reagierten auf Blutentzug mit einer deutlichen Zunahme der Eisenaufnahme; diese stieg bei 8 Paaren von den

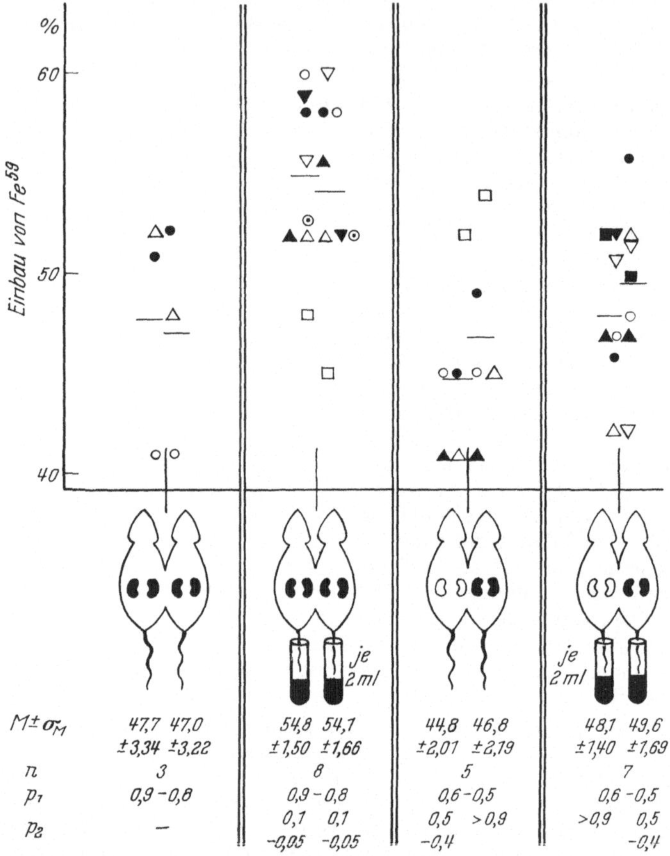

Abb. 22. Einfluß eines Blutentzuges auf den 48 Std-Einbau von Fe[59] in die Erythrocyten von Parabiosepaaren aus je einem normalen und einem doppelseitig nephrektomierten Parabionten bzw. aus zwei normalen Partnern. Gesamtzahl der Parabiosepaare: 23. Die einzelnen Versuchsgruppen sind durch senkrechte Linien gegeneinander abgegrenzt. Die Meßwerte des rechten und linken Parabionten jedes Paares sind durch gleiche Symbole gekennzeichnet. Die Querstriche entsprechen der Lage der Mittelwerte. p_1 gilt für die Differenz der Mittelwerte der rechten und linken Parabionten jeder Versuchsgruppe, p_2 für die Differenz der Mittelwerte der rechten bzw. linken Parabionten jeder Versuchsgruppe gegenüber den Mittelwerten der rechten bzw. linken Parabionten der Kontrollgruppe (ganz links)

genannten Werten auf 54,8 bzw. 54,1% an. Demgegenüber war der Eiseneinbau in die Erythrocyten von 7 Parabiosepaaren mit einem doppelseitig nephrektomierten Partner kaum verändert; er nahm auf 48,1 bzw. 49,6% zu.

Besprechung. Normale Parabiosepaare reagieren auf einen Blutentzug mit einer deutlichen, an der Grenze der statistischen Signifikanz liegenden Zunahme des Eiseneinbaus in die Erythrocyten. Die Steigerung der Eiseninkorporation betrug im Mittel 14,8% beim linken und 15,1% beim rechten Parabionten.

Auch bei Parabiosepaaren mit einem nierenlosen Partner war eine Erhöhung des Fe^{59}-Einbaus festzustellen. Diese betrug jedoch weniger als die Hälfte der Zunahme bei den normalen Parabiosepaaren (7,3% beim linken nephrektomierten Parabionten, 6,0% beim rechten gesunden Parabionten).

Die Gesamtreaktion der Parabiosepaare aus einem nephrektomierten und einem gesunden Partner entspricht also etwa der halben Reaktion der Parabiosepaare mit zwei gesunden Tieren. Daraus kann geschlossen werden, daß die Steigerung der Fe^{59}-Aufnahme bei den Paaren mit einem nierenlosen Parabionten ausschließlich auf der Anwesenheit des zweiten gesunden Parabionten beruht. *Das nierenlose Tier ist demnach offensichtlich nicht imstande, auf Blutentzug mit einer an der Zunahme des Einbaus von Fe^{59} in die Erythrocyten meßbaren Erythropoiesesteigerung zu reagieren.*

Der mögliche Einwand, die geringere Reaktion der Paare mit einem nierenlosen Partner beruhe auf einer schwächeren Reaktionsfähigkeit des Knochenmarkes des nierenlosen Tieres und nicht auf einer gedrosselten Erythropoietinproduktion, ist aus mehreren Gründen unwahrscheinlich: Erstens ist die Urämie nach 48 Std noch nicht so schwer, als daß eine eingreifende toxische Knochenmarkhemmung angenommen werden könnte (s. Abb. 20); zweitens zeigen auch die Untersuchungen über die Erythropoiesesteigerung nach Anämisierung ureterligierter Ratten, daß die Azotämie die Fähigkeit zu vermehrter Fe^{59}-Inkorporation nicht oder jedenfalls nur unwesentlich beeinträchtigt; drittens schließlich wäre zu erwarten, daß das angeblich im nierenlosen Tier gebildete Erythropoietin auf das zweite gesunde Tier überträte und bei diesem, dessen Rest-N-Gehalt im Blute nicht erhöht ist (Abb. 20), eine vermehrte Eisenaufnahme in die Erythrocyten hervorriefe. Dies ist jedoch augenscheinlich nicht der Fall.

Unsere Versuche an Parabioseratten stützen demnach die Ansicht, daß die Niere an der Steuerung der Erythropoiese beteiligt ist.

Unsere Befunde stehen in Widerspruch zu denjenigen von VAN DYKE[1], der bei hypoxischen nephrektomierten Parabiose-Ratten eine gleichhohe Eiseninkorporation fand wie bei hypoxischen gesunden Parabiose-Ratten. Sie wurden jedoch vor kurzem von ROSSE u. WALDMANN[2] grundsätzlich bestätigt. Diese Autoren vereinigten Ratten in Parabiose und nephrektomierten den einen Partner. In einer weiteren Versuchsreihe wurde der eine Partner nicht nephrektomiert, sondern einer doppelseitigen Ureterligatur unterzogen. Die Parabiosepaare wurden sodann in Plexiglaskästen mit zwei getrennten Kammern verbracht und mit verschiedenen Gasgemischen beatmet. Bei sauerstoffarmer Beatmung des ureterligierten Partners war die Inkorporation von Fe^{59} in die Erythrocyten gegenüber derjenigen gesunder Tiere unverändert, während die gleiche Maßnahme bei Parabiosepaaren

---

[1] 1960.   [2] 1962.

mit einem doppelseitig nephrektomierten Partner die Eiseninkorporation deutlich herabsetzte. Allerdings lagen die gemessenen Werte über den Vergleichswerten unbehandelter Kontrollpaare, so daß ROSSE u. WALDMANN die Existenz zusätzlicher hypoxieempfindlicher Gewebe unabhängig von der Niere vermuteten.

ββ) Untersuchungen an Einzelratten nach verschiedenen Eingriffen an der Niere. In diesen Untersuchungen bestimmten wir den Einfluß verschiedener Eingriffe an den Nieren (doppelseitige Nephrektomie, doppelseitige Ureterligatur, partielle Nephrektomie) auf den Einbau von Fe^{59} in die Erythrocyten von Ratten ohne bzw. mit Stimulierung der Erythropoiese.

Methodik. Die Versuche wurden an insgesamt 174 weiblichen Wistarratten im Gewicht von 140—160 g ausgeführt.

Die Tiere wurden in zwei Gruppen unterteilt. Die *erste Gruppe* umfaßte 89 Tiere und diente der Bestimmung des Einflusses verschiedener operativer Maßnahmen auf den Einbau von Fe^{59} in die Erythrocyten von Ratten, an denen kein erythropoietisch wirkender Eingriff (Blutentzug) vorgenommen worden war. Die *zweite Gruppe* enthielt 85 Ratten, die den gleichen operativen Eingriffen wie die erste Gruppe und zusätzlich einem einmaligen Blutentzug von 2 ml aus dem Schwanz nach dem Verfahren von SCHNEIDER[1] unmittelbar im Anschluß an die Operation unterzogen wurden. Das Fe^{59} wurde den Ratten unmittelbar nach der Operation bzw. nach dem anschließenden Blutentzug i.m. gespritzt; die injizierte Menge betrug 0,2 ml mit 1—2 μC.

Operationstechnik. Die doppelseitige Nephrektomie bzw. Ureterligatur wurde von zwei seitlichen Laparotomieschnitten aus unter sorgfältiger Schonung der Nebennieren vorgenommen. Die Ureteren wurden etwa 3—5 mm distal des Abganges aus dem Nierenbecken mit einem Seidenfaden unterbunden. — Die partielle Nephrektomie umfaßte die völlige Entfernung der rechten Niere und die Resektion der halben linken Niere (unterer Pol). Dabei wurde streng darauf geachtet, daß die Gefäße und der Ureter nicht verletzt wurden. Der untere Pol der linken Niere wurde nach tiefer Einschnürung mit einem dicken Catgutfaden mit dem Messer abgetrennt. Häufig riß die Nierenkapsel ein und der Catgutfaden durchschnitt das Nierenparenchym unter Bildung einer breiten Parenchymwunde. Dennoch kam es hieraus nie zu einer merklichen Blutung. Die teilnephrektomierten Tiere zeigten jedoch in den folgenden Tagen eine schon makroskopisch erkennbare Hämaturie. Hämatokrit und Erythrocytenmasse waren am Versuchsende etwas niedriger als bei den übrigen Versuchsgruppen. — Die Splenektomie wurde von einem kleinen Laparotomieschnitt am linken Oberbauch aus vorgenommen. Die Ergebnisse der Versuche an splenektomierten Tieren sind im Abschnitt über die Milz bereits besprochen.

Kontrolloperation: Bei den Kontrollratten wurde ebenso wie in den Parabioseversuchen eine einfache Laparotomie ohne weitere Eingriffe an den Organen des Bauchraumes ausgeführt.

Versuchsdauer: Die Versuchsdauer betrug 48 Std. Unmittelbar vor der Tötung der Tiere wurden den Ratten wie in den Parabioseversuchen Cr^{51}-markierte Erythrocyten zur Ermittlung des Blut- und Erythrocytenvolumens i.v. injiziert. Die Tiere wurden in leichter Äthernarkose aus der Bauchaorta entblutet und die Cr^{51}- und Fe^{59}-Aktivität in einer Menge von 2,5 ml Blut gemessen. — Die Nieren der teilnephrektomierten und ureterligierten Ratten wurden in Formalin fixiert, in Paraffin eingebettet und histologisch untersucht (Färbungen: H.E., van Gieson).

---

[1] 1948.

Die Nieren der ureterligierten Ratten waren größer als üblich und erschienen makroskopisch auf der Schnittfläche etwas blaß und sehr feucht. Histologisch fand sich eine Erweiterung der Harnkanälchenlichtungen und der Bowmanschen Kapselräume. Die Nierenreste der teilnephrektomierten Tiere boten außer reaktiven Veränderungen in der Umgebung der Ligaturstelle keine Auffälligkeiten.

Versuche mit der Transplantation von Nierengewebe auf das Peritoneum[1]: In zwei Versuchsserien mit je 20 Ratten wurde den Ratten eine Suspension aus homologen Nierengewebspartikeln intraperitoneal injiziert. Diese wurde durch schonendes kurzfristiges Homogenisieren in einem Glashomogenisator nach POTTER-ELVEHJEM oder durch Zerkleinerung der Niere mit einer feinen Schere erzeugt. In beiden Fällen sahen wir nach 14 Tagen nur bei wenigen Ratten kleine Nierengewebs-Implantate auf dem Peritoneum. Die histologische Untersuchung zeigte schwere regressive Veränderungen, insbesondere ausgedehnte Nekrosen, vorwiegend in den zentralen Abschnitten der Knötchen. Häufig reichten die nekrotischen Bezirke bis in die Randpartien der Knötchen hinein (Abb. 23). Diese Befunde entsprechen im Prinzip denjenigen, die ARDAILLOU u. Mitarb.[2] selbst an den von ihnen erzeugten Implantaten beobachteten. Wir halten das Verfahren dieser Autoren daher für wenig geeignet und sehen insbesondere keine Vorzüge gegenüber der doppelseitigen Ureterligatur, die den gleichen Zweck erfüllt, technisch einfach auszuführen ist und eine definierte Menge funktionsfähigen Nierengewebes im Organismus beläßt.

Die geringe Eignung der Transplantationsmethode geht auch aus den Versuchen von KORST, FRENKEL, COUSINEAU u. MUIRHEAD[3] hervor. Im Serum doppelseitig nephrektomierter, phenylhydrazinanämisierter Hunde mit peritonealen Autoexplantaten von Nierengewebe ließ sich keine Erythropoietinaktivität nachweisen. In diesem Zusammenhang ist erwähnenswert, daß Nierengewebsschnitte bei 4stündiger Inkubation unter Sauerstoffmangel keine nachweisbaren Erythropoietinmengen bilden[4]. Beide Befunde deuten darauf hin, daß sich explantiertes Nierengewebe biologisch anders verhält als die intakte Niere in vivo. Es ist sehr wahrscheinlich, daß die Gefäßarchitektur eine entscheidende Rolle für die Erythropoietinbildung spielt[5].

Ergebnisse. *Versuchsgruppe I (Operation ohne Blutentzug).* Keine der verschiedenen operativen Maßnahmen hatte einen erkennbaren Einfluß auf den Einbau von Fe^{59} in die Erythrocyten (Abb. 24). Die Eisenaufnahme bei den doppelseitig bzw. partiell nephrektomierten Ratten entsprach derjenigen bei den Kontrollratten (im Mittel 46,3 bzw. 47,1% gegenüber 46,5%). Die Ratten mit doppelseitiger Harnleiterligatur zeigten sogar eine gegenüber den Kontrollratten gering erhöhte Inkorporation von Fe^{59} in die Erythrocyten, die jedoch statistisch nicht signifikant war (50,0%). Die Höhe des Eiseneinbaus war nicht vom Grad der Azotämie abhängig (Abb. 25).

---

[1] Nach der Methode von ARDAILLOU, NAJEAN, ALTMAN u. RICHET 1960.
[2] ARDAILLOU, DE MONTÉRA, MICHIELSEN u. ALTMAN 1960.
[3] 1962.   [4] ERSLEV 1962e.
[5] ERSLEV 1962; REISSMANN u. NOMURA 1962.

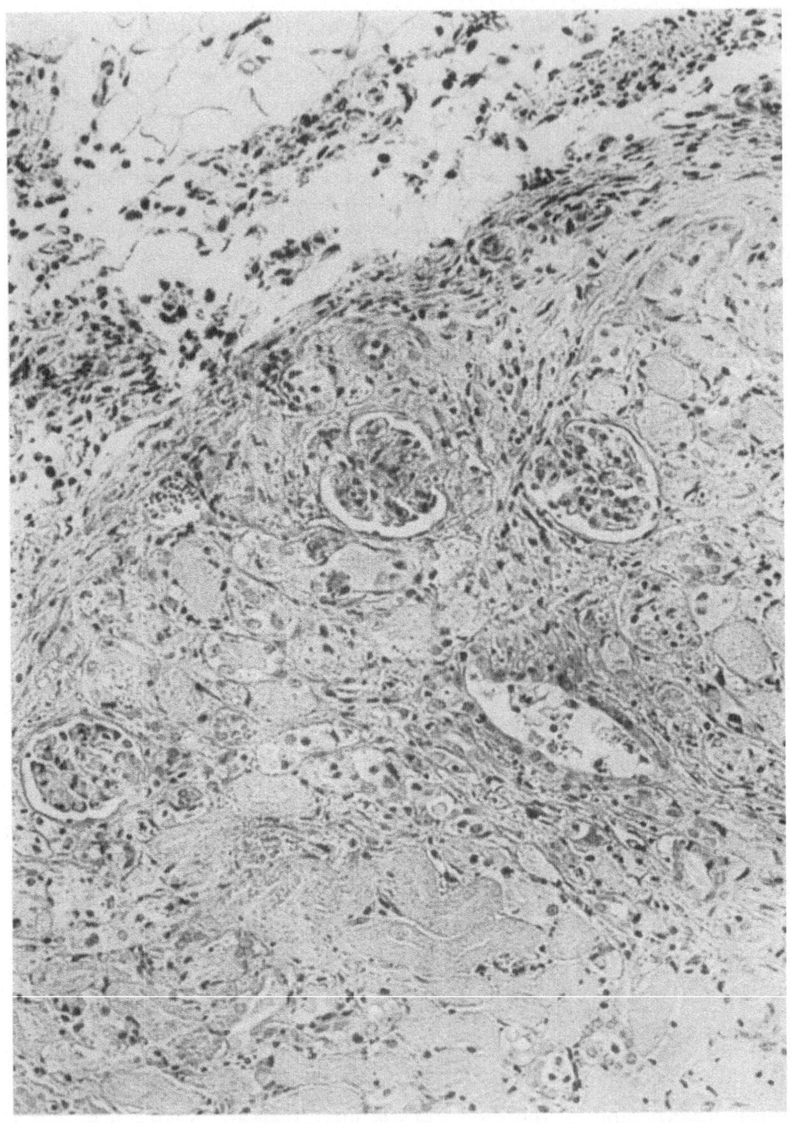

Abb. 23. Ausschnitt aus der Peripherie eines Nierenimplantates im mesenterialen Fettgewebe 14 Tage nach intraperitonealer Injektion von isologem Nierenbrei. Ausgedehnte Nekrosen der Tubulusepithelien. Nekrobiotische Veränderungen an den Glomerula. Reaktive Wucherung der Fibroblasten in den Resten der Capsula fibrosa und im angrenzenden Fettgewebe. Formol, van Gieson. Vergrößerung 250fach

Versuchsgruppe II (Operation mit Blutentzug). Normale Ratten reagierten auf Blutentzug mit einer beträchtlichen Steigerung des Eiseneinbaus von 44,64 auf 56,99 % (Abb. 26). Demgegenüber war bei doppel-

seitig nephrektomierten Ratten keine erkennbare Zunahme der Eisenaufnahme festzustellen; der Eiseneinbau nach Blutentzug betrug 45,03%
(Abb. 26). Die doppelseitige Ureterligatur hatte hingegen im Vergleich

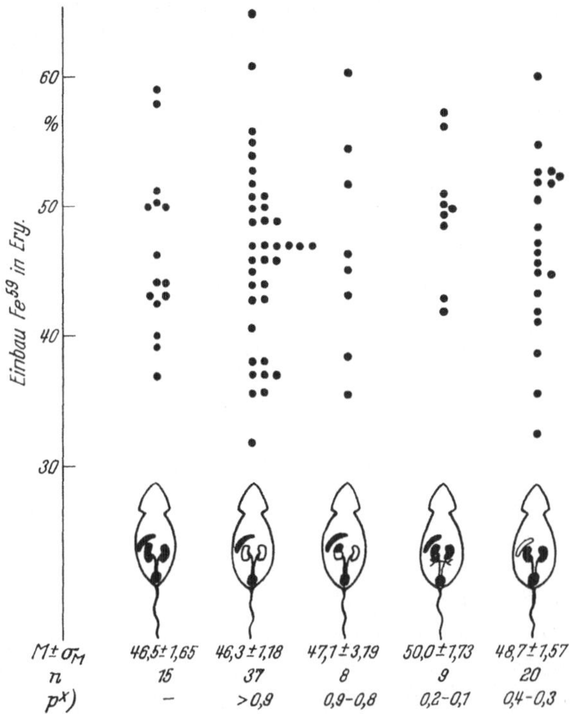

Abb. 24. Einfluß der doppelseitigen Nephrektomie, der partiellen Nephrektomie (Exstirpation der
rechten Niere, Resektion der oberen Hälfte der linken Niere), der doppelseitigen Ureterligatur und
der Splenektomie auf den 48 Std-Einbau von Fe[59] in die Erythrocyten. Gesamtzahl der Versuchstiere: 89. Die operativ entfernten Organe bzw. Organteile sind hell eingezeichnet. n Anzahl der
Versuchstiere in jeder Gruppe. p gilt für die Differenz der Mittelwerte der 4 Versuchsgruppen
(rechts) gegenüber dem Mittelwert der Kontrollgruppe (links). Jeder Punkt entspricht dem Meßwert
einer einzelnen Ratte

zum Normaltier keinen signifikanten Einfluß auf die Inkorporation von
Fe[59] in die Rattenerythrocyten, diese betrug bei den durch Blutentzug
stimulierten Tieren 55,49%.

Besprechung. Der Eiseneinbau in die Erythrocyten nephrektomierter
Tiere unterscheidet sich nicht von demjenigen bei gesunden oder ureterligierten Tieren. In den ersten 48 Std nach der Nephrektomie bzw. nach
der Harnleiter-Unterbindung läuft die Erythropoiese demnach noch in
gleicher Höhe ab wie vor dem operativen Eingriff. Jedoch hat die
Erythropoiese bereits unmittelbar im Anschluß an die Nephrektomie die
Fähigkeit verloren, auf besondere Beanspruchung in angemessener Weise
zu reagieren; nach Blutentzug hält sich der Einbau von Fe[59] auf dem

gleichen Niveau wie bei gesunden bzw. nephrektomierten Ratten, deren
Erythropoiese nicht stimuliert wurde. Im Gegensatz zum nephrekto-
mierten Tier behält das ureterligierte Tier, dessen exkretorische Nieren-
funktion zwar nicht völlig, jedoch sehr hochgradig aufgehoben ist[1], die
Fähigkeit zu einer den Verhältnissen beim gesunden Tier entsprechenden
Steigerung der Erythropoiese.

Die Urämie hat demnach keinen Einfluß auf das Reaktionsvermögen
des Körpers gegenüber erythropoiesestimulierenden Reizen; der

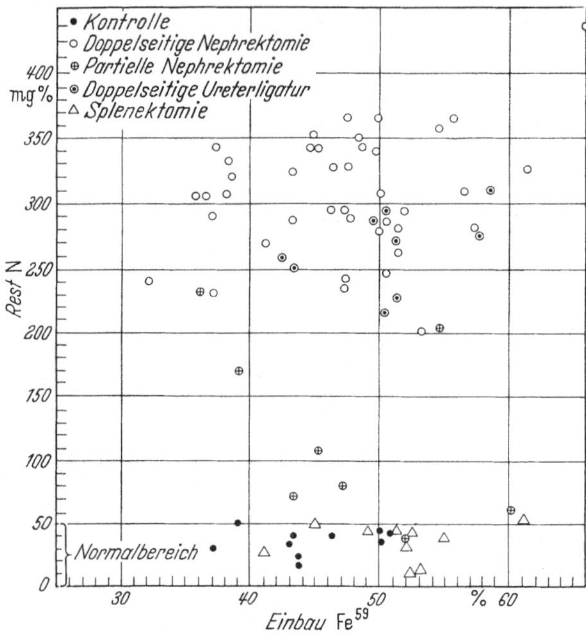

Abb. 25. Beziehungen zwischen Höhe des 48 Std-Eiseneinbaus und des 48 Std-Rest-N-Gehaltes im
Blutserum bei normalen Ratten und Ratten mit doppelseitiger bzw. partieller Nephrektomie, doppelseitiger Ureterligatur und Splenektomie

Schweregrad der Azotämie ist bei den nierenlosen und bei den ureterligierten Tieren gleich (Abb. 25). Die Unfähigkeit des nierenlosen Körpers zur Anpassung an einen vermehrten Erythrocytenbedarf muß daher
andere Ursachen haben als die Vergiftung des Organismus mit den
toxischen Stoffen, die sich bei der Urämie im Blute anhäufen. Offenbar
ist das Fehlen des Nierengewebes der entscheidende Faktor, der bei den
nephrektomierten Tieren die Fähigkeit zur Reaktion auf Blutentzug
beseitigt. *Die schon aus den Parabioseversuchen hervorgehende Bedeutung
der Niere für die Erythropoiese wird hierdurch bestätigt.*

---

[1] REISSMANN, NOMURA, GUNN u. BROSIUS 1960.

Der unveränderte Ablauf der physiologischen, nicht-stimulierten Erythropoiese in den ersten 48 Std nach der Nephrektomie dürfte so zu erklären sein, daß zwar kein neues Erythropoietin mehr gebildet wird, daß aber auch die Ausscheidung des noch im Blute kreisenden Erythropoietins aufgehoben ist. Für die ersten 24 Std nach der Nephrektomie wird auch von JACOBSON u. Mitarb.[1] ein unveränderter Eiseneinbau in die Rattenerythrocyten angegeben. Demgegenüber fand NAETS[2]

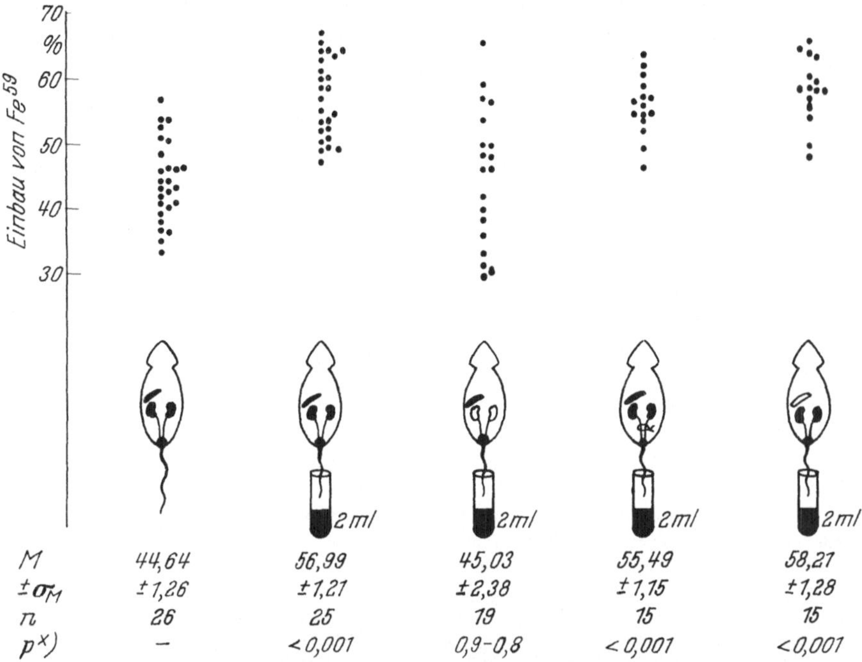

M	44,64	56,99	45,03	55,49	58,21
$\pm\sigma_M$	$\pm 1,26$	$\pm 1,21$	$\pm 2,38$	$\pm 1,15$	$\pm 1,28$
n	26	25	19	15	15
$p^{x)}$	—	$<0,001$	$0,9–0,8$	$<0,001$	$<0,001$

Abb. 26. Einfluß eines Blutentzuges auf den 48 Std-Einbau von Fe[59] in die Erythrocyten normaler Ratten und Ratten nach doppelseitiger Nephrektomie, doppelseitiger Harnleiterligatur oder Splenektomie. Gesamtzahl der Versuchstiere: 100. Zeichenerklärung: s. Legende zu Abb. 24

beim Hund bereits vom 1. Tage nach der Nephrektomie an eine signifikant schwächere Inkorporation von Fe[59] als bei gesunden Tieren. Dieser Befund macht es unwahrscheinlich, daß der zunächst gleichbleibende Eiseneinbau auf der Erythropoietinbildung durch ein anderes Organ als die Niere beruht.

4. Schlußbetrachtung

Die eingangs dieses Abschnittes zusammenfassend dargestellten klinischen Beobachtungen — Hemmung der Erythropoiese beim Nierenversagen, insbesondere bei der akuten Anurie; Polyglobulie bei Nierentumoren, Cystennieren und hydronephrotischen Sacknieren — gaben erste Anhaltspunkte für eine Beteiligung der Niere an der Steuerung der Erythropoiese. Während es nicht gelang, diese Annahme durch pathologisch-anatomische Untersuchungen über die intravasale Zellbildung in

---

[1] JACOBSON, GOLDWASSER, GURNEY, FRIED u. PLZAK 1959.   [2] 1958c, 1959c.

menschlichen Nieren zu stützen, war es möglich, in tierexperimentellen Untersuchungen zu beweisen, daß die Reaktionsfähigkeit des Körpers gegenüber erythropoietischen Reizen an die Anwesenheit von Nierengewebe gebunden ist. *Nierenlose Tiere können ihre Erythropoiese nicht an die Situation des gesteigerten Erythrocytenbedarfes anpassen.* Die Angaben anderer Autoren über die Notwendigkeit der Nieren für die Bewahrung des Reaktionsvermögens der Erythropoiese werden durch unsere Versuche an Parabiose- und Einzelratten bestätigt.

Die Deutung der Befunde kann auf verschiedene Weise erfolgen. Jede Erklärungsmöglichkeit ist angreifbar. Es wird sich jedoch zeigen, daß die Annahme, die Niere bilde das Erythropoietin und beeinflusse auf diesem Wege die Erythropoiese, von allen Deutungsversuchen die größte Wahrscheinlichkeit besitzt.

Zunächst nennen wir folgende drei, unseres Erachtens unzutreffende Hypothesen zur Deutung der Zusammenhänge zwischen Niere und Erythropoiese:

a) Der Einfluß der Nephrektomie beruhe darauf, daß die Inaktivierung eines Erythropoiese-Hemmstoffes durch die Niere nicht mehr stattfinden könne[1].

REISSMANN u. Mitarb.[1] begründen diese Vermutung damit, daß urämisches Serum die Proliferation von Erythroblasten in der Gewebekultur hemme[2]. Dem muß entgegengehalten werden, daß urämisches Serum in vivo bei Injektion in normale Tiere keine Erythropoiesehemmung bewirkt[3]. Auch REISSMANN u. Mitarb. erwähnen diese Tatsache, halten sie jedoch für nicht beweisend, da ein in dem Serum enthaltener Hemmstoff durch die Nieren der Empfängertiere eliminiert worden sein könnte. *Unseres Erachtens existiert jedoch kein solcher Hemmstoff, da die Erythropoiese des nephrektomierten, nicht durch Blutentzug stimulierten Tieres unverändert abläuft, obgleich der hypothetische Hemmstoff auch bei diesen Tieren verstärkt wirksam sein müßte.* Außerdem ließ sich in unseren Versuchen über die Wirkung von Rinderserum auf die Erythropoiese der Ratte keine die Blutbildung hemmende Substanz im normalen Serum nachweisen. Schließlich ist zu bezweifeln, daß zwischen der Ausscheidung eines hypothetischen Erythropoiese-Hemmstoffes und derjenigen des Erythropoietins in der Niere ein prinzipieller Unterschied bestehen sollte; das Erythropoietin wird bei seiner parenteralen Zufuhr auch nicht sofort eliminiert, sondern entfaltet seine Wirkung auf das Knochenmark.

b) Die Nephrektomie führe zu einer Hemmung der Erythropoiese, weil die Bildung eines Cofaktors für das Erythropoietin[1] oder die Aktivierung des Erythropoietins selbst[4] in der Niere entfalle.

Wenn diese Annahme zuträfe, dann müßte die Injektion des Blutserums urämischer anämisierter Tiere bei gesunden Empfängertieren zu einer deutlichen Erythropoiese-Steigerung führen, da diese die Möglichkeit besäßen, den fehlenden Cofaktor beizusteuern bzw. die fehlende Aktivierung einer inaktiven Erythropoietin-

---

[1] REISSMANN, NOMURA, GUNN u. BROSIUS 1960.   [2] MARKSON u. RENNIE 1956
[3] ERSLEV 1958; GALLAGHER, McCARTHY u. LANGE 1960b.
[4] JACOBSON, GOLDWASSER, GURNEY, FRIED u. PLZAK 1959.

Vorstufe zu vollziehen. Dies ist nach den Untersuchungen von ERSLEV[1] bzw. von GALLAGHER u. Mitarb.[2] tatsächlich der Fall, jedoch hat das urämische Serum nur eine sehr begrenzte erythropoiesesteigernde Wirkung. Ein aktivierender Einfluß der Niere auf das Erythropoietin scheint auch aus der Beobachtung von KORST, FRENKEL u. WILHELM[3] hervorzugehen, daß sich hochgereinigtes Schaferythropoietin in vitro als inaktiv erwies, nach Injektion in eine normale Ratte seine Aktivität erlangte, nach Injektion in nephrektomierte Ratten jedoch inaktiv blieb. Die Aktivierung bzw. Komplettierung des Erythropoietins durch einen Cofaktor stellt jedoch höchstens eine untergeordnete Teilfunktion der Niere in der Steuerung der Erythropoiese dar. Sie vermag das ganze Ausmaß der Erythropoiesehemmung durch die Nephrektomie nicht befriedigend zu erklären. Im übrigen bedürfen die Befunde ERSLEVs und GALLAGHERs noch der Bestätigung durch weitere Untersuchungen. Auch die Versuchsergebnisse von KURATOWSKA u. LEWARTOWSKI[4] sprechen dafür, daß die Niere das Erythropoietin eher bildet als aktiviert.

c) Die verminderte Reaktionsfähigkeit des Knochenmarkes urämischer Tiere beruhe eher auf der Azotämie als auf dem Fehlen von Nierengewebe[5].

Diese Hypothese kann auf Grund der übereinstimmenden Ergebnisse unserer eigenen Untersuchungen und derjenigen der anderen Autoren[6] als *unzutreffend* bezeichnet werden. Der Grad der Urämie hat keinen Einfluß auf den Umfang der Erythropoiese, wie sich aus dem Vergleich der Ergebnisse an doppelseitig nephrektomierten und doppelseitig ureterligierten Ratten erkennen läßt.

Entgegen den drei bisher genannten Hypothesen vertreten wir in Übereinstimmung mit mehreren anderen Autoren[7] folgende Ansicht über den Einfluß der Niere auf die Erythropoiese:

d) Das Unvermögen nephrektomierter Tiere, erythropoietische Reize mit einer Steigerung der Erythropoiese zu beantworten, erklärt sich aus dem Fortfall der Erythropoietinbildung in der Niere.

Diese Hypothese wird durch folgende Befunde gestützt:

1. Die völlige Aplasie der Erythropoiese bei menschlichen Fällen von akutem Nierenversagen[8].

2. Die Polyglobulie bei bestimmten Nierenerkrankungen des Menschen, insbesondere bei Cystennieren und Hydronephrosen[9].

3. Die Steigerung des Erythropoietingehaltes im Blute bei solchen Erkrankungen[10] und der Rückgang des Erythropoietingehaltes auf normale Werte nach der operativen Heilung[11].

4. Der starke Rückgang der Inkorporation von Fe^{59} in die Erythrocyten des Hundes nach der Nephrektomie[12] bzw. die ebenfalls nach der Nephrektomie auftretende Verminderung der Reticulocytenzahl bei der Ratte[13].

5. Das völlige Unvermögen nephrektomierter Tiere, auf erythropoiesestimulierende Maßnahmen entsprechend zu reagieren[14].

[1] ERSLEV 1958, 1959.　　[2] GALLAGHER, MCCARTHY u. LANGE 1960b.
[3] 1962.　　[4] 1962.　　[5] ERSLEV 1960.
[6] s. Literaturabschnitt zu diesem Kapitel; weiterhin NAETS u. HEUSE 1962; POLLYCOVE 1962.
[7] s. Literaturabschnitt zu diesem Kapitel.
[8] RICHET, ALAGILLE u. FOURNIER 1954; NAETS, BRAUMAN u. KRAYTMAN 1960.
[9] s. Tabelle 10.　　[10] s. Tabelle 9.　　[11] JONES, PAYNE, HYDE u. PRICE 1960.
[12] NAETS 1958c, 1959c.　　[13] REISSMANN, NOMURA, GUNN u. BROSIUS 1960.
[14] s. Lit.-Abschnitt und eigene Untersuchungen.

6. Die Anämie im Blute von Mäusen mit Röntgenschaden der Nieren und die Verhütung der Anämie durch Abschirmung eines Teiles des Nierengewebes gegen die Bestrahlung[1].

7. Die stärkere Inkorporation von Fe^{59} in die Erythrocyten nephrektomierter Ratten mit Transplantaten von Nierengewebe im Vergleich zu nephrektomierten Ratten ohne solche Transplantate[2].

8. Die Verhütung eines weiteren Anstieges des Erythropoietingehaltes im Blute cobaltstimulierter Tiere nach zusätzlicher Nephrektomie[3] bzw. der Abfall der Reticulocytenzahl im Blute von Phenylhydrazinratten am 3. Tage nach der zusätzlichen Nephrektomie[4].

9. Die erythropoietische Aktivität von Nierenextrakten normaler und anämisierter Tiere[5].

10. Die erythropoietische Aktivität der Perfusionsflüssigkeit nach Durchströmung von Nieren[6],

11. die erhaltene Reaktionsfähigkeit des Knochenmarkes urämischer Tiere gegenüber erythropoiesestimulierenden Maßnahmen[7] und

12. die Hemmwirkung von Nierenfermentinhibitoren auf die Erythropoietinbildung unter dem Einfluß von Cobalt[8].

Diese Befunde machen es sehr wahrscheinlich, daß die Niere das Erythropoietin bildet.

Daneben muß die Möglichkeit der Existenz weiterer Zellen außerhalb der Niere mit der Fähigkeit zur Bildung erythropoietisch wirkender Stoffe erwogen werden, da nierenlose Tiere nach den Angaben einiger Autoren[9] in begrenztem Maße auf erythropoiesesteigernde Maßnahmen zu reagieren vermögen.

Die Frage, welche Zellen in der Niere erythropoietisch aktive Substanzen bilden, ist noch ungeklärt.

OSNES[10] fand bei Mäusen mit chronischer Blutungsanämie eine Verringerung von Zahl und Größe der Granula in den juxtaglomerulären (epitheloiden) Zellen. Er äußerte die Vermutung, daß diese Zellen erythropoietisch aktive Substanzen bildeten.

HIRASHIMA u. TAKAKU[11] beobachteten demgegenüber bei Ratten mit Blutungsanämie oder Phenylhydrazin-Hämolyse eine Vermehrung der Granula in den epitheloiden Zellen. Eine Verminderung der Granula

---

[1] OSNES 1959.   [2] ARDAILLOU, NAJEAN, ALTMAN u. RICHET 1960.

[3] JACOBSON, GURNEY u. GOLDWASSER 1960.

[4] REISSMANN, NOMURA, GUNN u. BROSIUS 1960.

[5] NAETS 1960b; GOLDWASSER u. DUKES 1960; SUKI u. GROLLMAN 1960; BOIVIN u. LAGRUE 1961; PIHA u. HYRSKE 1961; GIONO, MANOUSSOS, DORMARD u. THUILLIER 1962.

[6] FISHER u. BIRDWELL 1961; KURATOWSKA, LEWARTOWSKI u. MICHALAK 1961.

[7] NAETS 1959c, 1960a; OSNES 1958; REISSMANN, NOMURA, GUNN u. BROSIUS 1960.

[8] FISHER u. Mitarb. 1962.

[9] ERSLEV 1958, 1959; GALLAGHER, McCARTHY u. LANGE 1960b; MIRAND u. PRENTICE 1957b, 1958; ROSSE u. WALDMANN 1962; JACOBSON 1962; REISSMANN u. NOMURA 1962; FISHER, SANZARI, BIRDWELL u. CROOK 1962; LANGE u. GALLAGHER 1962.

[10] 1958, 1959.   [11] 1962.

sahen sie im Gegensatz zu Osnes bei Ratten, deren Erythropoiese durch zweimalige intraperitoneale Bluttransfusion gehemmt worden war. Dennoch schlossen sie ebenso wie Osnes auf eine Erythropoietinbildung in den juxtaglomerulären Zellen, da der morphologische Befund einer Hypergranulation funktionell einer gesteigerten sekretorischen Aktivität entspreche. Sie wiesen zugleich darauf hin, daß Bohle u. Tomsche[1] bei Ratten mit schwerer chronischer Blutungsanämie eine Vermehrung der epitheloiden Zellen gefunden hatten. Die Veränderungen der Zahl und Granulation der epitheloiden Zellen bei chronischer Blutungsanämie können jedoch auch auf andere Weise gedeutet werden; so geht die chronische Blutungsanämie mit einer Hypotonie einher, so daß die Hyperplasie und Hypergranulation der epitheloiden Zellen in Anlehnung an die Goormaghtighschen Ansichten auch als Zeichen einer vermehrten Bildung vasopressorisch wirkender Stoffe aufgefaßt werden kann. Eine Klärung dieser Frage wäre an den Nieren von Versuchstieren möglich, die einem Blutentzug mit gleichzeitiger Injektion einer volumengleichen Menge von Blutersatzflüssigkeit (vgl. Harms[2]) unterzogen würden.

Reissmann u. Mitarb.[3] ziehen die Tubulusepithelien als Bildungsstätte des Erythropoietins in Betracht, da sublimatvergiftete Ratten auf Phenylhydrazin-Injektion nur noch mit einer geringen Steigerung des Eiseneinbaus in die Erythrocyten zu reagieren vermögen.

IX. Chemische Struktur und physiko-chemische Eigenschaften des Erythropoietins

Die chemische Isolierung des Erythropoietins ist bis heute nicht gelungen. In letzter Zeit ist es jedoch verschiedenen Autoren geglückt, das Erythropoietin mit Hilfe physiko-chemischer Verfahren aus Blutplasma, Blutserum und Harn von Menschen und Tieren mit stimulierter Erythropoiese so stark anzureichern, daß eine teilweise Aufklärung seiner chemischen Struktur möglich war. Die meisten Untersucher stimmen darin überein, daß es sich bei dem Erythropoietin um einen *Eiweißkörper*, wahrscheinlich um ein *Glykoproteid*, handelt, während einige wenige Autoren dem Erythropoietin *Lipoidcharakter* zusprechen.

a) Zur Protein-Natur des Erythropoietins

Der Besprechung der einzelnen Arbeiten sei eine kurze Definition der Begriffe „Glykoproteid", „Mucoproteid" und „Lipoproteid" vorausgeschickt.

Glykoproteide sind Eiweißkörper, die einen relativ hohen Anteil an Kohlenhydraten enthalten[4]. Dieser beträgt 8—20% gegenüber 4—5% in den einfachen Proteinen[4]. Er wird durch Polysaccharide verkörpert, die stets Hexosamin in

---

[1] 1953.   [2] 1936.   [3] Reissmann, Nomura, Gunn u. Brosius 1960.
[4] Blix 1951.

Form von D-Glucosamin oder D-Galactosamin enthalten und entweder als Säuren („saure Mucopolysaccharide") oder in neutraler Form vorliegen. Je nachdem, ob ein saures oder ein neutrales Polysaccharid an der Komplexbildung mit dem Eiweiß beteiligt ist, sprechen wir von „Acido"- oder „Neutro"-„Glykoproteiden".

Die Bezeichnung *„Mucoproteid"* wird häufig synonym mit dem Terminus Glykoproteid gebraucht, sollte jedoch den Verbindungen zwischen dem sauren Mucopolysaccharid Mucoitinschwefelsäure und Eiweiß vorbehalten bleiben[1].

Lipoproteide sind zusammengesetzte Eiweißkörper, die an Stelle von Kohlenhydraten Lipoide als prosthetische Gruppe enthalten.

Die Zugehörigkeit des Erythropoietins zu den Eiweißkörpern wurde zuerst von YU TIN TEI[2] vermutet, dessen Arbeiten auf S. 10 besprochen wurden. Ein weiterer Hinweis auf die Proteinnatur des Erythropoietins war in dem erstmals von BORSOOK u. Mitarb.[3] erhobenen Befund zu erblicken, daß saure gekochte Extrakte aus erythropoietinhaltigem Blutplasma und -serum mit nachweisbarer Erythropoietinaktivität stets noch eine deutliche Eiweiß-Opalescenz aufweisen. Wir selbst fanden in derartigen Extrakten aus Rattenplasma einen Eiweißgehalt zwischen 0,08 und 0,43 %[4]. Werden die letzten Eiweißspuren in solchen Extrakten durch Ultrafiltration entfernt, so geht zugleich die Erythropoietinaktivität verloren[5].

Erste Anhaltspunkte dafür, welchen Eiweißkörpern des Blutserums das Erythropoietin angehört, wurden von ERSLEV und LAVIETES[6] erbracht. Diese Autoren gewannen aus dem Serum von Aderlaßanämisierten Kaninchen durch Aussalzen mit Ammoniumsulfat eine Fraktion, die beinahe das gesamte γ-Globulin des Serums enthielt, während im Überstand die Summe der übrigen Eiweißkörper enthalten war. Sowohl die gefällten Eiweißkörper als auch der Überstand wurden an normalen Kaninchen auf ihre Erythropoietinaktivität geprüft. Die γ-Globulinfraktion war wirkungslos, während der Überstand den gleichen stimulierenden Effekt auf die Erythropoiese hatte wie das native Serum. Aus diesen Ergebnissen war zu schließen, daß das Erythropoietin in der α- oder β-Globulin-Fraktion bzw. in der Fraktion der Serumalbumine enthalten ist.

In weiteren Untersuchungen mehrerer anderer Autoren zeigte sich, *daß die Erythropoietinaktivität des Blutserums im Bereich der α-Globulinfraktion anzutreffen ist.*

RAMBACH, ALT u. COOPER[7] gewannen aus dem Plasma phenylhydrazinanämisierter Kaninchen durch fraktionierte Ammoniumsulfatfällung 4 Präparate (A, B, C, D). Außerdem trennten sie erythropoietinhaltige saure Plasmaextrakte elektrophoretisch in 16 Fraktionen auf. Die so isolierten Fraktionen wurden tierexperimentell auf Erythropoietinaktivität geprüft. Dabei zeigte sich, daß von den ausgesalzten Eiweißkörpern nur die Fraktionen A und D, von den elektrophoretisch

---

[1] BLIX 1951.   [2] 1938.   [3] 1954.   [4] s. S. 72, 73.
[5] VAN DYKE, GARCIA u. LAWRENCE 1957; OSNES 1959.
[6] 1954.   [7] 1957.

getrennten Proteinen nur die Fraktionen 9, 11 und 13 erythropoietisch aktiv waren. Elektrophoretisch wiesen nur die aktiven Fraktionen A und D breite Banden im Bereich der α_2-Globuline auf, während die inaktiven Fraktionen B und C kein α_2-Globulin enthielten. Auch die aktiven Fraktionen 9, 11, 13 wanderten mit den α_2-Globulinen, die inaktiven Fraktionen 1, 3, 5 und 7 zwischen den α_1- und α_2-Globulinen. Die Fraktionen 15—27 gingen leider durch einen Laborfehler verloren, während die Fraktion 29 elektrophoretisch beinahe keine Wanderung zeigte.

Auch im Plasmafiltrat eines Patienten, der zur Behandlung einer Hämochromatose wiederholten Aderlässen unterzogen worden war, sowie im Plasmafiltrat des fetalen Blutes fand sich elektrophoretisch eine ausgeprägte, als α_2-Globulin wandernde Komponente[1].

1958 gaben RAMBACH, COOPER u. ALT ein Verfahren zur Reinigung von Erythropoietinpräparaten durch Ionenaustausch-Chromatographie an. Damit ließ sich als weitaus aktivste Fraktion ein Eiweißkörper isolieren, der zwischen den α_1- und α_2-Globulinen wanderte.

Gleichlautende bzw. ähnliche Resultate wurden von dem Arbeitskreis um BORSOOK erzielt. 1958 gewannen LOWY, KEIGHLEY u. BORSOOK aus dem gekochten Plasmaextrakt und Harn eines Patienten mit paroxysmaler nächtlicher Hämoglobinurie mit Hilfe verschiedener Fällungsverfahren Erythropoietinpräparate, die sich im biologischen Test als aktiv erwiesen und elektrophoretisch zwischen den α_1-Globulinen und Albuminen (Kaninchen-Plasmapräparate) bzw. zwischen den α_1- und α_2-Globulinen (Harnpräparate) wanderten.

Schließlich gelang es LOWY, KEIGHLEY, BORSOOK u. GRAYBIEL[2] vor kurzem, aus dem Plasma anämisierter Tiere mit Hilfe eines umständlichen Fällungsverfahrens (Aussalzen mit Ammoniumsulfat) eine erythropoietisch hochaktive Fraktion (F_1) zu isolieren. Bei Zonenelektrophorese auf Schaumgummi (0,005 M Veronalpuffer, pH 8,5) wurden $^2/_3$ des Eiweißes und die gesamte Erythropoietinaktivität in einer einzigen Bande gefunden. Papierelektrophoretisch wanderte die aktive Fraktion etwas langsamer als Serumalbumin und etwas schneller als α_1-Globulin, ein kleiner Teil war in der α_2-Globulinfraktion enthalten. Ihrer Lage nach entsprach die Bande derjenigen des von RAMBACH, ALT u. COOPER[3] untersuchten Materials, jedoch war die Dichteverteilung etwas anders; RAMBACH u. Mitarb. hatten die stärkste Konzentration aktiven Materials in der α_2-Globulin-Fraktion gefunden (s. oben).

Die chemische Zusammensetzung der Eiweißfraktionen mit Erythropoietinaktivität und ihr Verhalten gegenüber physiko-chemischen Eingriffen weisen darauf hin, daß es sich bei dem im α-Globulinanteil der Bluteiweißkörper enthaltenen Erythropoietin um ein *Glykoproteid* handelt.

HODGSON, PERRETTA, YUDILEVICH u. ESKUCHE[4] isolierten aus dem Harn anämisierter Kaninchen durch Alkoholfällung und Extraktion mit Acetatpuffer (pH 4,5) ein hochwirksames Erythropoietinpräparat. Seine chemische Analyse ergab einen hohen Anteil an *Orcin*; 10 mg Orcin kamen auf 100 mg Protein. Hieraus war bereits auf die Glykoproteidnatur des Erythropoietins zu schließen.

RAMBACH, COOPER u. ALT[5] fanden bei der chemischen Analyse des durch Ionenaustausch-Chromatographie aus dem Plasma phenylhydrazinanämisierter Kaninchen gewonnenen Erythropoietinpräparates einen *Eiweiß*gehalt von 69,3%, einen *Hexose*gehalt von 7,7%, einen *Glucosamin*gehalt von 10% und einen *Neuraminsäure*anteil von 15,6%. Glucose ließ sich nicht nachweisen, während es sich zumindest bei einem Teil der Hexosen um *Galactose* handelte. Der hohe Neuramin-

---

[1] RAMBACH, KITTLESON, COOPER u. ALT 1957.
[2] 1959.　　[3] 1957.　　[4] 1958.　　[5] 1958b, c; 1959.

säuregehalt könnte nach Ansicht der Autoren für den niedrigen isoelektrischen Punkt des aktiven Materials verantwortlich sein, der wahrscheinlich unterhalb p_H 3,9 liegt. Das Molekulargewicht der Substanz war niedrig, da 24stündiges Zentrifugieren bei 103000 g nicht zum Sedimentieren führte.

1958 teilten RAMBACH, SHAW, COOPER u. ALT das Ergebnis der sauren Hydrolyse des durch Ionenaustausch-Chromatographie weitgehend angereicherten Erythropoietins mit. Bei starker saurer Hydrolyse waren *Neuraminsäure, Galactose, Glucosamin, Fucose* und *Mannose* als Spaltprodukte nachweisbar. Nach völliger Entfernung der Neuraminsäure verlor das Präparat seine Erythropoietinaktivität, während Neuraminsäure allein erythropoietisch inaktiv war; die Erythropoietinaktivität scheint demnach an die Existenz des unverletzten Glykoproteid-Moleküls gebunden zu sein.

Auch LOWY u. Mitarb.[1] fanden in der von ihnen aus dem Plasma anämisierter Tiere isolierten F_1-Fraktion (s. oben) einen hohen Anteil an *Neuraminsäure*. BORSOOK[2] gibt allerdings an, daß auch die weniger aktiven Eiweißfraktionen reichliche Mengen von Neuraminsäure enthielten.

Die von den amerikanischen Autoren erhobenen Befunde wurden in wesentlichen Punkten von CLOTTEN u. CLOTTEN[3] bestätigt. Diese Autoren unterwarfen Plasmaextrakte von Polycythämie-Patienten der Hochspannungselektrophorese und beobachteten mehrere erythropoietisch aktive Fraktionen. Von diesen erwiesen sich zwei, die um die Auftragestelle lokalisiert bzw. weit anodenwärts gewandert waren, als besonders wirksam. Die um die Auftragestelle lokalisierte Fraktion gab verschiedene positive Färbereaktionen (Platinchlorid-KJ, Nitroprussid-HCN, Somogyi, Toluidinblau, Chlorierung-Benzidin); es dürfte sich demnach bei ihr um ein schwefelhaltiges *Mucopolysaccharid* oder *Glykoproteid* mit einem isoelektrischen Punkt bei p_H 3,6 handeln.

Die Glykoproteidnatur des Erythropoietins ist damit sehr wahrscheinlich gemacht, wenn auch noch nicht endgültig gesichert[4]. Die Möglichkeit, daß das Glykoproteid nur als Trägereiweiß für ein nichteiweißartiges Erythroprotein wirkt, also gar nicht selbst dem Erythropoietin entspricht, ist wenig wahrscheinlich, da die Zerstörung allein des Eiweißanteils durch enzymatische Verdauung die erythropoietische Aktivität des gesamten Glykoproteid-Komplexes aufhebt[5]. Auch die Abspaltung der Neuraminsäure aus dem Kohlenhydratanteil beseitigt die Erythropoietinaktivität[6].

Die Entfernung der in aktiven Erythropoietinpräparaten enthaltenen geringen Kupfermengen durch Chelatbildung mit Diäthyldithiocarbamat oder Äthylendiamintetraessigsäure läßt die Erythropoietinaktivität unbeeinflußt; Kupferoxydase läßt sich in den aktiven Fraktionen nicht nachweisen[7].

b) Zur Lipoidnatur des Erythropoietins

Auch die Lipoidnatur des Erythropoietins wurde ebenso wie seine Proteinnatur von YU TIN TEI als erstem Autor behauptet[8], nachdem

---

[1] LOWY, KEIGHLEY, BORSOOK u. GRAYBIEL 1959.   [2] 1959.   [3] 1959.
[4] HEILMEYER 1957.
[5] SLAUNWHITE, MIRAND u. PRENTICE 1957; VAN DYKE u. GARCIA 1958.
[6] RAMBACH, SHAW, COOPER u. ALT 1958.   [7] RAMBACH, SHAW u. ALT 1962.
[8] 1938.

bereits KEPINOW[1] über die erythropoiesefördernde Wirkung von Alkohol-Äther-Extrakten aus Erythrocyten berichtet hatte. In neuester Zeit findet die Hypothese, daß es sich bei dem Erythropoietin um ein Lipoid handele, ihre stärkste Stütze in den Untersuchungen von LINMAN und seinen Mitarbeitern, über die auf S. 10ff. unterrichtet wurde.

Die Untersuchungen LINMANs und seiner Mitarbeiter wurden bisher nur von GLEY[2] sowie von GLEY u. DELOR[3] bestätigt, während BORSOOK[4] trotz präziser Reproduktion des von LINMAN geübten Präparationsverfahrens keine aktiven Erythropoietinpräparate erhielt.

GLEY[5] gelang es, aus dem Blutserum von Pferden, deren Erythropoiese durch Blutentzug gesteigert worden war, einige mikroskopische Kristalle eines fettlöslichen, erythropoietisch hochaktiven Stoffes zu isolieren. Dieser hatte folgende physiko-chemischen Eigenschaften[6]: Er war löslich in organischen Lösungsmitteln (Alkohol, Chloroform, Aceton, Äther), resistent gegen Verseifung und bei einstündigem Erhitzen auf 100° thermostabil. Er ließ sich mit dem Hydrazinreagens von GIRARD u. SANDULESCO isolieren und lieferte ein Acetylderivat, woraus auf die Anwesenheit einer oder mehrerer Alkoholgruppen zu schließen war. Mit Digitonin reagierte er nicht, womit sich eine β-Isomerie ausschließen ließ. Die Zimmermann-Reaktion auf Ketosteroide verlief positiv. Im Infrarotspektrum fanden sich mehrere Absorptionsbanden; zwischen 2840 und 2970 (Hinweis auf zahlreiche CH_2-Ketten), zwischen 1620 und 1720 (Hinweis auf mehrere Ketogruppen) und bei 3400 (Hinweis auf eine Alkoholgruppe).

GLEY u. DELOR schlossen hieraus auf die Identität des Erythropoietins mit einem Steroid, das eine Alkohol- und drei Ketogruppen besitze. Sie prüften daraufhin eine Reihe von Corticosteroiden auf etwa vorhandene erythropoietische Aktivität, von denen *11-Dehydrocorticosteron* am wirksamsten war.

An diese Untersuchungen knüpften EGLI u. KELLER[7] an. Sie prüften die Wirkung von 11-Dehydrocorticosteron auf die Reticulocytenzahl der Ratte und beobachteten bei intraperitonealer bzw. intramuskulärer Injektion der Substanz bereits bei einer Dosierung von 1 μg/100 g Körpergewicht eine beträchtliche Reticulocytose. Hydrocortison hatte in 10000fach höherer Dosis eine geringere Wirkung auf die Reticulocytenzahl.

Es wäre jedoch verkehrt, wollte man aus diesen Befunden auf eine Identität des Erythropoietins mit dem 11-Dehydrocorticosteron schließen; dies wird auch von EGLI und KELLER selbst betont. Bei der von diesen Autoren verwendeten Versuchsanordnung wird das Pferd gewissermaßen vom Schwanz her aufgezäumt, insofern als nicht etwa die Steroidnatur des Erythropoietins, sondern umgekehrt die erythropoietische Wirkung eines Steroids erwiesen wird. Aus der Fähigkeit adrenalektomierter Tiere, auf erythropoiesestimulierende Eingriffe in adäquater Weise zu reagieren[8], geht hervor, daß die Corticosteroidhormone der Nebennierenrinde und das Erythropoietin nicht miteinander identisch sein können.

---

[1] 1910.   [2] 1952, 1954.   [3] 1955.   [4] 1959a.
[5] 1954.   [6] GLEY u. DELOR 1955.   [7] 1958a, b.   [8] s. S. 213ff.

Auch die Hypothese, daß das Erythropoietin mit dem *Batylalkohol* identisch sei[1], ist bisher nicht bewiesen und stützt sich lediglich auf den Befund, daß der Batylalkohol eine stimulierende Wirkung auf die Blutbildung ausübt.

LINMAN u. Mitarb.[2] sowie SUKI u. Mitarb. bzw. NEWSOME u. Mitarb.[3] zeigten in Versuchen mit reinem Batylalkohol, daß diese Substanz alle drei Zellsysteme des Knochenmarkes zu verstärkter Proliferation anzuregen vermag. Ihre Befunde wurden von GOLDWASSER[4] nicht, von JEFFREY[5] nur teilweise bestätigt. Der Batylalkohol kommt in den Lipiden verschiedener tierischer Organe und Zellen vor, z.B. in der nichtverseifbaren Fraktion der Milzlipide[6], des Fettmarkes[7] und der Erythrocyten[8]. Er senkt die Letalität ganzkörperbestrahlter Mäuse beträchtlich[9] und bewirkt auch beim Menschen mit Bestrahlungsleukopenie[10] sowie bei der gesunden Ratte[11] eine Steigerung der Leukocytenzahl. Die Tatsache, daß der Batylalkohol auch in den Erythrocyten selbst vorkommt, könnte zu der Annahme verleiten, er habe Beziehungen zum Erythropoietin. Dies ist jedoch unwahrscheinlich, da zur Erzeugung einer Reticulocytose beträchtlich höhere Mengen von Batylalkohol notwendig sind als sie im Plasma enthalten sein dürften[12]. In vitro hat Batylalkohol keine steigernde Wirkung auf die Hämsynthese durch Knochenmark[13].

Von zwei dem Batylalkohol verwandten Alkoxyglycerinen erwies sich *Selachylalkohol* als nicht[14] bzw. nur geringfügig[15] erythropoietisch aktiv, während *Chimylalkohol* eine Mittelstellung zwischen Batylalkohol und Selachylalkohol einnahm[15].

c) Schlußbetrachtung

Es ist hervorzuheben, daß alle Autoren, die ein lipoidartiges Erythropoietin nachgewiesen zu haben glauben, zugleich über die Existenz eines wasserlöslichen, vermutlich eiweißartigen Erythropoietins berichten[1, 16]. Daraus ergibt sich einmal die früher ausführlich erörterte Frage, ob die Erythropoiese von mehreren Erythropoietinen mit unterschiedlichen Funktionen geregelt wird; zum anderen bestätigt diese Tatsache aber die Befunde derjenigen Autoren, die eine Eiweißnatur des Erythropoietins postulieren.

Die Existenz eines eiweißartigen Erythropoietins ist demnach kaum mehr zu bezweifeln. Es bleibt abzuwarten, ob es sich bei diesem Stoff um

---

[1] LINMAN, BETHELL u. LONG 1958b; LINMAN, LONG, KORST u. BETHELL 1959.

[2] LINMAN, BETHELL u. LONG 1958b; LINMAN, LONG, KORST u. BETHELL 1959; LINMAN 1960.

[3] SUKI, GROLLMAN u. TENHOLDER 1960; NEWSOME, TUTTLE, JACKSON u. OVERMAN 1961.

[4] 1961.　　[5] 1961.　　[6] PRELOG, RUZICKA u. STEIN 1943.

[7] MARBERG u. WILES 1938; HOLMES, CORBET, GEIGER, KORNBLUM u. ALEXANDER 1941; SANDLER 1949; BROHULT u. HOLMBERG 1954.

[8] HOLMBERG 1954.　　[9] EDLUND 1954.　　[10] BROHULT u. HOLMBERG 1954.

[11] WASASTJERNA, TEIR u. LARMO 1959.　　[12] BORSOOK 1959.

[13] KORST, FRENKEL u. WILHELM 1962.　　[14] LINMAN 1960a; OSMOND 1960.

[15] SUKI, GROLLMAN u. TENHOLDER 1960.

[16] YU TIN TEI 1938; GLEY 1952, 1954, 1958.

ein Polypeptid, ein einfaches Protein oder um ein zusammengesetztes Proteid, vermutlich um ein Glykoproteid, handelt. Der derzeitige Stand der chemischen Strukturaufklärung des Erythropoietins macht die zuletzt genannte Annahme am wahrscheinlichsten.

Die Untersuchungen von GARCIA u. SCHOOLEY[1] bieten einen weiteren Hinweis auf die Eiweißnatur des Erythropoietins. Diesen Autoren gelang es, durch Zugabe des Serums von Kaninchen, die gegen erythropoietisch aktive Harnextrakte immunisiert worden waren, die Aktivität dieser Präparate deutlich zu verringern. Ihre Befunde konnten allerdings von LANGE[2] nicht bestätigt werden.

Endgültige Klärung wird erst die Isolierung des Erythropoietins erbringen. Es ist zu hoffen, daß sie in absehbarer Zeit gelingt, zumal in letzter Zeit einige Verfahren entwickelt wurden, die eine starke Anreicherung des Erythropoietins aus dem Plasma bzw. Serum und aus dem Harn gestatten.

Neben den bereits genannten Methoden der Ionenaustausch-Chromatographie[3] und der Fällung mit Ammoniumsulfat[4] sind hier noch zwei weitere Verfahren zu nennen: Die Adsorption des Harn-Erythropoietins an Kaolin mit nachfolgender Ammoniumacetat-Fällung[5] und die Fällung mit 60—80%igem Äthylalkohol[6]. Das erste der beiden Verfahren erlaubt eine 230fache Anreicherung des Erythropoietins, während das bei Anwendung des letzteren erhaltene Präparat in einer Dosis von 0,08 mg einen gleichen Effekt auf die Erythropoiese ausübt wie 280 mg natives Plasmaeiweiß; hier ist die Anreicherung also etwa 3000fach. Die Ionenaustausch-Chromatographie liefert ein Erythropoietinpräparat, das in einer täglichen Dosierung von 0,01 mg die Erythropoiese meßbar steigert[7].

Vor kurzem gelang GOLDWASSER, WHITE u. TAYLOR[8] durch kombinierte Anwendung von Ionenaustauschchromatographie, Fällungs- und Adsorptionsmethoden eine mindestens 64000fache Anreicherung des Erythropoietins aus dem Blutplasma von Schafen mit Phenylhydrazin-Anämie.

Die Frage, ob die Annahme eines zweiten Erythropoietins von Lipoidnatur berechtigt ist, muß durch künftige chemische Untersuchungen geklärt werden.

Die Angaben über das *Molekulargewicht* des Erythropoietins gehen noch weit auseinander. Die Grenzwerte liegen bei 5500[9] und 40000 bis 50000[10]. ROSSE[11] nennt ein Molekulargewicht von 28000.

Ein interessanter, in Hinblick auf seine möglichen Ursachen noch nicht abgeklärter Befund ist die *Inaktivität hochgereinigter Erythropoietinpräparate in vitro.*

---

[1] 1962.   [2] 1962.   [3] RAMBACH, COOPER u. ALT 1958b, c, 1959.

[4] LOWY, KEIGHLEY, BORSOOK u. GRAYBIEL 1959.

[5] WINKERT, GORDON, PILIERO u. MEDICI 1958; GORDON, WINKERT, DORNFEST u. SIEGEL 1959.

[6] GRANT, LINKENHEIMER u. BERGER 1958; GRANT, LINKENHEIMER, PATTERSON u. BERGER 1961; LOWY u. BORSOOK 1962.

[7] RAMBACH, COOPER u. ALT 1958.   [8] 1962.   [9] GOLDWASSER 1962.

[10] WINKERT, GORDON u. WINKERT 1962.   [11] 1962a.

Vogelerythrocyten zeigten bei Zugabe gereinigten Erythropoietins zur Suspensionsflüssigkeit keine höhere Inkorporation von Fe^{59} als bei Zugabe von Normalserum[1]. Rattenknochenmark inkorporierte nur unter dem Einfluß eines Extraktes aus dem Harn phenylhydrazinanämisierter Kaninchen vermehrt Fe^{59}, während stärker gereinigte Erythropoietinpräparate inaktiv waren[2]. Die gleiche Beobachtung wurde an Milzschnitten von Mustelus canis gemacht[2]. Hochgereinigter Schafblut-Erythropoietinextrakt erwies sich in seiner Wirkung auf die Eisenaufnahme durch Knochenmarkkulturen wesentlich weniger aktiv als das Anämie-Serum[3].

Von den physiko-chemischen Eigenschaften des Erythropoietins interessieren vor allem seine *Sauerstoff-* und *Temperaturempfindlichkeit.*

KLINGELHÖFFER[4] fand eine eindeutige *Sauerstoffempfindlichkeit* des menschlichen Nabelschnurserums. Das Blut wurde unter Paraffin aufgefangen und den Empfänger-Ratten teils in dieser nativen „anaeroben" Form, teils nach Durchperlung mit Gasgemischen wechselnden Sauerstoffgehaltes („aerobes Serum") intraperitoneal injiziert. Wurde das Serum mit reinem Sauerstoff durchperlt, so ging die Erythropoietinaktivität völlig verloren. Gasgemische mit 5—21 Vol.-% Sauerstoff setzten die Erythropoietinaktivität in Abhängigkeit von der Sauerstoffkonzentration partiell herab, während Gemische mit weniger als 4% Sauerstoff sowie reiner Stickstoff die Erythropoietinwirkung unbeeinflußt ließen. Die Sauerstoffempfindlichkeit des Erythropoietins wurde von GUNTHER, HODGSON, TOHÁ u. QUAPPE[5] in Versuchen mit Blutplasma Aderlaß-anämisierter Kaninchen bestätigt. Zu ähnlichen Ergebnissen gelangten APPELS u. KELLER[6] bzw. KELLER[7] bei Untersuchungen über die Erythropoietinaktivität des Blutplasmas von Patienten mit Polycythaemia vera rubra. Wurde das Plasma unter Vermeidung von Luftzutritt gewonnen bzw. mit einem Reduktionsmittel (Ascorbinsäure) versetzt, so blieb die Erythropoietinwirkung erhalten.

Demgegenüber fand FÖRSTER[8], daß Sauerstoffbelüftung des Blutserums Aderlaß-anämisierter Kaninchen die Erythropoietinwirkung sogar steigerte. ERSLEV[9] sah keinen Verlust der Erythropoietinaktivität des Blutes anämischer Tiere, wenn das Plasma 24 Std der Einwirkung von Luft oder von reinem Sauerstoff ausgesetzt war. Die fehlende Sauerstoffempfindlichkeit des Erythropoietins wird weiterhin von LINMAN u. LONG[10] bestätigt. Auch SLAUNWHITE, MIRAND u. PRENTICE[11] beobachteten, daß die Erythropoietinaktivität von Plasmaextrakten phenylhydrazinanämisierter Kaninchen erhalten blieb, wenn diese mit reinem Sauerstoff durchperlt oder mit leichten Oxydations- bzw. Reduktionsmitteln behandelt wurden.

GORDON[12] führt gegen die Annahme einer Sauerstoffempfindlichkeit des Erythropoietins vor allem zwei Gründe ins Feld: Einmal die Bewahrung der Erythropoietinaktivität bei der Extraktion von Plasma oder Serum trotz der dabei eintretenden engen Berührung mit Sauerstoff, zum zweiten die gleichhohe Erythropoietinaktivität im arteriellen Blut ($P_{O_2} = 100$ mm Hg) und im venösen Blut ($P_{O_2} = 40$ mm Hg). Gegen diese beiden Gründe lassen sich jedoch Einwände erheben: Nach den Untersuchungen anderer Autoren[13] bleibt die Erythropoietinaktivität bei der Extraktbereitung nicht voll erhalten, sondern geht teilweise ver-

---

[1] WEISBERGER 1962.   [2] FISCHER 1962d.
[3] KORST, FRENKEL u. WILHELM 1962.   [4] 1948.   [5] 1950/51.   [6] 1957.
[7] 1957b.   [8] 1924.   [9] 1957.   [10] 1958.   [11] 1957.   [12] 1959.
[13] STOHLMAN u. BRECHER 1957b; JACOBSON, GOLDWASSER, GURNEY, FRIED u. PLZAK 1959; MIRAND, PRENTICE u. SLAUNWHITE 1959; weitere Lit. s. bei GORDON 1959.

loren, und nach Befunden von HODGSON u. TOHÁ[1] wird das Erythropoietin zwar durch reinen Sauerstoff inaktiviert, bleibt aber im arteriellen Blut in aktiver Form erhalten.

Die Frage nach der vorhandenen oder fehlenden Sauerstoffempfindlichkeit ist somit noch nicht endgültig entschieden. Wir selbst sahen nach Behandlung erythropoietinhaltigen Blutplasma-Extraktes mit Ascorbinsäure keine zusätzliche Steigerung der Sauerstoffaufnahme von kernhaltigen roten Blutzellen[2].

Auch über die *Temperaturempfindlichkeit* des Erythropoietins sind die Ansichten der einzelnen Autoren noch geteilt. Die überwiegende Mehrzahl der Befunde spricht jedoch dafür, daß das Erythropoietin gegenüber tiefen Temperaturen bis zu —30°C unempfindlich ist[3], während seine Aktivität beim Erhitzen auf 100°C in Abhängigkeit von der Kochdauer mehr oder weniger verlorengeht[4]. Bei 60°C, 67°C bzw. bei 70°C erwies sich das Erythropoietin als stabil[5].

Hochgereinigte Erythropoietinpräparate besitzen eine geringere Stabilität als das Ausgangsmaterial[6]. Beträgt die Aktivität mehr als 200 E/mg, so sinkt die Aktivität beim Lyophilisieren, Erhitzen, bei Erniedrigung des p_H und bei Aufbewahrung der Lösung in der Kälte.

In vitro hat *Bleichlorid* in einer Konzentration von 10^{-4} M einen hemmenden Einfluß auf die Steigerung der Aufnahme von Fe^{59} in Häm unter der Einwirkung von Anämieserum[7]. Die Beobachtung VAN DYKES[8], daß die Filtration erythropoietinhaltigen Harns durch *Millipore-Filter* den Wirkstoff inaktiviert, hat praktische Bedeutung, da dieses Verfahren somit zur Sterilisation von Erythropoietinpräparaten ungeeignet ist.

---

[1] GUNTHER, HODGSON, TOHÁ u. QUAPPE 1950/51; HODGSON u. TOHÁ 1954.

[2] s. S. 74ff.

[3] DÖRING u. LOESCHCKE 1949; ERSLEV, LAVIETES u. VAN WAGENEN 1953; HODGSON u. TOHÁ 1954; SEIP 1955; JACOBSEN, DAVIS u. ALPEN 1956; GOLDWASSER, JACOBSON, FRIED u. PLZAK 1958; KEIGHLEY, GRAYBIEL u. BORSOOK 1958; WHITE u. JOSH 1959; HAMMOND 1962a.

[4] Lit. bei GORDON 1959, ferner BORSOOK 1962d; LOWY 1962; ORTEN 1962b.

[5] DÖRING u. LOESCHCKE 1949; KELLER 1957a; KORST, FRENKEL u. WILHELM 1962.

[6] GOLDWASSER 1961.   [7] KORST, FRENKEL u. WILHELM 1962.   [8] 1962b.

D. Die unspezifische humorale Beeinflussung der Erythropoiese

I. Einfluß der Hypophyse auf die Erythropoiese

Klinische Beobachtungen über Störungen der Blutbildung bei Erkrankungen der Hypophyse[1] und das Wissen um die Vielfalt der regulatorischen Funktionen, die der Hypophyse zukommen, gaben schon frühzeitig den Anstoß zu Untersuchungen über die Beziehungen zwischen Hypophyse und Blutbildung. FLAKS, HIMMEL u. ZLOTNIK[2] stellten als erste die Behauptung auf, daß die Hypophyse ein erythropoietisch wirkendes Hormon produziere. Sie gelangten zu diesem Schluß auf Grund von Rattenversuchen, in deren Verlauf den Tieren Hypophysenpräparate peroral bzw. parenteral verabfolgt wurden.

Die Bildung eines oder mehrerer erythropoietisch wirkender Stoffe in der Hypophyse wurde weiterhin durch die Tatsache nahegelegt, daß die Hypophysektomie zur Entwicklung einer beträchtlichen Anämie führt[3], daß im Blute hypophysektomierter Tiere weniger Reticulocyten als üblich enthalten sind[4] und daß sich nach der Hypophysektomie eine Knochenmarkhypoplasie ausbildet[5].

Diese Befunde warfen die Frage auf, ob die Hypophyse durch die Produktion von Wirkstoffen mit spezifischem Angriffspunkt an der Erythropoiese auf die rote Blutbildung einwirke oder ob die Erythropoiese durch eines oder mehrere der bekannten Hypophysenhormone in unspezifischer Weise direkt oder indirekt beeinflußt werde. Diese Frage ist erst in jüngster Zeit zugunsten der Annahme einer unspezifischen Wirkung der Hypophyse auf die rote Blutbildung geklärt worden.

Die Untersuchungen über die Rolle der Hypophyse bei der Steuerung der Erythropoiese befassen sich mit der experimentellen Prüfung folgender Einzelfragen:

aa) Einfluß der totalen oder partiellen Hypophysektomie auf die Erythropoiese.

bb) Einfluß ungereinigter Hypophysenpräparate und isolierter Hypophysenhormone auf die Erythropoiese.

---

[1] NEUBURGER 1927; BROWN 1930; GUILLAIN, LECHELLE u. GARCIN 1931; STODTMEISTER 1936; SNAPPER, GROEN, HUNTER u. WITTS 1937; LAWRENCE u. VAN WAGENEN 1938; SHEEHAN 1937, 1939; SHEEHAN u. SUMMERS 1949.

[2] 1937/38. [3] ARVY, GABE u. STUTINSKY 1947, 1948, ältere Lit. s. dort.

[4] OVERBEEK 1936. [5] OVERBEEK u. QUERIDO 1938.

cc) Reaktion der Erythropoiese hypophysektomierter Tiere auf erythropoietisch wirkende Reize, und

dd) Wirkung des Serums solcher Tiere auf die Erythropoiese anderer Empfängertiere.

Zu aa). Aus zahlreichen Tierversuchen und klinischen Beobachtungen am Menschen ist bekannt, daß die Hypophysektomie zur Ausbildung einer erheblichen Anämie führt. Aus der Fülle der Arbeiten seien diejenigen des Arbeitskreises um EVANS, CONTOPOULOS und VAN DYKE als Beispiel herausgegriffen, da sie sich besonders eingehend und systematisch mit den Zusammenhängen zwischen Hypophyse und Erythropoiese befassen.

1950 zeigten BERLIN, VAN DYKE, SIRI u. WILLIAMS an Hand von Blutvolumenbestimmungen mit P^{32}, daß die Gesamtmasse der Erythrocyten bei weiblichen Long-Evans-Ratten nach der Hypophysektomie im Sinne einer Exponentialfunktion absank und am 258. Tage post operationem einen neuen Gleichgewichtszustand erreichte. Zu diesem Zeitpunkt lag das Gesamt-Erythrocytenvolumen um 45% unter demjenigen gleichaltriger Kontrollratten. Als mögliche Ursachen dieser Abnahme des Erythrocytenvolumens nahmen BERLIN u. Mitarb. entweder eine verminderte Erythrocytenbildung oder einen vermehrten Erythrocytenabbau bzw. eine Kombination beider Vorgänge an. Durch die Bestimmung des Gesamt-Erythrocytenvolumens schlossen BERLIN u. Mitarb. zugleich aus, daß die Abnahme der Erythrocytenzahl etwa nur durch eine relative Zunahme des Plasmavolumens vorgetäuscht wurde.

Die Abnahme der Erythrocytenzahl erfolgt nicht in allen Fällen gleichmäßig. Sie hängt unter anderem davon ab, welcher Rattenstamm verwendet wird und in welcher Weise die Tiere ernährt werden. Eiweißreiche Kost hat eine gewisse Hemmwirkung auf das Absinken der Erythrocytenzahl[1]. Etwa 10—12 Monate nach Vornahme der Hypophysektomie neigen die Erythrocytenzahlen zu einem leichten Anstieg, der von GORDON[2] auf eine Hämokonzentration bezogen wird.

Die Anämie im Anschluß an die Hypophysektomie ist normo- bis hypochrom und normo- bis mikrocytär, die Erythrocyten zeigen vom 2.—3. Monat nach der Hypophysektomie an eine vermehrte osmotische Resistenz[3].

Der Ausfall der Hypophyse führt nicht nur beim Tier, sondern auch beim Menschen zur Ausbildung einer Anämie. Diese ist mäßig stark, anfangs hypochrom, später auch hyperchrom[4]. Sie wird insbesondere bei der postpartualen Hypophysennekrose (Sheehan-Syndrom) beobachtet[5].

Die Frage, von welchem Teil der Hypophyse aus die Beeinflussung der Erythropoiese erfolgt, wird durch Untersuchungen von VAN DYKE u. Mitarb.[6] beantwortet.

---

[1] CRAFTS 1949; GORDON 1954.   [2] 1954.   [3] GORDON 1954; HOUSSAY 1954.
[4] HEDINGER 1957.
[5] SHEEHAN 1937, 1939, 1949; SHEEHAN u. SUMMERS 1949; ESCAMILLA u. LISSER 1942; COOK, BEAN, FRANKLIN u. EMBICK 1951.
[6] VAN DYKE, GARCIA, SIMPSON, HUFF, CONTOPOULOS u. EVANS 1952.

Jungen männlichen Long-Evans-Ratten wurde entweder die gesamte Hypophyse oder auch nur der Zwischen- bzw. Hinterlappen entfernt. Bei den totalhypophysektomierten Tieren trat eine signifikante Verminderung des Hämoglobingehaltes, des Hämatokritwertes und des zirkulierenden Erythrocytenvolumens ein. Wurde hingegen nur der Hypophysenzwischen- oder -hinterlappen entfernt, so blieben die genannten Größen unbeeinflußt.

Damit kann als erwiesen angesehen werden, *daß die Beeinflussung der Blutbildung vom Hypophysenvorderlappen aus erfolgt.* Diese auch von anderen Autoren getroffene Feststellung[1] wird durch Versuche mit isolierten Hypophysenhormonen gestützt (s. unter *bb*).

Die Anämie nach Hypophysektomie beruht in erster Linie auf einer Herabsetzung der Erythropoiese im Knochenmark, während ein vermehrter Erythrocytenabbau bisher nicht sicher nachgewiesen wurde und allenfalls eine ganz untergeordnete Rolle spielt.

Nach FRUHMAN u. GORDON[2] beträgt der Zellgehalt des Knochenmarkes etwa 4 Monate nach der Hypophysektomie nur 60% des Ausgangswertes. Diese 40%ige Abnahme der Zahl der Knochenmarkzellen entspricht der von BERLIN u. Mitarb.[3] beobachteten Abnahme des Gesamt-Erythrocytenvolumens um 45%. Die Zahl der Fettzellen nimmt entsprechend der Verringerung der blutbildenden Zellen zu. Im Verhältnis der unreifen zu den reifen Zellelementen treten keine wesentlichen Verschiebungen ein[4].

Für eine verminderte Bildung von Erythrocyten spricht ferner die Tatsache, daß die Lebensdauer der Erythrocyten nach der Hypophysektomie nicht verkürzt ist und daß es gelingt, die Anämie mit erythropoiesestimulierenden Substanzen zu beseitigen[5].

Die im histologischen Schnitt zutage tretende Steigerung der Hämosiderinablagerung bildet keinen stichhaltigen Beweis für einen vermehrten Erythrocytenabbau. Sie ist zwar derart augenfällig, daß „ein Blick ohne Mikroskop auf die Milz· schnitte genügt, damit man sagen kann, welche Schnitte von gesunden und welche von hypophysektomierten Tieren stammen"[6], jedoch nimmt nach der Hypophysektomie die Größe der Milz um etwa die Hälfte ab, so daß die Eisenkonzentration pro Gewichtseinheit Milz nicht vermehrt ist[6]. Gegen die Annahme einer gesteigerten Hämolyse im Anschluß an die Hypophysektomie sprechen weiterhin der normale Bilirubinspiegel im Blut hypophysektomierter Tiere und die Tatsache, daß die Splenektomie bei hypophysektomierten Tieren den Schweregrad der Anämie nicht beeinflußt[6].

Zu bb). Die erythropoiesesteigernde Wirkung von Gesamthypophysen- bzw. Hypophysenvorderlappenpräparaten wurde im Anschluß an die ersten Befunde von FLAKS, HIMMEL u. ZLOTNIK[7] sowie von QUERIDO u. OVERBEEK[8] bzw. OVERBEEK u. QUERIDO[9] inzwischen von zahlreichen weiteren Autoren bestätigt. Solche Präparate steigern beim gesunden Tier die Erythropoiese über das Maß des Physiologischen hinaus; beim hypophysektomierten Tier bewirken sie eine Reparation der Knochenmarkhypoplasie und der Anämie im peripheren Blutbild.

---

[1] MARINONE u. CORSO 1958.   [2] 1954.
[3] BERLIN, VAN DYKE, SIRI u. WILLIAMS 1950.   [4] GORDON 1954.
[5] HOUSSAY 1954.   [6] CRAFTS 1954.   [7] 1937.   [8] 1938.   [9] 1938.

Die erythropoietische Wirkung von Hypophysenextrakten wurde auch beim Menschen beschrieben, in neuerer Zeit von MATTEINI u. SPIGLIATI[1].

Die Reparation der hypophysektomiebedingten Anämie durch Hypophysenextrakte geht mit einer Reticulocytose und gelegentlich mit dem Auftreten von Normoblasten im peripheren Blut einher[2]. Die Erythropoiesesteigerung kann überschießend sein; so kann sich sogar beim hypophysektomierten Tier eine Polyglobulie ausbilden[3]. Eisessigextrakte aus Schafhypophysenvorderlappen bewirkten bei hypophysektomierten Ratten nach 14tägiger Gabe von 100 μg pro die eine Zunahme des Hämatokrit und des Gesamt-Erythrocytenvolumens um 110% gegenüber den Werten der hypophysektomierten unbehandelten Ratten und um 45% gegenüber normalen Kontrollratten[4].

Mit Hilfe von Hypophysenvorderlappenextrakten läßt sich auch die Neugeborenenanämie bei Ratten beheben[5] und bei genügend langer und hoher Dosierung sogar durch eine Polyglobulie ersetzen, die mit einer Vermehrung des Gesamt-Erythrocytenvolumens um 48% einhergeht[6].

Diese Befunde werfen die Frage auf, welche Wirkung die bekannten Hormone des Hypophysenvorderlappens auf die Erythropoiese ausüben und ob sich unter ihnen ein oder mehrere Wirkstoffe befinden, die für die erythropoiesesteigernde Wirkung von Hypophysenvorderlappenextrakten verantwortlich sein könnten. Wir besprechen die einschlägigen Arbeiten in diesem Abschnitt, während die Frage der Bildung des spezifischen Erythropoietins in der Hypophyse in den Abschnitten cc und dd erörtert wird.

a) Adrenocorticotropes Hormon (ACTH)

1. Bisherige Befunde

WHITE u. DOUGHERTY[7] injizierten Mäusen ACTH und beobachteten danach eine Steigerung des Hämoglobingehaltes und der Erythrocytenzahl im peripheren Blut. Sie äußerten die Ansicht, daß die Hypophyse das Blutbild über die Nebennierenrinde beeinflusse.

GARCIA u. Mitarb.[8] beobachteten bei gesunden Ratten nach 34tägiger Injektion von 2mal 0,5 mg ACTH pro die normale Erythrocytenwerte, hingegen nach Ausdehnung des Zeitraumes der Injektion auf 116 Tage bei einem Teil der Tiere ein erhöhtes Erythrocytenvolumen und eine Steigerung des Hämatokrit. Das Erythrocytenvolumen lag zu diesem Zeitpunkt um 30%, der Hämatokrit um 10% über dem Ausgangswert.

---

[1] 1960.

[2] CONTOPOULOS, SIMPSON, VAN DYKE, ELLIS, LAWRENCE u. EVANS 1954.

[3] CONTOPOULOS, ELLIS, SIMPSON, LAWRENCE u. EVANS 1954a.

[4] CONTOPOULOS, ELLIS, SIMPSON, LAWRENCE u. EVANS 1954b; SIMPSON, VAN DYKE u. WILLIAMS 1954.

[5] CONTOPOULOS u. LAWRENCE 1954; CONTOPOULOS, VAN DYKE, LAWRENCE, EVANS u. SIMPSON 1958.

[6] CONTOPOULOS, VAN DYKE, ELLIS, SIMPSON, LAWRENCE u. EVANS 1955.

[7] 1945.   [8] GARCIA, VAN DYKE, HUFF, ELMLINGER u. ODA 1951.

Demgegenüber reagierten Ratten, die erst 7 Monate nach der Hypophysektomie mit ACTH behandelt worden waren, selbst bei längerdauernder Hormongabe nicht mit einer Besserung der Anämie[1].

Nach FISHER u. CROOK[2] erhöht ACTH die Inkorporation von Fe^{59} in die Erythrocyten der hypophysektomierten Ratte.

Die Steigerung der Erythropoiese durch das ACTH könnte entweder auf dem Wege über die Nebennierenrinde oder durch direkte Stimulierung der Erythropoiese im Knochenmark erfolgen. Die erste Möglichkeit wird dadurch unterstrichen, daß eine erythropoietische Wirkung des ACTH nur bei Anwesenheit intakter Nebennieren beobachtet wird.

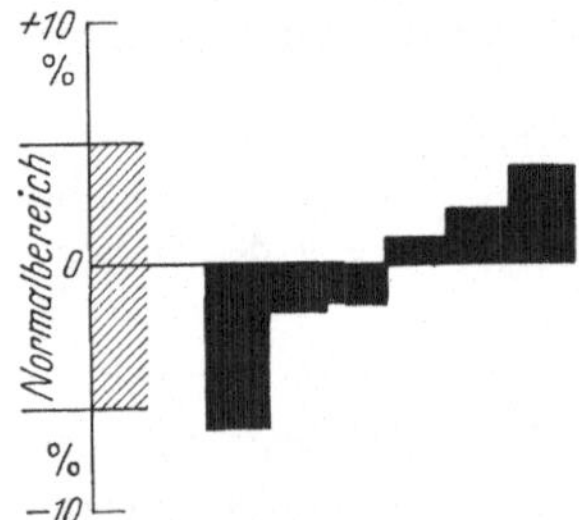

Abb. 27. Erythropoiese im perfundierten Kaninchenbein bei Zusatz von ACTH zumPerfusionsblut. Die Erythropoiese zeigt keine signifikante Zu- oder Abnahme im Vergleich zu den Verhältnissen im nicht-perfundierten Kontrollbein. Zeichenerklärung: s. Legende zu Abb. 11 (S. 56)

Die von dem Arbeitskreis um EVANS verwendeten erythropoietischen Hypophysenextrakte bewirkten zugleich eine Zunahme des Gewichtes der Nebennieren. CONTOPOULOS u. Mitarb.[3] beobachteten eine Erhöhung des Nebennierengewichtes um 50%, eine Verbreiterung der Nebennierenrinde und einen reichen Gehalt derselben an Lipoidtröpfchen; auch CRAFTS u. MEINEKE[4] sahen bei Injektion der gleichen, von CONTOPOULOS zur Verfügung gestellten Extrakte eine leichte Zunahme des Gewichtes der Nebennieren. Diese Befunde machen es schwer verständlich, daß CONTOPOULOS u. Mitarb.[5] immer wieder die Identität des erythropoietisch wirkenden Prinzips des Hypophysenvorderlappens mit dem ACTH bestritten. Sie zeigen zugleich, daß Erythropoiesesteigerung und Wirkung auf die Nebennierenrinde zwei untrennbare Funktionen dieser Hormonpräparate darstellen und geben damit bereits einen wichtigen Hinweis auf mögliche Zusammenhänge zwischen der Wirkung der Präparate auf Nebennierenrinde und Erythropoiese.

Die insbesondere von CRAFTS u. MEINEKE[6] geäußerte Kritik an der Deutung ihrer Befunde veranlaßte schließlich EVANS und seine Mitarbeiter zu einer nochmaligen Überprüfung ihrer früheren Untersuchungen[7]. Dabei stellte sich einwandfrei heraus, daß das ACTH nur dann erythropoietisch aktiv ist, wenn die Tiere intakte Nebennieren besitzen. SIMPSON, EVANS u. ROSENBERG[8] injizierten Ratten, die sowohl hypophysektomiert als auch adrenalektomiert worden waren und mit DOCA bzw. Desoxycorticosterontrimethylacetat substituiert wurden, ein hochgereinigtes „Hypophysen-Erythropoietin"-Präparat (Oxycellulose-Eluat aus Schafhypophysenvorderlappen) bzw. ein ebenfalls hochgereinigtes α-Corticotropin. Beide

---

[1] GERSTNER u. GORDON 1954.   [2] 1962.

[3] CONTOPOULOS, VAN DYKE, SIMPSON, GARCIA, HUFF, WILLIAMS u. EVANS 1953.

[4] 1957.

[5] CONTOPOULOS, VAN DYKE, SIMPSON, GARCIA, HUFF, WILLIAMS u. EVANS 1953; CONTOPOULOS, SIMPSON, VAN DYKE, ELLIS, LAWRENCE u. EVANS 1954; SIMPSON, VAN DYKE u. WILLIAMS 1954; VAN DYKE, ELLIS, SIMPSON, LAWRENCE u. EVANS 1955.

[6] 1957.

[7] SIMPSON, EVANS u. ROSENBERG 1959; EVANS, ROSENBERG u. SIMPSON 1961.

[8] 1959.

Präparate hatten keinen Einfluß auf die wegen der Hypophysektomie bestehende Drosselung der Erythropoiese. EVANS revidierte daraufhin seine früheren Angaben: Es sei auf Grund der neuen Befunde unwahrscheinlich, daß die Hypophyse einen besonderen erythropoietischen Faktor erzeuge; die in den Hypophysenpräparaten enthaltene erythropoietisch aktive Substanz scheine vielmehr mit dem ACTH identisch zu sein.

2. Eigene Untersuchungen

Unsere eigenen Untersuchungen über die Wirkung des ACTH auf die Erythropoiese wurden mit Hilfe des Perfusionsverfahrens am isolierten Hinterbein des Kaninchens ausgeführt (Grundzüge des Verfahrens s. S. 48ff.). Die Versuchsdauer betrug einheitlich 5 Std, dem Blut wurden zu Beginn der Versuchszeit sowie nach Ablauf von $2^1/_2$ Std zusammen mit dem Austauschblut jeweils 25 I.E. ACTH zugesetzt. In diesen Versuchen ließ sich im Gegensatz zu den Erythropoietin-Perfusionsversuchen (s. S. 16) keine sichere Steigerung der Erythropoiese feststellen (Abb. 27). Dieser Befund bestätigt voll und ganz denjenigen von SIMPSON, EVANS und ROSENBERG[1], daß die erythropoietische Wirkung des ACTH über die Nebennierenrinde entfaltet wird. *Das ACTH hat keinen direkten erythropoiesesteigernden Effekt auf das Knochenmark.* Auch die Leukopoiese bleibt unbeeinflußt, wie sich aus dem Vergleich der Myelogramme des durchströmten und des Kontrollbeines ergab.

Neben der Stimulierung der Nebennierenfunktion wird in neuerer Zeit von OSNES[2] ein weiterer Weg diskutiert, auf dem das ACTH die Erythropoiese beeinflussen könnte: OSNES vermutet, *daß durch das ACTH ohne Vermittlung der Nebenniere in der Niere die Bildung eines erythropoietisch wirkenden Stoffes, des „Juxtaglomerulins", angeregt werde* (s. S. 154).

Die Wirkung des ACTH auf den *Eisenstoffwechsel* ist noch nicht einwandfrei geklärt.

Nach der Hypophysektomie sinken der Serumeisen- und Serumtransferrinspiegel ab, während der Lebereisenspiegel ansteigt[3]. Die nach Hypophysektomie auftretende Anämie ist demnach aregeneratorisch und geht mit einer Hyposiderinämie, Hypotransferrinämie und Gewebehypersiderose einher. Der Einfluß des ACTH auf die Störung des Eisenstoffwechsels nach der Hypophysektomie hängt nach den Untersuchungen von MARINONE u. MEDURI[4] entscheidend von der Art des verwendeten Präparates ab. MARINONE u. MEDURI verwendeten zwei Präparate verschiedener Herkunft (Choay; Richter), von denen das eine (Choay) den Eisenstoffwechsel noch verschlechterte, während das andere (Richter) ihn besserte. Damit bleibt die Frage nach dem Einfluß des ACTH auf den Eisenstoffwechsel vorläufig offen.

b) Thyreotropes Hormon

Das thyreotrope Hormon des Hypophysenvorderlappens bewirkt eine Besserung der nach der Hypophysektomie auftretenden Anämie.

---

[1] 1959.   [2] 1960.   [3] MARINONE u. MEDURI 1957.   [4] 1957.

Die Wirkung des thyreotropen Hormons ist nicht nur an der Zunahme der Erythrocytenzahl zu erkennen[1], sondern zeigt sich auch an einer Erhöhung der Reticulocytenzahl im peripheren Blut.[2] Weiterhin hat das thyreotrope Hormon einen fördernden Einfluß auf die Inkorporation von Fe^{59} in die Erythrocyten[3] sowie einen bessernden Effekt auf den Eisenspiegel in Blut und Geweben der hypophysektomierten Ratte[4].

Die Wirkung des thyreotropen Hormons ist leicht über die Steigerung der Thyroxinbildung und die hierdurch erzeugte Vermehrung der Gewebsoxydationen zu verstehen.

c) Gonadotrope Hormone

Die Wirkung der gonadotropen Hormone auf die Erythropoiese erfolgt über eine Beeinflussung der Keimdrüsenhormonproduktion und ist daher an das Vorhandensein der Gonaden gebunden. Genaueres s. Abschnitt „Keimdrüsen" (S. 196ff.).

Am gestörten Eisenstoffwechsel der hypophysektomierten Ratte ändert die Injektion von FSH oder LTH nur wenig[4].

d) Prolaktin

VOLLMER, GORDON u. CHARIPPER[5] sahen nach wiederholten Injektionen von 0,5—1,5 mg Prolaktin pro die bei hypophysektomierten Ratten einen mäßigen Anstieg der Erythrocytenzahl und des Blutfarbstoffgehaltes. Diese Befunde wurden von CONTOPOULOS, COLE u. SIMPSON[6] mit einem hochgereinigten, von ACTH beinahe ganz freien Prolaktinpräparat (Darstellung nach COLE u. LI[7]) nicht bestätigt. Nach 14tägiger Injektion von 0,005—1,0 mg pro die war bei der hypophysektomierten Ratte keine Zunahme des Erythrocyten-Gesamtvolumens festzustellen.

Hieraus ist zu schließen, daß der positive Befund von VOLLMER, GORDON u. CHARIPPER auf der Verunreinigung des von diesen Autoren verwendeten Prolaktinpräparates mit anderen Hormonen, insbesondere mit ACTH, beruht haben dürfte. Prolaktin selbst bewirkt demnach keine Stimulierung der Erythropoiese.

Hiermit stimmt überein, daß auch der Eisenstoffwechsel durch Prolaktin nur sehr geringfügig beeinflußt wird[4].

e) Wuchshormon (somatotropes Hormon, STH)
1. Bisherige Befunde

Die Frage, ob das STH die Erythropoiese zu beeinflussen vermag, war bisher noch umstritten. Experimentelle Untersuchungen verschiedener Autoren führten zu unterschiedlichen Ergebnissen.

Über einen *fehlenden Einfluß des STH auf die Erythropoiese* berichtete als erster OVERBEEK[8]. In seinen Rattenversuchen vermochte des STH nicht den nach der Hypophysektomie erniedrigten Reticulocytengehalt des Blutes zu normalisieren. MEYER, THEWLIS u. RUSCH[9] fanden demgegenüber nach STH-Gabe bei hypophysektomierten Ratten eine deutliche Erhöhung der Reticulocytenzahl im Blute, jedoch blieben Erythrocytenzahl und Hämoglobingehalt unbeeinflußt[10]. Ähnliche

---

[1] CONTOPOULOS, EVANS, ELLIS u. SIMPSON 1954.

[2] MEYER, THEWLIS u. RUSCH 1940.

[3] FISHER u. CROOK 1962.   [4] MARINONE u. MEDURI 1957.

[5] 1942.   [6] 1959.   [7] 1955.   [8] 1936.   [9] 1940.

[10] MEYER, STEWART, THEWLIS u. RUSCH 1937; MEYER, THEWLIS u. RUSCH 1940.

Ergebnisse wurden von GAEBLER u. MATHIES[1] sowie von CRAFTS[2] und BROUN[3] mitgeteilt. Auch VAN DYKE u. Mitarb.[4] beobachteten nach 30tägiger Behandlung hypophysektomierter Ratten mit intraperitonealen Injektionen von 1,25 mg STH pro die keine Erholung des Gesamt-Erythrocytenvolumens. EVERITT[5] sah keinen Einfluß des STH auf die bei der alternden Ratte auftretenden Änderungen der Erythrocyten-, Leukocyten- und Eosinophilenzahl sowie des Hämoglobingehaltes. SHREWSBURY u. REINHARDT[6] vermißten gleichfalls einen Einfluß des STH auf die Leukocytenzahl hypophysektomierter Tiere.

Eine *fördernde Wirkung des STH auf die Erythropoiese* ergab sich in eingehenden Untersuchungen von FRUHMAN, GERSTNER u. GORDON[7] sowie von GERSTNER u. GORDON[8]. Diese Autoren fanden zwar nach STH-Gaben keine Besserung der Anämie im peripheren Blutbild hypophysektomierter Ratten, wohl aber trat nach einwöchiger STH-Behandlung eine signifikante periphere Reticulocytose auf, die von einer deutlichen Vermehrung der kernhaltigen roten Zellen im Knochenmark begleitet wurde. Das Körpergewicht hatte in der gleichen Zeit hochsignifikant zugenommen; auch das Blutvolumen war vermehrt. FRUHMAN, GERSTNER u. GORDON schlossen aus ihren Resultaten auf eine echte Steigerung der Erythropoiese durch das STH und bezogen den fehlenden Anstieg der Erythrocytenzahl und des Hämoglobins auf eine ebenfalls durch das STH bedingte Zunahme des Plasmavolumens[9].

Auch CRAFTS u. MEINEKE[10] fanden nach STH-Gabe an hypophysektomierte Ratten bei diesen eine Vermehrung der Erythroblasten im Knochenmark, eine Reticulocytose im peripheren Blut und eine unverändert fortbestehende Anämie. Sie konnten jedoch im Gegensatz zu FRUHMAN, GERSTNER u. GORDON[11] keine Blutverdünnung als Ursache des Fortbestehens der Anämie nachweisen. Nach ihrer Ansicht steigt die Erythropoiese nur um denjenigen Betrag an, der durch den Zuwachs an Körpersubstanz und die damit verknüpfte Steigerung des Sauerstoffbedarfes bedingt sei. Diese Ansicht deckt sich mit den Befunden von GEMZELL u. SJÖSTRAND[12], daß nach STH-Behandlung hypophysektomierter Ratten die im Blute beobachtete Zunahme der Hämoglobinwerte dem Anstieg des Körpergewichtes entspricht.

Im stathmokinetischen Test findet sich nach STH-Gabe eine erhöhte Zahl von Erythroblasten-Mitosen[13].

Eine Wirkung des STH auf die Erythropoiese ist auch daraus zu erschließen, daß die Hypophysektomie beim jungen wachsenden Hund stets zu einer Senkung der Erythrocytenzahl — im Mittel um 18% — führt[14], während sie beim erwachsenen Hund eine inkonstante und weniger starke Anämie erzeugt[15].

Von allen Hormonen des Hypophysenvorderlappens hat das STH die stärkste antianämische Wirkung auf den Eisenstoffwechsel[16]. Dieser Befund bestätigt die Annahme, daß das STH die Erythropoiese fördert. Nach FISHER u. CROOK[17] führt STH bei der hypophysektomierten Ratte zu einer geringen, statistisch nicht signifikanten Erhöhung des Eiseneinbaus in die Erythrocyten.

2. Eigene Untersuchungen

In *eigenen Untersuchungen* am isolierten Kaninchenbein gelang es uns zu zeigen, *daß die direkte Einwirkung des STH auf das Knochenmark eine Zunahme der Erythropoiese hervorrufen kann.*

---

[1] 1951.　　[2] 1953.　　[3] 1961.　　　[4] VAN DYKE, SIMPSON, GARCIA u. EVANS 1952.
[5] 1959.　　[6] 1959.　　[7] 1954.　　[8] 1954.　　[9] CAMPBELL 1954.　　[10] 1957.
[11] 1954.　　[12] 1954.　　[13] SACCHETTI u. BIANCHINI 1953.　　[14] HOUSSAY 1954.
[15] GORDON 1954.　　[16] MARINONE u. MEDURI 1957.　　[17] 1962.

Die Methodik ist auf S. 48ff. ausführlich beschrieben. Als Hormon verwendeten wir das „hormone somatotrope" der Firma Choay, Paris[1]. Dem Perfusionsblut wurde zu Beginn der Durchströmung sowie nach $2^1/_2$stündiger Perfusion zusammen mit dem Austauschblut je 1 Ampulle des Hormons ($= 100$ Evans-Einheiten) zugesetzt.

Die *Ergebnisse* sind in Abb. 28 verzeichnet. Aus ihr ist zu entnehmen, daß STH in 5 von 9 Fällen die Erythroblastenzahl im Knochenmark steigerte[2].

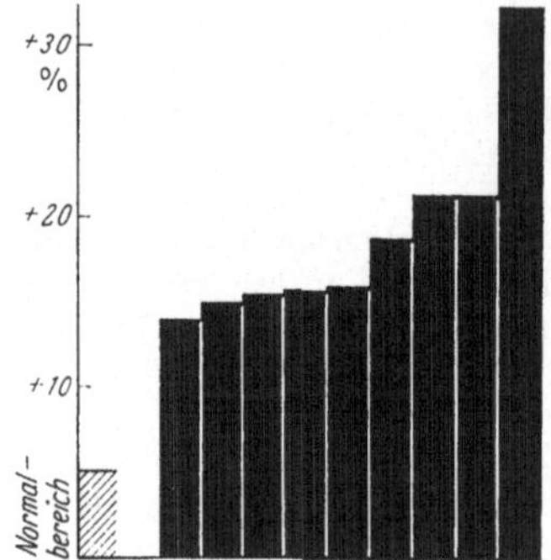

Abb. 28. Erythropoiese im perfundierten Kaninchenbein nach Zusatz von STH (CHOAY) zum Perfusionsblut. Die Erythropoiese ist in allen Fällen gesteigert. Zeichenerklärung: s. Legende zu Abb. 11 (S. 56)

Die Förderung der Erythropoiese durch STH erfolgt also nicht nur durch *indirekte* Beeinflussung des Knochenmarkes (Anbau von Körpersubstanz, Steigerung des Sauerstoffbedarfes), sondern kann mit einer *direkten* Stimulierung der Erythropoiese gekoppelt sein.

Über die Gründe, die der Beeinflussung der Erythropoiese im einen Falle, ihrer Unbeeinflußbarkeit im anderen Falle zugrunde liegen, können wir auf Grund unserer Versuche keine sicheren Aussagen machen.

f) Melanocytenstimulierendes Hormon (MSH)

Dieses Hormon, das nach heutiger Ansicht entgegen früheren Anschauungen nicht mit dem ACTH identisch ist, sondern ein eigenes Hormon darstellt[3], hat nach Untersuchungen von EVANS, GESCHWIND u. SIMPSON[4] mit einem nach GESCHWIND, LI u. BARNAFI[5] hergestellten Hormonpräparat bei Gabe in Dosen von 100 μg über 14 Tage keine Wirkung auf die Anämie der hypophysektomierten Ratte.

Die Hormone des Hypophysenzwischen- und -hinterlappens haben keinen Einfluß auf den Ablauf der Erythropoiese.

g) Hypophysenhinterlappenhormone

Die Injektion hoher Dosen von Hypophysenhinterlappenhormonen erzeugt beim Kaninchen binnen 4—5 Tagen eine schwere Anämie mit starkem Abfall der Hämoglobinwerte und hochgradiger Reticulocytose (bis 200 $^0/_{00}$) im peripheren Blut. Im

---

[1] Herrn Dr. CHOAY danke ich für die freundliche Überlassung der erforderlichen Hormonmengen.

[2] Nach Abschluß unserer eigenen Untersuchungen gelangte die Arbeit von GORDON, WINKERT, DORNFEST, LOBUE u. CRUSCO (1959) zu unserer Kenntnis. Auch diesen Autoren gelang mit Hilfe des Perfusionsverfahrens an der Hinterpfote der hypophysektomierten Ratte (s. S. 47) der Nachweis, daß das STH die Erythropoiese im Knochenmark direkt stimuliert.

[3] LABHART 1957.   [4] 1959.   [5] 1956.

Knochenmark besteht eine Hyperplasie[1]. Die Sektion deckt außerdem Veränderungen im Magen (Schleimhautblutungen, gelegentlich Ulcera) und in der Milz (hämorrhagische Infarkte) auf[1]. Auch bei gesunden und hypophysektomierten Meerschweinchen entwickelt sich nach Pituitrin-Injektion eine Anämie wechselnden Schweregrades mit einem Maximum am 11.—18. Tag[2].

GILMAN u. GOODMAN[3] bemängeln an diesen Untersuchungen DODDS' und seiner Mitarbeiter zu Recht, daß extrem unphysiologische Hormondosen verwendet wurden (10000000facher Wert der minimalen wirksamen Nierendosis!). GILMAN u. GOODMAN[4] bestimmten in ihren Kaninchenversuchen folgende Größen: Futteraufnahme, Harnmenge, spezifisches Gewicht des Harns, osmotischer Druck, spezifisches Gewicht und Bilirubingehalt des Blutserums, Erythrocyten- und Reticulocytenzahl sowie Hämoglobingehalt und Hämatokritwert des Blutes, osmotische Resistenz der Erythrocyten, Differentialblutbild, Urobilinogengehalt des Harns. Sie konnten mit Hilfe dieser umfassenden Bestimmungen zeigen, daß die Hypophysenhinterlappenhormone eine erhebliche Blutverdünnung herbeiführen. Der osmotische Druck und das spezifische Gewicht des Serums sinken stark ab, und hierdurch kommt es zu einer erheblich gesteigerten Hämolyse im strömenden Blute. Gelegentlich ließ sich sogar eine leichte Hämoglobinurie feststellen.

Die Anämie nach Injektion von Hypophysenhinterlappenextrakten stellt somit eine hämolytische, durch intravasalen Blutkörperchenzerfall bedingte Blutabbaustörung dar und erfordert nicht die Annahme des von DODDS u. Mitarb.[5] diskutierten „hämoklastischen Prinzips" des Hypophysenhinterlappens.

Zu cc). Hypophysektomierte Ratten reagieren nach den Angaben des Schrifttums auf Sauerstoffmangel in der Atemluft, auf Blutentzug und auf Injektionen von Phenylhydrazin in ähnlicher Weise wie gesunde Tiere mit einer Steigerung der Erythropoiese.

Sauerstoffmangel in der Atemluft. Verbringt man hypophysektomierte Ratten in eine Höhe von 22000 Fuß (entsprechend einem Druck von 321 mm Hg), so entspricht die Reaktion ihrer Erythropoiese derjenigen gesunder Kontrolltiere[6]. Lediglich VAN DYKE u. Mitarb.[7] fanden eine Zunahme der Erythropoiese, die nur etwa der Hälfte derjenigen gesunder Ratten entsprach. Entscheidend ist jedoch, daß auch sie eine zwar quantitativ schwächer ausgeprägte, jedoch deutlich vorhandene Erythrocytenvermehrung beobachteten (um 45% nach 14 Tagen, um 63% nach 22 Tagen).

Bei Aufenthalt in einer Höhe von 16000 Fuß (411 mm Hg) tritt bei hypophysektomierten Ratten keine[8] bzw. eine nur sehr geringfügige[9] Zunahme der Erythrocytenzahl ein, während eine Höhe von 20000 Fuß (311 mm Hg) genügt, um eine Erythropoiesesteigerung auszulösen, die in ihrem Ausmaß derjenigen bei gesunden Ratten entspricht.[10]

Das fehlende Ansprechen der Erythropoiese gegenüber einer Erniedrigung des Luftdruckes auf 411 mm Hg hängt nach Ansicht von GORDON[11] sowie von CRAFTS u. MEINEKE[12] mit dem erniedrigten Sauerstoffbedarf des hypophysektomierten Tieres

<hr>

[1] DODDS u. NOBLE 1935; DODDS, HILLS, NOBLE u. WILLIAMS 1935.

[2] McFARLANE u. McPHAIL 1937.　　[3] 1935, 1937.　　[4] 1937.

[5] DODDS u. NOBLE 1935.

[6] FEIGIN u. GORDON 1950; GERSTNER u. GORDON 1954.

[7] VAN DYKE, CONTOPOULOS, WILLIAMS, SIMPSON, LAWRENCE u. EVANS 1954.

[8] STEWART, GREEP u. MEYER 1935; MEYER, STEWART, THEWLIS u. RUSCH 1937; FEIGIN u. GORDON 1950; FRUHMAN u. GORDON 1954.

[9] CONTOPOULOS, VAN DYKE, ELLIS, SIMPSON, LAWRENCE u. EVANS 1954.

[10] PILIERO 1959.　　[11] 1954.　　[12] 1957.

zusammen. Der Grundumsatz hypophysektomierter Ratten ist herabgesetzt[1]; Herz-
und Skeletmuskulatur hypophysektomierter Ratten verbrauchen in Glucose-Salz-
medium nur etwa die Hälfte an Sauerstoff wie die gleichen Gewebe normaler
Ratten[2]. Der Grundumsatz hypophysärer Zwergmäuse liegt um 40% unter demjenigen der phänotypisch unauffälligen Wurfgeschwister[2]. Die Toleranzbreite
hypophysenloser Tiere gegenüber Sauerstoffmangel ist daher offensichtlich erhöht.

Blutentzug. Hypophysektomierte Ratten reagieren auf Blutentzug in gleicher
Weise wie gesunde Ratten mit einer Reticulocytose im peripheren Blut[3]. Von
anderer Seite[4] wurde eine inkomplette Regeneration der Erythropoiese nach Blutentzug beschrieben; nach 10 Tagen erreichte die Regeneration ihr Maximum und
nahm dann nicht weiter zu. Das Maximum entsprach dem Plateauwert, den hypophysektomierte, nicht-entblutete Tiere am 40. Tage nach der Hypophysektomie
erreichten.

Phenylhydrazin-Injektion. Auch die Injektion von Phenylhydrazin bewirkt bei
hypophysektomierten Ratten eine ähnliche Reticulocytose wie bei gesunden Tieren[5].

*Die Hypophyse wird demnach für eine Steigerung der Erythropoiese
durch Sauerstoffmangel in der Atemluft, Blutentzug oder Phenylhydrazin-
Injektion nicht benötigt.*

Möglicherweise wirken die übrigen endokrinen Drüsen in diesem Falle
als „Puffersystem"[6] und passen die Reaktion der Erythropoiese den
Erfordernissen der Körperzellen an.

Diese Ansicht wird insbesondere dadurch gestützt, daß es gelingt, mit Hilfe
einer geeigneten Substitutionstherapie die Anämie der hypophysektomierten Ratte
zu beseitigen, ja sogar durch eine Polyglobulie zu ersetzen.

Derartige erfolgreiche Behandlungsversuche der hypophyseopriven Anämie
wurden unter anderen von CRAFTS[7], CRAFTS u. MEINEKE[8] und von GORDON[9]
unternommen. CRAFTS bediente sich verschiedener Kombinationen von Hormonen,
Nährstoffen und Spurenelementen: 1946 erzielte er eine Besserung der Anämie
mittels *Testosteronpropionat*, 1947 gelang ihm ihre völlige Beseitigung und gelegentlich die Erzeugung einer Polyglobulie mit Hilfe einer kombinierten Anwendung von
Thyroxin, *Eisen* und *Kupfer*, und 1949 hielt er mit einer gleichzeitigen Gabe von
Testosteronpropionat, *Thyroxin* und *eiweißreicher Kost* den Hämatokritwert und
den Hämoglobingehalt auf normaler Höhe und steigerte zugleich die Erythrocytenzahl auf übernormale Werte. Schließlich war es CRAFTS u. MEINEKE[10] möglich,
durch kombinierte Anwendung von *Cortison*, *Wuchshormon* und *Thyroxin* die hypophyseoprive Anämie zu beheben und die Erythrocyten- und Reticulocytenzahl, den
Hämoglobingehalt, den Hämatokritwert und das Gesamt-Erythrocytenvolumen
auf übernormale Werte zu steigern. GORDON[11] bestätigte die Normalisierung der
nach der Hypophysektomie herabgesetzten Erythrocytenzahlen durch Behandlung
mit *Testosteronpropionat* und *Thyroxin*.

Zu dd). Das Blut hypophysektomierter Ratten, deren Erythropoiese
durch Aderlaß oder Sauerstoffmangel in der Atemluft stimuliert wurde,
enthält erhöhte Mengen an Erythropoietin. Daraus ist zu schließen, daß
die Hypophyse nicht zur Bildung des Erythropoietins benötigt wird.

---

[1] CRAFTS u. MEINEKE 1957.   [2] v. BERTALANFFY u. ESTWICK 1954.
[3] QUERIDO u. OVERBEEK 1939.   [4] SILBERGLEIT 1952.
[5] QUERIDO u. OVERBEEK 1939.   [6] GORDON 1954.   [7] 1946, 1947, 1949.
[8] 1958.   [9] 1954.   [10] 1958.   [11] 1954.

FRIED u. Mitarb.[1] entzogen hypophysektomierten Ratten an drei aufeinanderfolgenden Tagen Blut, bis der Hämatokritwert auf 25% und weniger abgesunken
war. Das Plasma dieser Tiere rief bei hypophysektomierten Ratten nach dreimaliger
Injektion eine signifikante Steigerung der Fe^{59}-Aufnahme in die Erythrocyten hervor. Der Effekt entsprach quantitativ völlig demjenigen nach Injektion des Plasmas
normaler Tiere.

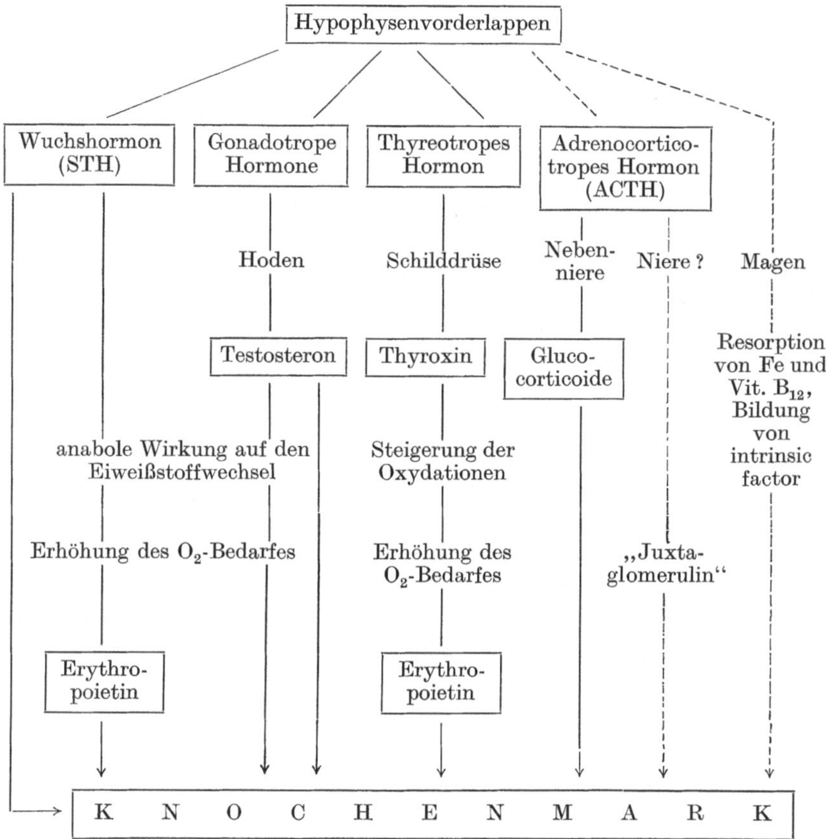

Abb. 29. Beziehungen zwischen Hypophyse und Erythropoiese nach den Untersuchungen früherer
Autoren und nach eigenen Versuchen

MIRAND u. PRENTICE[2] bestätigten diese Ergebnisse mit dem Plasma von Ratten,
die bei einem Luftdruck von 411 mm Hg gehalten worden waren. Auch nach Cobaltgabe oder Blutentzug bildeten hypophysektomierte Ratten Erythropoietin.

Schlußbetrachtung. *Die Ergebnisse der bis heute vorliegenden Untersuchungen anderer Autoren und der eigenen Arbeiten lassen erkennen, daß
die Hypophyse in die Steuerung der Erythropoiese einzugreifen vermag.*

---

[1] FRIED, PLZAK, JACOBSON u. GOLDWASSER 1956.　　　[2] 1958.

Sie tut dies jedoch nicht durch Bildung des spezifischen Erythropoietins, sondern in erster Linie *durch Vermittlung der anderen endokrinen Drüsen, auf die sie mit ihren glandotropen Hormonen einwirkt:* Das ACTH stimuliert die Bildung der Glucocorticoide in der Nebenniere, das thyreotrope Hormon die Thyroxinbildung, die gonadotropen Hormone steigern die Bildung der Keimdrüsenhormone. Alle diese Hormone, insbesondere das Cortison, das Thyroxin und das Testosteron, fördern direkt oder indirekt die Erythropoiese, worauf in den entsprechenden Abschnitten dieser Arbeit ausführlicher eingegangen wird. Das ACTH soll außerdem nach den Vorstellungen OSNES'[1] vielleicht die Funktion eines „Hämatostimulins" ausüben. OSNES glaubt, daß das ACTH die Bildung eines erythropoietischen Prinzips in der Niere anrege; weitere Untersuchungen hierüber sind unerläßlich, bevor diese Hypothese als gesichert gelten kann. Weiterhin greift die Hypophyse mit dem Wuchshormon (STH) direkt am Knochenmark an und stimuliert mit Hilfe dieses Hormons unmittelbar die Erythropoiese. Schließlich bestehen Zusammenhänge zwischen Hypophyse und Magenschleimhaut; bei hypophysektomierten Tieren wird eine Atrophie der Magenschleimhaut beobachtet, die mit einer verminderten Bildung von Salzsäure, Pepsin und intrinsic factor einhergeht und daher zu Störungen des Eiweißabbaus, der Eisenresorption und der Resorption des Vitamin B_{12} führt. Auch diese Veränderungen spielen eine Rolle in der Pathogenese der hypophyseopriven Anämie.

Abb. 29 gibt einen zusammenfassenden Überblick über die Beziehungen zwischen Hypophyse und Erythropoiese. Sie entspricht in ihren wesentlichen Zügen dem Schema, das CRAFTS u. MEINEKE[2] auf Grund eigener und fremder Untersuchungen angaben und erweitert es in einigen Punkten.

II. Einfluß der Schilddrüse auf die Erythropoiese

Die Existenz von Wechselbeziehungen zwischen Schilddrüse und Erythropoiese ist seit langem bekannt. Sie gibt sich sowohl in klinischen Befunden als auch in tierexperimentellen Beobachtungen zu erkennen.

a) Einfluß der Schilddrüsenüber- und -unterfunktion auf die Erythropoiese

Hypothyreotische Zustände sind im allgemeinen sowohl beim Menschen als auch beim Tier mit einer Hypoplasie des Knochenmarkes vergesellschaftet, während bei der Hyperthyreose eine vermehrte Bildung

---

[1] 1960.   [2] 1959.

aller Blutzellsysteme angetroffen wird. Die Hyperplasie des Knochenmarks bei der Hyperthyreose läßt sich bereits makroskopisch an der Längenausdehnung des roten Marks in den langen Röhrenknochen ablesen; umgekehrt ist bei der Hypothyreose der Fettgehalt des Knochenmarkes vermehrt und der Gehalt an Hämopoiese-Zellen vermindert; gelegentlich besteht auch eine Neigung zum Auftreten von Ödemen im Knochenmark.

Diese Feststellungen gründen sich auf zahlreiche Arbeiten[1] des Schrifttums, die in zwei Übersichten zusammenfassend dargestellt sind[2, 3]. Die Aussagen von AXELROD u. BERMAN[3] sind insofern besonders wertvoll, als sie sich nicht nur auf die peripheren Blutwerte, sondern auch auf das Knochenmarkbild beziehen.

Bei hochgradiger Hyperthyreose bis zum Erscheinungsbild der Thyreotoxikose kann die Hyperplasie der Myelopoiese diejenige der Erythropoiese so stark überwiegen, daß das Knochenmark makroskopisch wie leukämisches Knochenmark aussieht[4]. Schließlich kann eine allgemeine Knochenmarkhemmung eintreten, die wohl Ausdruck der Erschöpfung des Knochenmarkes infolge der ständigen Stoffwechselsteigerung ist[5].

b) Einfluß der Zufuhr von Schilddrüsenhormon auf die Erythropoiese

1. Bisherige Befunde

Zufuhr von Schilddrüsenhormon per os oder per injectionem steigert bei hypothyreotischen Menschen und Tieren die Erythropoiese im Knochenmark bzw. die Erythrocyten- und Reticulocytenzahl und den Hämoglobingehalt des peripheren Blutes[6]. Beim normalen Tier wird dieser Effekt nicht immer beobachtet[7]. Die hypophyseoprive Anämie wird durch Thyroxin bzw. Trijodthyronin teilweise gebessert[8], durch Thyroxin in Kombination mit anderen Hormonen vollständig beseitigt[9]. Die Neugeborenenanämie der Ratte wird durch Thyroxin nicht beeinflußt[10]. Thyroxin fördert — ebenso wie Insulin — die Peptidsynthese im Knochenmark[11]. Die

---

[1] KISHI 1904; KOCHER 1908; CHVOSTEK 1917; EMERY 1923; KHMARA 1928; SCHERMAN 1928; LERMAN u. MEANS 1932; STERN u. ALTSCHULE 1936 u.v.a.

[2] BOMFORD 1938.   [3] AXELROD u. BERMAN 1951.

[4] JONES 1939.   [5] BISTRÖM 1946.

[6] LIM, SARKAR u. BROWN 1922; KUNDE 1926; SCHERMAN 1928; ADAMS u. SHEVKET 1929; HOSKINS u. SLEEPER 1929; KUNDE, GREEN u. BURNS 1932; POWER 1934; BOMFORD 1938.

[7] KUNDE, GREEN u. BURNS 1932; GORDON, KADOW, FINKELSTEIN u. CHARIPPER 1946; VAN DYKE, CONTOPOULOS, WILLIAMS, SIMPSON, LAWRENCE u. EVANS 1954.

[8] VAN DYKE, CONTOPOULOS, WILLIAMS, SIMPSON, LAWRENCE u. EVANS 1954; ASLING, SIMPSON, LI u. EVANS 1955; FISHER u. CROOK 1962.

[9] CRAFTS 1949; CRAFTS u. MEINEKE 1958; GORDON 1954.

[10] CONTOPOULOS, VAN DYKE, ELLIS, SIMPSON, LAWRENCE u. EVANS 1955.

[11] NECHELES 1961.

Eisenresorption aus dem Darm ist bei anämischen Ratten mit experimentellem Hypothyreoidismus (Propylthiouracil) gesteigert[1].

2. Eigene Untersuchungen

Wir prüften die Frage, ob das Schilddrüsenhormon direkt oder durch Vermittlung eines Zwischengliedes indirekt auf das Knochenmark wirkt, mit Hilfe des Perfusionsverfahrens am isolierten Kaninchenbein. Das Prinzip der Methode und ihre technische Ausführung sind auf S. 48 ff. beschrieben. Dem Perfusionsblut wurden zu Beginn des Versuches und nach $2^1/_2$ Std zusammen mit dem Austauschblut je 0,5 mg Trijodthyronin* zugesetzt, die Perfusionszeit betrug in allen Versuchen 5 Std. *Trijodthyronin zeigte keine direkte Wirkung auf das Knochenmark* (Abb. 30). Hieraus ist zu schließen, daß das Hormon der Schilddrüse mittelbar am Knochenmark angreift, vermutlich durch Steigerung der Oxydationen im Gewebe und Erhöhung des Erythrocytenbedarfes.

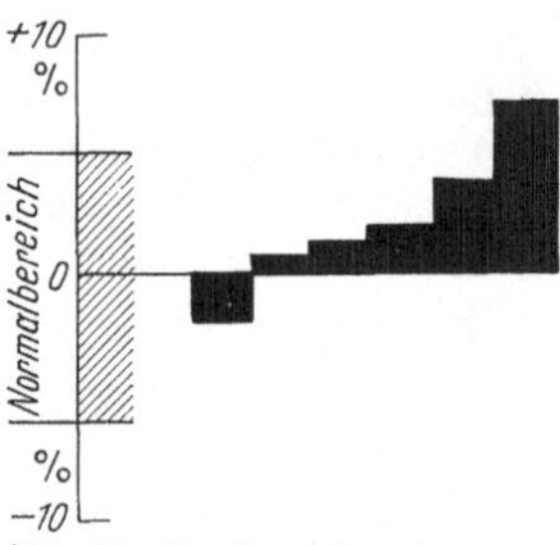

Abb. 30. Erythropoiese im perfundierten Kaninchenbein bei Zusatz von Trijodthyronin zum Perfusionsblut. Die Erythroblastenzahl im Knochenmark des durchströmten Beines ist gegenüber derjenigen im Knochenmark des Kontrollbeins nicht signifikant unterschieden. Zeichenerklärung: s. Legende zu Abb. 11 (S. 56)

c) Reaktion der Erythropoiese hypothyreotischer bzw. thyreoidektomierter Individuen auf stimulierende Maßnahmen

Die von den ersten Autoren[2] gefundene Unfähigkeit thyreoidektomierter Tiere, auf erythropoietische Reize mit einer Erythropoiesesteigerung zu reagieren, wurde in Untersuchungen jüngeren Datums widerlegt; thyreoidektomierte Ratten antworteten auf Sauerstoffmangel in der Atemluft mit einer gleichstarken Reaktion der Blutbildung wie gesunde Tiere[3]. LEAVELL u. Mitarb.[4] erhoben am Menschen denselben Befund; sie nahmen bei 2 Patienten mit Myxödem und Anämie einen oder mehrere Aderlässe vor und verglichen die Reaktion der Erythropoiese mit derjenigen bei 2 gesunden Personen, die ebenfalls einem Blutentzug unterworfen worden waren. Bei beiden Versuchsgruppen stiegen die Erythrocyten- und Reticulocytenzahl in gleicher Weise an.

GORDON u. Mitarb.[5] sahen bei thyreoidektomierten oder thiouracilbehandelten Ratten nach Aderlässen eine verminderte Regeneration der Erythropoiese. Die geringe Steigerung der Blutbildung im Vergleich zu gesunden Tieren könnte in diesem und in anderen Fällen[6] damit zusammenhängen, daß das schilddrüsenlose

---

* Den Farbwerken Hoechst, vorm. Meister, Lucius & Brüning, danke ich auch an dieser Stelle für die großzügige Überlassung der erforderlichen Hormonmenge.

[1] GALLAGHER 1962.   [2] ASHER u. DUBOIS 1917.

[3] MEYER, THEWLIS u. RUSCH 1940; VAN DYKE, CONTOPOULOS, WILLIAMS, SIMPSON, LAWRENCE u. EVANS 1954.

[4] LEAVELL, THORUP, McCLELLAN, FITZWATER u. MAHON 1956.

[5] GORDON, KADOW, FINKELSTEIN u. CHARIPPER 1946.

[6] MANSFELD 1913; ASHER u. FURUYA 1924.

Tier bereits einen gedrosselten Stoffwechsel hat und auf Blutverlust daher u. U. weniger stark reagiert als ein gesundes Tier.

d) Reaktion der Erythropoiese auf Stimulierung der Schilddrüsenfunktion

Die Schilddrüsenfunktion kann sowohl auf hormonalem Wege (über das thyreotrope Hormon des Hypophysenvorderlappens) als auch auf nervösem Wege (durch Reizung der zur Schilddrüse hinführenden Gefäßnerven) gesteigert werden. Die Injektion von thyreotropem Hormon bewirkt eine Zunahme der Erythrocyten- und Reticulocytenzahl im peripheren Blut[1], während die Reizung der Gefäßnerven keine Reticulocytose auslöst[2].

Das Ausbleiben einer Steigerung der Erythropoiese nach einmaliger Reizung der Gefäßnerven erklärt sich daraus, daß ebenfalls nur einmalig eine unphysiologisch hohe Hormonmenge ausgeschüttet wird. Diese wird im Stoffwechsel rasch inaktiviert, der Reiz auf die Körperperipherie und damit die Rückwirkung auf das Knochenmark sind gering.

e) Einfluß einer Stimulierung der Erythropoiese auf den Erythropoietingehalt des Blutes schilddrüsenloser Tiere

Bereits MANSFELD[3] hatte beobachtet, daß das Blutserum thyreoidektomierter Kaninchen, deren Atemluft vermindert Sauerstoff enthielt oder die mit Phenylhydrazininjektionen behandelt worden waren, bei anderen Kaninchen die Knochenmarktätigkeit stimulierte. Dieser Befund wurde 1956 durch FRIED u. Mitarb.[4] bestätigt.

Die vorhandene Erythropoietinaktivität im Blute thyreopriver Tiere zeigt, daß die Schilddrüsenhormone nicht mit dem Erythropoietin identisch sein können.

f) Einfluß der Schilddrüse auf den Abbau und auf den Stoffwechsel der Erythrocyten

Die Lebensdauer der Erythrocyten des Hyperthyreotikers ist verkürzt[5], diejenige der Erythrocyten von Patienten mit Hypothyreose ist normal[6] oder verkürzt[7].

Die verkürzte Lebenszeit der Erythrocyten von Patienten mit Schilddrüsenüberfunktion wurde nur bei Aufenthalt der Erythrocyten im Blute von Hyperthyreotikern beobachtet, während im Blute gesunder Personen die Lebensdauer normal war[6]. Daraus geht hervor, daß die vermehrte Hämolyse auf der Einwirkung von Umweltfaktoren im Blutstrom des hyperthyreotischen Patienten beruht. McCLELLAN u. Mitarb.[6] denken in erster Linie an traumatische Schädigungen der Erythrocyten infolge der veränderten Kreislaufverhältnisse sowie an Stoffwechselstörungen innerhalb der Erythrocyten selbst. KEIDERLING u. FRANK[7] stellen die Stoffwechselschädigung in den Vordergrund und vermuten daneben eine gesteigerte Aktivität des Reticuloendothels.

KEIDERLING u. FRANK[7] nehmen als Ursache der Lebenszeitverkürzung eine Störung des Erythrocytenstoffwechsels an. ANGELONE, WATKINS u. ANGERER[8]

---

[1] s. S. 185, 186 ff.   [2] RUHENSTROTH-BAUER 1950.   [3] 1913.

[4] FRIED, PLZAK, JACOBSON u. GOLDWASSER 1956.

[5] McCLELLAN, DONEGAN, THORUP, LEAVELL u. FITZWATER 1958; KEIDERLING u. FRANK 1960.

[6] McCLELLAN, DONEGAN, THORUP, LEAVELL u. FITZWATER 1958.

[7] KEIDERLING u. FRANK 1960.   [8] 1954.

fanden in Untersuchungen mit dem Warburg-Apparat, daß der Sauerstoffbedarf der Erythrocyten unbehandelter Hyperthyreotiker gegenüber der Norm um 92% erhöht ist. Nach Jodbehandlung betrug die Steigerung nur noch 23% der Norm. Die Erythrocyten hypothyreotischer Patienten besaßen einen um 15% gegenüber der Norm erniedrigten Sauerstoffbedarf.

Schlußbetrachtung. Die Schilddrüse fördert die Erythropoiese indirekt, indem sie den Erythrocytenbedarf in verschiedener Weise erhöht: erstens durch Förderung der Oxydationsvorgänge in den Geweben[1], zweitens durch Steigerung der Hämolyse. Die vermehrte Hämolyse kann auf zwei Ursachen beruhen: einmal auf einer unphysiologischen Stimulierung des Erythrocytenstoffwechsels mit konsekutiver Verkürzung der Erythrocytenlebenszeit infolge vorzeitiger Alterung, zum anderen auf einer Anregung des RES zu überhöhter hämolytischer Aktivität.

An der Entstehung der Anämie des Myxödem-Patienten sind außerdem Störungen der Magensaftsekretion beteiligt, die zu einer Hemmung der Resorption von Eisen[2] und Vitamin B_{12} sowie zu einer verminderten Produktion von intrinsic factor[3] führen.

III. Einfluß der Keimdrüsen auf die Erythropoiese

Die Beteiligung der Keimdrüsen an der Steuerung der Erythropoiese geht aus folgenden Beobachtungen hervor:

aa) Erythrocytenzahl und Blutfarbstoffgehalt des peripheren Blutes weisen beim Menschen und bei vielen Tierarten einen deutlichen Geschlechtsunterschied auf.

bb) Diese Geschlechtsdifferenz tritt erst auf, sobald die Geschlechtsreife eingetreten ist.

cc) Männliche Blutspender zeigen eine schnellere Regeneration der Erythrocytenzahl als weibliche Blutspender, und

dd) Im Tierversuch läßt sich eine Beeinflussung der Erythropoiese durch die Keimdrüsenhormone einwandfrei nachweisen.

Zu aa). Beim Menschen und bei zahlreichen Tierarten besitzt das männliche Geschlecht höhere Erythrocytenzahlen und einen größeren Hämoglobingehalt des Blutes als das weibliche Geschlecht.

PONDER[4] fand bei 720 Männern im Mittel 5,47, bei 234 Frauen im Mittel 4,75 Mill. Erythrocyten/mm³. Nach HEILMEYER u. BEGEMANN[5] enthält der Kubikmillimeter Blut der erwachsenen Frau etwa 4,5 Mill. Erythrocyten gegenüber 5 Mill. beim Manne. Auch der Hämoglobingehalt des Blutes ist bei der Frau niedriger als beim Manne (80—100% gegenüber 90—110%[5]), jedoch spielt hierbei wohl der Eisenverlust durch die Menstruationsblutungen eine Rolle. So konnte HEILMEYER[5] durch tägliche Zulage von 10—20 mg Eisen zur Nahrung den für das Hämoglobin bestehenden Geschlechtsunterschied auslöschen, während ihm dies bei der Erythrocytenzahl nicht in gleichem Maße gelang.

[1] EVANS, ROSENBERG u. SIMPSON 1961.   [2] LERMAN u. MEANS 1932.
[3] BOMFORD 1938.   [4] 1934.   [5] 1951.

Aus dem Tierreich ist ein Geschlechtsunterschied der Erythrocytenzahl unter anderen von folgenden Species bekannt: Pferd[1], Rind[2], Schaf[3], Schwein[3], Katze[4], Kaninchen[5], Ratte[6], Maus[7], Huhn[8] und Taube[9]. Ausführliche Literatur-Übersichten s. bei SCARBOROUGH[10] sowie bei GORDON u. CHARIPPER[11].

STORCH[12] fand bei Hengsten 8,00—8,41 (Mittel: 8,21) Mill. Erythrocyten/mm³ gegenüber 6,33—7,56 (Mittel: 7,12) Mill. bei Stuten. Nach dem gleichen Autor enthält das Blut von Bullen 5,12—7,61 (Mittel: 6,50) Mill. Erythrocyten/mm³, während im Blut von Kühen nur 4,49—6,16 (Mittel: 5,47) Mill. enthalten sind. TUROWSKI[13] gibt die Erythrocytenzahl im Bullenblut mit 7,32—8,55 (Mittel: 7,99), im Blut von Kühen mit 5,58—7,58 (Mittel: 6,54) Mill./mm³ an. Das Blut von Schafböcken enthält nach WELSCH[14] 11,60, das Blut weiblicher Schafe 9,80 Mill. Erythrocyten/mm³. Beim Schwein ist der Geschlechtsunterschied nach WELSCH[14] weniger deutlich ausgeprägt (7,59 gegenüber 7,29 Mill./mm³). Bei 23 Katern und 16 Katzen fand LEWIS[15] folgende Werte für die Erythrocytenzahl, den Hämoglobingehalt und den Hämatokrit: 8,016 Mill./mm³, 12,3 g-%, 42,8% (Kater) gegenüber 7,62 Mill./mm³, 11,5 g-% und 40,4% (Katze). Das Blut männlicher Ratten enthält im Kubikmillimeter etwa 0,4 Mill. Erythrocyten mehr als das Blut weiblicher Tiere[6]; bei der Maus ist der Geschlechtsunterschied mit 0,794 ± 0,0833 Mill./mm³ noch größer[7]. Im Blut von Hähnen zählte BLACHER[16] im Mittel 3,772 Mill. Erythrocyten/mm³, im Blut von Hennen 2,8722 Mill.; der Hämoglobingehalt betrug bei den Hähnen 83,3%, bei den Hennen 61,5%. Die von FRITSCH[17] angegebenen Werte liegen etwa im gleichen Bereich (Hahn: 3,24 Mill. Erythrocyten/mm³ und 12,3 g-% Hämoglobin; Henne: 2,77 Mill. und 9,6 g-%), während die von CHAUDHURI[18] bestimmten Zahlen etwas höher liegen (Hahn: 4,56 ± 0,63 Mill. Erythrocyten/mm³; Henne: 3,127 ± 0,85 Mill.). RIDDLE u. BRAUCHER[19] fanden bei der männlichen Taube 3,228 Mill. Erythrocyten/mm³ und 15,97 g-% Hämoglobin gegenüber 3,096 Mill. und 14,72 g-% bei der weiblichen Taube.

Einige Autoren bestreiten einen Geschlechtsunterschied in den Erythrocytenzahlen bzw. im Hämoglobingehalt bestimmter Tierarten, so WELSCH[20] für die Ziege und das Schwein, KUHL[21] für Pferd, Rind und Hund. LEICHSENRING u. Mitarb.[22] konnten beim Hund ebenfalls keine signifikanten Geschlechtsdifferenzen des roten Blutbildes feststellen. In *eigenen Untersuchungen* an je 35 männlichen und weiblichen Sprague-Dawley-Ratten (s. weiter unten) betrug die Erythrocytenzahl bei den Männchen 6,09, bei den Weibchen 6,55 Mill./mm³ (Mittelwerte). RAVINES[23] fand beim Goldhamsterweibchen eine lebhaftere Erythropoiese als beim Männchen.

Zu bb). Beim Menschen sind die Erythrocytenzahlen einander bis etwa zum 14. Lebensjahr sehr ähnlich[24] und weichen erst in den folgenden Lebensjahren auseinander.

---

[1] STORCH 1901.　　[2] STORCH 1901; TUROWSKI 1908.　　[3] WELSCH 1923.
[4] LEWIS 1941.　　[5] FERRARI 1930.
[6] STEINGLASS, GORDON u. CHARIPPER 1941; VOLLMER u. GORDON 1941.
[7] KAMENOFF 1937.　　[8] FRITSCH 1920; BLACHER 1926; CHAUDHURI 1926/27.
[9] RIDDLE u. BRAUCHER 1934.　　[10] 1930/31.　　[11] 1947.　　[12] 1901.
[13] 1908.　　[14] 1923.　　[15] 1941.
[16] 1926.　　[17] 1920.　　[18] 1926/27.　　[19] 1934.　　[20] 1923.　　[21] 1919.
[22] LEICHSENRING, BIESTER, HÖNIG, FURNAS, FOSS u. ROUTT 1931/32.
[23] 1961.　　[24] RUD 1922.

Gleichartige Beobachtungen wurden an verschiedenen Tieren gemacht. In Untersuchungen an je 40 Hähnen und Hennen lagen die etwas schwankenden Blutzellwerte bei beiden Geschlechtern bis zum 6. Lebensmonat etwa im gleichen Bereich, während danach bis zum 9. Monat beim Hahn die Erythrocytenzahlen deutlich anstiegen[1]. Das beim Hahn beobachtete Maximum der Erythrocytenzahl fiel außerdem in die Monate Mai und Juni, d.h. in die Zeit der größten sexuellen Aktivität[1]. Auch beim männlichen Goldhamster wurde eine beträchtliche Zunahme der Erythrocytenzahl mit steigendem Lebensalter festgestellt (von 5,4 Mill./mm³ am 21. Lebenstag auf 8,8 Mill./mm³ zwischen dem 40. und 226. Lebenstag)[2].

Zu cc). Die schnellere Regeneration der Erythrocytenzahl und des Hämoglobingehaltes bei männlichen im Vergleich zu weiblichen Blutspendern wurde unter anderen von GIFFIN u. HAINES[3], von MARTIN u. MYERS[4] sowie von FOWLER u. BARER[5] beobachtet.

Auch diese Erscheinung wurde durch tierexperimentelle Untersuchungen bestätigt. So beobachteten FINKELSTEIN, GORDON u. CHARIPPER[6] im Anschluß an eine Herzpunktion mit Entzug von 4—10 ml Blut in 1—2 Tagen bei männlichen Ratten eine schnellere Regeneration der Erythropoiese als bei weiblichen Ratten. Außerdem förderte die zusätzliche Gabe von Testosteron bei beiden Geschlechtern die Regeneration der Erythrocytenzahl, bei den Weibchen außerdem die Erhöhung der Hämoglobinwerte. Kastrierte männliche Ratten erholten sich langsamer von dem Blutentzug als kastrierte Weibchen. Im Knochenmark kastrierter Männchen bestand 43 Tage nach der Anämisierung eine Hypoplasie, die bei den anämisierten kastrierten Weibchen fehlte.

Zu dd). Die Ergebnisse experimenteller Untersuchungen über die Wirkung der Kastration einerseits und der Injektion männlicher bzw. weiblicher Keimdrüsenhormone andererseits lassen sich in dem Satze zusammenfassen, *daß Testosteron offenbar eine Stimulierung, die Oestrogene hingegen eine Hemmung der Erythropoiese herbeiführen.*

Diese Tatsache wurde schon frühzeitig im Verlaufe von Blutuntersuchungen an kastrierten Tieren festgestellt[7] und später durch eingehende Untersuchungen bestätigt und erweitert[8]. Wir geben zunächst eine kurze Übersicht über die wichtigsten dieser Arbeiten und berichten danach über die Ergebnisse eigener tierexperimenteller Studien zur gleichen Frage.

a) Literatur-Übersicht

1. Wirkung der Androgene auf die Erythropoiese

Die erythropoietische Wirkung von Hodenextrakten beim Kaninchen wurde bereits 1937 von DEL ZOPPO[9] festgestellt. 1941 beschrieben STEINGLASS, GORDON u. CHARIPPER bei der kastrierten männlichen Ratte nach vierwöchiger täglicher Injektion von 1—2 mg Testosteronpropionat einen Anstieg der Erythrocytenzahl im peripheren Blut von $7,4 \pm 0,3$ Mill./mm³ auf $9,1 \pm 0,3$ Mill./mm³. Das Knochenmark der kastrierten unbehandelten Ratten war hypoplastisch, während bei Testosteronbehandlung eine Stimulierung der Erythropoiese erkennbar war.

---

[1] JUHN u. DOMM 1930.   [2] STEIN u. JACOBSEN 1944.
[3] 1923.   [4] 1934.   [5] 1942.   [6] 1944.
[7] BLACHER 1926; MOLTENI 1929; FERRARI 1930.
[8] ARVY 1942/43, 1944, 1944/45, 1946, 1947.   [9] 1937.

Diese Ergebnisse stimmen mit denjenigen von Bowman u. Stafford [1] überein. Auch diese Autoren fanden bei erwachsenen männlichen Sprague-Dawley-Ratten als Resultat einer 11 Monate nach der Kastration über einen Zeitraum von $4^1/_2$ Wochen vorgenommenen Behandlung mit verschiedenen Androgenen (Testosteron-Propionat, Nortestosteron-Cyclopentylpropionat in Dosen von jeweils 0,25 und 1 mg/die) eine gleichmäßige und beträchtliche Zunahme der Erythrocytenzahlen und des Hämoglobingehaltes im peripheren Blut. Die Stimulierung der Erythropoiese war von der Steroiddosis unabhängig. Bowman u. Stafford erwogen die Möglichkeit, daß der erythropoiesesteigernde Effekt des Testosterons mit dessen bekannter anaboler Wirkung [2] zusammenhängen könne.

1954 ergänzten van Dyke, Contopoulos, Williams u. Simpson die bisherigen Befunde in einigen Punkten. In Übereinstimmung mit den früheren Autoren fanden sie nach Kastration männlicher Ratten eine Erniedrigung des Gesamt-Erythrocytenvolumens um 10%. Zweitens vermißten sie ebenso wie Bowman u. Stafford eine Beziehung zwischen Steroiddosis und Reaktion der Erythropoiese. Drittens konnten sie zeigen, daß kastrierte männliche Ratten auf Sauerstoffmangel (15tägiger Aufenthalt in einer Unterdruckkammer) mit einer gleichstarken Erythropoiesesteigerung reagieren wie gesunde Tiere; bei den kastrierten Männchen betrug die Zunahme 54%, bei den gesunden Männchen 45%. Viertens steigerte Testosteron auch bei normalen weiblichen Ratten in einer Dosis von 2,5 mg/die das Erythrocytenvolumen, den Hämatokrit und den Hämoglobin-Gehalt des Blutes um 10%. Die Injektion von 2 mg/kg Testosteron-Cyclopentylpropionat oder Testosteron genügt nicht, um die Aufnahme von Fe^{59} in die Erythrocyten der Ratten signifikant zu steigern [3], offenbar sind zur Erzeugung dieses Effektes mehrfache Gaben des männlichen Keimdrüsenhormons notwendig. Beim Menschen wurde derselbe Befund erhoben [4]. Auch in vitro hat Testosteron im Kurzzeitversuch keine Wirkung auf die Fe^{59}-Inkorporation durch Knochenmark [5].

Testosteronpropionat beschleunigt auch die Regeneration der Erythropoiese von Ratten, bei denen durch einmalige Injektion von Phenylhydrazin eine hämolytische Anämie erzeugt wurde [6].

Das vorwiegend in der Tumortherapie verwendete Methylandrostendiol fördert ebenfalls die Erythropoiese, jedoch ist seine Wirkung auf diesen Vorgang — gemessen am Knochenmark- und Milzbefund von Mäusen — weniger eindrucksvoll als diejenige des Testosterons [7].

2. Wirkung der Oestrogene auf die Erythropoiese

Einige Beobachtungen von gynäkologischer Seite lieferten die ersten Anhaltspunkte für eine Beeinflussung der Erythropoiese durch das Follikelhormon. Schröder [8] vermutete bei der gelegentlich schweren Anämie der Frauen mit Follikelpersistenz einen schädigenden Einfluß des Follikelhormons auf das Knochenmark. Dies wurde zwar von Wobker [9] nach Blutbilduntersuchungen an 11 hormonbehandelten Patientinnen bestritten, jedoch von Bokelmann [10] am Falle einer Patientin, die innerhalb 7 Tagen 1400000 IBE Progynon erhalten hatte, bestätigt.

Tatsächlich scheint es sich bei der Frage, ob das Follikelhormon die Erythropoiese hemmt oder nicht, im wesentlichen um eine Frage der verabreichten Dosis

---

[1] 1954.   [2] Kochakian 1950; Stafford, Bowman u. Olson 1954.
[3] Mirand, Prentice u. Slaunwhite 1959; Fisher u. Crook 1962.
[4] Albeaux-Fernet u. Lefebvre 1939.   [5] Erslev 1962e.   [6] Saha 1962.
[7] Scherer, Brands u. Ochs 1954.   [8] 1922.   [9] 1937.   [10] 1937.

zu handeln. So fanden auch MINOUCHI u. SCHWALM[1] bei Injektionen weiblicher Kaninchen mit physiologischen bis leicht überhöhten Follikelhormondosen (20 bis 100 M.E. Progynon) keine deutliche Beeinflussung der peripheren Reticulocytenzahlen und des Verhältnisses der unreifen Reticulocyten (Stadium 0—III nach HEILMEYER) zu den reifen Formen (Stadium IV). Auch bei der Ratte haben kleine Oestrogenmengen keinen Einfluß auf die Erythropoiese[2]. Demgegenüber wurde in mehreren Arbeiten anderer Autoren[3], die sich hoher Follikelhormondosen bedienten, eine schwere Knochenmarkschädigung gefunden, die sich nicht auf die Erythropoiese beschränkte, sondern auch die Leukopoiese und Thrombopoiese betraf. Diese Versuche wurden vorwiegend an Hunden ausgeführt, wobei den Tieren bis zu 250000 I.B.E. = 50000 M.E. pro die verabreicht wurden[4]. In niedrigen Dosen bis zu 4000 I.B.E. jeden 2. Tag hatte Follikelhormon keinen wesentlichen Einfluß auf die Erythropoiese von Hunden, die niedrigste toxische Dosis wurde mit 5000 I.B.E. ermittelt[5]. Wurde die Hormonzufuhr nicht beizeiten abgebrochen, so gingen die Tiere unter den Zeichen einer schweren, durch den Thrombocytenmangel erzeugten hämorrhagischen Diathese zugrunde[6]. Zusammenhänge zwischen Keimdrüsenfunktion und Thrombocytenzahl fanden sich auch in den Untersuchungen von ELERT[7] an gesunden Hebammen- und Pflegeschülerinnen, die periodische Schwankungen der Thrombocytenzahl während des ovariellen Cyclus aufzeigten. Schließlich wurde vor kurzem der Fall eines 88jährigen Patienten mit einem Prostatacarcinom beschrieben, der bei wiederholten Versuchen einer peroralen Diäthylstilboestrolbehandlung jedesmal mit einer schweren Thrombopenie reagierte, die das Absetzen der Therapie erforderte. Plättchen-Antikörper ließen sich dabei im Serum nicht nachweisen[8].

Auch bei der Ratte hemmt das Follikelhormon die Erythropoiese. Oestradiolmonobenzoat senkt die Erythrocytenzahl sowohl bei normalen und kastrierten weiblichen Ratten als auch bei männlichen Ratten[9], verringert das Gesamt-Erythrocytenvolumen[10] und erniedrigt die Fe^{59}-Inkorporation in die Erythrocyten[11]. Zugleich hemmt es die Regeneration der Erythropoiese bei anämisierten Ratten[12]. Seine Wirkung tritt auch ein, wenn es den Ratten in hohen Dosen (12000 bis 15000 I.B.E.) intrauterin zugeführt wird[13]. Oestriol hemmt die Erythropoiese der Ratte in gleicher Weise wie Oestradiol[14].

Die hemmende Wirkung der Oestrogene auf die Erythropoiese wurde auch beim Hahn beobachtet[15].

Die synthetischen Oestrogene haben den gleichen Hemmeffekt auf die Erythropoiese wie die natürlich vorkommenden Hormone.

---

[1] 1934.   [2] KORENCHEVSKY u. HALL 1945.

[3] BALO u. PURJESZ 1937; BAREUTHER u. SCHABBEL 1937; ARNOLD, HOLTZ u. MARX 1936; ARNOLD, HAMPERL, HOLTZ, JUNKMANN u. MARX 1937; HAMPERL 1937; ARNOLD, GRUMBRECHT u. LOESER 1939; CRAFTS 1941; CASTRODALE, BIERBAUM, HELWIG u. MACBRYDE 1941; TYSLOWITZ u. DINGEMANSE 1941.

[4] ARNOLD, HOLTZ u. MARX 1936.   [5] BAREUTHER u. SCHABBEL 1937.

[6] ARNOLD, HOLTZ u. MARX 1936; ARNOLD, HAMPERL, HOLTZ, JUNKMANN u. MARX 1937; BALO u. PURJESZ 1937.

[7] 1946.   [8] COOPER u. BIGELOW 1960.

[9] STEINGLASS, GORDON u. CHARIPPER 1941; VAN DYKE, CONTOPOULOS, WILLIAMS, SIMPSON, LAWRENCE u. EVANS 1954.

[10] VAN DYKE, CONTOPOULOS, WILLIAMS, SIMPSON, LAWRENCE u. EVANS 1954.

[11] DUKES 1962a.   [12] FINKELSTEIN, GORDON u. CHARIPPER 1944.

[13] ARNOLD, GRUMBRECHT u. LOESER 1939.   [14] DUKES u. GOLDWASSER 1960.

[15] TABER, DAVIS u. DOMM 1942.

Die niedrigste toxische Dosis des 4,4′-Dioxy-α,β-Diäthylstilbens liegt für den Hund bei 4 mg[1]. Der Ablauf des Vergiftungsbildes stimmt qualitativ, quantitativ und in Hinblick auf die zeitliche Entwicklung mit dem Krankheitsbild nach Gabe hoher Follikelhormondosen überein[2]. Auch die Ratte reagiert auf Zufuhr von Diäthylstilboestrol, Hexesterol[3] und einer Reihe weiterer synthetischer Oestrogene[4] mit einer Hemmung der Erythropoiese. Im Gegensatz zu Hund und Ratte scheint der Rhesusaffe aus unbekannten Gründen gegenüber Stilbenpräparaten weitgehend unempfindlich zu sein[5]. Er verträgt selbst vierfach höhere Dosen als der Hund, ohne außer einer mäßig schweren Anämie sonstige Vergiftungssymptome aufzuweisen[6].

Während die Gabe größerer Mengen weiblicher Keimdrüsenhormone die Erythropoiese hemmt, steigen umgekehrt nach der Kastration die Erythrocytenzahlen bei weiblichen Tieren an, bei der Ratte binnen 4 Monaten um etwa 1 Mill. je mm[3] [7].

Die Frage, ob neben der Verminderung des Gesamt-Erythrocytenvolumens[8] auch noch eine Zunahme des Plasmavolumens für die Verminderung der peripheren Erythrocytenzahl nach Follikelhormongabe verantwortlich sein könnte, ist noch nicht sicher entschieden. Während STURKIE[9] bei Hennen, deren Futter 0,04% Dienoestrol-Diacetat enthielt, nach 32 Tagen keine Plasmavermehrung fand, beobachtete CAMPBELL[10] nach Injektion von insgesamt 18 mg Oestradiolmonobenzoat bei unreifen Hühnchen eine Zunahme des Plasmavolumens.

b) Eigene Untersuchungen

1. Material und Methodik

Die Versuche wurden an 51 männlichen und 48 weiblichen Sprague-Dawley-Ratten im Gewicht zwischen 190 und 240 g (Männchen) bzw. zwischen 140 und 190 g (Weibchen) ausgeführt. Männchen und Weibchen wurden getrennt in großen Käfigen gehalten; in jedem Käfig befanden sich nie mehr als 10 Tiere zusammen. Die Ratten erhielten Brot, ein Körnergemisch (Mais, Gerste, Hafer), frische Gemüseabfälle und Vollmilch ad libitum.

Das Blut für die Untersuchungen wurde aus dem leicht erwärmten Schwanz ohne Massieren und Pressen entnommen. Vor Beginn der Versuche wurden ein- bis zweimal folgende Größen bestimmt: Gewicht, Erythrocyten-, Reticulocyten- und Leukocytenzahl, Hämoglobingehalt, Hämatokritwert. Ferner wurde das weiße Differentialblutbild untersucht.

Vom Tage nach der einmaligen bzw. zweiten Leerwertbestimmung an begann die Hormonbehandlung. Je 19 weibliche Ratten erhielten täglich 20 bzw. 50 R.E. Oestradiolbutyrylacetat (Follikosid Boehringer, Mannheim[11]), je 22 Männchen 2,5 bzw. 5 mg Testosteronpropionat (Testosid Boehringer, Mannheim[3]) subcutan injiziert, wobei abwechselnd der rechte und linke Oberschenkel als Injektionsstelle dienten. Den verbleibenden 7 männlichen und 10 weiblichen Ratten wurde täglich eine volumengleiche Menge Sesamöl subcutan injiziert; diese Tiere dienten als

---

[1] ARNOLD u. HAMPERL 1939.   [2] ARNOLD 1939.
[3] DUKES u. GOLDWASSER 1960.   [4] DUKES u. GOLDWASSER 1961.
[5] CRAFTS 1941; TYSLOWITZ u. HARTMAN 1941.
[6] CRAFTS 1941.   [7] STEINGLASS, GORDON u. CHARIPPER 1941.
[8] VAN DYKE, CONTOPOULOS, WILLIAMS, SIMPSON, LAWRENCE u. EVANS 1954.
[9] 1951.   [10] 1959.
[11] Der Firma Boehringer, Mannheim, sei auch an dieser Stelle für die freundliche Überlassung der Hormonpräparate vielmals gedankt.

Kontrollen. Die Ratten wurden in wechselnden Zeitabständen nach Beginn der Hormoninjektionen getötet, nachdem zuvor nochmals dieselben Bestimmungen wie vor Beginn der Versuche ausgeführt worden waren. Die Dauer der Hormonbehandlung zur Zeit der Tötung der Tiere betrug 2, 4, 7, 10, 15, 20 und 25 Tage. Nach Tötung der Tiere wurden folgende Organe gewogen: Leber, Milz, Nieren, Nebennieren, Schilddrüse; bei den Weibchen außerdem der Uterus, bei den Männchen die beiden Testes. Stücke dieser Organe wurden in Formalin bzw. in Zenker-Formol nach MAXIMOW fixiert und nach Paraffineinbettung histologisch untersucht. Außerdem wurde bei allen Tieren das Knochenmark des einen Femur schonend aus dem Markraum entnommen und nach Fixierung in Formalin bzw. Zenker-Formol über Alkohol-Methylbenzoat in Paraffin eingebettet. Färbungen: Azur II-Eosin bzw. Giemsa, Eisenfärbung mit Berliner Blau-Reaktion (Knochenmark); van Gieson, Eisen (übrige Organe).

In jeder Versuchsgruppe wurden Mittelwert, Streuung, Standardabweichung und Standardabweichung des Mittelwertes berechnet. Außerdem wurde geprüft, ob die Mittelwerte der einzelnen Versuchsgruppen von den entsprechenden Mittelwerten der Kontrollratten signifikant unterschieden waren.

2. Ergebnisse

α) Versuche mit Testosteron

Die *Erythrocytenzahl* im Kubikmillimeter Blut unterlag in den ersten Tagen nach Beginn der Injektionen gewissen Schwankungen, stieg jedoch bereits gegen Ende der ersten Woche deutlich an (Abb. 31a). Errechnet man aus sämtlichen Bestimmungen an dem am 2.—25. Versuchstag getöteten Tieren den Mittelwert, so betrug die Zunahme der Erythrocytenzahl bei den Tieren, die 2,5 mg Testosteronpropionat pro die erhalten hatten, $18,0 \pm 1,93\%$, bei den mit 5 mg injizierten Tieren $28,5 \pm 2,53\%$. Aus diesen Werten geht bereits hervor, daß die höhere Hormondosis auch einen größeren Effekt auf das Blutbild hatte. Der Quotient der Mittelwerte $\frac{28,5}{18,0}$ beträgt 1,58. Mit zunehmender Zeitdauer der Hormonzufuhr zeigte sich immer deutlicher, daß die Hormondosis entscheidende Bedeutung für das Ausmaß der Reaktion der Erythropoiese hatte. So betrug die Erhöhung der Erythrocytenzahl bei den am 25. Tag nach Beginn der Injektion untersuchten Tieren $21,3 \pm 3,06\%$ (2,5 mg Testosid) bzw. $42,2 \pm 2,94\%$ (5 mg Testosid). Der Quotient der Mittelwerte $\frac{42,2}{21,3}$ beträgt 1,98, entspricht also dem zu erwartenden Wert 2,0 in idealer Weise. Beide Mittelwerte sind sowohl gegen den Mittelwert der Kontrollgruppe als auch untereinander hochsignifikant verschieden ($p = 0,01$—$0,001$ bzw. $< 0,001$).

Von zwei Ratten, die über 25 Tage 5 mg/die Testosid erhalten hatten, wurden die *Price-Jones-Kurven* der Erythrocyten bestimmt. Die Blutausstriche stammten aus der Zeit unmittelbar vor Beginn der Hormoninjektionen sowie vom 12. und 25. Tag der Injektionsserie. Von jedem Ausstrich wurden 500—800 Erythrocyten ausgemessen. Bei beiden

Ratten war schon am 12. Tag eine deutliche Zunahme des Anteiles der kleinen Erythrocyten erkennbar.

Die *absolute Reticulocytenzahl* stieg bereits am 2. Tage nach Beginn der Injektionen sichtbar an und erreichte im späteren Verlauf des Ver-

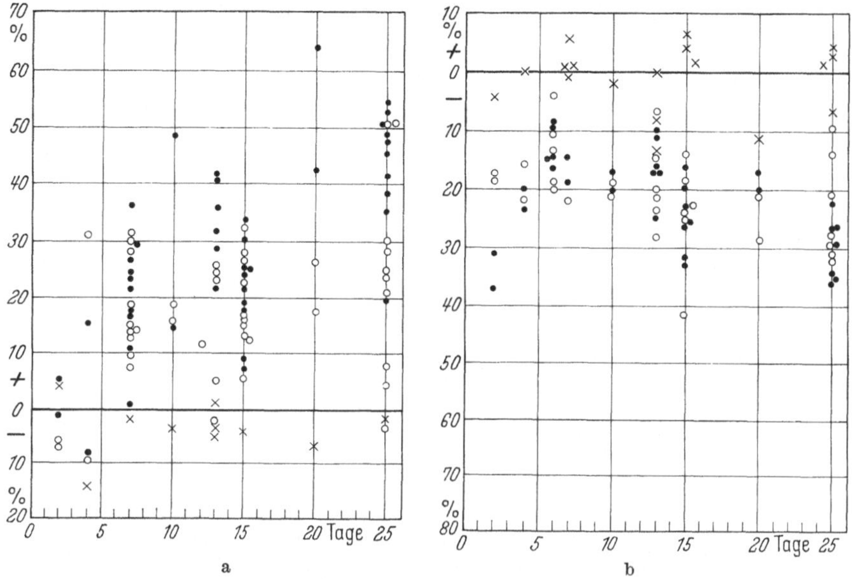

Abb. 31a u. b. Einfluß von Testosteron bzw .Oestradiol auf die Erythrocytenzahl der Ratte. Abszisse: Zeit in Tagen. Ordinate: Prozentuale Zunahme bzw. Abnahme der Erythrocytenzahl. a Männliche Ratten. × Kontrolltiere (Injektion von Sesamöl). ○ 2,5 mg Testosid pro die während der gesamten Versuchszeit. ● 5 mg Testosid pro die während der gesamten Versuchszeit. b Weibliche Ratten. × Kontrolltiere (Injektion von Sesamöl). ○ 25 R.E. Follikosid pro die während der ganzen Versuchszeit. ● 50 R.E. Follikosid pro die während der ganzen Versuchszeit

suches hohe Werte (Abb. 32a). Die mittlere Zunahme während der gesamten Versuchszeit betrug $126,7 \pm 14,0\%$ (2,5 mg Testosid) bzw. $252,9 \pm 29,67\%$ (5 mg Testosid). Der Quotient der Mittelwerte lautet $\frac{252,9}{126,7} = 1,99$. Bei den am 25. Tag untersuchten Tieren war die absolute Reticulocytenzahl um $193,2 \pm 37,2\%$ (2,5 mg Testosid) bzw. um $398,1 \pm 59,2\%$ (5 mg Testosid) vermehrt, der Quotient der Mittelwerte belief sich auf $\frac{398,1}{193,2} = 2,01$. Beide Mittelwert-Quotienten sind also dem Idealwert 2,0 ideal angenähert. Sie sind signifikant voneinander unterschieden ($p = 0,01$—$0,001$) und zeigen beide eine signifikante Abweichung vom Mittelwert der Kontrollgruppe (p jeweils $<0,001$).

Der *Hämoglobingehalt* des peripheren Blutes nahm unter der Testosidbehandlung zu, jedoch in geringerem Maße als die Erythrocytenzahlen (Abb. 33a). Die Steigerung betrug $7,9 \pm 3,14\%$ (2,5 mg Testosid) bzw. $13,0 \pm 2,42\%$ (5 mg Testosid) bei den am 25. Tag untersuchten Tieren.

Der Quotient der Mittelwerte lautet $\frac{13,0}{7,9} = 1,64$. Beide Mittelwerte weichen signifikant vom Mittelwert der Kontrollgruppe ab ($p < 0,001$), sind jedoch nicht nachweisbar signifikant voneinander unterschieden ($p = 0,2$—$0,1$).

Der *Hämatokritwert* schwankte in den ersten Versuchstagen und stieg danach zunächst langsam, nach dem 12. Tage jedoch in zunehmendem

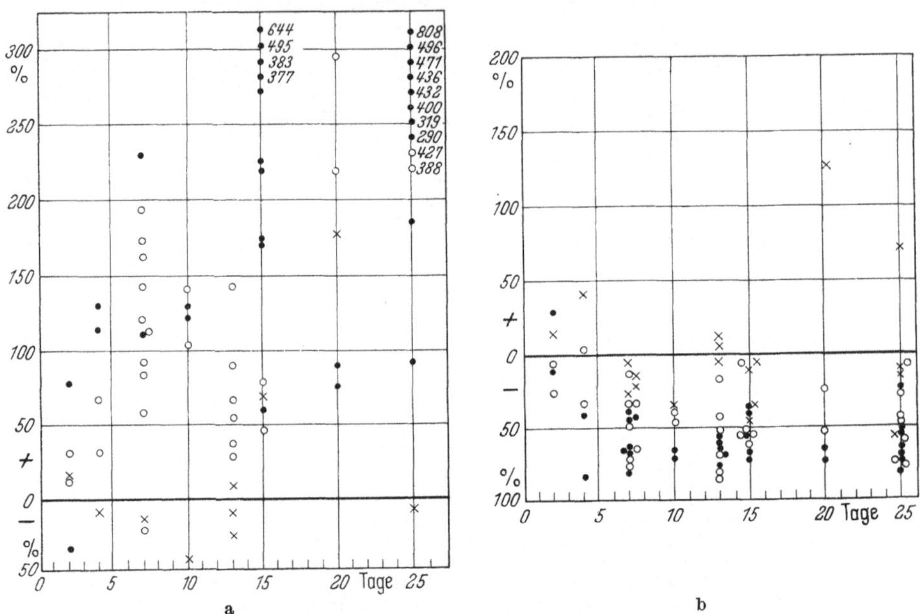

Abb. 32a u. b. Einfluß von Testosteron bzw. Oestradiol auf die absolute Reticulocytenzahl der Ratte. Abszisse: Zeit in Tagen. Ordinate: Prozentuale Zunahme bzw. Abnahme der absoluten Reticulocytenzahl. Zeichenerklärung: s. Legende zu Abb. 31

Maße, an. Am 25. Tag war er um $19,4 \pm 6,51$ (2,5 mg Testosid) bzw. um $14,2 \pm 3,81\%$ (5 mg Testosid) vermehrt. Der Mittelwert-Quotient hat eine Höhe von $\frac{14,2}{19,4} = 0,732$. Die Mittelwerte sind weder voneinander ($p = 0,5$—$0,4$) noch gegen den Mittelwert der Kontrollgruppe (p jeweils $0,2$—$0,1$) nachweisbar signifikant verschieden.

Die *Leukocytenzahl* unterlag uncharakteristischen Schwankungen, am *Differentialblutbild* ließen sich keine sicheren Veränderungen nachweisen.

Im *Knochenmark* nahm die Erythropoiese zu, jedoch deutlich sichtbar erst gegen Ende der Versuchszeit. Die Leukopoiese blieb unbeeinflußt, die Megakaryocyten waren unauffällig. Die Eisenfärbung ergab keine vermehrte Einlagerung von Hämosiderin in das Knochenmark. Auch der Eisengehalt von *Milz* und *Leber* war histologisch nicht erhöht. Eine extramedulläre Erythropoiese ließ sich nirgends nachweisen.

Das *Gewicht* der Ratten nahm während der Versuchszeit zu. Bei den mit 2,5 mg Testosid pro die injizierten Ratten erreichte die Gewichtszunahme zwischen dem 15. und 25. Versuchstag $24,6 \pm 2,42\%$, bei den mit 5 mg/die behandelten Ratten $27,8 \pm 3,21\%$. In der gleichen Zeit stieg das Gewicht der mit Sesamöl behandelten Kontrollratten um $35,9 \pm 4,85\%$ an. Die hochdosierte Testosidzufuhr bewirkte somit eine deutliche, wenn auch statistisch nicht nachweisbar signifikante Hemmung des Anbaus von Körpersubstanz ($p = 0,2\text{—}0,1$).

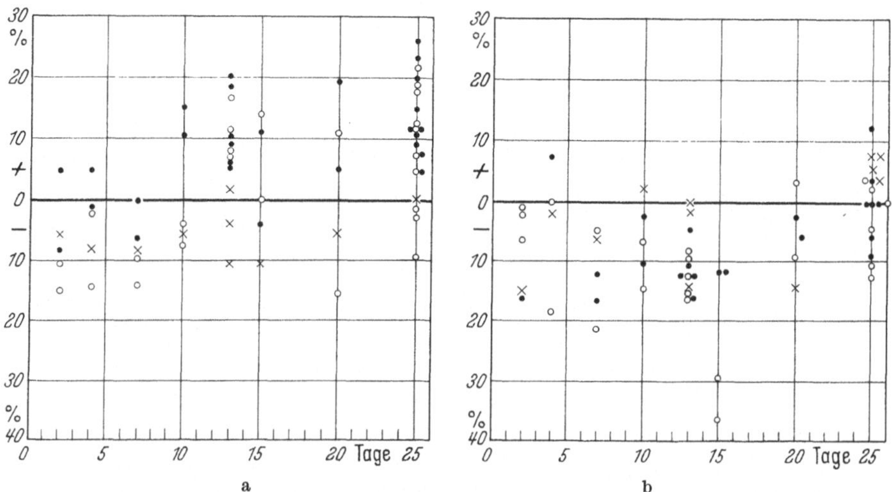

Abb. 33 a u. b. Einfluß von Testosteron bzw. Oestradiol auf den Hämoglobingehalt des Blutes der Ratte. Abszisse: Zeit in Tagen. Ordinate: Prozentuale Zunahme bzw. Abnahme des Hämoglobingehaltes. Zeichenerklärung: s. Legende zu Abb. 31

Die *Organgewichte* veränderten sich unter der Testosidbehandlung nicht in bestimmter Richtung. Lediglich das Gewicht der Hoden nahm gegen Ende der Versuchszeit bei mehreren Tieren deutlich ab.

β) Versuche mit Oestradiol

Während der gesamten Versuchszeit nahm die *Erythrocytenzahl* merklich ab (Abb. 31b), bei den mit 20 R.E. Follikosid behandelten Ratten um $21,8 \pm 1,67\%$, bei den mit der höheren (50 R.E.) Dosis injizierten Tieren um $21,7 \pm 1,37\%$.

Der Mittelwert-Quotient beträgt 0,995. Eine Dosisabhängigkeit der Reaktion der Erythrocytenzahl war somit nicht erkennbar. Sie ließ sich jedoch bei den am 25. Tag getöteten Tieren angedeutet feststellen; bei diesen war die Erythrocytenzahl um $19,5 \pm 3,46\%$ (20 R.E. Follikosid) bzw. um $30,0 \pm 2,10\%$ (50 R.E. Follikosid) erniedrigt. Beide Werte sind gegen den Mittelwert der Kontrollgruppe (p jeweils $<0,001$) und

voneinander ($p = 0{,}05$—$0{,}02$) signifikant unterschieden. Der Mittelwert-Quotient der am 25. Tag durch die beiden Hormondosen erzeugten
Senkung der Erythrocytenzahlen lautet $\frac{30{,}0}{19{,}5} = 1{,}53$.

Die *Price-Jones-Kurven* des Erythrocytendurchmessers wurden von
den Blutausstrichen zweier über 25 Tage mit 50 R.E. Follikosid pro die
behandelten Ratten in der gleichen Weise untersucht wie oben für die
Testosid-Versuche beschrieben wurde. Dabei zeigte sich im Laufe der
Versuchszeit eine Zunahme der Zahl der großen Erythrocyten.

Die *absolute Reticulocytenzahl* sank vom Beginn der Injektionen an
deutlich ab (Abb. 32 b). Die mittlere Abnahme über die gesamte Versuchszeit betrug $40{,}0 \pm 4{,}23\%$ (20 R.E. Follikosid) bzw. $52{,}9 \pm 4{,}75\%$
(50 R.E. Follikosid). Bei den am 25. Tag getöteten Tieren war die
absolute Reticulocytenzahl um $45{,}6 \pm 10{,}48\%$ (20 R.E. Follikosid) bzw.
um $59{,}6 \pm 7{,}0\%$ (50 R.E. Follikosid) herabgesetzt. Die Mittelwert-
Quotienten aus der gesamten Versuchszeit bzw. vom 25. Tag betragen
$\frac{52{,}9}{40{,}0} = 1{,}322$ bzw. $\frac{59{,}6}{45{,}6} = 1{,}304$. Die Mittelwerte der hormonbehandelten
Gruppen sind signifikant vom Mittelwert der Kontrollgruppe unter-
schieden ($p < 0{,}001$). Hingegen unterschieden sich nur die Mittelwerte
aus der gesamten Versuchszeit signifikant voneinander ($p = 0{,}05$),
während die Mittelwertdifferenz am 25. Tage eine Signifikanz vermissen
läßt ($p = 0{,}3$—$0{,}2$).

Der *Hämoglobingehalt* des Blutes war im Laufe der Versuchszeit
erniedrigt (Abb. 33 b), jedoch unterschied sich die Abnahme des Blut-
farbstoffes bei den follikosidbehandelten Ratten (20 R.E.: $-9{,}3 \pm 2{,}01\%$;
50 R.E.: $-6{,}8 \pm 1{,}60\%$) nicht signifikant von derjenigen bei den Kontrollratten ($-5{,}2 \pm 4{,}84\%$).

Der *Hämatokrit* unterlag in der ersten Versuchshälfte gewissen
Schwankungen, nahm dann aber bei allen Tieren zu. Bei den am 25. Tag
untersuchten Ratten betrug die Steigerung $28{,}5 \pm 3{,}86\%$ (20 R.E.
Follikosid) bzw. $32{,}1 \pm 8{,}60\%$ (50 R.E. Follikosid). Der Mittelwert-
Quotient liegt nahe bei 1 $\left(\frac{32{,}1}{28{,}5} = 1{,}12\right)$, dementsprechend hat p für die
Mittelwert-Differenz den hohen Wert von $0{,}8$—$0{,}7$. Die Mittelwerte der
hormonbehandelten Gruppen sind signifikant vom Mittelwert der Kon-
trollgruppe unterschieden ($p = 0{,}01$—$0{,}001$ bzw. $< 0{,}001$).

Die *Leukocytenzahl* sank unter der Follikosidbehandlung ab. Die
Erniedrigung war bei den mit 50 R.E. behandelten Tieren schon am
2. Tage, bei den mit der niedrigeren Dosis injizierten Ratten am 4. Tage
deutlich sichtbar. Sie war in der Folgezeit wechselnd hoch ausgeprägt
und betrug in der gesamten Versuchszeit $-9{,}6 \pm 4{,}47\%$ (20 R.E. Follikosid) bzw. $-25{,}0 \pm 3{,}11\%$ (50 R.E. Follikosid). Der Mittelwert-

Quotient beträgt $\frac{25{,}0}{9{,}6} = 2{,}60$, die Differenz der Mittelwerte ist statistisch signifikant ($p = 0{,}01$—$0{,}001$). In der Versuchszeit kam es jedoch auch bei den weiblichen Kontrollratten zu einer Senkung der Leukocytenzahlen um $17{,}1 \pm 5{,}68\%$, so daß sich ein signifikanter Einfluß des Follikosid auf die Leukocytenzahlen nicht beweisen ließ ($p = 0{,}4$—$0{,}3$ bzw. $0{,}3$—$0{,}2$). Im *Differentialblutbild* nahm die Zahl der Segmentkernigen bei mehreren Tieren zu, jedoch blieb die absolute Zahl der Segmentkernigen fast unverändert, da gleichzeitig die Gesamt-Leukocytenzahl absank. Die Lymphocyten nahmen an Zahl ab.

Die Erythropoiese im *Knochenmark* war besonders gegen Ende der Versuchszeit erniedrigt, jedoch erschien diese Minderung weniger eindrucksvoll als nach dem peripheren Blutbild zu erwarten gewesen wäre. Die Leukopoiese bot keine wesentlichen Veränderungen. Die Zahl der Megakaryocyten blieb ebenfalls unbeeinflußt, pro Gesichtsfeld fanden sich bei 450facher Vergrößerung zwischen 3 und 5 Megakaryocyten. Hingegen schien die Zahl der Knochenmarkriesenzellen mit regressiven Veränderungen (Atrophie, Kernpyknosen) vermehrt zu sein. Bei Eisenfärbung ließen sich weder im Knochenmark noch in den übrigen Organen *(Milz, Leber)* vermehrte Hämosiderin-Einlagerungen auffinden. Ebenso fehlten in diesen Organen Zeichen einer extramedullären Blutbildung.

Das *Körpergewicht* der hormonbehandelten Ratten stieg zwar während der Versuchszeit an, jedoch in geringerem Maße als bei den Kontrollratten. Der Gewichtszuwachs betrug $4{,}1 \pm 2{,}90\%$ (20 R.E. Follikosid) bzw. $9{,}9 \pm 3{,}87\%$ (50 R.E. Follikosid), bei den Kontrollratten $15{,}5 \pm 2{,}0\%$. Eine signifikante Mittelwertdifferenz besteht nur zwischen den Tieren der mit 20 R.E. Follikosid behandelten Gruppe und den Kontrollratten ($p = 0{,}01$—$0{,}001$).

Die *Organgewichte* verhielten sich unauffällig, lediglich das Gewicht des Uterus nahm unter der Hormonzufuhr bei den meisten Tieren deutlich zu.

γ) Kontrollversuche

Bei den *Männchen* veränderten sich die peripheren Blutwerte während der Versuchszeit wie folgt: Erythrocytenzahl/mm³: $-3{,}2 \pm 2{,}66\%$: Reticulocytenzahl: $+19{,}7 \pm 1{,}82\%$; Hämoglobin: $-5{,}5 \pm 0{,}74\%$; Hämatokrit: $+1{,}6 \pm 7{,}85\%$; Leukocytenzahl/mm³: $+6{,}2 \pm 6{,}6\%$; Körpergewicht in den letzten 10 Versuchstagen: $+35{,}9 \pm 4{,}85\%$.

Bei den *Weibchen* betragen die entsprechenden Werte: Erythrocytenzahl/mm³: $-6{,}0 \pm 3{,}05\%$; Reticulocytenzahl/mm³: $+14{,}3 \pm 1{,}38\%$; Hämoglobin: $-5{,}2 \pm 4{,}84\%$; Hämatokrit: $-3{,}5 \pm 4{,}73\%$; Leukocytenzahl/mm³: $-17{,}1 \pm 5{,}68\%$; Körpergewicht in den letzten 10 Versuchstagen: $+15{,}5 \pm 2{,}0\%$.

Am Knochenmark ließen sich weder bei den Männchen noch bei den Weibchen Strukturänderungen nachweisen. Auch die Gewichte und der morphologische Befund der übrigen Organe waren unauffällig.

Besprechung der Ergebnisse. Die Ergebnisse unserer Untersuchungen bestätigen und erweitern die Angaben früherer Autoren, daß männliches und weibliches Keimdrüsenhormon eine antagonistische Wirkung auf die Erythropoiese ausüben.

Testosteronpropionat (Testosid) steigert bei erwachsenen männlichen Ratten signifikant die Erythrocytenzahl, die absolute Reticulocytenzahl und den Hämoglobingehalt des peripheren Blutes; ferner führt es zu einer Erhöhung des Hämatokritwertes, die jedoch statistisch nicht nachweisbar signifikant ist. Der Durchmesser der neugebildeten Erythrocyten ist gegenüber demjenigen von Erythrocyten unbehandelter Tiere im Mittel herabgesetzt. *Die Erythropoiese im Knochenmark nimmt zu.* Die periphere Leukocytenzahl sowie die Leuko- und Thrombopoiese im Knochenmark bleiben unbeeinflußt. Der Anbau von Körpersubstanz wird durch die verwendeten hohen Steroiddosen gehemmt.

Oestradiolbutyrylacetat (Follikosid) bewirkt eine statistisch signifikante Abnahme der Erythrocytenzahl und absoluten Reticulocytenzahl im peripheren Blut, während der Hämoglobingehalt nicht signifikant verändert wird. Der Hämatokrit nimmt signifikant zu. Auch der mittlere Erythrocytendurchmesser steigt im Laufe der mehrwöchigen Versuchszeit an. *Die Erythropoiese im Knochenmark ist gedrosselt,* der Hämosideringehalt in Knochenmark, Milz und Leber nicht vermehrt. Leukocytenzahl im peripheren Blut, Leukopoiese und Megakaryocyten im Knochenmark sind numerisch nicht vermindert, die Megakaryocyten zeigen jedoch Anzeichen von Zellschädigung. Der Zuwachs von Körpersubstanz wird durch Follikosid gehemmt.

Bei beiden Hormonen besteht eine Beziehung zwischen verabfolgter Dosis und Reaktion der Erythropoiese. Sowohl beim Testosteron als auch beim Oestradiol führt die höhere Hormondosis zu einer stärkeren Vermehrung der Erythrocyten- und absoluten Reticulocytenzahl als die niedrigere Dosis. Beim Testosteron gilt diese Dosis-Wirkung-Relation außerdem für die Änderungen des Hämoglobingehaltes im peripheren Blut. *Die Dosisabhängigkeit der Reaktion der Erythropoiese ist in unseren Versuchen beim Testosteron in idealer Form verwirklicht: Hier zieht die Gabe einer auf das Doppelte erhöhten Hormondosis eine gleichfalls verdoppelte Steigerung der Erythrocyten- und absoluten Reticulocytenzahl nach sich;* der Quotient der Mittelwerte beträgt zwischen 1,98 (Erythrocyten, 25. Tag) und 2,01 (Reticulocyten, 25. Tag). Unsere Befunde zeigen somit entgegen den von anderen Autoren[1] auf Grund von Versuchen an

---

[1] BOWMAN u. STAFFORD 1954; VAN DYKE, CONTOPOULOS, WILLIAMS, SIMPSON, LAWRENCE u. EVANS 1954.

einem kleineren Tiermaterial geäußerten Ansichten, daß sich Testosterondosis und Reaktion der Erythropoiese zumindest im Bereich der von uns verwendeten hohen Hormondosen linear zueinander verhalten. Beim Follikelhormon wird der aus den untersuchten Hormondosen von 20 und 50 R.E. errechnete Mittelwert-Quotient von 2,5 nicht erreicht; er liegt zwischen 1,53 (Erythrocyten, 25. Tag) und 1,304 (Reticulocyten, 25. Tag). Die höhere Dosis erzeugt also auch hier eine stärkere Reaktion, jedoch stehen Dosis und Wirkung nicht in einem linearen Verhältnis zueinander.

Unsere Ergebnisse lassen keine sichere Antwort auf die Frage zu, in welcher Weise die Keimdrüsenhormone die Erythropoiese beeinflussen. Die lineare Beziehung zwischen Dosis und Wirkung im Falle des Testosterons macht es jedoch sehr *wahrscheinlich, daß das Testosteron hauptsächlich direkt auf das Knochenmark einwirkt.*

Gegen eine indirekte Wirkung der von uns verwendeten hohen Hormondosen spricht vor allem der Befund, daß der Anbau von Körpersubstanz durch diese Hormondosen nicht gefördert, sondern umgekehrt sogar gehemmt wurde. Es steht jedoch u. E. außer Zweifel, daß niedrigere Hormondosen, die zu einem Zuwachs von Körpersubstanz führen und damit den Sauerstoffbedarf erhöhen, auf diese Weise auch einen indirekten Einfluß auf die Erythropoiese ausüben.

Die Wirkung des Testosterons auf die Erythropoiese könnte auch darauf beruhen, daß das Testosteron andere endokrine Drüsen zur vermehrten Bildung erythropoietisch wirkender Stoffe veranlaßte oder direkt die Erythropoietinbildung stimulierte. Wir halten dies jedoch für wenig wahrscheinlich, da zwischen dem Beginn der Androgenbehandlung und der Besserung der Anämie ein zeitliches Intervall von 3—4 Wochen liegt und da die Androgene gerade bei den hypo- und aplastischen Anämien (s. S. 98, 211) erfolgreich angewendet werden[1]. Die weitere Möglichkeit, daß das Testosteron weniger an der Erythrocytenbildung als vielmehr am Erythrocytenabbau angriffe und zu einer Verlängerung der Erythrocytenlebensdauer führe, wird durch den Knochenmarkbefund, durch die stark erhöhten Reticulocytenzahlen und das Auftreten formveränderter Erythrocyten (Mikrocyten) widerlegt. Gegen die Annahme, daß das Hormon umgekehrt die Erythrocytenlebensdauer verkürze und die Steigerung der Erythropoiese im Knochenmark sowie die hohen peripheren Reticulocytenzahlen lediglich Ausdruck der reaktiv vermehrten Blutbildung seien, sprechen in überzeugender Form sowohl das Fehlen von Eisenablagerungen in den Organen des Erythrocytenabbaus als auch die signifikant erhöhten Erythrocytenzahlen. Nach GARDNER[2] gibt es keine Anhaltspunkte dafür, daß die Androgene die Lebensdauer der Erythrocyten verändern.

Auch das Follikelhormon beeinflußt u. E. die Erythropoiese vorwiegend dadurch, daß es direkt am Knochenmark angreift. In jedem Falle beruht seine Wirkung nicht auf einer vermehrten Hämolyse, da in Milz, Leber und Knochenmark keine vermehrten Eiseneinlagerungen angetroffen werden und da die Erythropoiese im Knochenmark sowie die peripheren Reticulocytenzahlen vermindert sind. In diesem Zusammenhang ist erwähnenswert, daß hohe Oestrogendosen die Mitosefunktion verschiedener Gewebe der Maus in vitro hemmen, indem sie die Metaphasen blockieren[3].

---

[1] STOHLMAN, BRECHER u. MOORES 1962.   [2] 1962.   [3] PETTERSSON 1962.

Vielleicht hemmt das Follikelhormon nicht nur die Proliferation der Erythroblasten, sondern zugleich die Ausschwemmung der Reticulocyten aus dem Knochenmark.

Schwere Knochenmark-Hypoplasien, wie sie von anderen Autoren nach hochdosierter Follikelhormonbehandlung beschrieben wurden, konnten wir in unseren Versuchen nicht feststellen. Dies gilt nicht nur für die Erythro- und Leukopoiese, sondern auch in besonderem Maße für die Megakaryocyten. Die schwere Schädigung dieser Zellen beim Hund, die sich häufig in einem völligen Schwund der Zellen aus dem Knochenmark manifestiert, fehlt bei der Ratte. Diesem Befund entspricht das Fehlen einer hämorrhagischen Diathese bei der Ratte, die beim Hund meist die unmittelbare Todesursache darstellt.

Sowohl das Testosteron als auch das Oestradiol bewirken Änderungen in der Blutfarbstoffbeladung der Erythrocyten und führen zur Bildung formveränderter Erythrocyten.

Unter dem Einfluß des männlichen Keimdrüsenhormons steigt die Erythrocytenzahl stärker an als der Hämoglobingehalt des Blutes. *Infolgedessen sinkt der Hämoglobingehalt des einzelnen Erythrocyten.* Beim Follikelhormon liegen die Dinge gerade umgekehrt: *Die Zahl der Erythrocyten sinkt stärker ab als der Hämoglobingehalt: dadurch steigt der Hämoglobingehalt des einzelnen Erythrocyten.* Beide Erscheinungen beruhen letztlich darauf, daß die Keimdrüsenhormone die Zellproliferation stärker beeinflussen als die Blutfarbstoffbildung.

Das Testosteron führt zur Bildung von *Mikrocyten,* während das Follikelhormon die Bildung von *Makrocyten* veranlaßt. Bei beiden Vorgängen handelt es sich wohl um den Ausdruck eines direkten Angriffes der Keimdrüsenhormone an den sich teilenden Erythroblasten. Vielleicht geht die nach Follikelhormonzufuhr beobachtete Makrocytose, die auch beim Rhesusaffen festgestellt wurde[1], auf das Bestreben des Organismus zurück, die numerische Verminderung der Erythrocyten durch Bildung größerer, zur Aufnahme einer vermehrten Hämoglobinmenge befähigter Erythrocyten auszugleichen. Allerdings bleibt dieses Bemühen vergeblich, da die Hämoglobinbildung nicht entsprechend zunimmt. Die Mikrocytose nach Testosteronbehandlung hängt möglicherweise mit einem relativen, durch die übersteigerte Mehrproduktion von Erythrocyten bedingten Eisenmangel zusammen.

Das fakultativ blutbildende Mesenchym zählt nach unseren Untersuchungen nicht zu den Angriffspunkten der Keimdrüsenhormone. In keinem Falle wurde eine extramedulläre Blutbildung in Milz oder Leber beobachtet.

Schlußbetrachtung. Unsere Ergebnisse bestätigen die Befunde früherer Autoren, daß *männliches Keimdrüsenhormon die Erythropoiese steigert, während weibliches Keimdrüsenhormon sie hemmt.* Sie zeigen ferner die bisher bestrittene *Abhängigkeit der Reaktion des Knochenmarkes von der verabreichten Hormondosis sowie die Beeinflussung der Erythrocytenform durch die Keimdrüsenhormone.* Schließlich geht aus unseren Versuchen hervor, daß die *Wirkung der Keimdrüsenhormone auf die Erythropoiese nicht entscheidend mit Änderungen im Ablauf der Hämolyse zusammenhängt.*

---

[1] TYSLOWITZ u. HARTMAN 1941.

Das Testosteron stellt somit ein kräftiges Stimulans der Erythropoiese dar. *Seine klinische Anwendung zur Behandlung therapiefraktärer Anämien liegt auf der Hand.* Inzwischen berichteten bereits zahlreiche Autoren über Behandlungserfolge mit Testosteron und Testosteronderivaten, besonders bei aplastischen Anämien[1]. Die Tierversuche über die Wirkung der Keimdrüsenhormone auf die Blutbildung haben somit zur erfolgreichen Nutzanwendung der dabei gewonnenen Erkenntnisse in der Klinik geführt.

Anhang

1. Wirkung des Progesterons auf die Erythropoiese. Bei Ratten wurde nach Progesterongabe keine konstante Beeinflussung der Erythropoiese gesehen[2]; die peripheren Blutzellwerte blieben unbeeinflußt. Im Knochenmark wurde die nach Hypophysektomie auftretende Hypoplasie durch Progesteron nur unvollständig beseitigt[2]. Nach Dukes u. Goldwasser[3] hatte Progesteron zumindest keine hemmende Wirkung auf die rote Blutbildung. Auch beim Rhesusaffen fand sich keine eindeutige Beeinflussung der Erythropoiese[4].

2. Wirkung der Hypophysen-Gonadotropine auf die Erythropoiese. Die gonadotropen Hypophysenvorderlappenhormone beeinflussen die Erythropoiese offenbar nur auf dem Wege über die Keimdrüsen; sie seien daher in diesem Kapitel mitbesprochen.

Normale weibliche und männliche Ratten zeigten nach mehrwöchiger Injektion von Serum trächtiger Stuten eine Akzentuierung des Geschlechtsunterschiedes der Erythrocytenzahlen; dieser betrug nunmehr über 2 Mill., statt 0,4 Mill. vor Beginn der Injektion[2]. Dabei stieg die Erythrocytenzahl der Männchen um 18% an, während diejenige der Weibchen um 7% sank. Der Hämoglobingehalt blieb unverändert. Der bei kastrierten weiblichen Ratten beobachtete Erythrocytenanstieg wurde hingegen durch die gleiche Behandlung nicht aufgehoben[2]. Ferner steigerte das Serum trächtiger Stuten bei hypophysektomierten Männchen die Erythrocyten- und Hämoglobinbildung hochsignifikant, während es bei hypophysektomierten Weibchen keine Wirkung hatte. Bei normalen Männchen beeinflußte es die Knochenmarkstruktur nicht, hingegen hob es die Hypoplasie im Knochenmark hypophysektomierter Männchen teilweise auf. Umgekehrt führte es bei normalen und hypophysektomierten Weibchen zu einer Hypoplasie der Erythropoiese im Knochenmark[2].

Nach all diesen Befunden ist nicht zu bezweifeln, daß die Hypophysen-Gonadotropine die Erythropoiese auf dem Wege über die Keimdrüsen beeinflussen.

IV. Einfluß der Nebenniere auf die Erythropoiese

Die Anämie bei der Addisonschen Krankheit und die Polyglobulie bei M. Cushing gaben die ersten Anhaltspunkte für eine Beteiligung der Nebenniere an der Regulation der Erythropoiese. Tierexperimentelle Untersuchungen erbrachten den Beweis für die Richtigkeit dieser Ansicht:

---

[1] Rosenthal u. Erf 1943; Kennedy u. Nathanson 1953; Kennedy 1957, 1962; Diamond u. Shahidi 1959a, b; Shahidi u. Diamond 1959; McDonald 1960; Hubble 1961; Lancet: Leading article 1961; Thomas 1961; Gardner 1962; Gardner u. Nathan 1962; Khalil u. Ibrahim 1962; Stacher u. Böhnel 1962; Stohlman, Brecher u. Moores 1962.

[2] Vollmer u. Gordon 1941.   [3] 1960.   [4] Tyslowitz u. Hartman 1941.

14*

1. Die doppelseitige Adrenalektomie bewirkt eine Hämokonzentration, die das Bild einer *scheinbaren Polyglobulie* erzeugt[1]. Wird dem Trinkwasser der Tiere NaCl zugesetzt, so bleibt die Bluteindickung aus und eine *leichte Anämie* tritt zutage[2].

Die Abnahme des Plasmavolumens als Ursache der Pseudo-Polyglobulie bei Nebenniereninsuffizienz wurde durch Plasmavolumenbestimmungen an Hunden bewiesen[3]. Das Knochenmark zeigt im Stadium der Nebenniereninsuffizienz eine Aplasie bzw. Hypoplasie der Erythropoiese[4].

Während das Fehlen der Nebennieren zu einer Anämie führt, kann bei Überfunktion des Organs eine Polyglobulie auftreten. Diese wurde nicht nur bei M. Cushing, sondern kürzlich auch bei einem Säugling mit kongenitaler Hyperplasie der Nebennieren beschrieben[5].

2. Die Wirkung der Nebennieren auf die Erythropoiese geht von den *Rindenhormonen*, und zwar von den *Glucocorticoiden* aus, während nach den bisherigen Ergebnissen ein Einfluß der Mineralocorticoide und des Adrenalins auf die Erythropoiese unwahrscheinlich ist.

FISHER[6] fand eine statistisch signifikante Vermehrung der Erythrocytenzahl und des Gesamt-Erythrocytenvolumens unter dem Einfluß einer mehrwöchigen Behandlung von Ratten mit täglichen Injektionen von 5 bzw. 10 mg *Corticosteron* oder 0,5 bzw. 2 mg *Hydrocortison*. Auch der Hämatokrit und der Hämoglobingehalt des Blutes waren vermehrt, allerdings nicht immer statistisch signifikant. Die erythropoietische Wirkung des Hydrocortisons wurde durch EGLI u. KELLER[7] bestätigt, die außerdem eine sehr starke Erhöhung der Reticulocytenzahl nach Injektion kleinster Dosen (1—10 μg/100 g) von *11-Dehydrocorticosteron* (Compound A) beobachteten. Demgegenüber sahen GORDON u. Mitarb.[8] nach Gabe von Compound A keine Besserung der durch die Adrenalektomie hervorgerufenen Anämie der Ratte. *Cortison* verhindert die Anämieentstehung nach der Adrenalektomie allein[8] bzw. in Kombination mit STH und Thyroxin.[9] Auch beim Menschen erzeugt Cortison einen signifikanten Anstieg der Reticulocytenzahl und eine Besserung der erniedrigten Hämatokrit-, Hämoglobin- und Erythrocytenwerte anämischer Patienten[10]. LINSK u. MURRAY[11] berichteten über die erfolgreiche Behandlung einer aplastischen Anämie mit Prednison.

Demgegenüber ist es nicht möglich, die nach der Hypophysektomie auftretende Anämie mit *Desoxycorticosteronacetat* dauerhaft zu beheben[12] oder die Knochenmarkhypoplasie dieser Tiere merklich zu beeinflussen[13].

[1] GRADINESCU 1913; STEWART 1926; VIALE u. BRUNO 1927; COREY u. BRITTON 1932; SWINGLE, VARS u. PARKINS 1934; DALTON u. MASON 1940; LEWIS 1941. — Anm.: Einige Autoren (WATERMAN, UYLDERT, THOMASSEN u. OESTREICHER 1939; BEER u. BEDACHT 1941) vermißten eine erkennbare Wirkung der Nebennieren auf die Blutbildung. Vielleicht beruhten ihre negativen Resultate auf dem Vorkommen akzessorischen Nebennierengewebes bei den Versuchstieren (FISHER 1958b, c).

[2] CRAFTS 1941; GORDON, PILIERO u. LANDAU 1951; VAN DYKE, CONTOPOULOS, WILLIAMS, SIMPSON, LAWRENCE u. EVANS 1954.

[3] STEWART 1926; SWINGLE, VARS u. PARKINS 1934; LEWIS 1941.

[4] LEWIS 1941.   [5] GOLD u. MICHAEL 1959.

[6] 1958a.; s. auch FISHER u. CROOK 1962.   [7] 1958a, b.

[8] GORDON, PILIERO u. LANDAU 1951.   [9] CRAFTS u. MEINEKE 1958.

[10] FINCH, CROCKETT, ROSS u. BAYLES 1951.   [11] 1961.

[12] QUERIDO u. OVERBEEK 1938; GORDON, PILIERO u. LANDAU 1951.

[13] VOLLMER. GORDON u. CHARIPPER 1942; GORDON, PILIERO u. LANDAU 1951.

Durch Injektion von *Adrenalin* lassen sich zwar vorübergehende Polyglobulien erzeugen, jedoch handelt es sich dabei wohl um die Folge einer Wirkung des Hormons auf die Milz[1]. Beim adrenalektomierten Tier fanden COREY u. BRITTON[2] keine Besserung der Anämie durch Adrenalin. GORDON u. Mitarb.[3] beschrieben zwar die Verhütung der Anämie durch Injektionen von Adrenalin, bezweifeln jedoch eine Beteiligung des Nebennierenmarkes an der physiologischen Steuerung der Erythropoiese, da die Demedullation der Nebenniere in ihren Versuchen die peripheren Blutzellwerte nicht wesentlich veränderte.

3. Die Nebennieren sind *für die Reaktion der Erythropoiese gegenüber stimulierenden Maßnahmen nicht notwendig*. Die Nebennierenhormone sind demnach mit dem Erythropoietin nicht identisch.

VAN DYKE u. Mitarb.[4] verbrachten Ratten 2 Monate nach der Adrenalektomie in eine Atmosphäre mit vermindertem Sauerstoffgehalt und bestimmten am 7. Tag das Gesamt-Erythrocytenvolumen. Sie fanden bei adrenalektomierten Tieren eine Zunahme der Erythrocytenmasse von 39% gegenüber 43% bei den gesunden Kontrolltieren. Auch PILIERO[5] sah nach der Adrenalektomie keine Hemmung der erythropoietischen Reaktion gegenüber Sauerstoffmangel. Schließlich beobachteten JACOBSON u. Mitarb.[6] bei adrenalektomierten Ratten nach Cobaltinjektionen kein Ausbleiben der Erythropoietinbildung; dieser Befund steht allerdings in Widerspruch zu den Ergebnissen von FISHER[7], der binnen 20 Tagen nach der Adrenalektomie bei Ratten keine Erhöhung der Blutzellwerte durch Cobaltgaben sah.

Nach neueren Untersuchungen FISHERs haben die Nebennierenrinden-Steroide vielleicht eine permissive Wirkung gegenüber dem Erythropoietin. FISHER beobachtete nach Injektion von gereinigtem Schaf-Erythropoietin bei adrenalektomierten Ratten einen geringeren Anstieg der Fe^{59}-Inkorporation in die Erythrocyten als bei gesunden Ratten. Er hält es für möglich, daß für die optimale Stimulierung der Erythropoiese durch das Erythropoietin eine bestimmte Menge an Nebennierensteroiden erforderlich ist[8].

Schlußbetrachtung. Die Glucocorticoide der Nebennierenrinde steigern die Erythropoiese. Über den Mechanismus dieser Steigerung ist noch nichts Sicheres bekannt. Am ehesten ist an eine direkte Stimulierung des Knochenmarkes zu denken.[9] Der günstige Einfluß der Corticosteroide auf bestimmte Anämieformen beruht teils auf ihrer direkten Knochenmarkwirkung, teils auf indirekten, „sekundären", Nebenwirkungen (z.B. Beeinflussung der Hämolyse oder des Grundleidens)[10].

V. Einfluß anderer endokriner Organe auf die Erythropoiese

a) Pankreas

JACOBSON u. Mitarb.[11] sahen nach der Pankreatektomie bei der Ratte keine Störung der Erythropoietinbildung im Anschluß an die Einwirkung erythro-

[1] GÜNTHER 1929; GORDON u. CHARIPPER 1947.   [2] 1932.

[3] GORDON, PILIERO u. LANDAU 1951.

[4] VAN DYKE, CONTOPOULOS, WILLIAMS, SIMPSON, LAWRENCE u. EVANS 1954.

[5] PILIERO 1955, 1959.   [6] JACOBSON, GOLDWASSER, FRIED u. PLZAK 1957a, b.

[7] 1958b, c.   [8] 1962c.   [9] LABHART 1957.   [10] GARDNER 1962.

[11] JACOBSON, GOLDWASSER, FRIED u. PLZAK 1957a; JACOBSON, GOLDWASSER, GURNEY, FRIED u. PLZAK 1959.

poietischer Reize. Weitere Arbeiten über den Einfluß des Pankreas auf die Erythropoiese sind uns nicht bekannt.

b) Epithelkörperchen

Über eine mögliche Beteiligung der Epithelkörperchen an der Steuerung der Erythropoiese ist nichts bekannt. Bisher wurden u.W. nur 2 Fälle beschrieben, in denen ein primärer Hyperparathyreoidismus mit einer Polyglobulie kombiniert war[1]. In beiden Fällen bestand zugleich eine Nephrocalcinose, so daß die Möglichkeit einer nephrogenen Verursachung der Polyglobulie in Betracht gezogen werden muß, zumal in dem einen Falle[2] die Polyglobulie nach der operativen Entfernung eines haselnußgroßen Epithelkörperchenadenoms sogar noch zunahm. Bei dieser Patientin wurde gleichzeitig ein Diabetes mellitus nachgewiesen.

c) Thymus

Die thymektomierte Ratte reagiert auf Cobaltgabe mit ungestörter Erythropoietinbildung[3]. Thymusextrakte verursachen eine leichte Hemmung der Erythropoiese; die Erythrocyten- und Reticulocytenzahl des peripheren Blutes, der Hämatokritwert und der Hämoglobingehalt sind geringfügig erniedrigt[4].

Damit ist entgegen der von GLEY[5] auf Grund von Versuchen an nur insgesamt 10 Meerschweinchen geäußerten Ansicht, der Thymus bilde bei dieser Species das Erythropoietin, eine Beteiligung des Thymus an diesem Vorgang sehr unwahrscheinlich.

Seit der ersten Mitteilung von MATRAS u. PRIESEL[6] wurde mehrfach das Zusammentreffen von Thymustumoren unterschiedlicher histologischer Struktur mit einer Aplasie der Erythropoiese beim Menschen beschrieben. Vor kurzem gaben MARINONE u. MAZZA[7] eine Übersicht dieser Beobachtungen. Sie stellten insgesamt 34 Fälle der Literatur zusammen.

Zu dieser Zahl kommen noch einige weitere Beispiele, die in letzter Zeit von CHALMERS[8], HAVARD u. SCOTT[9], BARNES u. O'GORMAN[10] sowie von JAHSMAN, MONTO u. REBUCK[11] mitgeteilt wurden.

Für die Blutbildungsstörung bei Thymustumoren ist es außerordentlich charakteristisch, daß sie elektiv die Erythropoiese betrifft und die übrigen Zellsysteme des Knochenmarkes nur selten einbezieht[12]. Im anglo-amerikanischen Schrifttum ist daher die Bezeichnung „pure red cell anemia", „anerythrogenesis" oder „true red cell aplasia" gebräuchlich[13].

Gelegentlich besteht gleichzeitig mit der Anämie eine Myasthenia gravis[14].

---

[1] BERLIN 1949; CÖSTER 1961.   [2] CÖSTER 1961.

[3] JACOBSON, GOLDWASSER, GURNEY, FRIED u. PLZAK 1959.

[4] GORDON, PILIERO, MEDICI, PANSKY, LUHBY, SIEGEL u. TANNENBAUM 1958.

[5] 1954.   [6] 1928.   [7] 1960.   [8] 1958.   [9] 1960.   [10] 1962.   [11] 1962.

[12] JOSSE u. ZACKS 1958; MARINONE u. MAZZA 1960.   [13] CHALMERS 1958.

[14] CHALMERS 1958; HAVARD u. SCOTT 1960; MARINONE u. MAZZA 1960.

In einigen Fällen war die Thymektomie von einer Normalisierung des Blutbildes gefolgt[1].

Die Anämie wird offenbar nicht durch eine im Tumor gebildete Substanz mit knochenmarkhemmender Wirkung erzeugt, da Blutserum von Patienten mit dieser Erkrankung oder Extrakte aus Thymomen bei Empfängertieren keine Erythropoiesehemmung bewirkten[2]. Vielleicht bildet das lymphoreticuläre Gewebe der Geschwülste Antikörper gegen die Erythroblasten[3], jedoch fehlt für diese Hypothese bisher der experimentelle Beweis.

Die Knochenmarkhemmung beim Bestehen von Thymomen und von Hyperspleniemilzen beruht möglicherweise auf einem gleichen pathogenetischen Prinzip. Der Gedanke hieran liegt um so näher, als Milz und Thymus auch anatomisch einander ähnlich sind. Warum im Falle des Thymoms meist nur die Erythropoiese, im Falle der Hyperspleniemilz hingegen meist alle Zellsysteme des Knochenmarkes in ihrer Proliferation gehemmt werden, ist eine weitere Frage, die der Klärung bedarf.

---

[1] Lit. s. bei MARINONE u. MAZZA 1960.

[2] JACOBS, HUTTER, POOL u. LEY 1959; weitere Lit. s. bei MARINONE u. MAZZA 1960.

[3] CHALMERS 1958; MARINONE u. MAZZA 1960.

E. Schlußbetrachtung

Die humorale Steuerung der Erythropoiese erfolgt in doppelter Weise: Einmal durch ein spezifisch auf die Erythropoiese wirkendes Hormon, das „Erythropoietin", zum anderen durch mehrere definierte Hormone der bekannten endokrinen Drüsen. Wir bezeichnen die Regulation der Erythropoiese durch das Erythropoietin als *„spezifische Steuerung"* und treffen damit eine Unterscheidung gegenüber der *„unspezifischen Steuerung"* durch die übrigen Hormone, deren Effekt auf die Erythropoiese lediglich den Charakter einer Nebenwirkung trägt, während ihre spezifische Wirkung auf andere Zielorgane als das Knochenmark gerichtet ist.

Das *Erythropoietin* gehört vermutlich in die Gruppe der *Glykoproteide*; es ist noch nicht zweifelsfrei erwiesen, ob es weitere erythropoietisch wirkende Stoffe gibt, die Lipoidcharakter tragen. Der adäquate Reiz zur Bildung und Ausschüttung des Erythropoietins ist der *Sauerstoffmangel der Körperzellen*, der eine Steigerung der Erythropoiese erforderlich macht. Die *Receptoren* für den Sauerstoffmangel sind im Zwischenhirn lokalisiert, daneben gibt es Receptoren in der Körperperipherie, deren Lokalisation noch unbekannt ist. Die Frage, ob die Receptoren mit den erythropoietinbildenden Zellen übereinstimmen, ist noch umstritten.

Das Erythropoietin greift *direkt an den Bildungsstätten der Erythrocyten* an, und zwar sowohl am *Knochenmark* als auch — bei unphysiologisch hoher Dosierung im Tierexperiment — am fakultativ blutbildenden Mesenchym der *Leber* und *Milz*. Nach eigenen Untersuchungen und denjenigen anderer Autoren stimuliert es die *Teilung und Differenzierung sämtlicher Erythroblastenformen*, wirkt also nicht nur auf die Proerythroblasten als Stammzellen der Erythropoiese. Außerdem beeinflußt das Erythropoietin den *Stoffwechsel kernhaltiger roter Zellen*.

Der *Nachweis des Erythropoietins* läßt sich an der Erythropoiesesteigerung bei sog. „Empfängertieren" führen, denen Körperflüssigkeiten oder bestimmte Organextrakte sog. „Spendertiere" zugeführt werden. Als „Spendertiere" bezeichnet man Tiere, deren Erythropoietinbildung durch verschiedene Maßnahmen, wie z.B. Blutentzug oder Minderung des Sauerstoffgehaltes der Atemluft, stimuliert wurde. Als „Empfängertiere" werden normale oder auf verschiedene Weise vorbehandelte Tiere verwendet. Die Verfahren zur Steigerung der Erythropoietinbildung bei den Spendertieren und zur Erhöhung der Erythropoietinempfindlichkeit bei den Empfängertieren sind einander nicht gleichwertig und sollten teilweise verlassen werden.

Das Erythropoietin läßt sich nicht nur an lebenden Empfängertieren, sondern auch an *isolierten Knochenmarkpräparaten* sowie an Änderungen des *Hämoglobin-, Phosphor- und Oxydationsstoffwechsels* des Knochenmarkes oder kernhaltiger Erythrocyten nachweisen. Die derzeitig empfindlichste Nachweismethode ist die Bestimmung der *Inkorporation von* Fe^{59} *in die Erythrocyten* der Ratte, die unter der Einwirkung des Erythropoietins stark ansteigt.

Bei bestimmten *Blutkrankheiten des Menschen*, insbesondere bei der Polycythaemia vera rubra und bei hypo- und aplastischen Anämien, tritt das Erythropoietin im Blutserum vermehrt auf. Hieraus ergeben sich Konsequenzen für die Deutung der Pathogenese dieser Erkrankungen. Die Möglichkeiten einer therapeutischen oder diagnostischen Nutzanwendung des Erythropoietins können zum jetzigen Zeitpunkt noch nicht zuverlässig beurteilt werden.

Die kritische Auswertung aller bisherigen klinischen und experimentellen Beobachtungen über die Beziehungen zwischen Niere und Erythropoiese macht es sehr wahrscheinlich, daß die Niere das Erythropoietin bildet. Möglicherweise sind auch andere Organe, vor allem die Leber, zur Erythropoietinbildung befähigt. Die Beteiligung des RES an der Erythropoietinbildung ist nach den vorliegenden Befunden zwar nicht sicher auszuschließen, jedoch wenig wahrscheinlich. Noch geringer ist die Wahrscheinlichkeit einer Erythropoietinbildung in Knochenmark oder Blut. Sauerstoffdurchströmtes Blutserum wirkt nach unseren Untersuchungen hemmend auf die Erythropoiese, wahrscheinlich deswegen, weil in ihm ein sog. „*Erythropenin*" (STEINBERG) entsteht.

Die Erythropoiese wird demnach offenbar sowohl durch einen aus der Niere stammenden Reizstoff, das Erythropoietin, als auch durch einen im Blut gebildeten Hemmstoff, das Erythropenin, gesteuert. *Der Ablauf der Erythropoiese wird somit durch das Wechselspiel zwischen Erythropoietin und Erythropenin bestimmt.* Zunahme des Erythropoietins oder Abnahme des Erythropenins im Blute steigert die Erythropoiese, Abnahme des Erythropoietins oder Zunahme des Erythropenins setzt sie herab.

An der *unspezifischen Steuerung* der Erythropoiese sind mehrere Hormone beteiligt. Die wichtigsten unter ihnen sind die das Knochenmark vorwiegend direkt beeinflussenden Keimdrüsenhormone, von denen das Testosteron die Erythropoiese steigert, während das Oestradiol sie hemmt, sowie bestimmte Hormone des Hypophysenvorderlappens mit teilweise direkter (STH), teilweise indirekter (ACTH, thyreotropes Hormon) Wirkung auf die Erythropoiese.

Das Gleichgewicht zwischen Erythrocytenverlust und Erythrocyten-neubildung wird somit durch spezifische und unspezifische Regulations-vorgänge, die ineinander greifen und sich gegenseitig ergänzen, aufrecht-erhalten. Die physiologische Erythropoiese, die dem dauernden Ersatz der alten und aus dem Blutstrom eliminierten Erythrocyten dient, erfolgt vermutlich unter Beteiligung beider Regulationsmechanismen, während bei gesteigertem Erythrocytenbedarf vor allem die spezifische Steuerung zur Geltung kommt.

Das Bestreben künftiger Untersuchungen muß in erster Linie auf die *chemische Isolierung und Strukturaufklärung des Erythropoietins* gerichtet sein. Es wird dann möglich sein, die Frage zu klären, ob das Erythropoietin eine einheitliche Substanz darstellt oder einen Komplex aus mehreren Wirkstoffen verkörpert, die vielleicht an verschiedenen Teilprozessen der Erythropoiese (Zellteilung, Zellreifung, Hämoglobin-bildung) angreifen. Auch die Frage nach der Anwendbarkeit des Erythro-poietins in der Behandlung anämischer Krankheitszustände wird sich leichter und zuverlässiger beurteilen lassen, wenn gereinigte Erythro-poietinpräparate, deren Herstellung heute bereits möglich ist, Verwendung finden.

Die *Bildung des Erythropoietins in der Niere* bedarf der endgültigen Bestätigung durch Isolierung des Erythropoietins aus dem Nieren-gewebe anämisierter Tiere. Schließlich sind weitere Untersuchungen über das *Erythropenin*, über seine chemische Natur und seine physio-logische Funktion notwendig.

Die Erhaltung einer konstanten Erythrocytenzahl unter physiolo-gischen Bedingungen und die enorme Plastizität der Erythropoiese in Ab-hängigkeit von den Änderungen des Erythrocytenbedarfes erwecken Be-wunderung vor der Präzision der hierin sichtbar werdenden Regulations-vorgänge. Das komplexe Zusammenwirken nervöser und humoraler Mechanismen zur Wahrung des Gleichgewichtes zwischen Erythrocyten-angebot und Erythrocytenbedarf wird in den Ergebnissen klinischer und experimenteller Untersuchungen deutlich. Aufbauend auf den bis-herigen Resultaten wird es möglich sein, tiefer in das Gebiet der humo-ralen Regulation der Erythropoiese einzudringen. Der experimentellen Forschung bieten sich hier noch breite Ansatzflächen. Ziel aller dieser Arbeiten war es und wird es auch in Zukunft sein, das Verständnis der physiologischen und der krankhaft gestörten Blutbildung zu fördern und mit den hieraus gewonnenen Erkenntnissen dem kranken Menschen zu dienen.

Literaturverzeichnis

*I. Neuere Übersichtsarbeiten zur humoralen und nervösen Regulation
der Erythropoiese*

BRECHER, G., u. F. STOHLMAN jr.: Humoral factors in erythropoiesis. Progr. Hemat. **2**, 110—132 (1959).

BRITTINGER, G.: Zum Problem des Erythropoetins. Blut **6**, 230—238 (1960).

Colloquium: Erythropoietin. VIII. Europ. Congr. Hemat., Wien 1961.

Erythropoiesis. Edit. by L. O. JACOBSON and M. DOYLE. New York and London: Grune & Stratton 1962.

GORDON, A. S.: Endocrine influences upon the formed elements of blood and blood-forming organs. Recent Progr. Hormone Res. **10**, 339—394 (1954).

— Hemopoietine. Physiol. Rev. **39**, 1—40 (1959).

GURNEY, C. W., L. O. JACOBSON and E. GOLDWASSER: The hormonal regulation of red cell production. In: Clinical endocrinology (E. B. ASTWOOD ed.), vol. I, p. 582—590. New York and London: Grune & Stratton 1960.

Haemopoiesis. Cell production and its regulation. CIBA Foundation Symposium, edit. by G. E. W. WOLSTENHOLME and M. O'CONNOR. London: J. & A. Churchill Ltd. 1960.

Hematopoietic mechanisms. Ann. N.Y. Acad. Sci. **77**, 407—820 (1959).

HODGSON, G.: Hémopoiétine, érythropoiétine, facteur érythropoiétique. Rev. Hémat. **13**, 466—478 (1958).

KOMIYA, E.: Die zentralnervöse Regulation des Blutbildes. Stuttgart: Georg Thieme 1956.

LINMAN, J. W., and F. H. BETHELL: Factors controlling erythropoiesis. Oxford: Blackwell Scientif. Public. 1961.

RUHENSTROTH-BAUER, G.: Die Regelung der Erythrozytenkonzentration im Blut. In Handbuch der gesamten Hämatologie, Bd. II/2, S. 58—82. München u. Berlin: Urban & Schwarzenberg 1959.

STOHLMAN jr., F.: Erythropoiesis. New Engl. J. Med. **267**, 342—348, 392—399 (1962).

II. Weitere Arbeiten

ABDERHALDEN, R.: Über einen körpereigenen Leukozytose bewirkenden Faktor. Experientia (Basel) **4**, 114—115 (1948).

— Untersuchungen über das Vorkommen eines Leukozytose bewirkenden Stoffes im Harn. Z. Vitamin-, Hormon- u. Fermentforsch. **2**, 365—391 (1948/49).

— G. MALL u. H. BINDER: Klinische Untersuchungen mit Leukerethin; seine Anwendung zur Umstimmungstherapie. Klin. Wschr. **1951**, 444—446.

ABOULAFIA, E. D., H. F. RHEINLANDER and R. S. SCHWARTZ: Fibromyomatous erythrocytosis. New Engl. J. Med. **267**, 85—87 1962).

ADAMS, A. E., and F. SHEVKET: The normal blood picture of white rats and the changes in the picture following thyroid feeding. Physiol. Zool. **2**, 181—220 (1929).

ALBEAUX-FERNET, et LEFEBVRE: Influence de l'hormone mâle synthétique en injections sur la formule sanguine de l'homme. Sang **13**, 926—928 (1939).

ALBERT, H.-H. v.: Hemmwirkungen eines Extraktes aus einer menschlichen Hyperspleniemilz in der Knochenmarkkultur. Klin. Wschr. **40**, 211—212 (1962).

ALDER, A.: Beitrag zur Kenntnis der Anämien in der Schwangerschaft. Z. Geburtsh. Gynäk. **87**, 505—518 (1924).

ALLEN, A. C., and S. SPITZ: A comparative study of the pathology of scrub typhus (Tsutsugamushi disease) and other rickettsial diseases. Amer. J. Path. **21**, 603—681 (1945).

ALPEN, E. L.: The metabolic fate of erythropoietin. In: Erythropoiesis. Edit. by L. O. JACOBSON and M. DOYLE. New York and London: Grune & Stratton 1962, p. 134—135 (a).

— Diskussionsbemerkungen. In: Erythropoiesis. Edit. by L. O. JACOBSON and M. DOYLE. New York and London: Grune & Stratton 1962, p. 138 (b); p. 274 (c); p. 304—309 (d); p. 329—330 (e); p. 332 (f).

—, and D. CRANMORE: Cellular kinetics and iron utilization in bone marrow as observed by Fe-59 radioautography. Ann. N.Y. Acad. Sci. **77**, 753—765 (1959a).

— — Observations on the regulation of erythropoiesis and on cellular dynamics by Fe-59 autoradiography. In: The kinetics of cellular proliferation (STOHLMAN Editor), p. 290—300. New York: Grune & Stratton 1959b.

— — and M. E. JOHNSTON: Early observation on the effects of blood loss. In: Erythropoiesis. Edit. by L. O. JACOBSON and M. DOYLE, p. 184—188. New York & London: Grune & Stratton 1962,

ALTHOFF, H., P. DAHM u. H. WERNER: Über das Vorkommen der Erythropoetine im Nabelschnurblut. Arch. Kinderheilk. **157**, 238—244 (1958).

—, u. H. WERNER: Zum Nachweis der Erythropoetine beim Menschen. Klin. Wschr. **1956**, 1197—1198.

— — Vorkommen und Bedeutung der Erythropoetine bei der Erythroblastosis foetalis. Acta haemat. (Basel) **18**, 126—136 (1957).

— — Zum Angriffspunkt der Erythropoetine am Erythron. Folia haemat. (Frankfurt/M.) N.F. **3**, 102—111 (1958).

AMIEL, C.: Le rein, organe érythropoiétique? Presse méd. **1959**, 336.

ANGELONE, L., D. H. WATKINS and C. A. ANGERER: Oxygen consumption of erythrocytes from patients with various thyroid conditions related to their respective serum protein-bound iodine concentrations. Blood **9**, 953—958 (1954).

ANTILA, V., A. TELKKÄ and A. N. KUUSISTO: Goitrogenic action of cobaltous chloride in the guinea-pig. Acta endocr. (Kopenhagen) **20**, 351—354 (1955).

APPELS, A., u. H. M. KELLER: Tierexperimenteller Nachweis einer Erythrozyten und Retikulozyten vermehrenden Substanz bei der Polyzythaemia vera. Folia haemat. Frankfurt/M. N. F. **1**, 309—319 (1957).

ARDAILLOU, R., H. DE MONTÉRA, P. MICHIELSEN et J. ALTMAN: Aspects histologiques de l'autogreffe rénale dans le péritoine chez le rat. Rev. franç. Étud. clin. biol. **5**, 697—700 (1960).

— Y. NAJEAN, J. ALTMAN et G. RICHET: Étude de l'érythropoièse chez les rats néphrectomisés et porteurs d'une autogreffe de rein. Rev. franç. Étud. clin. biol. **5**, 189—190 (1960).

ARNOLD, O.: Über die Wirkung des synthetischen Brunststoffes Diäthylstilböstrol auf das Knochenmark und Blut des Hundes. Klin. Wschr. **1939**, 891—892.

— P. GRUMBRECHT u. A. LOESER: Organveränderungen und Allgemeinreaktion bei intrauteriner Anwendung von oestrogenen Substanzen. Naunyn-Schmiedeberg's Arch. exp. Path. Pharmak. **191**, 192—211 (1939).

—, u. H. HAMPERL: Untersuchungen zur Toxikologie des 4,4'-Dioxy-α,β-Diäthylstilbens. Naunyn-Schmiedeberg's Arch. exp. Path. Pharmak. **194**, 121—128 (1939).

ARNOLD, O., H. HAMPERL, F. HOLTZ, K. JUNKMANN u. H. MARX: Über die Wirkung des Follikelhormons auf Knochenmark und Blut bei Hunden. Naunyn-Schmiedeberg's Arch. exp. Path. Pharmak. 186, 1—24 (1937).
— F. HOLTZ u. H. MARX: Über Beziehungen der Sexualhormone zum Kalkstoffwechsel und zum Knochenmark. Naturwissenschaften 24, 314—317 (1936).
ARVY, L.: Le retentissement des injections de testostérone sur l'hématopoïèse du chapon. Sang 15, 328—343 (1942/43).
— Le leucogramme de la souris femelle. Sang 16, 198—203 (1944).
— La densité du sang. Ses variations, avec l'état sexuel, chez les Gallinacés. Sang 16, 400—414 (1944/45).
— Étude de l'action de quelques sterols sur l'hématopoïèse. Thèse scient. Paris 1946.
— Le dimorphisme sexuel sanguin chez Rana temporaria L. et Bufo vulgaris Laur. C. R. Soc. Biol. (Paris) 141, 457 (1947).
— M. GABE et F. STUTINSKY: Effets de la hypophysectomie sur la résistance globulaire du Rat albinos. C. R. Soc. Biol. (Paris) 141, 977 (1947).
— — — Hypophyse et hématopoïèse; le retentissement de l'hypophysectomie sur l'hématopoïèse du rat albinos. Rev. Hémat. 3, 154—179 (1948).
ASHER, L., u. M. DUBOIS: Beiträge zur Physiologie der Drüsen. XXXI. Über das Zusammenwirken von Milz, Schilddrüse und Knochenmark. Biochem. Z. 82, 144—187 (1917).
—, u. K. FURUYA: Beiträge zur Physiologie der Drüsen. LXII: Experimentelle Untersuchungen über den Einfluß der Drüsen mit innerer Sekretion auf die Wachstumsvorgänge, zugleich Beiträge zum Konstitutionsproblem. I. Mitteilung: Der Einfluß des Ovariums und der Schilddrüse auf die Regeneration der weißen und der roten Blutkörperchen. Biochem. Z. 147, 390—409 (1924).
—, u. G. MATSUNO: Beiträge zur Physiologie der Drüsen. XLVII. Die Beziehungen zwischen Thymus, Milz und Knochenmark. Biochem. Z. 123, 27—50 (1921).
—, u. F. MESSERLI: Beiträge zur Physiologie der Drüsen. XXXIX: Das Verhalten des weißen Blutbildes beim normalen, schilddrüsenlosen und milzlosen Tier unter Einwirkung von Sauerstoffmangel. Biochem. Z. 97, 40—56 (1919).
—, u. H. NAKAO: Beiträge zur Physiologie der Drüsen. LXXXI. Die Beziehungen zwischen Schilddrüse, Thymus, Milz und Knochenmark. Biochem. Z. 163, 161—175 (1925).
— — Beiträge zur Physiologie der Drüsen. LXXXVII. Fortgesetzte Untersuchungen über die Beziehungen zwischen Schilddrüse, Thymus, Milz und Knochenmark. Biochem. Z. 166, 337—349 (1925).
— — Beiträge zur Physiologie der Drüsen. LXXXVIII: Fortgesetzte Untersuchungen über die Beziehungen zwischen Thymus, Milz und Knochenmark. Biochem. Z. 166, 350—361 (1925).
—, u. H. SOLLBERGER: Beiträge zur Physiologie der Drüsen. XIX. Fortgesetzte Beiträge zur Lehre von der Funktion der Milz als Organ des Eiweißstoffwechsels. Über die Kompensationsvorgänge nach Milzexstirpation. Biochem. Z. 55, 13—44 (1913).
—, u. H. VOGEL: Beiträge zur Physiologie der Drüsen. XVIII. Fortgesetzte Beiträge zur Funktion der Milz als Organ des Eisenstoffwechsels. Biochem. Z. 43, 386—409 (1912).
ASKANAZY, M.: Les fonctions de la mœlle osseuse. Sang 4, 1—16 (1930).
ASLING, W. C., M. E. SIMPSON, C. H. LI and H. M. EVANS: The effects of chronic administration of thyroxin to hypophysectomized rats on their skeletal growth, maturation and response to growth hormone. Anat. Rec. 119, 101—117 (1954).
AXELROD, A. R., and L. BERMAN: The bone marrow in hyperthyroidism and hypothyroidism. Blood 6, 436—453 (1951).

BABUNA, C., G. H. GARDNER and R. R. GREENE: Erythrocytosis associated with a myomatous uterus. Amer. J. Obstet. Gynec. **77**, 424—429 (1959).

BAKER, B. L.: Diskussionsbemerkung zu GORDON 1954.

BAKER, S. B. DE C.: Intravascular haemopoiesis in the renal medulla in shock. J. Path. Bact. **75** (I), 421—428 (1958).

BALO, J. V., u. B. PURJESZ: Über die Wirkung des Follikelhormons. Klin. Wschr. **1937**, 1150—1152.

BANGHAM, D. R.: Biological assay and a standard for „erythropoietin". In: Erythropoiesis. Edit. by L. O. JACOBSON and M. DOYLE: New York and London: Grune & Stratton 1962, p. 23—28 (a); Diskussionsbemerkung: p. 30 (b).

BARATH, E.: Über den Hochdruck bei Nebennierenkrankheiten. (Braune und weiße Hypertonie. Pseudo-Cushing-Syndrom.) Wiener klin. Wschr. **56**, 295—298 (1943).

BAREUTHER, A., u. E. SCHABBEL: Beziehungen zwischen Follikelhormon und Thrombozyten im Tierversuch. Klin. Wschr. **1937**, 1677—1680.

BARNARD, H. F.: Polycythaemia and renal carcinoma. Brit. med. J. **1961I**, 1214—1215.

BARNES, R. D. S., and P. O'GORMAN: Two cases of aplastic anaemia associated with tumours of the thymus. J. clin. Path. **15**, 264—268 (1962).

BARRON, A. G., and E. S. G. BARRON: Mechanism of cobalt polycythemia. Effect of ascorbic acid. Proc. Soc. exp. Biol. (N.Y.) **35**, 407—409 (1937).

BATTLE, J. R.: Persönliche Mitteilung an J. FORSSELL (1958).

BAXTER, C. F., E. H. BELCHER, E. B. HARRISS and L. F. LAMERTON: Anaemia and erythropoiesis in the irradiated rat: an experimental study with particular reference to techniques involving radioactive iron. Brit. J. Haemat. **1**, 86—103 (1955).

BEARD, H. H., and V. C. MYERS: Studies in the nutritional anemia of the rat. IX. Observations on the anemia of pregnancy. Amer. J. Physiol. **106**, 449—453 (1933).

BECHER, E.: Nierenkrankheiten, Bd. I u. II. Jena: Gustav Fischer 1944/47.

BECKER, E. L.: Myocardial capillaries in rats with cobalt-induced polycythemia. Amer. J. Physiol. **197**, 981—983 (1959).

BECKER, F.: Extremitätennekrose bei Polycythaemia vera. Klin. Wschr. **1932**, 1260—1262.

BEER, A. G.: Untersuchungen der vegetativen Regulation an Parabiosetieren mit besonderer Berücksichtigung der humoral-nervösen Steuerung des weißen Blutbildes. Z. ges. exp. Med. **105**, 53—82 (1939).

— Aufbau und Bedeutung der nervösen Steuerungseinrichtungen des weißen Blutbildes und der Leukopoese im Knochenmark. Med. Klin. **43**, 409—414 (1948).

BEER, A., u. G. BEDACHT: Nebenniere und Blutregulation. Klin. Wschr. **1941**, 1000—1002.

BELCHER, E. H., I. G. F. GILBERT and L. F. LAMERTON: Experimental studies with radioactive iron. Brit. J. Radiol. **27**, 387—392 (1954).

—, and E. B. HARRISS: Studies of red cell life span in the rat. J. Physiol. **146**, 217—234 (1959).

BÉNARD, H., D. DANTCHEV et A. GAJDOS: L'action de l'hématopoiétine du lapin chez le rat normal et chez le rat anémique. C. R. Soc. Biol. (Paris) **148**, 1950—1952 (1954).

BERENDES, M.: The proportion of reticulocytes in the erythrocytes of the spleen as compared with those of circulating blood, with special reference to hemolytic states. Blood **14**, 558—563 (1959).

BERGER, L., and M. W. SINKOFF: Systemic manifestations of hypernephroma. A review of 273 cases. Amer. J. Med. **22**, 791—796 (1957).

BERK, L., J. H. BURCHENAL and W. B. CASTLE: Erythropoietic effect of cobalt in patients with or without anemia. New Engl. J. Med. **240**, 754—761 (1949).

— — T. WOOD and W. B. CASTLE: Oxygen saturation of sternal marrow blood with special reference to pathogenesis of polycythemia vera. Proc. Soc. exp. Biol. (N.Y.) **69**, 316—320 (1948).

BERLIN, N. I., D. C. VAN DYKE, W. E. SIRI and C. P. WILLIAMS: Effect of hypophysectomy on the total circulating red cell volume of the rat. Endocrinology **47**, 429—435 (1950).

— G. M. HYDE, R. J. PARSONS, J. H. LAWRENCE and S. PORT: Blood volume of the normal female as determined with P-32 labeled red blood cells. Proc. Soc. exp. Biol. (N.Y.) **76**, 831—832 (1951).

—, and C. LOTZ: Life span of the red blood cell of the rat following acute haemorrhage. Proc. Soc. exp. Biol. (N.Y.) **78**, 788—790 (1951).

BERLIN, R.: Primary hyperplasia of the parathyroid glands associated with ulcers in the oesophagus and duodenum and polycythemia of the splenomegalic type. Acta med. scand. **135**, 18—24 (1949).

BERNARD, J., M. TUBIANA, M. BOIRON et R. PÉREZ: Polyglobulies et cancers. Étude de l'association polyglobulie-cancer. Nouv. Rev. franç. Hémat. **1**, 473—478 (1961).

BERNARDELLI, E.: The proliferation of erythroblasts at normal and low barometric pressure in vitro and in vivo. Acta haemat. (Basel) **22**, 90—102 (1959).

BERSÉUS, S., u. L. MEURMAN: Persönliche Mitteilung an J. FORSSELL 1958.

BERTALANFFY, L. v., u. R. R. ESTWICK: Tissue respiration in experimental and congenital pituitary deficiency. Amer. J. Physiol. **177**, 16—18 (1954).

BETHELL, F. H., J. W. LINMAN and D. R. KORST: Erythropoietic activity of „anemic" and „polycythemic" plasmas. Trans. Ass. Amer. Phycns **70**, 297—304 (1957).

BIDDULPH, C., J. C. FINERTY and J. P. ELLIS jr.: Blood corticosteroids and anterior pituitary ACTH and cytology of dogs exposed to hypocapnia and/or hypoxemia. Amer. J. Physiol. **197**, 126—128 (1959).

BIERMAN, H. R., G. J. MARSHALL, T. MAEKAWA and K. H. KELLY: Granulocytic activity of human plasma. I. Acta haemat. (Basel) **27**, 217—228 (1962).

BINGHAM, J. R.: The macrocytosis of hepatic disease: Thin, thick and target macrocytosis. Canad. med. Ass. J. **85**, 178—185 (1961).

BIRÓ, Z.: Fötomaternelle Transfusion. Neugeborenenanämie infolge Blutung in den mütterlichen Kreislauf. Schweiz. med. Wschr. **91**, 1621 (1961).

BISHOP, R. C., and D. R. KORST: Changes in the ferrokinetics of chronic renal disease associated with cobalt administration. Proc. VI. Internat. Congr. Hemat. 1958, S. 324—325.

BISTRÖM, O.: On the morphology of blood and bone marrow in thyrotoxicosis. Acta chir. scand. **94**, Suppl. 114 (1946).

BLACHER, L. J.: On the influence of sexual hormones upon the number of erythrocytes and percentage quantity of hemoglobine by fowl. Biol. generalis (Wien) **2**, 435—441 (1926).

BLISS, T. L.: Basal metabolism in polycythemia vera. Ann. intern. Med. **2**, 1155—1161 (1929).

BLIX, G.: In FLASCHENTRÄGER-LEHNARTZ, Physiologische Chemie, Band I, S. 751ff. Berlin-Göttingen-Heidelberg: Springer 1951.

BLUMBERG, B., and R. M. MYERSON: Erythrocytosis associated with cerebellar hemangioblastoma. Neurology (Minneap.) **7**, 367—372 (1957).

BLUNT, J. W., and M. BERG: Erythropoietic inhibiting factor in red blood cells. Fed. Proc. **19**, 66 (1960).

BOCK, H. E., H. BÖTTNER u. B. SCHLEGEL: Die Lebensdauer übertragener Erythrozyten bei Nierenkranken: Ein Beitrag zur Pathogenese der nephrogenen Anämie. Z. ges. exp. Med. **118**, 459—473 (1952).

—, u. B. FRENZEL: Splenogene Knochenmarkhemmung (tierexperimenteller Beweis). Klin. Wschr. **1938** II, 1315—1321.

— H. NIETH u. K. SOLTH: Anämie bei Niereninsuffizienz. Dtsch. med. Wschr. **87**, 573—581 (1962).

—, u. F. THEDERING: Über Anämien bei Nierenkrankheiten. II. Mitt. Dtsch. Arch. klin. Med. **199**, 130—150 (1952).

—, u. L. WEYGAND: Über Anämie bei Nierenkrankheiten. I. Mitteilung: Die Blutmauserung bei Kranken mit blassem Hochdruck und solchen mit Übergangsformen vom roten zum blassen Hochdruck. Dtsch. Arch. klin. Med. **184**, 369—404 (1939).

BOHLE, A., u. U. TOMSCHE: Das Verhalten der epitheloiden Zellen der Vasa afferentia der Nierenkörperchen bei experimenteller Hypotonie. Beitr. path. Anat. **113**, 399—413 (1953).

BOIVIN, P., L. HARTMANN et R. FAUVERT: L'anémie des cirrhoses. Fréquence et mécanisme. Nouv. Rev. franç. Hémat. **1**, 3—18 (1961).

—, et G. LAGRUE: Étude sur le facteur érythropoiétique rénal. Nouv. Rev. franç. Hémat. **1**, 519—526 (1961).

BOKELMANN, O.: Beitrag zur Frage der Bedeutung des Blutbildes im mensuellen Zyklus des Weibes. Arch. Gynäk. **164**, 597—606 (1937).

BOMFORD, R.: Anemia in myxedema and the role of the thyroid gland in erythropoiesis. Quart. J. Med. **7**, 495—536 (1938).

BOMFORD, R. R.: Effect of repeated injections of bilirubin on erythropoiesis in anaemic dogs. Brit. med. J. **1940** II, 549—551.

BONSDORFF, E.: On the humoral mechanism in anoxic polycythaemia. Acta physiol. scand. **16**, Suppl. 53, 8 (1948).

— On the presence of erythropoietins in the plasma from sheep foetuses during the latter half of gestation. Acta physiol. scand. **18**, 51—62 (1949).

—, u. E. JALAVISTO: A humoral mechanism in anoxic erythrocytosis. Acta physiol. scand. **16**, 150—170 (1948).

BOREL, Y., R. BUSSET, R. A. COLLET et C. NAGANT DE DEUXCHAISNES: Étude de la demi-vie des érythrocytes par la méthode au chrome-51 dans diverses hémopathies et dans l'insuffisance rénale. Schweiz. med. Wschr. **91**, 264—270, 296—300 (1961).

BORSOOK, H.: A discussion of humoral erythropoietic factors. Ann. N.Y. Acad. Sci. **77**, 725—736 (1959a).

— On the mucoprotein erythropoietic factor. In: The kinetics of cellular proliferation (STOHLMAN Editor), p. 357—359. New York: Grune & Stratton 1959b.

— Diskussionsbemerkungen. In: Erythropoiesis. Edit. by L. O. JACOBSON and M. DOYLE. New York and London: Grune & Stratton 1962, p. 65—66 (a); p. 138 (b); p. 245 (c); p. 335 (d).

— A. GRAYBIEL, G. KEIGHLEY and E. WINDSOR: Polycythemic response in normal adult rats to a nonprotein plasma extract from anemic rabbits. Blood **9**, 734—742 (1954).

BOTAZZI, F.: Ricerche ematologiche. La milza come organo emocatatonistico. Sperimentale, Sez. Biol. **48**, 433—472 (1894).

BOULET, P., J. MIROUZE, P. BARJON, J. MACABIES, H. POURQUIER, A. CRASTES DE PAULET et A. ORSETTI: Le facteur érythropoiétique plasmatique dans l'anémie des néphropathies chroniques urémiques. J. Urol. Néphrol. **6**, 416—424 (1961).

BOUSSER, J., PH. TCHERDAKOFF et P. BOIVIN: Polyglobulies et affections neurologiques. Hémangioblastome du cervelet et polyglobulie. Nouv. Rev. franç. Hémat. 1, 493—502 (1961).

— — J. C. GABILAN et D. CHRISTOL: A propos de quatre cas de tumeur rénale ou cerebelleuse associée à une polyglobulie. Bull. Soc. méd. Hôp. Paris 74, 775—782 (1958).

BOWMAN, B. J., and R. O. STAFFORD: Influence of nortestosterone cyclopentylpropionate on erythropoiesis in castrate male rat. Proc. Soc. exp. Biol. (N.Y.) 87, 136—138 (1954).

BRADLEY, J. E., J. D. YOUNG jr. and G. LENTZ: Polycythemia secondary to pheochromocytoma. J. Urol. (Baltimore) 86, 1—6 (1961).

BRECHER, G.: A review of the conference on hematopoietic mechanisms. Blood 13, 1201—1204 (1958).

—, and F. STOHLMAN: Reticulocyte size and erythropoietic stimulation. Proc. Soc. exp. Biol. (N.Y.) 107, 887—891 (1961).

— — The macrocytic response to erythropoietin stimulation. In: Erythropoiesis. Edit. by L. O. JACOBSON and M. DOYLE. New York and London: Grune & Stratton 1962, p. 216—221.

BRINTON, L. F.: Hypernephroma — familial occurrence in one family. J. Amer. med. Ass. 173, 888—890 (1960); — Persönliche Mitteilung 1960.

BRITTINGER, G.: Neue Ergebnisse der Erythropoeseforschung. Dtsch. med. Wschr. 85, 1346—1348 (1960).

BROHULT, A., and J. HOLMBERG: Alkoxyglycerols in the treatment of leukopenia caused by irradiation. Nature (Lond.) 174, 1102—1103 (1954).

BROUN, G.: Influence de la somatotrophine hypophysaire sur les activités enzymatiques des globules rouges de souris in vivo. Rev. franç. Étud. clin. biol. 6, 597—601 (1961).

BROWN, T. E., and H. A. MEINEKE: Presence of an active erythropoietic factor (erythropoietin) in plasma of rats after prolonged cobalt therapy. Proc. Soc. exp. Biol. (N.Y.) 99, 435—437 (1958).

BROWN, W. L.: Virilism in women. St. Barth. Hosp. Rev. 63, 59—64 (1930).

BUCCI, G., e U. SERRA: Sull'azione eritropoietica provocata nel ratto normale da un estratto plasmatico di conigli resi anemici con fenilidrazina. Riv. Emoter. Immunoemat. 3, 293—302 (1956).

BÜCHMANN, P., u. R. STODTMEISTER: Toxische Knochenmarksschädigungen bei chronischer Nephritis. Dtsch. Arch. klin. Med. 190, 487—497 (1943).

BUNSTER, E., u. R. K. MEYER: An improved method of parabiosis. Anat. Rec. 47, 339—343 (1933).

BURK, D., A. L. SCHADE, M. L. HESSELBACH and C. FISCHER: Fed. Proc. 5. 126 (1946).

BURKE, W. T., and B. S. MORSE: Studies on the production and metabolism of erythropoietin in rat liver and kidney. In: Erythropoiesis. Edit. by L. O. JACOBSON and M. DOYLE. New York and London: Grune & Stratton 1962, p. 111—119.

BUTZENGEIGER, K. H., u. J. LANGE: Zur Frage der Existenz der Carnotschen Hämopoietine und ihrer Bedeutung bei verschiedenen Anämieformen des Menschen. Klin. Wschr. 1952, 647—650.

CALABRESI, P., and O. O. MEYER: Polycythemia vera. I. Clinical and laboratory manifestations. Ann. intern. Med. 50, 1182—1202 (1959).

CALLEN, I. R., and L. R. LIMARZI: Blood and bone marrow studies in renal disease. Amer. J. clin. Path. 20, 3—23 '1950).

CAMPBELL, E. A.: Effects of estrogen on blood volume and hemoglobin in immature pullets. Amer. J. Physiol. 197, 1181—1182 (1959).

CAMPBELL, J., H. P. LEI and I. W. F. DAVIDSON: Production of diabetes and increased erythrocyte sedimentation rate by purified growth hormone. Endocrinology 49, 635—640 (1951).

CAMPBELL, J. A.: Prolonged alterations of oxygen pressure in the inspired air with special reference to tissue oxygen tension, tissue carbon dioxide tension, and hemoglobin. J. Physiol 62, 211—231 (1927).

— Tissue oxygen tension and hemoglobin. J. Physiol. 65, 255—272 (1928).

CAMPBELL, J. H., C. M. PASQUIER, E. C. ST. MARTIN and P. C. WORLEY: Hypernephroma associated with polycythemia and eczematoid dermatitis. J. Urol. (Baltimore) 79, 12—15 (1958).

CARNOT, M. P.: Sur le mécanisme de l'hyperglobulie provoquée par le sérum d'animaux en rénovation sanguine. C. R. Soc. Biol. (Paris) 61, 344—346 (1906).

—, et CL. DEFLANDRE: Sur l'activité hémopoiétique des différents organes au cours de la régénération du sang. C. R. Acad. Sci. (Paris) 143, 432—435 (1906).

CARPENTER, G., H. SCHWARTZ and E. A. WALKER: Neurogenic polycythemia. Ann. intern. Med. 19, 470—481 (1943).

CASTLEMAN, B., and B. U. KIBBEE: Massachusetts General Hospital: Clinicopathological exercises. Case No. 45311. New Engl. J. Med. 261, 242—246 (1959).

CASTRODALE, D., O. BIERBAUM, E. B. HELWIG and C. M. MACBRYDE: Comparative studies of the effects of estradiol and stilbestrol upon the blood, liver, and bone marrow. Endocrinology 29, 363—372 (1941).

CATTAN, R., et A. CATTAN: Étude clinique de l'anémie des cirrhotiques. Sang 31, 683—696 (1960).

CHALMERS, N. J.: Pure red cell anemia in patients having tumors of the thymus. Proc. VI. Internat. Congr. Hemat. 1958, p. 659—665.

CHANUTIN, A., E. A. LENTZ and S. LUDEWIG: Effect of phenylhydrazine and x-irradiation on red cell destruction and serum iron concentration. Amer. J. Physiol. 173, 474—480 (1953).

CHAPLIN, jr., H. and P. L. MOLLISON: Red cell life-span in nephritis and in hepatic cirrhosis. Clin. Sci. 12, 351—360 (1953).

CHAUDHURI, A. C.: The erythrocyte count in sexually normal and abnormal fowls. Proc. Roy. physiol. Soc. 21, 109—113 (1926/27).

CHERNOBILSKI, H., and A. J. ERSLEV: Unveröffentl. Zit. nach A. J. ERSLEV, Erythropoietin in vitro. In: Erythropoiesis. Edit. by L. O. JACOBSON and M. DOYLE. New York and London: Grune & Stratton 1962, p. 275—285.

CHOREMIS, C., H. MEGAS, A. LIAROMATI and S. MICHAEL: Bone marrow studies in acute glomerulonephritis. Helv. paediat. Acta 17, 138—144 (1962).

CHUTE, R. N., and S. C. SOMMERS: Hemolytic disease and polycythemia in parabiosis intoxication. Blood 7, 1005—1016 (1952).

CHVOSTEK, F.: Morbus Basedowii und die Hyperthyreosen, S. 145—157. Berlin: Springer 1917.

CHWALLA, R.: Endokrine Erscheinungen beim Hypernephrom der Niere und ihre Bedeutung. Z. Urol. 45, 521—542 (1952).

Cleveland Clinic Foundation: Clinico-pathologic conference. J. Stud. Amer. med. Ass. 6, 44 (1957). Zit. nach NIXON, O'ROURKE, RUPE u. KORST 1960.

CLOTTEN, A., u. R. CLOTTEN: Untersuchungen über die erythropoietische Wirkung polycythämischer Seren. Klin. Wschr. 1959, 432—437.

CÖSTER, C.: Renal polycythemia. Case of primary hyperparathyroidism associated with nephrocalcinosis and erythrocytosis. Acta med. scand. 170, 191—194 (1961).

COHEN, M., and S. P. ROTHENBERG: Erythrocytosis associated with uterine fibromyomas. Obstet. and Gynec. 19, 96—100 (1961).

Cohen, N. N.: Polycythemia associated with bilateral unilocular renal cysts. Arch. intern. Med. **105**, 301—304 (1960).

Cohn, E. W., and F. E. d'Amour: Effects of high altitude and cobalt on growth and polycythemia in rats. Amer. J. Physiol. **166**, 394—399 (1951).

Cole, R. D., and C. H. Li: Studies on pituitary lactogenic hormone. XIV. A simplified procedure of isolation. J. biol. Chem. **213**, 197—201 (1955).

Colloquium: Erythropoietin. Proc. VIII. Europ. Congr. Hemat., Wien 1961.

Conley, C. L., J. Kowal and J. d'Antonio: Polycythemia associated with renal tumors. Bull. Johns Hopk. Hosp. **101**, 63—73 (1957).

Contopoulos, A. N., D. R. Cole u. M. E. Simpson: Unveröffentlicht. Zit. nach Simpson, Evans u. Rosenberg 1959.

— D. C. van Dyke, S. Ellis, M. E. Simpson, J. H. Lawrence and H. M. Evans: Evidence for a pituitary erythropoietic factor. Gaz. méd. port. **7**, 99—104 (1954).

— — — — — — Prevention of neonatal anemia in the rat by the pituitary erythropoietic factor. Blood **10**, 115—119 (1955).

— — J. H. Lawrence, H. M. Evans and M. E. Simpson: Pituitary erythropoietic factor and control of erythropoiesis in the rat. Proc. VI. Internat. Congr. Hemat. 1958, p. 761.

— — and M. E. Simpson: Increased erythropoietic stimulant in plasma of pregnant rats. Proc. Soc. exp. Biol. (N.Y.) **93**, 424—428 (1956).

— — — J. H. Lawrence and H. M. Evans: Failure of newborn rat to respond to hypoxia with increased erythropoiesis. Proc. Soc. exp. Biol. (N.Y.) **86**, 713—715 (1954).

— — M. E. Simpson jr., J. F. Garcia, R. L. Huff, B. S. Williams and H. M. Evans: Increase in circulating red cell volume after oral administration of pituitary anterior lobe. Blood **8**, 131—139 (1953).

— S. Ellis, M. E. Simpson, J. H. Lawrence and H. M. Evans: Production of polycythemia in hypophysectomized rats by the pituitary erythropoietic factor. Endocrinology **55**, 808—812 (1954a).

— — — — — Production of polycythemia in hypophysectomized rats by the pituitary erythropoietic factor. J. clin. Endocr. **14**, 831 (1954b).

— E. S. Evans, S. Ellis and M. E. Simpson: Increased metabolic rate without thyroid participation on injection of rats with pituitary erythropoietic fractions. Proc. Soc. exp. Biol. (N.Y.) **86**, 729—733 (1954).

—, and J. H. Lawrence: Prevention of neonatal anemia in the rat by a pituitary erythropoietic factor. Fed. Proc. **13**, 29 (1954).

— R. McCombs, J. H. Lawrence and M. E. Simpson: Erythropoietic activity in the plasma of patients with polycythemia vera and secondary polycythemia. Blood **12**, 614—619 (1957).

— M. E. Simpson, D. C. van Dyke, S. Ellis, J. H. Lawrence and H. M. Evans: The pituitary erythropoietic factor. Anat. Rec. **118**, 290—291 (1954).

Cook, J. E., W. B. Bean, M. Franklin and J. F. Embick: Postpartum necrosis of the anterior lobe of the pituitary gland. Arch. intern. Med. **87**, 517—532 (1951).

Cooper, B. A., and F. S. Bigelow: Thrombocytopenia associated with the administration of diethylstilbestrol in man. Ann. intern. Med. **52**, 907—909 (1960).

Cooper, G. W., and M. R. Nocenti: Unilateral renal ischaemia and erythropoietin. Proc. Soc. exp. Biol. (N.Y.) **108**, 546—549 (1961).

Cooper, W. M., and W. B. Tuttle: Polycythemia associated with a benign kidney lesion: report of a case of erythrocytosis with hydronephrosis, with remission of polycythemia following nephrectomy. Ann. intern. Med. **47**, 1008—1015 (1957).

Corey, E. L., and S. W. Britton: Blood-cellular changes in adrenal insufficiency and the effects of cortico-adrenal extract. Amer. J. Physiol. **102**, 699—706 (1932).

Corso, F.: In: Colloquium über Erythropoietin. Proc. VIII. Europ. Congr. Hemat., Wien 1961.

Cotes, P. M., and D. R. Bangham: Bio-assay of erythropoietin in mice made polycythemic by hypoxia. Acta endocr., Suppl. **51**, 279 (1960).

Crafts, R. C.: The effect of endocrines on the formed elements of the blood. I. The effects of hypophysectomy, thyroidectomy and adrenalectomy on the blood of the adult female rat. Endocrinology **29**, 596—605 (1941).

— The effect of endocrines on the formed elements of blood. II. The effect of estrogens in the dog and monkey. Endocrinology **29**, 606—618 (1941).

— Effects of hypophysectomy, castration, and testosterone propionate on hemopoiesis in the adult male rat. Endocrinology **39**, 401—413 (1946).

— The effects of iron, copper, and thyroxine on the anemia induced by hypophysectomy in the adult female rat. Amer. J. Anat. **79**, 267—291 (1947).

— Effects of a high protein diet on the anemia induced by hypophysectomy in adult female rats, including further details on posthypophysectomy anemia. Endocrinology **45**, 159—169 (1949).

— The effect of cobalt, liver extract, and vitamin B_{12} on the anemia induced by hypophysectomy in adult female rats. Blood **7**, 863—873 (1952).

— The effect of growth hormone on the anemia induced by hypophysectomy in adult female rats. Endocrinology **53**, 235—237 (1953).

— The prevention of anemia in hypophysectomized adult female rats with combined thyroxine and cortisone therapy. Endocrinology **54**, 84—92 (1954).

—, and H. A. Meineke: Presence of erythropoietic factor in plasma of normal and hypophysectomized rats following bleeding. Proc. Soc. exp. Biol. (N.Y.) **92**, 222—224 (1956).

— — Influence of the pituitary on hemopoiesis. Amer. J. clin. Nutr. **5**, 453—460 (1957).

— — Erythropoietic changes in cortisone-growth hormone treated hypophysectomized rats as related to changes in oxygen need induced by various doses of thyroxin. Anat. Rec. **131**, 465—473 (1958).

— — The anemia of hypophysectomized animals. Ann. N.Y. Acad. Sci. **77**, 501—517 (1959).

Cramer, F., and W. Kimsey: The cerebellar hemangioblastomas. Review of fiftythree cases, with special reference to cerebellar cysts and the association of polycythemia. Arch. Neurol. Psychiat. **67**, 237—252 (1952).

Crosby, W. H.: Normal functions of the spleen relative to red blood cells: A review. Blood **14**, 399—408 (1959).

Czerski, P.: The rôle of the spleen in the recovery from experimental posthaemorrhagic anaemia. Proc. VII. Europ. Congr. Hemat., London 1959. Abstracts No 53.

Czitober, H.: In: Colloquium über Erythropoietin. Proc. VIII. Europ. Congr. Hematol., Wien 1961.

Dalton, A. J., and G. Mason: Effects of adrenalectomy on the blood count of the rat. Proc. Soc. exp. Biol. (N.Y.) **43**, 370—372 (1940).

Dameshek, W.: Biopsy of the sternal bone marrow; its value in the study of diseases of blood-forming organs. Amer. J. med. Sci. **190**, 617—640 (1935).

— Vortrag VI. Kongr. Europ. Ges. Hämatologie, Kopenhagen 1957.

Damon, A., D. A. Holub, M. M. Melicow and A. C. Uson: Polycythemia and renal carcinoma. Report of ten new cases, two with long hematologic remission following nephrectomy. Amer. J. Med. **25**, 182—197 (1958).

DANILEWSKY, B., u. M. SELENSKY: Über die blutbildende Eigenschaft der Milz und des Knochenmarkes. Pflügers Arch. ges. Physiol. **61**, 264—274 (1895).

DAUGHADAY, W. H., R. H. WILLIAMS and G. A. DALAND: The effect of endocrinopathies on the blood. Blood **3**, 1342—1366 (1948).

DAVIS, J. E.: Erythropoietic stimulating factor in cobalt plasma. Fed. Proc. **17**, 33 (1958).

— A possible erythropoietic action of cholinesterase. Fed. Proc. **19**, 67 (1960a).

— Erythropoietic stimulating action of acetylcholinesterase. Proc. Soc. exp. Biol. (N.Y.) **104**, 698—699 (1960b).

—, and J. P. FIELDS: Experimental production of polycythemia in humans by administration of cobalt chloride. Proc. Soc. exp. Biol. (N.Y.) **99**, 493—495 (1958).

DE FRANCISCIS, P.: Die Milz: Misterii plenum organum. Sci. med. ital. 8, 83—89 (1959).

DESFORGES, J. F., and J. P. DAWSON: The anemia of renal failure. Arch. intern. Med. **101**, 326—332 (1958).

DEUTSCH, E., M. FISCHER u. H. FRISCHAUF: Anämien bei Nierenkrankheiten. Wien. Z. inn. Med. **42**, 286—292 (1961).

DIAMOND, K., and T. SHAHIDI: Testosterone induced remission in aplastic anaemia. VII. Europ. Congr. Hemat., London 1959, Abstracts No 41.

DIBLE, J. H.: In: Recent advances in pathology, 6-th ed., p. 291. London 1953. Zit. nach S. B. DE C. BAKER 1958.

DIEŠKA, D.: Polyglobulie bei einem Nierentumor. Proc. VIII. Europ. Congr. Hemat., Bd. I, Nr 271. Wien 1961.

DINNING, J. S.: Nutritional requirements for blood formation in experimental animals. Physiol. Rev. **42**, 169—180 (1962).

DODDS, E. C., G. M. HILLS, R. L. NOBLE and P. C. WILLIAMS: The posterior lobe of the pituitary gland. Its relationship to the stomach and to the blood picture. Lancet **1935**I, 1099—1100.

— S. H. LIU and R. L. NOBLE: Water balance and blood changes following posterior pituitary extract administration. J. Physiol. (Lond.) **94**, 124—135 (1938).

—, and R. L. NOBLE: Relation of the posterior lobe of the pituitary gland to anaemia and to blood formation. Nature (Lond.) **135**, 768 (1935).

DÖRING, G. K.: Über die Berechtigung der Auffassung des Carnotschen Hämopoietins als erythrozytären Abbauproduktes. Pflügers Arch. ges. Physiol. **249**, 631—636 (1948).

—, u. H. H. LOESCHCKE: Die Thermostabilität des oxydablen Haemopoietins aus menschlichem Nabelschnurblut. Pflügers Arch. ges. Physiol. **251**, 220—224 (1949).

DOHRN, A., u. H. REIN: Über unbekannte Milzfunktionen. Pflügers Arch. ges. Physiol. **255**, 448—468 (1952).

DORNFEST, B. S.: Persönliche Mitteilung 1960.

DOUGHERTY, T. F., and A. WHITE: Influence of hormones on lymphoid tissue structures and function. The role of the pituitary adrenotrophic hormone in the regulation of the lymphocytes and other cellular elements of the blood. Endocrinology **35**, 1—14 (1944).

DRASTICH, L.: Die Rolle der Milz für die Blutveränderungen in der verdünnten Luft. Pflügers Arch. ges. Physiol. **217**, 598—609 (1927).

— Le rôle de la rate dans les changements sanguins. Brno 1927, Masarykovy-Univ. Zit. nach GIANNINI 1929, S. 441.

— Rélation entre la rate et les autres organes hématopoiétiques. C. R. Soc. Biol. (Paris) **98**, 1039 (1928). Ref. Endokrinologie **3**, 125 (1929).

—, u. G. LEJHANEC: Ergänzung zu dem Befunde der „Makrocyten" im Blute der luftverdünnten Tiere. Arch. Physiol. **218**, 528—529 (1928).

DREW, J. H., and F. C. GRANT: Polycythemia as a neurosurgical problem. Arch. Neurol. Psychiat. (Chic.) 54, 25—36 (1945).

DRIVSHOLM, A.: Hypernephroma and polycythaemia. Brit. med. J. 1960 II, 1063—1065.

DUFRENOY, J.: Réactions hématologiques de rat au cobalt. Rev. Path. gén. (Paris) 59, 451—452 (1959).

DUKES, P. P.: Diskussionsbemerkungen. In: Erythropoiesis. Edit. by L. O. JACOBSON and M. DOYLE. New York and London: Grune & Stratton 1962, p. 193 (a); p. 242 (b).

—, and E. GOLDWASSER: Suppression of erythropoiesis by certain estrogens and thiocyanate. Fed. Proc. 19, 67 (1960).

— — Inhibition of erythropoiesis by estrogens. Endocrinology 69, 21—29 (1961).

— — On the utilization of erythropoietin. In: Erythropoiesis. Edit. by L. O. JACOBSON and M. DOYLE. New York and London: Grune & Stratton 1962, p. 125—127.

DURAND, D., e G. SCIAINI: Ricerche sperimentali sui rapporti tra rene ed eritropoiesi. Pathologica 52, 499—506 (1960a).

— Influenza di alcuni inhibitori della respirazione cellulare sulla regolazione renale dell'eritropoiesi. Urologia (Treviso) 27, Suppl. 10 (1960b).

DUSTIN, P.: The quantitative estimation of mitotic growth in the bone marrow of the rat by the stathmokinetic (colchicinic) method. In: The kinetics of cellular proliferation (STOHLMAN Editor), p. 50—56. New York: Grune & Stratton 1959.

DUX, E., Z. KOVÁCS u. F. GIMESY: Humorale Regulation der Thrombopoese gemäß der Untersuchung des Thrombozytenzahlabfalls nach Austauschtransfusionen bei Neugeborenen. Proc. VIII. Europ. Congr. Hemat., Wien 1961.

— — — Beiträge zur Frage der humoralen Regulation der Thrombopoese. Acta haemat. (Basel) 27, 334—344 (1962).

DYKE, D. C. VAN: The pituitary erythropoietic factor. Ann. N.Y. Acad. Sci. 77, 543—550 (1959).

— Sources and properties of human urinary erythropoietin. In: Haemopoiesis, CIBA Foundation Symposium, edit. by G. E. W. WOLSTENHOLME and M. O'CONNOR. London: Churchill 1960, p. 397—417.

— In: Colloquium über Erythropoietin. Proc. VIII. Europ. Congr. Hemat., Wien 1961.

— Diskussionsbemerkungen. In: Erythropoiesis. Edit. by L. O. JACOBSON and M. DOYLE. New York and London: Grune & Stratton 1962, p. 246 (a); p. 335(b).

—, and N. I. BERLIN: Production of normal-lived erythrocytes with erythropoietin. Proc. Soc. exp. Biol. (N.Y.) 104, 573—575 (1960).

— A. N. CONTOPOULOS, B. S. WILLIAMS, M. E. SIMPSON, J. H. LAWRENCE and H. M. EVANS: Hormonal factors influencing erythropoiesis. Acta haemat. (Basel) 11, 203—222 (1954).

—, u. J. F. GARCIA: Clin. Res. 6, 44 (1958). Zit. nach GORDON 1959.

— — and J. H. LAWRENCE: Concentration of highly potent erythropoietic activity from urine of anemic patients. Proc. Soc. exp. Biol. (N.Y.) 96, 541—544 (1957).

— — M. E. SIMPSON, R. L. HUFF, A. N. CONTOPOULOS and H. M. EVANS: Maintenance of circulating red cell volume in rats after removal of the posterior and intermediate lobes of the pituitary. Blood 7, 1017—1019 (1952).

— M. LAYRISSE, J. H. LAWRENCE, J. F. GARCIA and M. POLLYCOVE: Relation between severity of anemia and erythropoietin titer in human beings. Blood 18, 187—201 (1961).

—, and M. POLLYCOVE: The relation of erythropoietin to anemia and polycythemia. In: Erythropoiesis. Edit. by L. O. JACOBSON and M. DOYLE. New York and London: Grune & Stratton 1962, p. 340—350.

DYKE, D. C. VAN, M. E. SIMPSON, A. N. CONTOPOULOS and H. M. EVANS: The separate existence of the pituitayr erythropoietic factor. Blood 12, 539—548 (1957).

— — J. F. GARCIA and H. M. EVANS: Inability of growth hormone to prevent the anemia which follows hypophysectomy. Proc. Soc. exp. Biol. (N.Y.) 81, 574—576 (1952).

EDDY, N. B.: The internal secretion of the spleen. Endocrinology 5, 461—475 (1921).

EDLUND, T.: Protective effect of d,1-α-octadecylglycerolether in mice given total body irradiation. Nature (Lond.) 174, 1102 (1954).

EGLI, R., u. H. M. KELLER: Die erythropoietische Wirkung von 11-Dehydrocorticosteron. Schweiz. med. Wschr. 88, 1060—1061 (1958a).

— — Die erythropoietische Wirkung von 11-Dehydrocorticosteron (4-Pregnen-21-ol-3,11,20 trion = Compound A von Kendall). Acta haemat. (Basel) 20, 356—368 (1958b).

EICHWALD, E. J., E. C. LUSTGRAAF, R. B. FUSON and J. P. PFAFF: The anemia of parabiotic intoxication. Ann. N.Y. Acad. Sci. 87, 119—132 (1960).

— — — and I. WEISSMAN: Parabiotic anemia-polycythemia. Proc. Soc. exp. Biol. (N.Y.) 106, 441—443 (1961).

ELERT, R.: Der Einfluß der weiblichen Keimdrüsenhormone auf die Thrombocyten. Schweiz. med. Wschr. 76, 1090—1092 (1946).

ELMLINGER, P. J., R. L. HUFF and J. M. ODA: Depression of red cell iron turnover by transfusion. Proc. Soc. exp. Biol. (N.Y.) 79, 16—19 (1952).

ELSÄSSER, K. H., u. L. BUSCH: Untersuchungen über die experimentelle Beeinflussung des weißen Blutbildes. Z. ges. inn. Med. 2, 439—443 (1947).

EMERSON jr., C. P., and B. A. BURROWS: The mechanism of anemia and its influence on renal function in chronic uremia. J. clin. Invest. 28, 779 (1949).

EMERY jr., E. S.: The blood in myxedema. Amer. J. med. Sci. 165, 577—583 (1923).

ENGEL, H. W., and K. SINGER: Polycythemia with fibroids. J. Amer. med. Ass. 159 (I), 190—191 (1955).

ENSOR, R. W.: Renal erythrocytosis. N.Z. med. J. 60, 212—213 (1961).

ERDMANN, W.-B.: Polyglobulie bei Nierenerkrankungen. Kasuistischer Beitrag. Persönl. Mitt.

— Der Einfluß der gleichgeschlechtlichen Keimdrüsenhormone auf die Blutbildung der männlichen und weiblichen Ratte. Inaug.-Diss. Frankfurt a. Main 1961.

ERIDANI, S., D. TAGLIORETTI e G. D. ROVERSI: Un nuovo test per lo studio del fattore eritropoietizzante plasmatico. Haematol. latin. 2, 439—448 (1959).

ERIKSEN, L., N. ERIKSEN and S. HAAVALDSEN: The effect of cobalt ions on the biosynthesis of hemoglobin by rabbit reticulocytes in vitro. Acta physiol. scand. 53, 300—307 (1961).

ERSLEV, A. J.: Humoral regulation of red blood cell production. Blood 8, 349—357 (1953).

— Physiologic control of red cell production. Blood 10, 954—961 (1955).

— Observations on the nature of the erythropoietic serum factor. II. Erythropoietic activity of serum and bone marrow after time limited exposure to anemic and hypoxic anoxia. J. Lab. clin. Med. 50, 543—549 (1957).

— Erythropoietic function in uremic rabbits. Arch. intern. Med. 101, 407—417 (1958).

— The effect of anemic anoxia on the cellular development of nucleated red cells. Blood 14, 386—398 (1959a).

— Erythropoietic factor in the control of red cell production. Ann. N.Y. Acad. Sci. 77, 627—637 (1959b).

ERSLEV, A. J.: Control of the proliferative steady state. In: The kinetics of cellular proliferation (STOHLMAN Editor), p. 312—317. New York: Grune & Stratton 1959(c).
— Discussion of identity of erythropoietin and its site of production. In: The kinetics of cellular proliferation (STOHLMAN Editor), p. 361—363. New York: Grune & Stratton 1959(d).
— Hematology: Control of red cell production. Ann. Rev. Med. 11, 315—332 (1960a).
— Erythropoietic function in uremic rabbits. II. Effect of nephrectomy on red cell production and iron metabolism. Acta haemat. (Basel) 23, 226—235 (1960b).
— Diskussionsbemerkungen. In: Erythropoiesis. Edit. by L. O. JACOBSON and M. DOYLE. New York and London: Grune & Stratton 1962, p. 105 (a); p. 195 (b); p. 332 (c); p. 335 (d).
— Erythropoietin in vitro. In: Erythropoiesis. Edit. by L. O. JACOBSON and M. DOYLE. New York and London: Grune & Stratton 1962, p. 275—285 (e).
—, and A. R. BOISSEVAIN: Direct measurements of the early erythropoietic effect of anemia. Amer. J. Physiol. 201, 905—909 (1961).
—, and P. H. LAVIETES: Observations on the nature of the erythropoietic serum factor. Blood 9, 1055—1061 (1954).
— — and G. VAN WAGENEN: Erythropoietic stimulation induced by „anemic" serum. Proc. Soc. exp. Biol. (N.Y.) 83, 548—550 (1953).
ESCAMILLA, R. F., and H. LISSER: Simmonds disease. A clinical study with review of the literature. Differentiation from anorexia nervosa by statistical analysis of 595 cases, 101 of which were proved pathologically. J. clin. Endocr. 2, 65 (1942).
ESKUCHE, F., F. ABARCA, J. TOHÁ, J. SALVATORE u. G. HODGSON: Bol. Soc. biol. Concepción 29, 73 (1954). Zit. nach GORDON 1959.
EULER, H. v., u. A. GLASER: Wirkungen von Kobaltkomplexen auf Katalase. Dtsch. med. Wschr. 75, 631—633 (1950).
EVANS, E. S., I. GESCHWIND u. M. E. SIMPSON: Unveröffentlicht. Zit. nach SIMPSON, EVANS u. ROSENBERG 1959.
— L. L. ROSENBERG and M. E. SIMPSON: Erythropoietic response to calorigenic hormones. Endocrinology 68, 517—532 (1961).
EVANS, J. A., M. HALPERN and N. FINBY: Diagnosis of kidney cancer. An analysis of 100 consecutive cases. J. Amer. med. Ass. 175, 201—203 (1961).
EVERETT, N. B., and J. M. YOFFEY: Life of guinea-pig circulating erythrocytes and its relation to erythrocyte population of bone marrow. Proc. Soc. exp. Biol. (N.Y.) 101, 318—319 (1959).
EVERITT, A. V.: The effect of pituitary growth hormone on the aging male rat. J. Geront. 14, 415—424 (1959).
FAIRLEY, K. D.: Two cases of Gaisböck's disease (polycythaemia hypertonica) associated with carcinoma of the kidney. Roy. Melb. Hosp. clin. Rep. 16, 47—55 (1945).
FEENDERS, H.: Über die hämatopoetische Wirkung des Blutserums bei sekundärer Anämie. Frankfurt. Z. Path. 49, 411—417 (1936).
FEIGIN, W. M., and A. S. GORDON: Influence of hypophysectomy on the hemopoietic response of rats to lowered barometric pressures. Endocrinology 47, 364—369 (1950).
FERRARI, R.: Influenza della milza sulle variazioni determinate della castrazione e dal trapianto di gonadi eterosessuali nel numero degli eritrociti e dei leucociti, nella quantità di emoglobina e nella formula leucocitaria. Haematologica 11, 421—428 (1930).

FILMANOWICZ, E., and C. W. GURNEY: Studies on erythropoiesis. XVI. Response to a single dose of erythropoietin in polycythemic mouse. J. Lab. clin. Med. **57**, 65—72 (1961).

FINCH, C.: Diskussionsbemerkung. In: Erythropoiesis. Edit. by L. O. JACOBSON and M. DOYLE. New York and London: Grune & Stratton 1962, p. 243.

FINCH, C. A., M. L. HANSON and D. M. DONOHUE: Kinetics of erythropoiesis. A comparison of response to anemia induced by phenylhydrazine and by blood loss. Amer. J. Physiol. **197**, 761—764 (1959).

FINCH, S. C., C. L. CROCKETT, J. F. ROSS and T. B. BAYLES: Hematologic changes with ACTH and cortisone therapy of rheumatoid arthritis. Blood **6**, 1034—1050 (1951).

FINKELSTEIN, G., A. S. GORDON and H. A. CHARIPPER: The effect of sex hormones on the anemia induced by hemorrhage in the rat. Endocrinology **35**, 267—277 (1944).

FISCHER, J., u. L. FRIEDERICI: Erythropoese bei bilateral nephrektomierten Kaninchen. Experientia (Basel) **17**, 318—319 (1961).

FISCHER, S.: Studies on the mechanism and site of action of erythropoietin. In: Erythropoiesis. Edit. by L. O. JACOBSON and M. DOYLE. New York and London: Grune & Stratton 1962, p. 204—215 (a).

— Diskussionsbemerkungen: p. 241 (b); p. 244 (c); p. 331 (d).

— and I. M. LONDON: Studies on the action of erythropoietine (ESF). Fed. Proc. **20**, 68 (1961).

FISHER, J. W.: Increase in circulating red cell volume of normal rats after treatment with hydrocortisone or corticosterone. Proc. Soc. exp. Biol. (N.Y.) **97**, 502—505 (1958a).

— Hematopoietic effects of combined injection of cobalt and hydrocortisone in the adrenalectomized rat. Fed. Proc. **17**, 367 (1958b).

— The effects of adrenalectomy on cobalt polycythemia in the rat. Endocrinology **62**, 547—556 (1958c).

— Diskussionsbemerkungen. In: Erythropoiesis. Edit. by L. O. JACOBSON and M. DOYLE. New York and London: Grune & Stratton 1962, p. 103—104 (a); p. 105 (b).

— Effect of adrenalectomy on the erythropoietic response to sheep erythropoietin and cobalt. Endocrinology **70**, 243—248 (1962c).

—, and B. J. BIRDWELL: Erythropoietin production by the situ perfused kidney. Fed. Proc. **20**, 68 (1961a).

— — The production of an erythropoietic factor by the in situ perfused kidney. Acta haemat. (Basel) **26**, 224—232 (1961b).

—, and J. J. CROOK: Influence of several hormones on erythropoiesis and oxygen consumption in the hypophysectomized rat. Blood **19**, 557—565 (1962).

— N. P. SANZARI, B. J. BIRDWELL and J. J. CROOK: The role of the kidney in erythropoietin production. In: JACOBSON and DOYLE, Erythropoiesis. New York: Grune & Stratton 1962.

— — and J. J. CROOK: Influence of renal enzyme inhibitors on erythropoietin formation. XXII. Internat. Congr. Physiol. Sci., Leiden 1962. Abstract in: Excerpta med., Int. Congr. Ser. No 48.

FLAKS, J., I. HIMMEL et A. ZLOTNIK: Sur l'existence d'une hormone hémopoiétique dans l'hypophyse. Presse méd. **45**, 1261—1262 (1937).

— — — La polyglobulie provoquée par les extraits de lobe antérieur d'hypophyse prouve l'existence d'une hormone hémopoiétique. Presse méd. **46**, 1506—1509 (1938).

FLEISCHER, J.: Das normale Knochenmarkbild des Kaninchens. Folia haemat. (Lpz.) **79**, 89—106 (1962).

FLEMING, A. R., and J. C. MARKLEY: Polycythemia associated with uterine myomas. Amer. J. Obstet. Gynec. **74**, 677—679 (1957).

FÖRSTER, J.: Luftverdünnung und Blutregeneration durch „Hämopoietine". Biochem. Z. **145**, 309—317 (1924).

—, u. F. KISS: Untersuchungen über die fördernde Wirkung des anämischen Blutes auf die Blutkörperchenbildung. Biochem. Z. **160**, 442—447 (1925).

FORSSELL, J.: Nord. Med. **30**, 415 (1946). Zit. nach FORSSELL 1947.

— Polycytemi vid hypernefrom. Epikris till ett tidigare publicerat fall. Nord. Med. **35**, 1479—1480 (1947).

— Nephrogenous polycythaemia. Acta med. scand. **161**, 169—179 (1958).

FOWLER, W. M., and A. P. BARER: Rate of hemoglobin regeneration in blood donors. J. Amer. med. Ass. **118**, 421—427 (1942).

FREEMAN, Z.: Pure red-cell anaemia and thymoma. Brit. med. J. **1960**I, 1390—1392.

FRENKEL, E. P., and KNORPP: Zit. nach D. KORST, Diskussionsbemerkung. In: Erythropoiesis. Edit. by L. O. JACOBSON and M. DOYLE. New York and London: Grune & Stratton 1962, p. 136.

FREY, W. G.: Polycythaemia and hypernephroma. Review and report of a case with apparent surgical cure. New Engl. J. Med. **258**, 842—844 (1958).

FRICK, P. G., u. H. E. BRUNNER: Renale Polyzythämie. Ferrokinetische Untersuchungen mit Fe^{59}. Proc. VIII. Europ. Congr. Hemat., Wien 1961, Bd. I, Nr 270.

— — Renale Polycythämie. Eisenstoffwechseluntersuchungen mit Fe^{59}. Schweiz. med. Wschr. **92**, 288—292 (1962).

FRIED, W., L. PLZAK, L. O. JACOBSON and E. GOLDWASSER: Erythropoiesis. II. Assay of erythropoietin in hypophysectomized rats. Proc. Soc. exp. Biol. (N.Y.) **92**, 203—207 (1956).

— — — — Studies on erythropoiesis. III. Factors controlling erythropoietin production. Proc. Soc. exp. Biol. (N.Y.) **94**, 237—241 (1957).

FRIEDERICI, L.: Der Erythrozyt. Heidelberg u. Frankfurt: Dr. Alfred Hüthig 1958.

—, u. G. FISCHER: Erythropoiese bei bilateral nephrektomierten Kaninchen. Proc. VIII. Europ. Congr. Hemat., Wien 1961.

—, u. E. F. GERSMEYER: Erythropoetin. (Untersuchungen über einen die Erythropoese steigernden Wirkstoff bei Blutkrankheiten.) Med. Welt (Stuttg.) **1960**, 2669—2675.

FRIEND, D. G., R. G. HOSKINS and M. W. KIRKIN: Relative erythrocythemia (polycythemia) and polycystic kidney disease, with uremia: Report of a case, with comments on frequency of occurrence. New. Engl. J. Med. **264**, 17—19 (1961).

FRITSCH, G.: Das Blut der Haustiere mit neueren Methoden untersucht. II. Untersuchung des Kaninchen-, Hühner- und Taubenblutes. Pflügers Arch. ges. Physiol. **181**, 78—105 (1920).

FRUHMAN, G. J., R. GERSTNER and A. S. GORDON: Effects of growth hormone upon erythropoiesis in the hypophysectomized rat. Proc. Soc. exp. Biol. (N.Y.) **85**, 93—96 (1954).

—, and A. S. GORDON: Influence of starvation upon the formed elements of blood and bone marrow of the rat. Anat. Rec. **122**, 492 (1955).

GABATHULER, jr. A.: Über den Einfluß der Milz und des mehrtägigen Aufenthaltes in Luftverdünnung auf die Hämoglobin- und Erythrozytenvermehrung im Blute des Kaninchens. Z. ges. exp. Med. **65**, 498—521 (1929).

GÁBOR, M., I. PIUKOVICH and I. LACSÁN: Experimental thrombocytosis with o-nitrophenol. Naturwissenschaften **49**, 470—471 (1962).

GAEBLER, O. H., and J. C. MATHIES: The effect of growth hormone on hepatic catalase, and on cell volume and hemoglobin content of blood in rats. Endocrinology **48**, 623—630 (1951).

GÄNSSLEN, M., u. H. MARTIN: Erkrankungen des erythropoetischen Systems. In: Klinik der Gegenwart, Bd. III, S. 1—24. München u. Berlin: Urban & Schwarzenberg 1956.

GALLAGHER, N.: Diskussionsbemerkung. In: Erythropoiesis. Edit. by L. O. JACOBSON and M. DOYLE. New York and London: Grune & Stratton 1962, p. 270.

—, J. M. McCARTHY, K. T. HART and R. D. LANGE: Evaluation of plasma erythropoietic-stimulating factors in anemic uremic patients. Blood **14**, 662—667 (1959).

— — and R. D. LANGE: Observations on erythropoietic-stimulating factor (ESF) in the plasma of uremic and nonuremic anemic patients. Ann. intern. Med. **52**, 1201—1212 (1960a).

— — — Erythropoietic stimulating factor (ESF) production in nephrectomized rabbits. Fed. Proc. **19**, 68 (1960b).

— — — Erythropoietin production in uremic rabbits. J. Lab. clin. Med. **57**, 281—289 (1961).

—, and R. D. LANGE: Response to erythropoietin. Proc. Soc. exp. Biol. (N.Y.) **110**, 422—426 (1962).

GARCIA, J. F., and J. C. SCHOOLEY: An immunological study of human urinary erythropoietin. In: Erythropoiesis. Edit. by L. O. JACOBSON and M. DOYLE. New York and London: Grune & Stratton 1962, p. 56—57.

—, and D. C. VAN DYKE: Dose-response relationships of human urinary erythropoietin. J. appl. Physiol. **14**, 233—236 (1959).

— — Response of rats of various ages to erythropoietin. Proc. Soc. exp. Biol. (N.Y.) **106**, 585—588 (1961).

— — and N. I. BERLIN: Correction of anemia following hypophysectomy by administration of cobalt. Proc. Soc. exp. Biol. (N.Y.) **80**, 472—474 (1952).

— — R. L. HUFF, P. J. ELMLINGER and J. M. ODA: Increase in circulating red cell volume of normal and hypophysectomized rats after treatment with ACTH. Proc. Soc. exp. Biol. (N.Y.) **76**, 707—709 (1951).

GARDNER, F. H.: The use of cobaltous chloride in the anemia associated with chronic renal disease. J. Lab. clin. Med. **41**, 56—64 (1953).

— Non-nutritional agents associated with non-specific stimulation of erythropoiesis in man. In: Erythropoiesis. Edit. by L. O. JACOBSON and M. DOYLE. New York and London: Grune & Stratton 1962, p. 263—269.

—, u. J. G. FREYMANN: Erythrocythemia (polycythemia) and hydronephrosis. New Engl. J. Med. **259**, 323—327 (1958).

—, and D. G. NATHAN: Hypochromic anemia and hemochromatosis. Response to combined testosterone, pyridoxine, and liver extract therapy. Amer. J. med. Sci. **234**, 81—91 (1962).

—, and J. C. PRINGLE jr.: Androgens and erythropoiesis. I. Preliminary clinical observations. Arch. intern. Med. **107**, 846—862 (1961a).

— — Androgens and erythropoiesis. II. Treatment of myeloid metaplasia. New Engl. J. Med. **264**, 103—111 (1961b).

GAUTRAY, J. P.: „L'uterus fibromateux", entité neuroendocrinienne? Ann. Chir. **15**, 989—995 (1961).

GEHRMANN, G., u. W. SCHMITZ: Beitrag zur „renalen Polyzythämie". Dtsch. med. Wschr. **87**, 1798—1800 (1962).

GEMZELL, C. A., and T. SJÖSTRAND: Effect of hypophysectomy, ACTH and growth
    hormone on total amount of haemoglobin and blood volume in male rats. Acta
    endocr. (Kbh.) **16**, 6—12 (1954).
GERSTNER, R., u. A. S. GORDON: Unveröffentlicht. Zit. nach FRUHMAN, GERSTNER
    u. GORDON 1954.
GESCHWIND, I. I., C. H. LI and L. BARNAFI: Isolation and structure of melanocyte-
    stimulating hormone from porcine pituitary glands. J. Amer. chem. Soc. **78**,
    4494—4495 (1956).
GIANNINI, G.: Über die Wirkung starker Luftverdünnung auf Erythrocytenzahl
    und Hämoglobingehalt des Blutes bei normalen und milzlosen Tieren. Z. ges.
    exp. Med. **64**, 431—451 (1919).
GIBELLI, C.: Über den Wert des Serums anämisch gemachter Tiere bei der Regenera-
    tion des Blutes. Naunyn-Schmiedeberg's Arch. exp. Path. Pharmak. **65,** 284—
    302 (1911).
GIFFIN, H. Z., and S. F. HAINES: A review of a group of professional donors.
    J. Amer. med. Ass. **81**, 532—535 (1923).
GILES, C., and J. A. H. BROWN: Urinary infection and anaemia in pregnancy.
    Brit. med. J. **1962 II**, 10—13.
GILMAN, A., and L. GOODMAN: Effect of pituitrin injection in rabbits on serum
    osmotic pressure and blood picture. Proc. Soc. exp. Biol. (N.Y.) **33**, 238—240
    (1935).
— — Pituitrin anemia. Amer. J. Physiol. **118**, 241—250 (1937).
GIONO, H., G. MANOUSSOS, Y. DORMARD et Y. THUILLIER: Étude chez le rat de
    l'activité érythropoiétique d'un extrait rénal. Thérapie **17**, 349—354
    (1962).
GLANZMANN, E.: Die Krankheiten des Blutes. In ROMINGER, Lehrbuch der Kinder-
    heilkunde, 4. u. 5. Aufl., S. 575—576. Berlin-Göttingen-Heidelberg: Springer
    1950.
GLEY, P.: Sur la réalité et l'origine de l'hématopoiétine. Bull. Acad. méd. (Paris)
    136, 521—525 (1952).
— Nouvelles recherches sur l'hématopoiétine. Bull. Acad. méd. (Paris) **138**
    435—440 (1954).
— Double aspect of the hematopoietic hormone of serum. Proc. VI. Internat.
    Congr. Hematol. 1958, p. 785.
—, et J. DELOR: Sur quelques propriétés physicochimiques de l'hématopoiétine.
    C. R. Soc. Biol. (Paris) **149**, 635—637 (1955).
— — et C. M. LAUR: Action de l'hématopoiétine sur la mœlle osseuse. C. R. Soc.
    Biol. (Paris) **148**, 780—782 (1954).
GÖLTNER, E.: Zur Frage der Anämie bei Schwangeren und Wöchnerinnen. Gynaeco-
    logia (Basel) **149**, 224—241 (1960).
— Erythropoetin und Schwangerschaft. In: Colloquium über Erythropoietin. Proc.
    VIII. Europ. Congr. Hem., Wien 1961.
—, u. L. FRIEDERICI: Die erythropoetische Aktivität des Blutserums nach Blut-
    verlusten bei Karzinomen ohne und mit Urämie. Med. Welt (Stuttg.) **1962,** 586—
    589.
GOLD, A. P., and A. F. MICHAEL: Congenital adrenal hyperplasia associated with
    polycythemia. Pediatrics **23**, 727—730 (1959).
GOLDWASSER, E.: In: Colloquium über Erythropoietin. VIII. Europ. Congr. He-
    matology, Wien 1961.
— Diskussionsbemerkung. In: Erythropoiesis. Edit. by L. O. JACOBSON and
    M. DOYLE. New York and London: Grune & Stratton 1962, p. 67.
—, u. P. P. DUKES: Unveröffentlicht. Zit. nach JACOBSON, GURNEY u. GOLD-
    WASSER 1960.

GOLDWASSER, E., L. O. JACOBSON, W. FRIED and L. PLZAK: Mechanism of the erythropoietic effect of cobalt. Science 125, 1085—1086 (1957).
— — — — Studies on erythropoiesis. V. The effect of cobalt on the production of erythropoietin. Blood 13, 55—60 (1958).
—, and W. F. WHITE: Purification of sheep erythropoietin. Fed. Proc. 18, 236 (1959).
— — and K. B. TAYLOR: On the purification of sheep plasma erythropoietin. In: Erythropoiesis. Edit. by L. O. JACOBSON and M. DOYLE. New York and London: Grune & Stratton 1962, p. 43—49.
GOLL, K. H.: Über die Pathogenese der Polycythämia vera. Fol. haemat. (Basel) 77, 1—25 (1960).
— Polycythämie und Niere. Fol. haemat. (Basel) 78, 99—105 (1961).
GORDON, A. S.: Influence of humoral factors on erythropoiesis. Amer. J. clin. Nutr. 5, 461—472 (1957).
— Humoral influences on blood cell formation and release. In: Haemopoiesis. CIBA foundation symposium. London: Churchill 1960, p. 325—362 (a).
— Diskussionsbemerkung. In: Haemopoiesis, CIBA foundation symposium. London: Churchill 1960, p. 362 (b).
— Diskussionsbemerkungen. In: Erythropoiesis. Edit. by L. O. JACOBSON and M. DOYLE. New York and London: Grune & Stratton 1962, p. 29 (a); p. 245 (b); p. 274 (c); p. 332 (d); p. 387 (e).
—, and H. A. CHARIPPER: The endocrine system and hemopoiesis. Ann. N.Y. Acad. Sci. 48, 615—637 (1947).
— B. S. DORNFEST, C. D. SIEGEL and N. GOTTLIEB: Hemopoiesis in isolated perfused hind limbs of hypophysectomized rats. Fed. Proc. 17, 57 (1958).
—, and M. DUBIN: On the alleged presence of „hemopoietine" in the blood serum of rabbits either rendered anemic or subjected to low pressures. Amer. J. Physiol. 107, 704—708 (1934).
— P. C. KADOW, G. FINKELSTEIN and H. A. CHARIPPER: Thyroid and blood regeneration in the rat. Amer. J. med. Sci. 212, 385—394 (1946).
—, and W. KLEINBERG: A study of the relation of the spleen to erythropoiesis and red cell destruction in the guinea-pig. Amer. J. Physiol. 118, 757—765 (1937).
— D. LANDAU u. H. MEGEL: Unveröffentlicht. Zit. nach GORDON, PILIERO u. TANNENBAUM 1955.
— A. S. LOBUE, B. S. DORNFEST and G. W. COOPER: Reticulocyte and leucocyte release from isolated perfused rat legs and femurs. In: Erythropoiesis. Edit. by L. O. JACOBSON and M. DOYLE. New York and London: Grune & Stratton 1962, p. 321—327.
— R. O. NERI, C. D. SIEGEL, B. S. DORNFEST, E. S. HANDLER, J. LOBUE and M. EISLER: Evidence for a circulating leucocytosis-inducing factor (LIF). Acta haemat. (Basel) 23, 323—341 (1960).
— S. J. PILIERO, W. KLEINBERG and H. H. FREEDMAN: A plasma extract with erythropoietic activity. Proc. Soc. exp. Biol. (N.Y.) 86, 255—258 (1954).
— — and D. LANDAU: The relation of the adrenal to blood formation in the rat. Endocrinology 49, 497—511 (1951).
— — P. T. MEDICI, B. PANSKY, A. H. LUHBY, C. D. SIEGEL and M. TANNENBAUM: Recent experiments on the circulating erythropoietic factor. Proc. VI. Internat. Congr. Hemat. 1958, p. 643—655.
— — — C. D. SIEGEL and M. TANNENBAUM: Attempts to identify site of production of circulating „erythropoietin". Proc. Soc. exp. Biol. (N.Y.) 92, 598—602 (1956).
— — and M. TANNENBAUM: Erythropoietic activity of blood and tissues of anemic rabbits. Amer. J. Physiol. 181, 585—588 (1955).

GORDON, A. S., S. J. PILIERO, M. TANNENBAUM and C. D. SIEGEL: Erythropoietic action of a plasma filtrate in hypophysectomized rats. Proc. Soc. exp. Biol. (N.Y.) **89**, 246—248 (1955a).

— — — — Effects of an erythropoietic plasma filtrate upon blood formation in the hypophysectomized rat. Anat. Rec. **122**, 491—492 (1955b).

—, and A. H. WEINTRAUB: Assay of the erythropoietic stimulating factor (ESF). In: Erythropoiesis. Edit. by L. O. JACOBSON and M. DOYLE. New York and London: Grune & Stratton 1962, p. 1—16.

— J. W. WINKERT, B. S. DORNFEST, J. LOBUE and A. CRUSCO: Properties of the urinary erythropoietic-stimulating factor (ESF). In: The kinetics of cellular proliferation (STOHLMAN Editor), p. 332—343. New York: Grune & Stratton 1959.

— — — and C. D. SIEGEL: Studies on the actions and properties of the circulating erythropoietic stimulating factor. Ann. N.Y. Acad. Sci. **77**, 650—676 (1959).

GOTTSEGEN, G.: Neue Untersuchungen über Leberextraktwirkung bei Phenylhydrazinanämie. Wien. klin. Wschr. **1934 I**, 462—463.

GRADINESCU, A. V.: Der Einfluß der Nebennieren auf den Blutkreislauf und den Stoffwechsel. Pflügers Arch. ges. Physiol. **152**, 187—253 (1913).

GRANT, W. C.: Oxygen saturation in bone marrow and in arterial and venous blood during prolonged hemorrhagic erythropoiesis. Amer. J. Physiol. **153**, 521—528 (1948).

— Influence of anoxia of a lactating rat on the blood of normal baby rats. Amer. J. Physiol. **171**, 728—729 (1952).

— The influence of anoxia of lactating rats and mice on the blood of their normal offspring. Blood **10**, 334—340 (1955).

— Transmission of the primary erythropoietic stimulus. Proc. VI. Internat. Congr. Hemat. 1958, p. 760.

— W. H. LINKENHEIMER and H. BERGER: Concentration of the erythropoietic hormone in plasma of anemic rabbits. Fed. Proc. **17**, 59 (1958).

— — E. L. PATTERSON and H. BERGER: Partial purification of erythropoietin by alcoholic fraction. Proc. Soc. exp. Biol. (N.Y.) **107**, 221—223 (1961).

—, and W. S. ROOT: The relation of O_2 in bone marrow blood to posthemorrhagic erythropoiesis. Amer. J. Physiol. **150**, 618—627 (1947).

— — Fundamental stimulus for erythropoiesis. Physiol. Rev. **32**, 449—498 (1952).

GRAY, D. F., and A. J. ERSLEV: Reticulocytosis induced by serum from hypoxic animals. Proc. Soc. exp. Biol. (N.Y.) **94**, 283—286 (1957).

GROS, H.: Hypernephrom und Polyglobulie. Medizinische **19**, 706—708 (1955).

GROSS, A.: Die Blutbehandlung der Anämien. Med. Klin. **18**, 15—16 (1922).

GROSS, R., u. H. E. BOCK: Die Chemotherapie der Tumorleiden. In: Klinik der Gegenwart, Bd. V, S. 235—321. München u. Berlin: Urban & Schwarzenberg 1957.

GRUMBACH, R., P. DRAPEAU et CL. BORALEVI: Néphroanémie thrombopénique aigue (Forme particulière de maladie de Moschcowitz). Étude d'une biopsie rénale. Arch. franç. Pédiat. **17**, No 10 (1960).

GRUNDMANN, E.: Cytologische Untersuchungen über Formen und Orte der Lymphocytenreifung bei der Ratte. Verh. dtsch. Ges. Path. **41**, 261—268 (1958a).

— Die Bildung der Lymphocyten und Plasmazellen im lymphatischen Gewebe der Ratte. Beitr. path. Anat. **119**, 217—262 (1958b).

GÜNTHER, G. W.: Zur Kenntnis des toxisch bedingten protrahierten Kollaps. Z. klin. Med. **135**, 247—257 (1938).

GÜNTHER, H.: Über die Beziehung endokriner Organe zur Entstehung der Polyglobulie und über klinische Typen hormonal bedingter Polyglobulie. Endokrinologie **4**, 96—119 (1929).

GUILLAIN, G., P. LECHELLE et R. GARCIN: La polyglobulie de certains syndromes hypophysaires et hypophyso-tubériens. C. R. Soc. Biol. (Paris) **106**, 515—518 (1931).

GUNTHER, B., G. HODGSON, J. TOHÁ and O. QUAPPE: The inactivation by oxygen of the erithropoietic effect of plasma of rabbits rendered anemic by bleeding. Acta physiol. lat.-amer. **1**, 271—276 (1950/51).

GURNEY, C. W.: Erythremia in chronic renal disease. Meeting of the Ass. of Amer. Phys., Atlantic City, Mai 1960. Zit. nach NIXON O'ROURKE, RUPE u. KORST 1960.

— In: Colloquium über Erythropoietin. Proc. VIII. Europ. Congr. Hemat., Wien 1961.

— Diskussionsbemerkungen. In: Erythropoiesis. Edit. by L. O. JACOBSON and M. DOYLE. New York and London: Grune & Stratton 1962, p. 194 (a); p. 271— 272 (b).

— Relationship of erythropoietin production to renal abnormalities. In: Erythropoiesis. Edit. by L. O. JACOBSON and M. DOYLE. New York and London: Grune & Stratton 1962, p. 359—360 (c).

— R. DEGOWIN, D. HOFSTRA and J. BYRON: Applications of erythropoietin to biological investigation. In: Erythropoiesis. Edit. by L. O. JACOBSON and M. DOYLE. New York and London: Grune & Stratton 1962, p. 151—161.

— E. GOLDWASSER, L. O. JACOBSON and C. PAN: 49-th Annual Meeting Amer. Soc. clin. Invest. p. 32 (1957). Zit. nach GORDON 1959.

— — and C. PAN: Studies on erythropoiesis. VI. Erythropoietin in human plasma. J. Lab. clin. Med. **50**, 534—542 (1957).

—, u. C. PAN: Studies on erythropoiesis. IX. Mechanism of decreased erythropoiesis in experimental polycythemia. Proc. Soc. exp. Biol. (N.Y.) **98**, 789—793 (1958).

— — Studies on erythropoiesis. J. Lab. clin. Med. **55**, 67—72 (1960).

— M. I. PIERCE, S. E. SCHRIER, P. E. CARSON and L. O. JACOBSON: J. Lab. clin. Med. **50**, 50 (1957). Zit. nach GORDON 1959.

— N. WACKMAN and E. FILMANOWICZ: Studies on erythropoiesis. XVII. Some quantitative aspects of the erythropoietic response to erythropoietin. Blood **17**, 531—546 (1961).

GUYOMAR, J.: Contribution à l'étude d'un facteur érythropoiétique. Thèse méd. Paris 1954. 62 S., R. FOULON, Paris.

HALVORSEN, S.: Plasma erythropoietin levels following hypothalamic stimulation in the rabbit. Proc. VIII. Europ. Congr. Hemat., Wien 1961a; — Scand. J. clin. Lab. Invest. **13**, 564—575 (1961b).

HAMBURGER, J., J. PH. MÉRY et L. GUERRA: Polyglobulie et reins. Étude clinique sur les relations du rein et des polyglobulies. Nouv. Rev. franç. Hémat. **1**, 503—518 (1961).

HAMMOND, G. D.: Diskussionsbemerkungen. In: Erythropoiesis. Edit. by L. O. JACOBSON and M. DOYLE. New York and London: Grune & Stratton 1962, p. 30—31 (a); p. 270—271 (b).

—, and A. ISHIKAWA: The rate of disappearance of erythropoietin following transfusion of severely anemic patients. In: Erythropoiesis. Edit. by L. O. JACOBSON and M. DOYLE. New York and London: Grune & Stratton 1962, p. 128—133.

— — and G. KEIGHLEY: Relationship between erythropoietin and severity of anemia in hypoplastic and hemolytic states. In: Erythropoiesis. Edit. by L. O. JACOBSON and M. DOYLE. New York and London: Grune & Stratton 1962, p. 351—358.

HAMPERL, H.: Verh. Vereinigung Pathologen Wiens 23. 2. 1937. Zit. nach BALO u. PURJESZ 1937.

HAMRIN, B.: Sustained hypotension and shock due to an adrenaline-secreting pheochromocytoma. Lancet 1962 II, 123—124.

HARMS, P.: „Blutregenerationsstudien", gleichzeitig ein Beitrag zur Änderung der Blutzusammensetzung nach Aderlässen. Inaug.-Diss. Jena 1936.

HASHIMOTO, M., and N. NAKAMURA: Study on bone marrow of autopsy cases in renal diseases, especially in chronic glomerulonephritis. J. Kyushu Hematol. Soc. 11, 158—192 (1961).

HAVARD, C. W. H., and R. B. SCOTT: Thymic tumour and erythroblastic aplasia. Brit. J. Haemat. 6, 178—190 (1960).

HEARON, J., A. L. SCHADE, H. LEVY and D. BURK: Cobalt inhibition of tumor respiration and protection by histidine. Cancer Res. 7, 713 (1947).

HEATH, J. C.: The histogenesis of malignant tumours induced by cobalt in the rat. Brit. J. Cancer 14, 478—482 (1960).

HECHT, H. H., and A. J. SAMUELS: Observations on the oxygen content of sternal bone marrow with reference to polycythemic states. Fed. Proc. 11, 68 (1952).

HEDINGER, C.: Pathologische Anatomie der Hypophyseninsuffizienz. In: A. LABHART, Klinik der inneren Sekretion, S. 108ff. Berlin-Göttingen-Heidelberg: Springer 1957.

HEILMEYER, L.: Rapports physiologiques entre la rate et la mœlle osseuse. Rev. Hémat. 9, 267—290 (1954).

— Physiologische Beziehungen zwischen Milz und Knochenmark. Bibl. haemat. (Basel) 3, 21—48 (1955).

— Diskussion zu KELLER 1957a.

—, u. H. BEGEMANN: Blut und Blutkrankheiten. In Handbuch Innere Medizin, 4. Aufl., Bd. II. Berlin-Göttingen-Heidelberg: Springer 1951.

HENNESY, T. G., and R. L. HUFF: Depression of tracer iron uptake curve in rat erythrocytes following total body irradiation. Proc. Soc. exp. Biol. (N.Y.) 73, 436—439 (1950).

HERBEUVAL, R., G. CUNY et A. LARCAN: Maladie de Vaquez et hypernéphrome. Presse méd. 65, 132—134 (1957).

HEWLETT, J. S., G. C. HOFFMAN, D. A. SENHAUSER and J. D. BATTLE: Hypernephroma with erythrocythemia. Report of a case and assay of the tumor for an erythropoietic-stimulating substance. New Engl. J. Med. 262, 1058—1062 (1960).

HIRASHIMA, K.: Study on erythropoietic factor in plasma. Effects of human plasmas on the in vitro biosynthesis of heme by avian erythrocytes. Acta haemat. (Basel) 26, 209—223 (1961).

—, and F. TAKAKU: Experimental studies on erythropoietin. II. The relationship between juxtaglomerular cells and erythropoietin. Blood 20, 1—8 (1962).

HIRSCHFELD, H., u. W. FABISCH: Experimentelle Untersuchungen über das rote Blutbild nach der Splenektomie. Folia haemat. (Lpz.) 37, 262—305 (1928).

HIRSJÄRVI, E.: Effect of large amounts of plasma from desoxygenated blood on erythropoiesis. Acta physiol. scand. 34, 338—344 (1955).

HITTMAIR, A.: Diskussion zu MATHÉ, BERNARD u. AUVERT 1955.

HODGSON, G.: Effects of plasma erythropoiesis stimulating factor (ESF) at different time intervals after single injection. Proc. Soc. exp. Biol. (N.Y.) 106, 766—769 (1961).

— Diskussionsbemerkung. In: Erythropoiesis. Edit. by L. O. JACOBSON and M. DOYLE. New York and London: Grune & Stratton 1962, p. 31.

—, and I. ESKUCHE: Time course of effects of erythropoiesis stimulating factor(s) (ESF) on Fe^{59} distribution. In: Erythropoiesis. Edit. by L. O. JACOBSON and M. DOYLE. New York and London: Grune & Stratton 1962, p. 222—227.

HODGSON, G., I. ESKUCHE, S. FISCHER and M. PERRETTA: Effects of urinary hemopoietine on Fe-59 distribution in rats studied while plasma Fe-59 is high. Proc. Soc. exp. Biol. (N.Y.) 104, 441—445 (1960).

— — D. YUDILEVICH, P. HERNANDEZ and J. TOHÁ: Effect of plasma from bled and phenylhydrazine treated animals on plasma iron turnover. A test for „hemopoietine" Proc. Soc. exp. Biol. (N.Y.) 96, 826—829 (1957).

— S. FISCHER, M. PERRETTA, I. ESKUCHE, G. ARAYA and M. DINAMARCA: Separation and properties of urinary hemopoietine. Blood 16, 1398—1410 (1960).

— M. PERRETTA, D. YUDILEVICH and I. ESKUCHE: Assay of „hemopoietine" in starved animals; properties of urinary hemopoietine. Proc. Soc. exp. Biol. (N.Y.) 99, 137—142 (1958).

—, and J. TOHÁ: The erythropoietic effect of urine and plasma of repeatedly bled rabbits. Blood 9, 299—309 (1954).

— — and E. GONZÁLEZ: Efecto de la inyección de orina de conejos sangrados repetidamente sobre la velocidad de regeneración de la hemoglobina en conejos anemizados. Bol. Soc. Biol. Concepción 27, 47 (1952). Zit. nach HODGSON u. TOHÁ 1954.

— D. YUDILEVICH, I. ESKUCHE and M. PERRETTA: Relation between plasma iron turnover and plasma iron concentration at different levels of erythropoiesis. Proc. Soc. exp. Biol. (N.Y.) 104, 438—441 (1960).

— — M. PERRETTA, I. ESKUCHE and J. TOHÁ: Effect of hemopoietin on iron metabolism in normal and starved animals: Studies with Fe-59. Ann. N.Y. Acad. Sci. 77, 703—709 (1959).

HÖLSCHER, B., u. K. OEFF: Die histologische Struktur der Anastomose bei parabiotischen Ratten in ihrer Beziehung zum Austausch von J-131-markiertem Serumeiweiß. Z. ges. exp. Med. 131, 262—268 (1959).

HOFF, F.: Blut und vegetative Regulation. Ergebn. inn. Med. Kinderheilk. 33, 195—265 (1928).

— Vegetatives Nervensystem und Blut. In: L. R. MÜLLER, Lebensnerven und Lebenstriebe. Berlin: Springer 1931, S. 345—363.

— Klinische Beiträge zur Frage der zentralnervösen Regulation des Blutes. Klin. Wschr. 1932, 1751—1755.

— Klinische Beiträge zur Frage der zentralnervösen Regulation des Blutes. Klin. Wschr. 1932, 1751—1755.

— Beiträge zur Frage der Blutregulation. Verh. dtsch. Ges. inn. Med. 45, 124—133 (1933).

— Über das Zusammenspiel der vegetativen Regulation. Klin. Wschr. 1934, 519—523.

— Beziehungen zwischen dem weißen Blutbild und humoralen Blutveränderungen. Med. Welt (Berl.) 1934, Nr 33.

— Über die zentralnervöse Blutregulation. Fortschr. Neurol. Psychiat. 8, 299—325 (1936).

— Dynamik der Leukozytenregulation. Med. Welt (Berl.) 1938 I, 117—123.

— Japanische Beiträge zum Problem der zentralnervösen Blutregulation. Klin. Wschr. 1938, 638—640.

— Ber. physik.-med. Ges. Würzburg, N.F. 67 (1938).

— Neurohumorale Regulation des Blutes. Verh. V. Kongr. Europ. Ges. Hämatol. (Freiburg i. Br.) 1955, S. 215—220. Berlin-Göttingen-Heidelberg: Springer 1956.

— Vegetatives Nervensystem. In Handbuch der gesamten Hämatologie, 2. Aufl. München u. Berlin: Urban & Schwarzenberg 1959, S. 167—181.

—, u. S. RITTER v. LINHARDT: Über die zentralnervöse Regulation des Blutes. Zugleich III. Mitteilung zur vegetativen Regulation des Blutes. Z. ges. exp. Med. 63, 277—297 (1928).

HOLLY, R. G.: Studies on iron and cobalt metabolism. J. Amer. med. Ass. **158**, 1349—1352 (1955).

HOLMBERG, J.: Unveröffentlicht. Zit. nach BROHULT u. HOLMBERG 1954.

HOLMES, H. N., R. E. CORBET, W. B. GEIGER, N. KORNBLUM and W. ALEXANDER: J. Amer. chem. Soc. **63**, 2607 (1941). Zit. nach BROHULT u. HOLMBERG 1954.

HOPPS, H. C., A. J. STANLEY and A. M. SHIDELER: Polycythemia induced by cobalt. III. Histologic studies with evaluation of toxicity of cobaltous chloride. Amer. J. clin. Path. **24**, 1374—1380 (1954).

HORRIGAN, D. L.: An unidentified erythropoietic substance in liver. Blood **18**, 535—542 (1961).

HORWITZ, A., and W. P. McKELWAY: Polycythemia associated with uterine myomas. J. Amer. med. Ass. **158** (II), 1360—1361 (1955).

HOSKINS, R. G., and F. H. SLEEPER: The effects of ingested thyroid substance on the blood morphology of man. Endokrinologie **5**, 89—103 (1929).

HOUCK, C. R.: Effect of splenectomy and blood cell transfusions on anemia in the chronic nephrectomized dog. Amer. J. Physiol. **177**, 531—534 (1954).

HOUSSAY, B. A.: Diskussionsbemerkung zu GORDON 1954.

— M. ROYER y O. ORIAS: Hemoglobine y globulos rojos en los perros hipofiso-privos. Rev. Soc. argent. Biol. **7**, 314 (1931). Zit. nach DAUGHADAY u. Mitarb. 1948.

HUBBLE, D.: Androgens in anaemia. Lancet **1961 II**, 824.

HUBER, H.: Die Schwangerschaftsanämien. Arch. Gynäk. **195**, 319—333 (1961).

—, u. K. SCHLAGETTER: Anämien als besondere Form der Schwangerschaftstoxikose. Geburtsh. u. Frauenheilk. **20**, 10—23 (1960).

HÜBNER, K., u. H. ZIMMERMANN: Experimentelle Untersuchungen über den Einfluß der temporären Ischämie auf die Blutbildung. Acta haemat. (Basel) **22**, 209—231 (1959).

— — Über den Einfluß der chronischen Minderdurchblutung umschriebener Körperabschnitte auf die Blutbildung. Virchows Arch. path. Anat. **333**, 343—355 (1960).

HUFF, R. L.: Erythrocyte formation estimated by radioiron. Meth. med. Res. **8**, 35—52 (1960).

ITAMI, S.: Ein experimenteller Beitrag zur Lehre von der extramedullären Blutbildung bei Anämien. Naunyn-Schmiedeberg's Arch. exp. Path. Pharmak. **60**, 76—97 (1908).

— Weitere Studien über Blutregeneration. Naunyn-Schmiedeberg's Arch. exp. Path. Pharmak. **62**, 104—117 (1910).

JACOBS, E. M., R. V. P. HUTTER, J. L. POOL and A. B. LEY: Benign thymoma and selective erythroid aplasia of the bone marrow. Cancer (Philad.) **12**, 47—57 (1959).

JACOBSEN, L. M., A. K. DAVIS and E. L. ALPEN: Relative effectiveness of phenylhydrazine treatment and hemorrhage in the production of an erythropoietic factor. Blood **11**, 937—945 (1956).

JACOBSON, L. O.: Sites of formation of erythropoietin. In: Erythropoiesis. Edit. by L. O. JACOBSON and M. DOYLE. New York and London: Grune & Stratton 1962, p. 69—70.

— E. GOLDWASSER, W. FRIED and L. F. PLZAK: Plasma factors influencing erythropoiesis. Proc. VI. Internat. Congr. Hemat. 1956, p. 777—782.

— — — — Role of the kidney in erythropoiesis. Nature (Lond.) **179**, 633—634 (1957a).

— — — — Studies on erythropoiesis. VII. The role of the kidney in the production of erythropoietin. Trans. Ass. Amer. Phycns **70**, 305—317 (1957b).

— — — — Unveröffentlicht. Zit. nach GOLDWASSER, JACOBSON, FRIED u. PLZAK 1958.

JACOBSON, L. O., E. GOLDWASSER, and C. W. GURNEY: Control of red cell formation. In: The kinetics of cellular proliferation. (STOHLMAN, Editor), p. 344—356. New York: Grune & Stratton 1959.

— — — Transfusion-induced polycythaemia as a model for studying factors influencing erythropoiesis. In: Haemopoiesis, CIBA foundation symposium. London: Churchill 1960, p. 423—445.

— — — W. FRIED and L. PLZAK: Studies of erythropoietin: The hormone regulating red cell production. Ann. N. Y. Acad. Sci. 77, 551—573 (1959).

— — L. F. PLZAK and W. FRIED: Studies on erythropoiesis. Part IV. Reticulocyte response of hypophysectomized and polycythemic rodents to erythropoietin. Proc. Soc. exp. Biol. (N. Y.) 94, 243—249 (1957).

— C. W. GURNEY and E. GOLDWASSER: The control of erythropoiesis. Advanc. intern. Med. 10, 297—327 (1960).

— E. K. MARKS and E. GASTON: Effect of BAL on cobalt-induced polycythemia in rats. Proc. Soc. exp. Biol. (N. Y.) 69, 84—86 (1948).

— — — Studies on erythropoiesis. XII. The effect of transfusion-induced polycythemia in the mother on the fetus. Blood 14, 644—653 (1959).

— — — and E. GOLDWASSER: Studies on erythropoiesis. XI. Reticulocyte response of transfusion-induced polycythemic mice to anemic plasma from nephrectomized mice and to plasma from nephrectomized rats exposed to low oxygen. Blood 14, 635—643 (1949).

— — — E. L. SIMMONS and M. H. BLOCK: Studies on radiosensitivity of cells. Science 107, 248—250 (1948).

— L. F. PLZAK, W. FRIED and E. GOLDWASSER: Plasma-factor(s) influencing red cell production. Nature (Lond.) 177, 1240 (1956).

— E. L. SIMMONS, E. K. MARKS, E. O. GASTON, M. J. ROBSON and J. H. ELDREDGE: Further studies on recovery from radiation injury. J. Lab. clin. Med. 37, 683—697 (1951).

JAHSMAN, D. P., R. W. MONTO and J. W. REBUCK: Erythroid hypoplastic anemia (erythroblastopenia) associated with benign thymoma. Amer. J. clin. Path. 38, 152—161 (1962).

JAIMET, C. H., and H. G. THODE: Thyroid function studies on children receiving cobalt therapy. J. Amer. med. Ass. 158, 1353—1355 (1955).

JALAVISTO, E.: Effect upon the percentage of reticulocytes of injections of blood exposed to reduced atmospheric pressure, hydrogen or nitrogen. Acta physiol. scand. 29, 314—328 (1953).

—, and L. SOLANTERÄ: Methemoglobin reduction rate of nitrite treated red cells as a function of cell age. Acta physiol. scand. 46, 273—283 (1959).

JAWORSKI, Z. F., and W. E. HIRTE: Polycythemia (erythrocytosis) and non-neoplastic renal disease. Report of a case and review of the literature. Canad. med. Ass. J. 84, 1421—1427 (1961).

JEFFREY, M. R.: The behavior of rheumatoid marrow in culture. Arthr. and Rheum. 4, 602—611 (1962).

JONES, N. F., R. W. PAYNE, R. D. HYDE and T. M. L. PRICE: Renal polycythaemia. Lancet 1960 I, 299—303.

JONES, R. M.: Human sternal marrow in hyperthyroid and myxedematous states. Proc. Soc. exp. Biol. (N. Y.) 41, 55—57 (1939).

JOSEPHS, B. N., G. ROBBINS and A. LEVINE: Polycythemia secondary to hamartoma of the liver. J. Amer. med. Ass. 179, 867—870 (1962).

JOSKE, R. A., J. M. MCALISTER and T. A. J. PRANKERD: Isotope investigations of red cell production and destruction in chronic renal disease. Clin. Sci. 15, 511—522 (1956).

Josse, J. W., and S. I. Zacks: Thymoma and pancytopenia. Report of a case and review of the literature. New Engl. J. Med. **259**, 113—117 (1958).

Judis, J., and B. Steinberg: Immunological aspects of serum fractions acting on hemacytopoiesis. Lab. Invest. **9**, 339—349 (1960).

Juhn, M., and L. V. Domm: The relation of gonadal condition to erythrocyte number in fowls. Amer. J. Physiol. **94**, 656—661 (1930).

Kamenoff, R. J.: Erythrocyte count in four imbred strains of mice. Proc. Soc. exp. Biol. (N. Y.) **36**, 411—414 (1937).

Kanda, M.: Das Ergebnis von Durchströmungsversuchen durch die Milz mit Poetinen. Tokyo Igaku Zasshi **11**, No 4 (1953). Zit. nach Komiya 1956.

— Von welchem Organ wird der die Blutveränderungen hervorrufende Reiz zuerst empfangen? Tokyo Igaku Zasshi **12**, No 5 (1954). Zit. nach Komiya 1956.

Kaplan, M., R. Grumbach et P. Drapeau: Néphro-anémie thrombopénique aigue. Étude d'une forme curable avec biopsies rénales. Sem. Hôp. Paris **37**, 3572—3581 (1961).

Kaznelson, P.: Zur Entstehung der Blutplättchen. Verh. dtsch. Ges. inn. Med. **34**, 557—558 (1922).

Keiderling, W., u. K. T. Frank: Tierexperimentelle Untersuchungen über die Beziehung zwischen Erythrozytenlebenszeit und Schilddrüsenfunktion unter Benutzung der Radiochrommethode. Klin. Wschr. **1960**, 379—385.

Keighley, G.: Experiences with assays, units and standards of erythropoietin. In: Erythropoiesis. Edit. by L. O. Jacobson and M. Doyle. New York and London: Grune & Stratton 1962, p. 17—22 (a).

— The metabolic fate of plasma erythropoietin. In: Erythropoiesis. Edit. by L. O. Jacobson and M. Doyle. New York and London: Grune & Stratton 1962, p. 106—110 (b).

— A. Graybiel and H. Borsook: Increase of circulating hemoglobin produced in normal rats. Proc. VI. Internat. Congr. Hemat. 1958, p. 760.

— P. H. Lowy, H. Borsook, E. Goldwasser, A. S. Gordon, T. C. Prentice, W. A. Rambach, F. Stohlman jr. and D. C. van Dyke: A cooperative assay of a sample with erythropoietic stimulating activity. Blood **16**, 1424—1432 (1960).

Kelemen, E., I. Cserháti and B. Tanos: Demonstration and some properties of human thrombopoietin in thrombocythaemic sera. Acta haemat. (Basel) **20**, 350—355 (1958).

Keller, H. M.: Erythropoietisch wirksame Substanzen des Blutserums. Helv. med. Acta **24**, 398—404 (1957 a).

— Hämopoietisch aktive Substanzen des Blutserums bei der Polycythaemia vera und bei verschiedenen Anämien. Verh. VI. Kongr. Europ. Ges. Hämat., Kopenhagen 1957 (b), S. 1059—1063.

— La signification des hématopoiétines dans le développement des anémies observées au cours de néphropathies. I. Congr. Internat. Néphrol., Evian 1960.

Kennedy, B. J.: Fluoxymesterone in the treatment of advanced breast cancer. Cancer (Philad.) **10**, 813—818 (1957).

— Effect of androgenic hormone in myelofibrosis. J. Amer. med. Ass. **182**, 116—119 (1962).

—, and I. I. Nathanson: Effects of intensive sex steroid hormone therapy in advanced breast cancer. J. Amer. med. Ass. **152**, 1135—1141 (1953).

Kepinow, L.: Über den Einfluß der Blutkörperchenlipoide auf die Blutbildung. Biochem. Z. **30**, 160—171 (1910).

Khalil, M., and A.-H. Ibrahim: The treatment of aplastic anaemia with anabolic steroids. Acta paediat. (Uppsala) **51**, 201—208 (1962).

KHMARA, M. J.: Les modifications de la morphologie du sang après la thyreoidectomie. Medizinsky J. Dniepropetrovska 1928 (Russisch). Ref. Sang **4**, 421 (1930).

KIENEL, G.: Toxizität und Wirkung einer Kobalt-Eisen-Kombination. Arzneimittel-Forsch. **11**, 296—302 (1961).

— Erythropoetin, ein humoraler Faktor für die Kontrolle der Blutbildung. Med. Mschr. **16**, 310—313 (1962).

KINARD, F. W., and D. W. ELLIS: Reticulocytosis following injection of anoxic plasma in dogs. Anat. Rec. **105**, 556 (1949).

—, and F. F. GRIFFIN jr.: Erythropoietic activity in plasma of anemic dogs. Fed. Proc. **17**, 86 (1958).

— — and F. W. KINARD jr.: Erythropoietine production in the dog. Nature **186**, (Lond.) 561 (1960).

KISHI, K.: Beiträge zur Physiologie der Schilddrüse. Virchows Arch. path. Anat. **176**, 260—313 (1904).

KLEINBERG, W., A. S. GORDON and H. A. CHARIPPER: Effect of cobalt on erythropoiesis in anemic rabbits. Proc. Soc. exp. Biol. (N. Y.) **42**, 119—120 (1939).

KLIMPEL, L.: Betrachtungen und Beobachtungen zur hormonalen Aktivität von Grawitzschen Nierentumoren. Z. Urol. **52**, 713—734 (1959).

KLINCK, G. H.: Thyroid hyperplasia in young children. J. Amer. med. Ass. **158**, 1347—1348 (1955).

KLINGELHÖFFER, K. O.: Über die Wirkung des Sauerstoffs auf das Hämopoietin des Nabelschnurblutes. Pflügers Arch. ges. Physiol. **250**, 465—473 (1948).

KOCH, G.: Neuere Betrachtungen über die Erblichkeit der Sturge-Weberschen und v. Hippel-Lindauschen Krankheit (II). Med. Welt (Stuttg.) **1960**, 2104—2108.

KOCHAKIAN, C. D.: The mechanism of the protein anabolic action of testosterone propionate. In: A symposium on steroid hormones. Ed. by E. S. GORDON, p. 113—149. Univ. Wisconsin Press 1950.

KOCHER, TH.: Blutuntersuchungen bei Morbus Basedowii mit Beiträgen zur Frühdiagnose und Theorie der Krankheit. Langenbecks Arch. klin. Chir. **87**, 131—157 (1908).

KOMIYA, E.: Weitere Beiträge über die neurohumorale Regulation des Blutbildes. Folia haemat. (Frankfurt/M.), N. F. **3**, 46—57 (1958).

— H. KATSUNUMA, G. SHIBAMOTO, R. KAWAKUBO, M. NODA, T. SUGIMOTO, S. SATO, K. HOSHI u. N. KAWASHIMO: Extraktion der neurohumoralen blutregulierenden Wirkstoffe. II. Mitt. Extraktion von Monopoetin, Thrombopoetin und Erythropoetin. Folia haemat. (Frankfurt/M.), N. F. **5**, 328—348 (1961).

— G. SHIBAMOTO, M. NODA, T. SUGIMOTO, S. SATO, K. HOSHI u. N. KAWASHIMO: Extraktion der neurohumoralen blutregulierenden Wirkstoffe. I. Mitt. Extraktion von Neutropoetin. Folia haemat. (Frankfurt/M.), N. F. **3**, 374—387 (1959).

KORENCHEVSKY, V., and K. HALL: Effects of sex hormones on the blood in rats. J. Endocr. **4**, 103—108 (1945).

KORST, D.: Diskussionsbemerkungen. In: Erythropoiesis. Edit. by L. O. JACOBSON and M. DOYLE. New York and London: Grune & Stratton 1962, p. 136 (a); p. 330 (b).

— E. P. FRENKEL, L. COUSINEAU and E. E. MUIRHEAD: Erythropoietin studies in human renal abnormalities. Correlative renal explant attempts in the rat and dog. In: Erythropoiesis. Edit. by L. O. JACOBSON and M. DOYLE. New York and London: Grune & Stratton 1962, p. 374—385.

— — and J. E. WILHELM: Studies utilizing short-term marrow culture. I. Ferrokinetics and erythropoietin. In: Erythropoiesis. Edit. by L. O. JACOBSON and M. DOYLE. New York and London: Grune & Stratton 1962, p. 310—320.

KORST, D., B. E. WHALLEY and F. H. BETHELL: J. Lab. clin. Med. **54**, 916 (1959). Zit. nach J. W. LINMAN, Diskussionsbemerkung. In: Haemopoiesis, CIBA foundation symposium. London: Churchill 1960, p. 419.

KRÄHENBÜHL, G.: Zur Kenntnis der Hämopoietine im Blutserum. Pflügers Arch. ges. Physiol. **232**, 848—858 (1933).

KRANTZ, S., E. GOLDWASSER and L. O. JACOBSON: Studies on erythropoiesis. XIV. The relationship of humoral stimulation to iron absorption. Blood **14**, 654—661 (1959).

— L. O. JACOBSON and E. GOLDWASSER: Relationship of humoral stimulation of erythropoiesis to iron absorption. Fed. Proc. **16**, 362—363 (1957).

KRAYENBÜHL, H., u. G. YASARGIL: Das Kleinhirnhämangiom. Schweiz. med. Wschr. **88**, 99—104 (1958).

KRISS, J. P., E. O. FIELD and J. E. GIBBS: Effect of anaemia and transfusion polycythaemia on phosphorus and iron uptake in erythrocyte precursors in rat bone marrow, studied by means of a triple tracer technique with 32-P, 59-Fe and 51-Cr. Brit. J. Haemat. **5**, 92—101 (1959).

KRIVIT, W., R. GOODLIN, N. ZIEGLER and R. LIENKE: Foetomaternal transfusion as a cause of neonatal anemia. Arch. Dis. Childh. **34**, 471—473 (1959).

KRUMDIECK, N.: Erythropoietic substance in the serum of anemic animals. Proc. Soc. exp. Biol. (N. Y.) **54**, 14—17 (1943).

KRUPSKI, A., u. F. ALMASY: Blutphysiologische Studien im Hochgebirge. Helv. med. Acta **4**, 94—128 (1937).

KRZYMOWSKA, H.: The rôle of phagocytosis in erythropoiesis regulation. Proc. VIII. Europ. Congr. Hemat., Wien 1961.

KRZYMOWSKI, T.: Studies on the site of production of erythropoiesis inhibitor. Proc. VIII. Europ. Congr. Hemat., Wien 1961.

KUHL, P.: Das Blut der Haustiere mit neueren Methoden untersucht. I. Untersuchung des Pferde-, Rinder- und Hundeblutes. Pflügers Arch. ges. Physiol. **176**, 263—284 (1919).

KUNA, S., A. S. GORDON and H. A. CHARIPPER: Bone marrow function in isolated perfused hind limbs of rats. Fed. Proc. **16**, 76 (1957).

— — B. S. MORSE, F. B. LANE III and H. A. CHARIPPER: Bone marrow function in perfused isolated hind legs of rats. Amer. J. Physiol. **196**, 769—774 (1959).

KUNDE, M. M.: Blood changes and experimental cretinism, hyperthyroidism and myxedema. Amer. J. Physiol. **76**, 225 (1926).

— M. F. GREEN and G. BURNS: Blood changes in experimental hypo- and hyperthyroidism (rabbit). Amer. J. Physiol. **99**, 469—476 (1932).

KURATOWSKA, Z.: In: Colloquium über Erythropoietin. Proc. VIII. Europ. Congr. Hemat., Wien 1961.

— E. KOWALSKI, B. LIPINSKI and E. MICHALAK: Human blood as a source for preparation of erythropoietin. In: Erythropoiesis. Edit. by L. O. JACOBSON and M. DOYLE. New York and London: Grune & Stratton 1962, p. 58—63.

—, and B. LEWARTOWSKI: Studies on the active principle released by the hypoxic kidney into Tyrode's solution. In: Erythropoiesis. Edit. by L. O. JACOBSON and M. DOYLE. New York and London: Grune & Stratton 1962, p. 101.

— — and E. MICHALAK: Studies on the site of erythropoietin production. Proc. VIII. Europ. Congr. Hemat., Wien 1961 (a).

— — — Studies on the production of erythropoietin by isolated perfused organs. Blood **18**, 527—534 (1961 b).

KURNICK, N. B.: Diskussionsbemerkung. In: Erythropoiesis. Edit. by L. O. JACOBSON and M. DOYLE. New York and London: Grune & Stratton 1962, p. 388—389.

KURRLE, G. R.: A case of Gaisböck's disease (polycythaemia hypertonica). Med. J. Aust. **1954**, 777—780.

LABHART, A.: Klinik der Inneren Sekretion. Berlin-Göttingen-Heidelberg: Springer 1957.

LAFORET, M. T., and E. D. THOMAS: The effect of cobalt on heme synthesis by bone marrow in vitro. J. biol. Chem. **218**, 595—598 (1955).

LAGRUE, G., et P. MILLIEZ: La néphrologie en 1961. Rev. Prat. (Paris) **11**, 879—909 (1961).

LAJTHA, L. G.: Diskussionsbemerkungen. In: Haemopoiesis, CIBA foundation symposium. London: Churchill 1960, p. 320 (a); p. 392 (b).

— In: Colloquium über Erythropoietin. VIII. Europ. Congr. Hematology, Wien 1961.

— Stem cell kinetics and erythropoietin. In: Erythropoiesis. Edit. by L. O. JACOBSON and M. DOYLE. New York u. London: Grune & Stratton 1962, p. 140—150 (a).

— Conference summary. In: Erythropoiesis. Edit. by L. O. JACOBSON and M. DOYLE. New York and London: Grune & Stratton 1962, p. 392—394 (b).

LAMERTON, L. F., E. H. BELCHER and E. B. HARRISS: Blood uptake of Fe-59 in studies of red cell production. In: The kinetics of cellular proliferation (STOHLMAN ed.), p. 301—311. New York: Grune & Stratton 1959.

Lancet, Leading article "Androgens in anaemia". Lancet **1961 II**, 587—588.

LANGE, R. D.: Diskussionsbemerkung. In: Erythropoiesis. Edit. by L. O. JACOBSON and M. DOYLE: New York and London: Grune & Stratton 1962, p. 65.

—, and N. I. GALLAGHER: Clinical and experimental observations on the relationship of the kidney to erythropoietin production. In: Erythropoiesis. Edit. by L. O. JACOBSON and M. DOYLE. New York and London: Grune & Stratton 1962; p. 361—373.

LANGLEY, F. A.: Haemopoiesis and siderosis in the foetus and newborn. Arch. Dis. Childh. **26**, 64—75 (1951).

LANZKOWSKY, P.: Effects of early and late clamping of umbilical cord on infant's haemoglobin level. Brit. med. J. **1960 II**, 1777—1782.

LAUDA, E.: Die Milz — ein inkretorisches Organ? Bibl. haemat. (Basel) **3**, 3—21 (1955).

LAURIN, J. G., Y. GIRARD, G. GAUTHIER and P. E. LEDUC: Polycythaemia and fibromyoma of the uterus. Canad. med. Ass. J. **83**, 318—319 (1960).

LAWRENCE, J. H., and N. I. BERLIN: Relative polycythemia — the polycythemia of stress. Yale J. Biol. Med. **24**, 498—504 (1952).

—, and W. G. DONALD: Polycythemia and hydronephrosis or renal tumors. Ann. intern. Med. **50**, 959—969 (1959).

—, and R. L. ROSENTHAL: Multiple myeloma associated with polycythemia. Report of four cases. Amer. J. med. Sci. **218**, 149—154 (1949).

LAWRENCE, J. S., and W. P. VAN WAGENEN: Hematopoietic changes associated with pituitary disease. Trans. Ass. Amer. Phycns **53**, 152—156 (1938).

LEADERS, F. E., R. L. DIXON, J. W. OSBORNE and J. P. LONG: Erythropoietic stimulating factor (ESF) as a stimulant of tumor growth. Proc. Soc. expt. Biol. (N.Y.) **110**, 436—440 (1962).

LEAKE, C. D.: Leukocytic reactions to red bone marrow and spleen extracts. J. Pharmacol. exp. Ther. **22**, 108—115 (1924a).

— The hematopoietic effects of desiccated red bone marrow and spleen in normal humans. J. Pharmacol. exp. Ther. **22**, 401—411 (1924b).

—, and F. J. BACON: A preliminary note on the properties of an alleged erythropoietic hormone. J. Pharmacol. exp. Ther. **23**, 353—363 (1924).

—, and E. W. LEAKE: The erythropoietic action of red bone marrow and splenic extracts. J. Pharmacol. exp. Ther. **22**, 74—88 (1924).

LEAVELL, B. S., O. A. THORUP, J. E. MCCLELLAN, R. FITZWATER and C. MAHON: Observations on the anemia in myxedema. Trans. Amer. clin. climat. Ass. **68**, 137—145 (1956).

LEFFKOWITZ, M., u. A. LEFFKOWITZ: Über die Wirkung von Serum, Knochenmarks- und Milzextrakten auf die Blutbildung (Carnot's Hämopoetine). Z. ges. exp. Med. **48**, 276—286 (1925).

LEHNDORFF, H.: Die posthaemorrhagische Anaemie der Neugeborenen. Neue öst. Z. Kinderheilk. **5**, 163—170 (1960).

LEIBETSEDER, F.: Erythropoese und Zellkerngröße. Wien. Z. inn. Med. **29**, 397—408 (1948).

— Recherches caryométriques sur les érythroblastes normaux et pathologiques. Rev. Hémat. **9**, 158—172 (1954).

LEICHSENRING, J. M., A. BIESTER, H. H. HÖNIG, S. M. FURNAS, E. S. Foss and M. V. ROUTT: Blood regeneration studies. II. Observations on the blood of normal dogs with special reference to the measurement of volume, erythrocytes, leucocytes, and nitrogenous constituents. Amer. J. Physiol. **99**, 391—397 (1931/32).

LEITNER, S. J.: Die intravitale Knochenmarksuntersuchung, S. 108—114. Basel: Benno Schwabe & Co. 1945.

LENNERT, K.: Zur Praxis der pathologisch-anatomischen Knochenmarksuntersuchung. Frankfurt. Z. Path. **63**, 267—299 (1952).

— Über Morphologie, Funktion und maligne Neoplasien der Lymphocyten. Z. Haut- u. Geschl.-Kr. **28**, 389—406 (1960).

LERMAN, J., and J. H. MEANS: Treatment of the anemia of myxoedema. Endocrinology **16**, 533—540 (1932).

LERTZMAN, M., L. G. ISRAELS and R. M. CHERNIACK: Erythropoiesis and ferrokinetics in chronic respiratory disease. Ann. intern. Med. **56**, 821—833 (1962).

LESSEN, G. H. VAN, M. STEFANINI and F. E. SMITH: Erythrocytosis after unilateral partial ligation of renal vein in dogs. Clin. Res. **6**, 193 (1958).

LETTERER, E.: Hochgradige Milzhyperplasie bei experimenteller chronischer Phenylhydrazinvergiftung. Arch. Gewerbepath. Gewerbehyg. **7**, 701—706 (1937).

LÉVÊQUE, P.: Polyglobulie associée à une tumeur rénale. (A propos d'un cas personnel et de 20 autres cas relevés dans la littérature.) Thèse méd. Paris 1958, No 927. Zit. nach HAMBURGER, MÉRY et GUERRA 1961.

LEVINSON, J. P., and O. W. KINCAID: Myxoma of the right atrium associated with polycythemia. New Engl. J. Med. **264**, 1187—1192 (1961).

LEVRAT, M., LANTERNIER et MOREL: Maladie de Vaquez symptomatique d'un cancer de la prostate à marche lente avec métastases osseuses. Guérison de la polyglobulie par le traitement hormonal du cancer. Lyon méd. **82**, 432—435 (1950).

LEVY, H., V. LEVISON and A. L. SCHADE: The effect of cobalt on the activity of certain enzymes in homogenates of rat tissue. Arch. Biochem. **27**, 34—40 (1950).

LEVY, M.: Über Transfusionen am Menschen mit serumhaltigem und serumfreiem Blut. Z. klin. Med. **80**, 118—125 (1914).

LEWIS, L. A.: The blood picture of adrenalectomized animals treated with different adrenal fractions. Endocrinology **28**, 821—827 (1941).

LIEBOW, A. A., S. WARREN and E. DE COURSEY: Pathology of atomic bomb casualties. Amer. J. Path. **25**, 853—1027 (1949). Zit. nach BAKER 1958, Titel nach Quart. Cumul. Index Med.

LIM, R. K. S., B. B. SARKAR and J. P. H. G. BROWN: The effect of thyroid feeding on the bone marrow of rabbits. J. Path. Bact. **25**, 228—246 (1922).

LINKENHEIMER, W. H., and H. BERGER: Effect of boiled anemic plasma used in conjunction with known erythropoietic stimuli. Fed. Proc. **16**, 212 (1957).
— W. C. GRANT and H. BERGER: Erythropoietin and known erythropoietic stimuli. Proc. Soc. exp. Biol. (N. Y.) **104**, 230—232 (1960).
LINMAN, J. W.: Hemopoietic effects of glyceryl ethers. III. Inactivity of selachyl alcohol. Proc. Soc. exp. Biol. (N. Y.) **104**, 703—706 (1960a).
— Studies on the hemopoietic activity of "anemic" and "polycythemic" plasmas. J. Lab. clin. Med. **56**, 923 (1960b).
— Factors controlling hemopoiesis: Thrombopoietic and leukopoietic effects of "anemic" plasma. J. Lab. clin. Med. **59**, 262—274 (1962).
— Diskussionsbemerkung. In: Erythropoiesis. Edit. by L. O. JACOBSON and M. DOYLE. New York and London: Grune & Stratton 1962, p. 394.
—, and F. H. BETHELL: The plasma erythropoietic stimulating factor. Observations on circulating erythrocytes and bone marrow of rats receiving protein-free extracts of rabbit plasma. Blood **11**, 310—323 (1956).
— — The effect of irradiation on the plasma erythropoietic stimulating factor. Blood **12**, 123—129 (1957a).
— — The plasma erythropoietic stimulating factor in man; observations on patients with polycythemia vera and secondary polycythemia. J. Lab. clin. Med. **49**, 113—127 (1957b).
— — Erythropoietic stimulating factor in human "polycythemic" plasma extracts. Proc. VI. Internat. Congr. Hemat. 1958, p. 767—772.
— — Factors in the control of haemopoiesis. In: Haemopoiesis, CIBA foundation symposium. London: Churchill 1960, p. 369—392.
— — and M. J. LONG: Studies on the nature of the plasma erythropoietic factor(s). J. Lab. clin. Med. **51**, 8—16 (1958a).
— — — The erythropoietic stimulatory activity of batyl alcohol. J. Lab. clin. Med. **52**, 596—604 (1958b).
— — — Factors controlling hemopoiesis: Experimental observations on their rôle in polycythemia vera. Ann. intern. Med. **51**, 1003—1018 (1959).
— D. R. KORST and F. H. BETHELL: Some observations on the stimulation of erythropoiesis by humoral factors. Ann. N. Y. Acad. Sci. **77**, 638—649 (1959).
—, and M. J. LONG: Erythrocyte osmotic fragility of rats receiving the thermostable plasma erythropoietic factor. Blood **13**, 226—238 (1958).
— — D. R. KORST and F. H. BETHELL: Studies on the stimulation of hemopoiesis by batyl alcohol. J. Lab. clin. Med. **54**, 335—343 (1959).
—, and R. V. PIERRE: Thrombocytosis-promoting activity of normal plasma. Proc. Soc. expt. Biol. (N.Y.) **110**, 463—466 (1962).
— — Studies on the humoral control of erythropoiesis. In: Erythropoiesis. Edit. by L. O. JACOBSON and M. DOYLE. New York and London: Grune & Stratton 1962, p. 228—240.
LINSK, J. A., and C. K. MURRAY: Erythrocyte aplasia and hypogammaglobulinemia. Response to steroids in a young adult. Ann. intern. Med. **55**, 831—836 (1961).
LITTLE, J. A., and R. SUNICO: Cobalt-induced goiter with cardiomegaly and competitive failure. J. Pediat. **52**, 284—288 (1958).
LOCKNER, D.: Untersuchungen über die Krebsanämie. Proc. VIII. Europ. Congr. Hemat., Wien 1961.
LOESCHCKE, E., u. K. SCHWARTZER: Untersuchungen zur Frage der fetalen Polyglobulie. Mschr. Kinderheilk. **81**, 25—28 (1939).
LOESCHCKE, H. H.: Über die humorale Steuerung der normalen Erythrozytenbildung. Z. Vitamin-, Hormon- u. Fermentforsch. **3**, 346—359 (1949/50).

Loge, J. P., R. D. Lange and C. V. Moore: Characterization of the anemia of chronic renal insufficiency. J. clin. Invest. **29**, 830—831 (1950).

— — — Characterization of the anemia associated with chronic renal insufficiency. Amer. J. Med. **34**, 4—18 (1958).

London, I.: Diskussionsbemerkungen. In: Erythropoiesis. Edit. by L. O. Jacobson and M. Doyle. New York and London: Grune & Stratton 1962, p. 241 (a); p. 245 (b).

Lorber, M.: Peripheral blood and bone marrow in dogs subsequent to the routing of splenic blood into the systemic circulation. Acta haemat. (Basel) **21**, 232—241 (1959).

Lowy, P. H.: Diskussionsbemerkung. In: Erythropoiesis. Edit. by L. O. Jacobson and M. Doyle. New York and London: Grune & Stratton 1962, p. 334.

—, and H. Borsook: Preparation and properties of erythropoietin concentrates from rabbit plasma and human urine. In: Erythropoiesis. Edit. by L. O. Jacobson and M. Doyle. New York and London: Grune & Stratton 1962, p. 33—42.

— G. Keighley and H. Borsook: Question of purity of erythropoietic factor concentrates. Proc. Soc. exp. Biol. (N. Y.) **99**, 668—670 (1958).

— — — and A. Graybiel: On the erythropoietic principle in the blood of rabbits made severely anemic with phenylhydrazine. Blood **14**, 262—273 (1959).

Lüthi, H., u. H. M. Keller: Tierexperimenteller Nachweis einer erythropoietisch wirkenden Substanz bei Blutungsanämien. Acta haemat. (Basel) **20**, 277—287 (1958).

Luhby, A. L., J. M. Cooperman, J. M. Herrero, A. S. Gordon, S. J. Piliero and P. T. Medici: Clinical experiences with erythropoietin. Clin. Res. **6**, 194 (1958).

Lutzeyer, W., u. H. H. Teichmann: Nierentumor und Polycythämie. Ärztl. Wschr. **15**, 253—257 (1960).

MacBryde, C. M., D. Castrodale, E. B. Helwig, O. Bierbaum and J. S. Poe: Effect of synthetic and natural estrogens on blood, liver and bone marrow. J. clin. Invest. **19**, 773 (1940).

MacDougall, L. G.: Intraperitoneal blood transfusions in children. Brit. med. J. **1958** I, 139—142.

Macrez, C., J. Nick, F. Contamin et F. Cathala: Sur un cas de polyglobulie observée au cours de l'évolution prolongée de métastases d'un cancer du rein opéré. Bull. Soc. méd. Hôp. Paris **74**, 797—798 (1958).

Magnussen, J. D.: The influence of oxygen tension on the production of erythrocytes in vitro. Acta pharmacol. (Kbh.) **5**, 153—163 (1949).

Mansfeld, G.: Blutbildung und Schilddrüse. Beiträge zur Physiologie der Schilddrüse. II. Mitt. Pflügers Arch. ges. Physiol. **152**, 23—49 (1913).

Marberg, C. M., and H. O. Wiles: Granulocytopoietic fraction of yellow bone marrow. Arch. intern. Med. **61**, 408—429 (1938).

Marinone, G., and F. Corso: New data on the humoral control of erythropoiesis. Proc. VI. Internat. Congr. Hemat. 1958, p. 782—783.

— — and L. Buscarini: Serum erythropoietic activity and platelets erythropoietic activity. Proc. VIII. Europ. Congr. Hemat., Wien 1961.

— S. Esposito e L. Buscarini: Ricerche sui rapporti trali fattore eritropoietico plasmatico e le piastrine. Dimostrazione di un'attività eritropoietica dei trombociti. Haematologica **45**, 1065—1076 (1960).

—, e L. Mazza: Su un sindrome rara: la mielopatia involutiva eritroblastica dei portatori di neoplasia del timo. Haematologica **45**, 337—404 (1960).

—, et D. Meduri: Influences hypophysaires sur le métabolisme du fer. Rev. Hémat. **12**, 169—191 (1957).

MARINONE, G., et D. MEDURI: É la milza normale capace di inattivare l'eritropoietina? Haematologica **44**, 101—124 (1959).

MARKSON, J. L., and J. B. RENNIE: The anemia of chronic renal insufficiency.
The effect of serum from azotemic patients on the maturation of normoblasts
in suspension cultures. Scot. med. J. **1**, 320 (1956). Zit. nach REISSMANN
NOMURA, GUNN u. BROSIUS 1960.

MARSH, Q. B. DE, and W. J. WARMINGTON: Polycythemia associated with renal
tumor. Northw. Med. (Seattle) **54**, 976—979 (1955).

— W. F. WINDLE and H. L. ALT: Blood volume of newborn infant in relation
to early and late clamping of umbilical cord. Amer. J. Dis. Child. **63**, 1123—1129
(1942).

MARTIN, J. W., and J. T. MYERS: Effects of blood transfusions on donors. J.
Lab. clin. Med. **20**, 593—597 (1935).

MARTT, J. M., A. SAYMAN and M. P. NEAL: Polycythemia and hydronephrosis.
Ann. intern. Med. **54**, 790—795 (1961).

MARX, H. H.: Zur Differentialdiagnose einer genuinen oder reaktiven Erythrocytenvermehrung. Verh. Dtsch. Ges. Inn. Med., 66. Kongr. Wiesbaden 1960. München: J. F. Bergmann 1961, S. 1037—1040.

MASSON, M.: Le facteur érythropoiétique produit par le rein. Presse méd. **1961**,
2139—2140.

MATHÉ, G., et J. BERNARD: Effet du facteur érythropoiétique, libéré par la saignée
sur la correction de l'anémie provoquée par l'irradiation x. Rev. Hémat.
12, 507—517 (1957).

— — u. J. AUVERT: Die experimentellen splenogenen Cytopenien. Bibl. haemat.
(Basel) **3**, 71—79 (1955).

MATOTH, Y.: In vitro methods in the study of erythropoietin. In: Erythropoiesis.
Edit. by L. O. JACOBSON and M. DOYLE. New York and London: Grune &
Stratton 1962, 299—303.

— and E. BEN-PORATH: Effect of erythropoietin on the mitotic rate of erythroblasts in bone marrow cultures. J. Lab. clin. Med. **54**, 722—727 (1959).

— N. BIEZUNSKI and G. SZABO: Effect of sera from patients with anoxia on
the growth of erythropoietic tissue in vitro. Proc. VI. Internat. Congr. Hemat.
1958, p. 776—777.

—, and L. KAUFMANN: Mitotic activity in vitro of erythroblasts previously exposed
to erythropoietin. Blood **20**, 165—172 (1962).

MATRAS, A., u. A. PRIESEL: Über einige Gewächse des Thymus. Beitr. path.
Anat. **80**, 270—306 (1928).

MATTEINI, M., and P. SPIGLIATI: Extraction of erythropoietic pituitary hormone
and its effects in human beings. Acta endocr. (Kbh.), Suppl. **51**, 281 (1960).

McCLELLAN, J. E., C. DONEGAN, O. A. THORUP, B. S. LEAVELL and R. FITZWATER:
Survival time of the erythrocyte in myxedema and hyperthyroidism. J. Lab.
clin. Med. **51**, 91—96 (1958).

McCOMBS, R. K., A. N. CONTOPOULOS, J. H. LAWRENCE and M. E. SIMPSON: Erythropoietic activity in the plasma of polycythemic patients. Clin. Res. Proc.
5, 156 (1957). Zit. nach CONTOPOULOS, McCOMBS, LAWRENCE u. SIMPSON 1957.

McCURDY, P. R., E. MISKOVSKY, T. LAUGHLIN and C. F. McCUISTON: Studies of
plasma erythropoietic factor in man. Clin. Res. **6**, 193 (1958).

McDONALD, R.: Treatment of Fanconi's anaemia. Lancet **1960 II**, 1146—1147.

McFADZEAN, A. J. S., D. TODD and K. C. TSANG: Polycythemia in primary carcinoma of the liver. Blood **13**, 427—435 (1958).

McFARLANE, W. D., and K. McPHAIL: Pituitrin injections and the blood picture
in the normal and hypophysectomized guinea-pig. Amer. J. med. Sci. **193**,
385—389 (1937).

McMaster, P. D., and H. Haessler: The factor determining the spread of red marrow during anemia. J. exp. Med. **34**, 579—591 (1921).

Medici, P. T., A. S. Gordon, S. J. Piliero, A. L. Luhby and P. Yuceoglu: Influence of transfusions on the erythropoietic stimulating factor (ESF) of anemic patients. Acta haemat. (Basel) **18**, 325—336 (1957).

Medvei, C. V.: Über ein bemerkenswertes Zusammentreffen von Arthritis urica, Erythrämie Typ Vaquez und Hypernephroma malignum. Wien. Arch. inn. Med. **24**, 417—426 (1934).

Mellish, P., and I. J. Wolman: Intraperitoneal blood transfusions. Amer. J. med. Sci. **235**, 717—725 (1958).

Mendel, G. A.: Erythropoiesis and iron absorption. In: Erythropoiesis. Edit. by L. O. Jacobson and M. Doyle. New York and London: Grune & Stratton 1962, p. 247—257.

Messmer, B. A.: Renal polycythaemia: A report of three cases, with discussion. Med. J. Aust. **1961**, 14—18.

Meyer, L. O., and A. Sawitsky: Observations in guinea-pigs following injection of specific hematopoietic substances derived from beef liver. Amer. J. Path. **24**, 835—853 (1948).

Meyer, O. O., G. E. Stewart, E. W. Thewlis and H. P. Rusch: The hypophysis and hematopoiesis. Folia haemat. (Lpz.) **57**, 99—109 (1937).

— E. W. Thewlis and H. P. Rusch: The hypophysis and hematopoiesis. Endocrinology **27**, 932—944 (1940).

Michael jr., A. F., and A. M. Mauer: Maternal-fetal transfusion as a cause of plethora in the neonatal period. Pediatrics **28**, 458—461 (1961).

Miller, F. R., and D. L. Turner: The action of specific stimulators on the hematopoietic system. Amer. J. med. Sci. **206**, 146—158 (1943).

Minouchi, T., u. H. Schwalm: Beeinflussung der Erythrocytenregeneration durch Follikelhormon. Klin. Wschr. **1934**, 1565—1568.

Mirand, E. A.: Discussion of identity of erythropoietin and its site of production. In: The kinetics of cellular proliferation (Stohlman, Editor), p. 363. New York: Grune & Stratton 1959.

— J. G. Hoffman and T. C. Prentice: Erythropoietic recovery measured by Fe^{59} uptake in irradiated mice protected with bone marrow. Proc. Soc. exp. Biol. (N. Y.) **104**, 457—461 (1960).

—, and T. C. Prentice: A simple test for erythropoietin in deproteinized plasma extract. Proc. Soc. exp. Biol. (N. Y.) **93**, 473—475 (1956).

— — Fe-59-assessment of erythropoiesis in mice following injections of anemic rabbit plasma extract. Proc. Soc. exp. Biol. (N. Y.) **95**, 164—167 (1957a).

— — Presence of plasma erythropoietin in hypoxic rats with or without kidney(s) and/or spleen. Proc. Soc. exp. Biol. (N. Y.) **96**, 49—51 (1957b).

— — The ability of hypophysectomized or hypophysectomized and binephrectomized rats to produce erythropoietin. Anat. Rec. **131**, 581 (1958).

— — Persönliche Mitteilung an Gordon 1959.

— — and W. R. Slaunwhite: Current studies on the role of erythropoietin in erythropoiesis. Ann. N. Y. Acad. Sci. **77**, 677—702 (1959).

Miyagawa, Y.: Scient. Rep. Gov. Inst. Infect. Dis. **2**, 375 (1923). Zit. nach Grant u. Root 1952.

Moe, E.: Polycytaemi og hypernefrom. Nord. Med. **56**, 1164—1165 (1956).

Möller, C.: Über die Erythroblastenproliferation bei stimulierter Erythropoese. Knochenmarksuntersuchungen an colchicinvergifteten Ratten bei Hypoxie, nach Blutung und nach Injektion von erythropoetisch aktivem Plasma (Erythropoetin). Ann. Med. exp. Fenn. **37**, Suppl. 5 (1959).

Molteni, P.: Arch. (Messina) **10**, 517 (1929). Zit. nach Gordon u. Charipper 1947.

Moon, H. D.: Pituitary growth hormone and seromucoid. J. nat. Cancer Inst. **24**, 1181—1185 (1960).

Morawitz, P.: Über Infusionstherapie. Med. naturwiss. Arch. **1908**, 177. Zit. nach Itami 1910.

— Einige neuere Anschauungen über Blutregeneration. Ergebn. inn. Med. Kinderheilk. **11**, 277—323 (1913).

Müller, P. Th.: Über die Wirkung des Blutserums anämischer Tiere. Arch. Hyg. (Berl.) **75**, 290—320 (1912).

Muirhead, E. E., F. Jones and A. Grollman: The anemia of renal insufficiency as induced by bilateral nephrectomy of the rabbit with emphasis on its hemolytic nature. J. Lab. clin. Med. **39**, 505—517 (1952).

— — J. A. Stirman and W. Lesch: Hemolytic anemia of the dog following bilateral nephrectomy. Amer. J. Physiol. **173**, 371—378 (1953).

— J. A. Stirman and F. Jones: Renal autoexplantation and a functional characterization of nonexcretory renal tissue. J. clin. Invest. **38**, 1027—1028 (1959).

— — — Renal autoexplantation and protection against renoprival hypertensive cardiovascular disease and hemolysis. J. clin. Invest. **39**, 266—281 (1960).

Naets, J. P.: Erythropoiesis in nephrectomized dog. Experientia (Basel) **14**, 74 (1958a).

— Erythropoiesis in nephrectomized dogs. Nature (Lond.) **181**, 1134—1135 (1958b).

— The kidney and erythropoiesis. Nature (Lond.) **182**, 1516—1517 (1958c).

— Erythropoietic activity in plasma and urine of dogs after bleeding. Proc. Soc. exp. Biol. (N. Y.) **102**, 387—389 (1959a).

— Disappearance of the erythropoietic factor from plasma of anaemic dogs after nephrectomy. Nature (Lond.) **184**, 371—372 (1959b).

— Discussion of identity of erythropoietin and its site of production. In: The kinetics of cellular proliferation (Stohlman Editor), p. 359—362. New York: Grune & Stratton 1959(c).

— The role of the kidney in erythropoiesis. J. clin. Invest. **39**, 102—110 (1960a).

— Erythropoietic factor in kidney tissue of anemic dogs. Proc. Soc. exp. Biol. (N. Y.) **103**, 129—132 (1960b).

— Rôle du rein dans l'érythropoièse. I. Congr. Internat. Nephrol., Evian 1960(c).

— The rôle of the kidney in the production of the erythropoietic factor. Blood **16**, 1770—1776 (1960d).

— Le rôle du rein dans l'érythropoièse. Acta clin. belg. **15**, H. 5 (1960e).

— In: Colloquium über Erythropoietin. Proc. VIII. Europ. Congr. Hemat., Wien 1961.

— H. Brauman et M. Kraytman: Étude de l'érythropoièse au cours de l'insuffisance rénale aigue et chronique. Acta haemat. (Basel) **24**, 169—185 (1960).

—, and A. F. Heuse: Measurement of erythropoietic stimulating factor in anemic patients with or without renal disease. J. Lab. clin. Med. **60**, 365—374 (1962a).

— — Effect of anemic hypoxia on uremic dogs with and without kidneys. In: Erythropoiesis. Edit. by L. O. Jacobson and M. Doyle. New York and London: Grune & Stratton 1962, p. 98—100 (b).

Najean, Y., et R. Ardaillou: Rôle éventuel des facteurs érythropoiétiques plasmatiques dans la genèse des polyglobulies. Nouv. Rev. franç. Hémat. **1**, 441—444 (1961a).

— La place actuelle de l'érythropoiétine en physiologie et en clinique humaine. Rev. franç. Étud. clin. biol. **6**, 121—124 (1961b).

Nakao, K., Fumimaro and K. Hirashima: Clinical studies on erythropoietic factor in plasma. Proc. Soc. exp. Biol. (N. Y.) **103**, 47—49 (1960).

Necheles, T. F.: An in vitro effect of insulin and thyroxine on incorporation of amino acids into protein of rabbit bone marrow. Fed. Proc. **20**, 67 (1961).

Nelson, R. M., W. P. Eder, F. D. Eddy, K. E. Karlson and C. Dennis: Production of a hemorrhagic state by the infusion of hemolyzed blood. Proc. Soc. exp. Biol. (N. Y.) **73**, 208—209 (1950).

Neuburger, J.: Über Vermehrung der Erythrozytenzahl bei Akromegalie. Klin. Wschr. **1927**, 168—170.

Newman, C. G. H.: Intraperitoneal transfusion of blood in a child with Cooley's anaemia. Lancet **1959 I**, 230—232.

Newsome, F. E., A. H. Tuttle, C. H. Jackson and R. R. Overman: The effect of batyl alcohol on hematopoiesis in the rhesus monkey. Fed. Proc. **20**, 67 (1961).

Nicholls, M. F.: The behaviour of tumours. J. roy. Coll. Surg. Edinb. **5**, 253—268 (1960).

— Persönliche Mitteilung.

Niemftz, J.: Effet de la néphrectomie et de la ligature des uretères sur l'érythropoièse. Thèse Paris 1958. Zit. nach Amiel 1959.

Nixon, R. K., W. O'Rourke, C. E. Rupe and D. R. Korst: Nephrogenous polycythemia. Arch. intern. Med. **106**, 797—802 (1960).

Noyes, W. D., B. M. Domm and L. C. Willis: Regulation of erythropoiesis. I. Erythropoietin assay as a clinical tool. Blood **20**, 9—18 (1962).

Odell, T. T., T. P. McDonald and M. Asano: Response of rat megakaryocytes and platelets to bleeding. Acta haemat. (Basel) **27**, 171—179 (1962).

— — and T. C. Detwiler: Stimulation of platelet production by serum of platelet-deficient rats. Proc. Soc. exp. Biol. (N.Y.) **108**, 428 (1962).

Oka, A.: Jap. J. exp. Med. **10**, 203 (1932). Zit. nach Grant u. Root 1952.

Oliva, G., F. Chiuini and C. Tramontana: On the humoral regulation of the normoerythropoiesis. Acta med. scand **133**, 27—30 (1949).

Omland, G.: Polycythemia in renal carcinoma. Acta med. scand. **164**, 451—454 (1959).

Ono, M.: Sci. Rep. Gov. Inst. Infect. Dis. **5**, 471 (1926). Zit. nach Grant u. Root 1952.

Orten, J. M.: Diskussionsbemerkungen. In: Erythropoiesis. Edit. by L. O. Jacobson and M. Doyle. New York and London: Grune & Stratton 1962, p. 328—329 (a); p. 330 (b).

Osmond, D. G.: Diskussionsbemerkung. In: Erythropoiesis. Edit. by L. O. Jacobson and M. Doyle. New York and London: Grune & Stratton 1962, p. 394.

— P. J. Roylance, W. R. Lee, T. G. Ramsell, A. J. Webb and J. M. Yoffey: Quantitative studies of guinea pig marrow and the action of erythropoietic extracts. Proc. VII. Europ. Congr. Hemat., London 1959. Abstracts No 49.

— — J. M. Yoffey and D. C. van Dyke: Differential haemopoietic response of rat and guinea pig to extracts of human urine. Brit. J. Haemat. **7**, 281—284 (1961).

Osnes, S.: An erythropoietic factor produced in the kidney. Preliminary report. Brit. med. J. **1958**, 1387—1388.

— Experimental study of an erythropoietic principle produced in the kidney. Brit. med. J. **1959 II**, 650—658.

— Influence of the pituitary on the erythropoietic principle produced in the kidney. Brit. med. J. **1960 I**, 1153—1157.

Overbeek, G. A.: Reticulocytes in normal and hypophysectomized rats. Arch. int. Pharmacodyn. **54**, 340—348 (1936).

—, and A. Querido: Hypophysis and blood-picture. Arch. int. Pharmacodyn. **60**, 105—114 (1938).

Padawer, J., u. A. S. Gordon: Unveröffentlicht. Zit. nach Gordon 1959.

Palm, V.: Tierexperimentelle Untersuchungen über die Wirkung des Erythropoietins, Trijodthyronins, STH und ACTH auf die Erythropoiese. Inaug.-
Diss. Heidelberg 1963.

Payne, R. W.: Plasma erythropoietin levels in anaemia: Studies using an assay
method in intact rats. Brit. J. Haemat. 7, 285—298 (1961).

— N. F. Jones and R. D. Hyde: Plasma erythropoietin in polycythaemia secondary to renal disease. Nature (Lond.) 185, 549 (1960).

— — — Renal erythraemia. Proc. VIII. Europ. Congr. Hemat., Wien 1961,
Bd. I, No 269.

Pecorella, F.: Sulla presenza di „neutrofilina" e di sostanze ad azione leuco-
penica nel siero di sangue di bambini affetti da malattie infettive. Progr.
med. (Napoli) 3, 589—596 (1947).

Penington, D. G.: The role of the erythropoietic hormone in anaemia. Lancet
1961 I, 301—306.

— Diskussionsbemerkungen. In: Erythropoiesis. Edit. by L. O. Jacobson and
M. Doyle. New York and London: Grune & Stratton 1962, p. 66 (a); p. 102 (b);
p. 386 (c).

Perretta, M. A., and R. Y. Thompson: Effect of erythropoietin on incorporation
of formate labeled with C^{14} into the nucleic acids of normal rabbit tissue in vitro.
Nature (Lond.) 190, 912 (1961).

Petrakis, N.: Diskussionsbemerkungen. In: Erythropoiesis. Edit. by L. O. Jacobson and M. Doyle. New York and London: Grune & Stratton 1962, p. 193
(a); p. 335 (b).

Pettersson, I.: The effect of estrogenic hormones on cell division and growth in
some tissues of mice. Acta physiol. scand. 55, 1—10 (1962).

Pfeiffer, E. F.: Persönliche Mitteilung.

Piha, R. S., and I. Hyrske: The role of the kidney in erythropoiesis. The effect
of normal and anaemic kidney extracts. Ann. Acad. Sci. fenn., Ser. A, V.
No. 76 (1961).

Piliero, S. J.: The effects of low pressure on hemopoiesis in the adrenalectomized
rat. Endocrinology 57, 676—682 (1955).

— Influence of hypoxic stimuli upon blood formation in endocrine-deficient
animals. Ann. N. Y. Acad. Sci. 77, 518—542 (1959).

—, and P. T. Medici: The relation of anoxia to erythropoiesis and the erythropoietic stimulating factor following splenectomy. Acta haemat. (Basel) 25,
220—227 (1961).

— — and A. S. Gordon: Unveröffentlicht. Zit. nach Gordon 1959.

— — and A. Orr: Influence of hypoxic stimuli upon erythropoiesis in hypo-
thalamic-lesioned animals. In: Erythropoiesis. Edit. by L. O. Jacobson and
M. Doyle. New York and London: Grune & Stratton 1962, p. 258—262 (a); —
Acta Haemat. (Basel) 28, 101—112 (1962b).

— — B. Pansky, A. L. Luhby and A. S. Gordon: Erythropoietic stimulating
effects of plasma extracts from anemic human subjects. Proc. Soc. exp. Biol.
(N. Y.) 93, 302—305 (1956).

Pirwitz, J.: Über die O_2-Atmung menschlichen Knochenmarks, Blutes und Serums.
Naunyn-Schmiedeberg's Arch. exp. Path. Pharmak. 207, 594—608 (1949).

Pittini e Messina: Arch. Farm. Ter. 7, 1 (1899). Zit. nach v. Euler u. Glaser
1950.

Plzak, L. F., W. Fried, L. O. Jacobson and W. Bethard: Demonstration of
stimulation of erythropoiesis by plasma from anemic rats using Fe-59. J.
Lab. clin. Med. 46, 671—678 (1955).

Polhemus, D. W., and W. B. Schafer: Absent spleen syndrome. Hematologic
findings as an aid to diagnosis. Pediatrics 24, 254—257 (1959).

POLLYCOVE, M.: Diskussionsbemerkung. In: Erythropoiesis. Edit. by L. O. JACOBSON and M. DOYLE. New York and London: Grune & Stratton 1962, p. 102.

PONDER, E.: The mammalian red cell and the properties of haemolytic systems. Protoplasma-Monographien, Band 6. Berlin: Gebrüder Bornträger 1934.

POWER, T. D.: Studies in blood formation. London 1934. Zit. nach BOMFORD 1938.

POWSNER, E. R., and L. BERMAN: Correlation of radioactive hemin formation with morphologic alterations in cultures of human bone marrow. Blood 14, 1213—1222 (1959).

— — The effect of erythropoietin on erythroblast maturation in bone marrow cultures. In: Erythropoiesis. Edit. by L. O. JACOBSON and M. DOYLE. New York and London: Grune & Stratton 1962, p. 286—298.

PRELOG, V., L. RUZICKA u. P. STEIN: Helv. chim. Acta 26, 2222 (1943). Zit. nach BROHULT u. HOLMBERG 1954.

PRENTICE, T. C., and E. A. MIRAND: Effect of acute liver damage plus hypoxia on plasma erythropoietin content. Proc. Soc. exp. Biol. (N. Y.) 95, 231—234 (1957a).

— — Studies of plasma erythropoietic factor in anemic human patients. Blood 12, 993—997 (1957b).

— — Effect of hypoxia on plasma erythropoietin in the rabbit. Proc. Soc. exp. Biol. (N. Y.) 106, 501—502 (1961).

— — Some aspects of the relationship between plasma and urine erythropoietin. Proc. Soc. exp. Biol. (N.Y.) 109, 414—417 (1962).

— — Effect of various hematocrit levels on plasma erythropoietin during in vitro incubation with RBCs. In: Erythropoiesis. Edit. by L. O. JACOBSON and M. DOYLE. New York and London: Grune & Stratton 1962, p. 93—97.

PRINCIGALLI, S.: Misura della velocità di riparazione del tessuto ematico con particolare riguardo alle attività splenica. Arch. ital. cir. 35, 585—620 (1933).

PRITCHARD, J. A., and R. H. ADAMS: Erythrocyte production and destruction during pregnancy. Amer. J. Obstet. Gynec. 79, 750—757 (1960).

QUERIDO, A., and G. A. OVERBEEK: Hypophysis and blood picture. Arch. int. Pharmacodyn. 59, 370—381 (1938).

— — Hypophysis and blood-picture. Arch. int. Pharmacodyn. 61, 475—490 (1939).

RAGEN, P. A., A. B. HAGEDORN and C. A. OWEN jr.: Radioisotopic study of anemia in chronic renal disease. Arch. intern. Med. 105, 518—523 (1960).

RÁK, K., I. CSERHÁTI and E. KELEMEN: Study of thrombopoietin in a thrombocytopenic patient. Med. exp. (Basel) 1, 125—132 (1959a).

— — — Study of thrombopoietin in a thrombocytopenic patient. Proc. VII. Europ. Congr. Hemat., London 1959(b). Abstracts No 50.

— — D. LEHOCZKY, F. KRIZSA u. E. KELEMEN: Die thrombozytopoetische Aktivität des Blutserums von Kranken mit pathologischer Thrombopoese. Proc. VIII. Europ. Congr. Hemat., Wien 1961. Abstracts S. 199.

— F. KRIZSA u. I. CSERHÁTI: Über die Thrombozytose-verursachende Wirkung des Serums splenektomierter und röntgenbestrahlter Mäuse bei unbehandelten Mäusen. Med. exp. (Basel) 5, 91—97 (1961).

RAMBACH, W. A.: Diskussionsbemerkungen. In: Erythropoiesis. Edit. by L. O. JACOBSON and M. DOYLE. New York and London: Grune & Stratton 1962, p. 102 (a); p. 189 (b).

— H. L. ALT and J. A. D. COOPER: The mode of action and nature of a heat stable plasma erythropoietic factor. Blood 12, 1101—1113 (1957).

— — — Erythropoietic activity of tissue homogenates. Proc. Soc. exp. Biol. (N. Y.) 108, 793—796 (1961).

RAMBACH, W. A., J. A. D. COOPER and H. L. ALT: Nucleic acid metabolism of the bone marrow and spleen in the rat: The effect of X-ray and the effect of hypoxia. USAF School of Aviation Medicine, Project No 21-3501-0001, Report No 1, 1953. Zit. nach RAMBACH, ALT and COOPER 1957.

— — — Effect of hypoxia on DNA synthesis in the bone marrow and spleen of the rat. Proc. Soc. exp. Biol. (N. Y.) **119**, 380—381 (1954).

— — — The uptake of radioiron in the bone marrow as a measure of erythropoiesis. Proc. Centr. Soc. Clin. Res. **28**, 62 (1955). Zit. nach RAMBACH, ALT and COOPER 1957.

— — — Mode of action of a heat stable plasma erythropoietic factor. Proc. VI. Internat. Congr. Hemat. 1958(a), p. 773—776.

— — — Partial purification and characterization of erythropoietin. Fed. Proc. **17**, 128 (1958b).

— — — Purification of erythropoietin by ion-exchange chromatography. Proc. Soc. exp. Biol. (N. Y.) **98**, 602—604 (1958c).

— — — The nature of erythropoietin. Ann. N. Y. Acad. Sci. **77**, 623—626 (1959).

— — — Erythropoietic effect of tissue homogenates. J. Lab. clin. Med. **56**, 938—939 (1960).

— K. KITTLESON, J. A. D. COOPER and H. L. ALT: Unveröffentlicht. Zit. nach RAMBACH, ALT u. COOPER 1957.

— R. A. SHAW and H. L. ALT: The effect of copper chelation on the activity of erythropoietin. In: Erythropoiesis. Edit. by L. O. JACOBSON and M. DOYLE. New York and London: Grune & Stratton 1962, p. 52—55.

— — J. A. D. COOPER and H. L. ALT: Acid hydrolysis of erythropoietin. Proc. Soc. exp. Biol. (N. Y.) **99**, 482—483 (1958).

RAMSAY, I. D., and J. H. M. LANGLANDS: Phaeochromocytoma with hypotension and polycythaemia. Lancet **1962 II**, 126—128.

RANDERATH, E., u. A. BOHLE: Morphologische Grundlagen akuter extrarenal bedingter Nierenfunktionsstörungen. Verh. dtsch. Ges. inn. Med., 65. Kongr. Wiesbaden, 250—269 (1959).

RAPIN, M., J. LISSAC, J. J. POCIDALO et F. CORCKET: Polyglobulies et insuffisance respiratoire. La polyglobulie de l'insuffisance respiratoire chronique. Nouv. Rev. franç. Hémat. **1**, 479—492 (1961).

RAVINES, H. T.: Effect of castration, hypophysectomy, androgens and estrogens on the spleen and bone marrow of golden hamsters (Mesocricetus auratus). Lab. Invest. **10**, 341—353 (1961).

REES, S. B., W. G. SCHEITLIN, C. GIORDANO, W. R. GUILD and J. P. MERRILL: Pathologic physiology of the anemia associated with renal failure. I. Congr. Internat. Nephrol., Evian 1960.

REIFF, R. H., J. Y. NUTTER, D. M. DONOHUE and C. A. FINCH: The relative number of marrow reticulocytes. Amer. J. clin. Path. **30**, 199—203 (1958).

REIN, H.: Über die Drosselungstoleranz und die kritische Drosselungsgrenze der Herz-Coronargefäße. Pflügers Arch. ges. Physiol. **253**, 205—223 (1951a).

— Die physiologische Abwehr überkritischer Drosselungen an den Coronararterien des Herzens. Pflügers Arch. ges. Physiol. **253**, 309—320 (1951b).

— Die Beeinflussung von Coronar- oder Hypoxie-bedingten Myokard-Insuffizienzen durch Milz und Leber. Pflügers Arch. ges. Physiol. **253**, 435—458 (1951).

— O. MERTENS u. E. BÜCHERL: Über ein Regulationssystem „Milz-Leber" für den oxydativen Stoffwechsel der Körpergewebe und besonders des Herzens. Naturwissenschaften **36**, 233—239, 260—268 (1949).

REINCKE, U.: Über die Hämatopoese junger Wistarratten. Arch. exp. Vet.-Med. **16**, 304—314 (1962).

REISSMANN, K. R.: Studies on the mechanism of erythropoietic stimulation in parabiotic rats during hypoxia. Blood 5, 372—380 (1950).
— Diskussionsbemerkungen. In: Erythropoiesis. Edit. by L. O. JACOBSON and M. DOYLE. New York and London: Grune & Stratton 1962, p. 105 (a); p. 197—198 (b); p. 386 (c); p. 387 (d); p. 388 (e).
— and T. NOMURA: On the role of the kidneys in erythropoiesis. J. Lab. clin. Med. 56, 940 (1960).
— — Erythropoietin formation in isolated kidneys and liver. In: Erythropoiesis. Edit. by L. O. JACOBSON and M. DOYLE. New York and London: Grune & Stratton 1962, p. 71—77.
REISSMANN, K., T. NOMURA, R. W. GUNN and F. BROSIUS: Erythropoietic response to anemia or erythropoietin injection in uremic rats with or without functioning renal tissue. Blood 16, 1411—1423 (1960).
REMMELE, W.: Experimental investigations on the question of erythropoietine formation in the kidney. VII. Europ. Congr. Hemat., London 1959.
— V. PALM, W. ERDMANN, K. ZUM WINKEL, H. FRIES u. F. RODRIGUEZ-ERDMANN: Experimentelle Untersuchungen über die Wirkung verschiedener Hormone auf die Erythropoiese und über den Bildungsort des Erythropoietins. Proc. VIII. Europ. Congr. Hemat., Wien 1961. Bd. II, Nr 275.
—, u. F. RODRIGUEZ-ERDMANN: Niere und Erythropoese. Frankfurt. Z. Path. 70, 152—173 (1959).
— G. SCHUBERT and A. BOHLE: Studies on the question of intrarenal hemopoiesis. I. Congr. Internat. Nephrol., Evian 1960, p. 344
REYNAFARJE, C., R. LOZANO and J. VALDIVIESO: The polycythemia of high altitudes: Iron metabolism and related aspects. Blood 14, 433—455 (1959).
—, and J. RAMOS: Influence of plasma filtrate containing erythropoietic factor on intestinal iron absorption in rats. Proc. Soc. exp. Biol. (N.Y.) 109, 868—869 (1962).
RICHET, G.: Introduction: Anémie au cours des affections rénales. I. Congr. Internat. Nephrol., Evian 1960 (a).
— Persönliche Mitteilung 1960 (b).
— D. ALAGILLE et E. FOURNIER: L'érythroblastopénie aiguë de l'anurie. Presse méd. 62, 50—53 (1954).
— R. ARDAILLOU, Y. NAJEAN et J.-PH. MÉRY: Polyglobulie survenue au cours de l'évolution d'une urémie chronique avec atrophie rénale. Étude isotopique de l'érythropoièse. Rev. franç. Étud. clin. biol. 6, 909—912 (1961).
RIDDLE, O., and P. F. BRAUCHER: Hemoglobin and erythrocyte differences according to sex and season in doves and pigeons. Amer. J. Physiol. 108, 554—566 (1934).
RODRIGUEZ-ERDMANN, F.: Über eine einfache Methode zur wiederholten Blutgewinnung beim Kaninchen. Pflügers Arch. ges. Physiol. 269, 306—307 (1959).
—, u. H. G. NÖLLER: Über die Technik der parabiotischen Vereinigung von Ratten. Pflügers Arch. ges. Physiol. 269, 94—97 (1959).
ROHR, K.: Das menschliche Knochenmark, 3. Aufl. Stuttgart: Georg Thieme 1960.
ROMAGNY, VIAILLER et BLANCHARD: Polyglobulie réactionelle au cours d'un néo de l'estomac avec métastase hépatique. Soc. Méd. Hop. Lyon 1941. Zit. nach HERBEUVAL, CUNY et LARCAN 1957.
ROSENBACH, L. M., and E. D. XEFTERIS: Erythrocytosis associated with carcinoma of the kidney. J. Amer. med. Ass. 176, 136—137 (1961).
ROSENBERG, L. A., A. N. CONTOPOULOS and M. E. SIMPSON: Dosage-response curve for assay of pituitary erythropoietic factor. Fed. Proc. 17, 135 (1958).
ROSENTHAL, N., and L. A. ERF: Clinical observations on osteopetrosis and myelofibrosis. Arch. intern. Med. 71, 793—813 (1943).

ROSIN, A., and M. RACHMILEWITZ: Studies on bone-marrow in vitro. III. The effect of anoxia and hyperoxia on explanted bone marrow. Blood 3, 165—174 (1948).

ROSSE, W.: Diskussionsbemerkungen. In: Erythropoiesis. Edit. by L. O. JACOBSON and M. DOYLE. New York and London: Grune & Stratton 1962, p. 64 (a); p. 389—390 (b).

ROSSE, W. F., and C. W. GURNEY: Studies on erythropoiesis. X. The use of bone marrow tissue culture in demonstrating erythropoietin. J. Lab. clin. Med. 53, 446—456 (1959).

—, and T. A. WALDMANN: The role of the kidney in the erythropoietic response to hypoxia in parabiotic rats. Blood 19, 75—81 (1962).

— — and D. E. HOUSTON: Erythropoietin assays using iron-59 incorporation into blood and spleen of the polycythemic mouse. Proc. Soc. exp. Biol. (N.Y.) 109, 836—839 (1962).

ROTHBERG, H., L. A. CORALLO and W. H. CROSBY: Observations on Heinz bodies in normal and splenectomized rabbits. Blood 14, 1180—1186 (1959).

ROTTKE, B.: Ein Beitrag zur Frage der Nebenwirkungen der Kobalttherapie. Zbl. allg. Path. path. Anat. 103, 7—12 (1961).

ROUJEAU, J., et P. ABOULKER: Cancer du rein, polycythémie et érythroblastose locale. (A propos de trois observations.) Presse méd. 1960, 156—158.

RUD, E. J.: Le nombre des globules rouges chez les sujets normaux et leurs variations dans les diverses conditions physiologiques. Acta med. scand. 57, 142—187 (1923).

RUHENSTROTH-BAUER, G.: Versuche zum Nachweis eines spezifischen erythropoetischen Hormons. Naunyn-Schmiedeberg's Arch. exp. Path. Pharmak. 211, 32—56 (1950).

— Die Steuerung der Erythropoese. Dtsch. med. Wschr. 79, 1732—1733 (1954).

—, u. H. MAIER: Versuche zum Nachweis eines spezifischen erythropoetischen Hormons. Naunyn-Schmiedeberg's Arch. exp. Path. Pharmak. 214, 464—472 (1951).

SACCHETTI, C., e E. BIANCHINI: Ormone somatotropo ed emopoiesi. Ricerche sulla emopoiesi del ratto normale e splenectomizzato. Arch. Sci. med. 78, No 6 (1953).

SAHA, J.: The effect of testosterone propionate on haemopoiesis in experimental haemolytic anaemia in rats. Ann. Biochem. 22, 249—254 (1962).

SAIKKONEN, J.: Cobalt as a producer of porphyrinuria and polycythemia. J. Lab. clin. Med. 54, 860—866 (1959).

— The quantity of cobalt needed to produce polycythemia in the rat. Acta path. microbiol. scand. 55, 129—132 (1962).

SANDKÜHLER, ST.: Über quantitative Untersuchung von Knochenmarkausstrichen. Schweiz. med. Wschr. 85, 943—944 (1955).

SANDLER, O. E.: Some experimental studies on the erythropoietic effect of yellow bone marrow extracts and batyl alcohol. Acta med. scand., Suppl. 225, 1—72 (1949).

SAUERBRUCH, F., u. M. HEYDE: Über Parabiose künstlich vereinigter Warmblüter. Münch. med. Wschr. 55, 153—156 (1908).

— u. E. KNAKE: Über die Bedeutung der Milz bei Parabiosetieren. Klin. Wschr. 1936, 884—886.

SAWITSKY, A., and L. M. MEYER: Observations in guinea-pigs following injection of specific hematopoietic substances derived from urines of human leukemic subjects. Amer. J. Path. 24, 1117—1126 (1948).

SCARBOROUGH, E. A.: The blood picture of normal laboratory animals (a compilation of published data). Yale J. Biol. Med. 3, 63—80, 169—179, 267—272, 272—276, 276—282, 359—373, 431—440, 547—552 (1930/31).

SCHERER, E., K. BRANDS u. D. OCHS: Über den Einfluß hoher Methylandrostendiolgaben auf die blutbildenden Organe, geprüft an der Maus. Medizinische 1954, 1100—1101.

SCHERMAN, S. P.: Influence de la thyréoidectomie et de l'alimentation à la glande thyroide sur le tableau du sang et de l'érythropoièse chez les animaux. Vratechbnoie Dielo No 20 (1928) [Russisch]. Ref. Sang 4, 420 (1930).

SCHERMER, S.: Die Blutmorphologie der Laboratoriumstiere. Leipzig: Johann Ambrosius Barth 1954.

SCHLAGETTER, K.: Zur Pathogenese der toxischen Schwangerschaftsanämien. Arch. Gynäk. 195, 404—409 (1961).

SCHLUETER, R. J., H. NORGELLO and W. F. WHITE: Erythropoietin. I. Analysis of radioiron assay in fasted rats, using cobalt as a reference standard. Proc. Soc. exp. Biol. (N. Y.) 103, 43—46 (1960).

SCHNEIDER, G.: Eine neue Methode der Serumeiweißreihenbestimmung an kleinen Laboratoriumstieren (Maus, Ratte) mittels der Nephelometrie. Hoppe-Seylers Z. physiol. Chem. 283, 112—126 (1948).

SCHONFELD, A., D. BABBOTT and K. GUNDERSEN: Hypoglycemia and polycythemia associated with primary hepatoma. New Engl. J. Med. 265, 231—233 (1961).

SCHOOLEY, J. C.: Diskussionsbemerkungen. In: Erythropoiesis. Edit. by L. O. JACOBSON and M. DOYLE. New York and London: Grune & Stratton 1962, p. 137 (a); p. 334 (b).

SCHROEDER, L. R., C. W. GURNEY and N. WACKMAN: Assay of erythropoietin in bone marrow suspensions. Nature (Lond.) 181, 1537—1538 (1958).

SCHRÖDER, R.: Lehrbuch der Gynäkologie für Studierende und Ärzte, S. 97. Leipzig: F. C. W. Vogel 1922.

SCHÜRMEYER, E., u. H. LOSSE: Polyglobulie bei Nierenerkrankungen. Med. Welt 1962, 29—33.

SCHULTZE, M. O.: Metallic elements and blood formation. Physiol. Rev. 20, 37—67 (1940).

SCHULZ, J., and H. MULLER: Haemogram of normal and starved rats. Nature (Lond.) 196, 178 (1962).

SCHWARTZ, B. M., and D. STATS: Oxygen saturation of sternal marrow blood in polycythemia vera. J. clin. Invest. 28, 736—740 (1949).

SCHWARTZER, K., u. E. LOESCHCKE: Zur Frage der fetalen Polyglobulie. Klin. Wschr. 19, 64 (1940).

SCHWARZ, E.: Maturation and proliferation in normo- und megaloblastic erythropoiesis. Acta med. scand. 139, 445—464 (1951).

SCOTT, K. G., and W. A. REILLY: Cobaltous chloride and iodine metabolism of normal and tumor-bearing rats. J. Amer. med. Ass. 158 (II), 1355—1357 (1955).

SEIP, M.: Reticulocyte studies. The liberation of red blood corpuscles from the bone marrow into the peripheral blood and the production of erythrocytes elucidated by reticulocyte investigations. Acta med. scand., Suppl. 282, 1—64 (1953).

— The reticulocyte level, and the erythrocyte production judged from reticulocyte studies, in newborn infants during the first week of life. Acta paediat. (Uppsala) 44, 355—369 (1955a).

— Humoral factors in regulation of reticulocyte level and erythropoiesis in man. Acta paediat. (Uppsala) 44, 507—512 (1955b).

— P. ANDERSEN, S. HALVORSEN and B. R. KAADA: Effects of hypothalamic stimulation on erythropoiesis in the rabbit. Proc. VIII. Europ. Congr. Hemat., Wien 1961. Abstracts S. 221.

SEIP, M., S. HALVORSEN, P. ANDERSEN and B. R. KAADA: Effects of hypothalamic stimulation on erythropoiesis in rabbits. Scand. J. clin. Lab. Invest. **13**, 553—563 (1961).

SELANDER, P.: The haemoglobin and erythrocyte values during the 1-st year of life following different methods of clamping of the umbilical cord. Acta paediat. (Uppsala) **32**, 38—57 (1944).

SEVITT, S.: Distal tubular and proximal tubular necrosis in kidneys of burned patients. J. clin. Path. **9**, 279—294 (1956).

SHAHIDI, N. T., and L. K. DIAMOND: Testosterone-induced remission in aplastic anemia. J. Dis. Child. **98**, 293—302 (1959).

— — Testosterone-induced remission in aplastic anemia of both acquired and congenital types. New Engl. J. Med. **264**, 953—967 (1961).

SHAW, D. B., and T. SIMPSON: Polycythaemia in emphysema. Quart. J. Med., N. S. **30**, 135—152 (1961).

SHEEHAN, H. L.: Post-partum necrosis of the anterior pituitary. J. Path. Bact. **45**, 189—214 (1937).

— Simmond's disease due to post-partum necrosis of the anterior pituitary. Quart. J. Med., N. S. 8, 277—309 (1939).

—, and V. K. SUMMERS: The syndrome of hypopituitarism. Quart. J. Med., N. S. 18, 319—362 (1949).

SHEEHY, T. W., and A. BERMAN: The anemia of cirrhosis. J. Lab. clin. Med. **56**, 72—82 (1960).

SHEN, SHU CHU, and T. HOSHINO: Study of humoral factors regulating the production of leukocytes. I. Demonstration of a "neutropoietin" in the plasma after administration of triamcinolone to rats. Blood **17**, 434—443 (1961).

SIGUIER, F., A. DUFOUR, C. BÉTOURNÉ et R. CAQUET: Nouvelle observation de polyglobulie associée à un cancer du rein. Bull. Soc. méd. Hôp. Paris **1959**, 808—811.

SILBERGLEIT, A.: Effect of hypophysectomy on blood regeneration in the adult female rat. Proc. Soc. exp. Biol. (N. Y.) **79**, 170—173 (1952).

SILVER, M. L., and G. HENNIGAR: Cerebellar hemangioma (hemangioblastoma). J. Neurosurg. **9**, 484—494 (1952).

SIMPSON, M. E., E. S. EVANS and L. L. ROSENBERG: Re-evaluation of the evidence for a pituitary erythropoietic hormone. Endocrinology **64**, 592—599 (1959).

SINGMASTER, L.: Uterine fibroids associated with polycythemia. J. Amer. med. Ass. **163**, 36—37 (1957).

SJÖBERG, J.: Polycytaemi og hypernephrom. Nord. Med. **57**, 294 (1957).

SLAUNWHITE jr., W. R., E. A. MIRAND and T. C. PRENTICE: Probable polypeptide nature of erythropoietin. Proc. Soc. exp. Biol. (N. Y.) **96**, 616—619 (1957).

SMITH, H.: Stathmokinetic (mitosis-inhibiting) method for estimating plasma erythropoietic hormone. Nature (Lond.) **190**, 640—641 (1961).

— Reticulocyte release factor. J. clin. Path. **15**, 260—263 (1962).

SMITH, S.: In: Colloquium über Erythropoietin. Proc. VIII. Europ. Congr. Hemat., Wien 1961.

SNAPPER, I., J. GROEN, D. HUNTER and L. J. WITTS: Achlorhydria, anaemia and subacute combined degeneration in pituitary and gonadal insufficiency. Quart. J. Med. **30**, 195—209 (1937).

SONNEVILLE, MINET, v. DECLARDE, PAQUET, v. DUPERN u. JULICH: Zit. nach GORDON 1959 (dort zit. nach YU TIN TEI 1938).

STACHER, A., u. J. BÖHNEL: Wirkung eines neuen Anabolikum auf das hämopoetische System. Med. Klin. **22**, 976—979 (1962).

STAFFORD, R. O., B. J. BOWMAN and K. J. OLSON: Influence of 19-nortestosterone cyclopentylpropionate on urinary nitrogen of castrate male rat. Proc. Soc. exp. Biol. (N. Y.) **86**, 322—326 (1954).

STEIN, K., and B. JACOBSEN: The effects of castration and cryptorchidization on the blood picture of the golden hamster. Anat. Rec. 88, 459 (1944).

STEINBERG, B.: Mechanism of hematopoiesis. Hematopoietic effects of serum albumin. Arch. Path. 67, 489—495 (1959).

— A. A. DIETZ and M. A. ATAMER: Mechanism of hematopoiesis. Hematopoietic regulators in Serurm albumin. Arch. Path. 67, 496—504 (1959).

— — and R. A. MARTIN: Mechanism of hematopoiesis. Hematopoietic effects of whole human and bovine serum. Lab. Invest. 7, 458—467 (1958).

— — — Mechanism of hematopoiesis: Hematopoietic factors in human plasma. Acta haemat. (Basel) 21, 78—91 (1959).

STEINGLASS, P., A. S. GORDON and H. A. CHARIPPER: Effect of castration and sex hormones on blood of the rat. Proc. Soc. exp. Biol. (N. Y.) 48, 169—177 (1941).

STERN, B., and M. D. ALTSCHULE: Hematological studies in hypothyroidism following total thyroidectomy. J. clin. Invest. 15, 633—641 (1936).

STEWART, G. E., R. O. GREEP and O. O. MEYER: Effect of reduced oxygen tension upon formed elements of blood of hypophysectomized animals. Proc. Soc. exp. Biol. (N. Y.) 33, 112—114 (1935).

STEWART, G. N.: Blood studies in dogs after adrenalectomy. J. Pharmacol. exp. Ther. 29, 373—380 (1926).

STICKNEY, J. C., T. L. BROWNE and E. J. VAN LIERE: Rat assay of erythropoietic factor in milk of "altitude" goats. Fed. Proc. 19, 67 (1960).

STODTMEISTER, R.: Hypophyse und Blutbildung. Dtsch. med. Wschr. 62, 2010—2012 (1936).

STOHLMAN jr., F.: The utilization of erythropoietin. Clin. Res. 6, 193—194 (1958a).

— Observations on hemopoietic effects of radiation: Red cell injury and erythropoietic factor. Proc. VI. Internat. Congr. Hemat. 1958(b), p. 389—395.

— Observations on the kinetics of red cell proliferation. In: The kinetics of cellular proliferation (STOHLMAN, Editor), p. 318—324. New York: Grune & Stratton 1959 a.

— Observations on the physiology of erythropoietin and its role in the regulation of red cell production. Ann. N. Y. Acad. Sci. 77, 710—724 (1959b).

— Erythropoietine. Pediatrics 23, 835—836 (1959c).

— The use of Fe^{59} and Cr^{51} for estimating red cell production and destruction: An interpretive review. Blood 18, 236—250 (1961).

— Regulation of erythropoiesis. Trans. N.Y. Acad. Sci., Ser. II 24, 312—316 (1962).

— Diskussionsbemerkungen. In: Erythropoiesis. Edit. by L. O. JACOBSON and M. DOYLE. New York and London: Grune & Stratton 1962, p. 136—137 (a); p. 195 (b); p. 246 (c).

—, u. G. BRECHER: Unveröffentlicht. Zit. nach STOHLMAN u. BRECHER 1956.

— — Stimulation of erythropoiesis in sublethally irradiated rats by a plasma factor. Proc. Soc. exp. Biol. (N. Y.) 91, 1—4 (1956).

— — Humoral regulation of erythropoiesis. III. Effect of exposure to simulated altitude. J. Lab. clin. Med. 49, 890—895 (1957a).

— — Humoral regulation of erythropoiesis. IV. Relative heat stability of erythropoietine. Proc. Soc. exp. Biol. (N. Y.) 95, 797—800 (1957b).

— — The erythropoietic response to hypoxia. Proc. VI. Internat. Congr. Hemat. 1958, p. 762—767.

— — Humoral regulation of erythropoiesis. V. Relationship of plasma erythropoietine level to bone marrow activity. Proc. Soc. exp. Biol. (N. Y.) 100, 40—43 (1959).

STOHLMAN, jr., F., G. BRECHER and R. R. MOORES: Humoral regulation of erythropoiesis. VIII. The kinetics of red cell production and the effect of erythropoietin. In: Erythropoiesis. Edit. by L. O. JACOBSON and M. DOYLE. New York and London: Grune & Stratton 1962, p. 162—172.

— E. P. CRONKITE and G. BRECHER: Stimulation of erythropoiesis in irradiated dogs and rats. Proc. Soc. exp. Biol. (N. Y.) 88, 402—406 (1955).

—, and D. HOWARD: Humoral regulation of erythropoiesis. IX. The rate of disappearance of erythropoietine from the plasma. In: Erythropoiesis. Edit. by L. O. JACOBSON and M. DOYLE. New York and London: Grune & Stratton 1962, p. 120—124.

— C. E. RATH and J. C. ROSE: Evidence for a humoral regulation of erythropoiesis. Studies on a patient with polycythemia secondary to regional hypoxia. Blood 9, 721—733 (1954).

STOKAL: Persönliche Mitteilung an GORDON 1959.

STORCH, A.: Untersuchungen über den Blutkörperchengehalt des Blutes der landwirtschaftlichen Haussäugetiere. Vet.-med. Diss. Bern 1901. Zit. nach KUHL 1919.

STRAUSS, M. B., and W. B. CASTLE: Studies of anemia in pregnancy. I. Gastric secretion in pregnancy and the puerperium. Amer. J. med. Sci. 184, 655—662 (1932).

— — Studies of anemia in pregnancy. II. The relationship of dietary deficiency and gastric secretion to blood formation during pregnancy. Amer. J. med. Sci. 184, 663—673 (1932).

STREICHER, H.-J.: Experimentelle Splenektomie in ihrer Wirkung auf Erythrocyten-Regeneration, Leukocyten-Regulation und Blutungsschock. Langenbecks Arch. klin. Chir. 293, 245—321 (1960).

STROSSELLI, E.: Cytological effects of bone marrow extracts on differentiation in tissue culture. Proc. VII. Europ. Congr. Hemat., London 1959. Abstracts No 51.

STRUMIA, M. M., L. S. COLWELL and A. DUGAN: The measure of erythropoiesis in anemias. I. The mixing time and the immediate posttransfusion disappearance of T-1824 dye and of Cr-51-tagged erythrocytes in relation to blood volume determination. Blood 8, 128—145 (1958).

STURKIE, P. D.: Effects of estrogen and thyroxine upon plasma proteins and blood volume in the fowl. Endocrinology 49, 565—570 (1951).

SUKI, W., and A. GROLLMAN: Role of the kidney in erythropoiesis. Amer. J. Physiol. 199, 629—632 (1960).

SUKI, W. N., A. GROLLMAN and M. TENHOLDER: The effect of batyl alcohol and related alkoxyglycerols on hemopoiesis in the rat. Tex. Rep. Biol. Med. 18, 662—669 (1960).

SWINGLE, W. W., H. M. VARS and W. M. PARKINS: A study of the blood volume of adrenalectomized dogs. Amer. J. Physiol. 109, 488—501 (1934).

TABER, E., D. E. DAVIS and L. V. DOMM: Effect of sex hormones on the erythrocyte number in the blood of the domestic fowl. Amer. J. Physiol. 138, 479—487 (1942).

TAGLIORETTI, D., L. BUSSI, C. CREMONCINI, S. DEL PRETE e L. MARTINI: Contributo alla conoscenza del fattore eritropoietizzante plasmatico (“eritropoietina“). Haemat. lat. (Milano) 3, 331—337 (1960).

TAKAKU, F., K. HIRASHIMA and K. NAKAO: Studies on the mechanism of erythropoietin production. I. Effect of unilateral constriction of the renal artery. J. Lab. clin. Med. 59, 815—820 (1962).

— — and S. OKINAKA: Studies on the mechanism of erythropoietin production. II. Effect of bilateral section of the splanchnic nerves. J. Lab. clin. Med. 59, 821—825 (1962).

TANNENBAUM, M., A. S. GORDON, S. J. PILIERO, P. T. MEDICI and C. D. SIEGEL: Peptidase patterns in bone marrow of rats treated with erythropoietic stimulating extracts. Fed. Proc. **16**, 127 (1957).

THIEL, G.: Polyzythämie bei Nierengeschwülsten. Dtsch. Arch. klin. Med. **208**, 111—134 (1962).

THOMAS, K.: Über hämatotrope Effekte von Glukokortikoiden und Testosteronderivaten. Proc. VIII. Europ. Congr. Hemat., Wien 1961. Abstracts S. 251.

THOMSON, A. P., and F. G. W. MARSON: Polycythaemia with fibroids. Lancet **1953 II**, 759—760.

TKADLEČEK, L., u. P. ŽÁČKOVÁ: Beitrag zum Problem des Einflusses der Blutabnahme nach der Bestrahlung auf die Regenerierung der Erythropoese. Naturwissenschaften **45**, 524 (1958).

TOHÁ, J., and G. HODGSON: Comparative studies of the effect on erythropoiesis of extracts of anemic dog plasma. Proc. VI. Internat. Congr. Hemat. 1958, p. 761.

— — and E. WEASSON: A study of the erythropoietic effect of repeated injection into normal rabbits of plasma from animals anemiated by bleeding. Acta haemat. (Basel) **9**, 1 (1953).

TOWNSEND, S. R., E. MASSIE and R. H. LYONS: Studies on the anemia of chronic glomerulonephritis and its relationship to gastric acidity. Amer. J. med. Sci. **194**, 636—645 (1937).

TUROWSKI, H.: Über das Verhalten der körperlichen Elemente zueinander im normalen Rinderblut. Vet.-med. Diss. Berlin 1908. Zit. nach KUHL 1919.

TYSLOWITZ, R., and E. DINGEMANSE: Effect of large doses of estrogens on the blood picture of dogs. Endocrinology **29**, 817—827 (1941).

—, and C. G. HARTMAN: Influence of large doses of estrogens on the blood picture of rhesus monkeys (Macaca mulatta). Endocrinology **29**, 349—351 (1941).

UMBACH, W.: Zur Vertebralis-Angiographie: Gefäßdarstellung eines Kleinhirn-Brückenwinkeltumors. Arch. Psychiat. Nervenkr. **186**, 406—412 (1951).

USHANSKI, J. G.: The problem of autoregulation of erythropoiesis. Arkh. Pat. **21**, 3—13 (1959) [Russisch mit engl. Zusammenfassung]. Ref. Ber. Path. **43**, 234 (1959).

— Über die Rolle der autoimmunen Prozesse im Regenerationsmechanismus des roten Blutes. Proc. VIII. Europ. Congr. Hemat., Wien 1961. Abstracts S. 258.

VANURA, H.: Anämie beim Neugeborenen durch Blutung in den Kreislauf der Mutter. Wien. klin. Wschr. **72**, 900—901 (1960).

VEREL, D., A. TURNBULL, G. R. TUDHOPE and J. H. ROSS: Anaemia in Bright's disease. Quart. J. Med. **28**, 491—504 (1959).

VERLOOP, M. C., E. W. M. BLOKHUIS and C. C. BOS: Causes of the "physiological" anaemia of pregnancy. Acta haemat. (Basel) **22**, 158—164 (1959).

VERZÁR, F., u. A. ZIH: Die hämopoetische Wirkung von Bilirubin und anderen Hämoglobinderivaten. Biochem. Z. **205**, 388—401 (1929).

VIALE, G., et A. BRUNO: Le sang dans l'insuffisance surrénale. C. R. Soc. Biol. (Paris) **97**, 261—263 (1927).

VIDEBAEK, A.: Polycythemia vera. Co-existing with malignant tumours (particularly hypernephroma). Acta med. scand. **138**, 239—245 (1950).

VOLLMER, E. P., and A. S. GORDON: Effect of sex and gonadotropic hormones upon the blood picture of the rat. Endocrinology **29**, 828—837 (1941).

— — and H. A. CHARIPPER: Effects of hormones on erythropoiesis in the hypophysectomized rat. Endocrinology **31**, 619—628 (1942).

— — I. LEVENSTEIN and H. A. CHARIPPER: Effects of hypophysectomy upon the blood picture of the rat. Endocrinology **25**, 970—977 (1939).

WAGNER, K.: Sekundäre renale Polyzythämie bei hypernephroidem Nierenkarzinom. Krebsarzt **17**, 211—214 (1962).

WALDMANN, T. A.: Diskussionsbemerkung. In: Erythropoiesis. Edit. by L. O. JACOBSON and M. DOYLE. New York and London: Grune & Stratton 1962, p. 136.

—, and J. E. BRADLEY: Polycythemia secondary to a pheochromocytoma with production of an erythropoiesis stimulating factor by the tumor. Proc. Soc. exp. Biol. (N.Y.) **108**, 425—427 (1961).

—, and E. H. LEVIN: The production of an erythropoiesis stimulating factor by a cerebellar hemangioblastoma. Clin. Res. **8**, 19 (1960).

—, and W. F. ROSSE: Sites of formation of erythropoietin. In: Erythropoiesis. Edit. by L. O. JACOBSON and M. DOYLE. New York and London: Grune & Stratton 1962, p. 87—92.

— S. M. WEISSMAN and N. BERLIN: The effect of splenectomy on erythropoiesis in the dog. Blood **15**, 873—883 (1960).

WALTNER, K., u. K. WALTNER: Kobalt und Blut. Klin. Wschr. **1929**, 313.

WARBURG, O.: Beobachtungen über die Oxydationsprozesse im Seeigelei. Hoppe-Seylers Z. physiol. Chem. **57**, 1—16 (1908).

— Beiträge zur Physiologie der Zelle, insbesondere über die Oxydationsgeschwindigkeit in Zellen. Ergebn. Physiol. **14**, 253—337 (1914).

WARD, A. A., E. L. FOLTZ and L. M. KNOPP: "Polycythemia" associated with cerebellar hemangioblastoma. J. Neurosurg. **13**, 248—258 (1956).

WARREN, C. O.: Respiration and glycolysis of rabbit bone marrow in serum in relation to cellular components. Amer. J. Physiol. **131**, 176—186 (1940). Zit. nach STOHLMAN, RATH and ROSE 1954.

— Q. D. SCHUBMEHL and I. R. WOOD: Studies on the mechanism of cobalt polycythemia. Amer. J. Physiol. **142**, 173—178 (1944).

WARREN, S.: Memorandum to Maj. Gen. L. R. GROVES (1945) und Memorandum to Chief of Naval Operations (1946). Zit. nach O. MESSERSCHMIDT, Auswirkungen atomarer Detonationen auf den Menschen. Ärztlicher Bericht über Hiroshima, Nagasaki und den Bikini-Fall-out, S. 130. München: Karl Thiemig 1960.

WASASTJERNA, C., H. TEIR and A. LARMO: The effect of heterologous bone marrow extracts on the leukocytes of rats. Acta path. microbiol. scand. **44**, 80—87 (1958).

WATERMAN, L., I. E. UYLDERT, J. THOMASSEN and F. OESTREICHER: The examination of the blood of normal and adrenalectomized dogs in relation to cortin treatment. Endocrinology **25**, 885—887 (1939).

WEERD, J. H. DE, and A. B. HAGEDORN: Hypernephroma associated with polycythemia. J. Urol. (Baltimore) **82**, 29—36 (1959).

WEICKER, H.: Das quantitative Gleichgewicht der Erythropoese. Zugleich eine Widerlegung einiger neuerer Erythrozytenbildungshypothesen. Klin. Wschr. **1953**, 637—644.

— Exakte Kriterien des Knochenmarks: Die Maß- und Mengenrelationen der Erythroblasten als Ausdruck der Reifungs- und Teilungsgesetze der Erythropoese. Schweiz. med. Wschr. **84**, 245—251 (1954a).

— Metrische Analyse und kombinatorische Logik als Methoden zur Aufschlüsselung erythropoetischer Probleme. Schweiz. med. Wschr. **84**, 1124—1126 (1954b).

— Die Erythroblastenmitosen. Mitosedauer und Phasenverlauf der hemi-homoplastischen Karyokinese des Proerythroblasten und der drei Erythroblasten-Reifeteilungen. Z. klin. Med. **151**, 407—428 (1954c).

WEICKER, H.: Markstruktur und Blutbildungsgesetze. Verh. V. Europ. Kongr. Hämat. 1955. Zit. nach ROHR 1960.

— Die hemi-homoplastische Teilung des Proerythroblasten — die Lösung des Stammzellproblems der Erythropoese. Folia haemat. (Lpz.) **74**, 49—64 (1956).

— Das Maß-, Mengen- und Zeitgefüge der Erythropoese unter physiologischen und pathologischen Bedingungen. Schweiz. med. Wschr. **87**, 1210—1218 (1957a).

— Zellteilung und Zellteilungsstörungen. In HEILMEYER-HITTMAIR, Handbuch der allgemeinen Hämatologie, 2. Aufl., S. 148—177. München: Urban & Schwarzenberg 1957 (b).

—, u. H. FICHSEL: Das Retikulozytenvolumen. Klin. Wschr. **1955**, 1074—1082.

WEISBERGER, A. S.: Diskussionsbemerkung. In: Erythropoiesis. Edit. by L. O. JACOBSON and M. DOYLE. New York and London: Grune & Stratton 1962, p. 328.

WEISERT, O., and J. MARSTRANDER: Severe anemia in a newborn caused by protracted feto-maternal "transfusion". Acta paediat. (Uppsala) **49**, 426—430 (1960).

WEISSBECKER, L.: Kobalt als Spurenelement und Pharmakon. 9. Beiheft Med. Wschr. Stuttgart: Wiss. Verlagsges. 1950.

WEISSMAN, S. M., T. A. WALDMANN and N. I. BERLIN: Quantitative measurements of erythropoiesis in the dog. Amer. J. Physiol. **198**, 183—186 (1960).

WEITHALER, K.: Anämien bei Lebererkrankungen. Wien. Z. inn. Med. **42**, 369—379 (1961).

WELSCH, W.: Das Blut der Haustiere mit neueren Methoden untersucht. V. Untersuchung des Schweine-, Schaf- und Ziegenblutes. Pflügers Arch. ges. Physiol. **198**, 37—55 (1923).

WESLEY, I.: A contribution to the problem of the mechanism of cobalt polycythemia. Arch. int. Physiol. **58**, 412—414 (1951).

WESTPHAL, U.: Wirkstoffe der Blutbildung. Ergebn. Physiol. **45**, 482—513 (1944).

WETHERLEY-MEIN, G., N. F. JONES and J. M. PULLAN: Effects of splenectomy on red-cell production in myelofibrosis. Brit. med. J. **1961 I**, 84—89.

WHITCOMB, W. H., R. M. BIRD, P. C. JOHNSON, J. F. HAMMARSTEN and M. MOORE: The erythropoietic factor in hypoxic patients with emphysema without secondary polycythemia. Arch. intern. Med. **103**, 871—875 (1959).

WHITE, A., and T. F. DOUGHERTY: Effect of prolonged stimulation of the adrenal cortex and of adrenalectomy on the numbers of circulating erythrocytes and lymphocytes. Endocrinology **36**, 16—23 (1945).

WHITE, W. F., C. W. GURNEY, E. GOLDWASSER and L. O. JACOBSON: Studies on erythropoietin. Recent Progr. Hormone Res. **16**, 219—262 (1960).

—, and G. JOSH: Studies on erythropoietin. II. Production of high-titer plasma in sheep. Proc. Soc. exp. Biol. (N. Y.) **102**, 686—688 (1959).

WIEDERMANN, B., u. E. WONDRÁK: Hämatologische und einige andere Befunde beim Milzverlust des Gesunden. Z. ges. inn. Med. **17**, 20—26 (1962).

WINKERT, J. W.: Diskussionsbemerkungen. In: Erythropoiesis. Edit. by L. O. JACOBSON and M. DOYLE. New York and London: Grune & Stratton 1962, p. 102 (a); p. 138 (b).

WINKERT, J., and A. S. GORDON: Unveröffentlicht. Zit. nach GORDON, PILIERO, MEDICI, SIEGEL u. TANNENBAUM 1956.

— — and E. WINKERT: Purification and physiological effects of human urinary erythropoietin. Trans. N.Y. Acad. Sci., Ser. II **24**, 135—139 (1961).

Winkert, J., A. S. Gordon and E. Winkert: Studies on the purification and structure of human urinary erythropoietic-stimulating factor (ESF). In: Erythropoiesis. Edit. by L. O. Jacobson and M. Doyle. New York and London: Grune & Stratton 1962, p. 50—51.

— — P. T. Medici, S. J. Piliero, A. L. Luhby and M. Tannenbaum: Erythropoietic stimulating activity of urine from anemic human subjects. Proc. Soc. exp. Biol. (N. Y.) 97, 191—193 (1958).

— — S. J. Piliero and P. T. Medici: Partial purification of urinary erythropoietin. Proc. Soc. exp. Biol. (N. Y.) 98, 351—354 (1958).

Winkert, J. W., and A. S. Gordon: Biological assay of human urinary erythropoietic stimulating factor (ESF). Proc. Soc. exp. Biol. (N. Y.) 104, 713—716 (1960).

Wobker, W.: Blutbildkontrollen bei langdauernder Behandlung mit Keimdrüsenhormonen. Arch. Gynäk. 164, 607—618 (1937).

Wolfers, H.: Erythroblastenkerngröße während der Blutregeneration und ihre Beziehungen zur Erythrocytengröße. Klin. Wschr. 1951, 380—382.

Woolsey, R. D.: Hemangioblastoma of cerebellum with polycythemia. J. Neurosurg. 8, 447—449 (1951).

Yoffey, J. M.: Discussion of identity of stem cell and site of action of erythropoietin. In: The kinetics of cellular proliferation (Stohlman Editor), p. 329. New York: Grune & Stratton 1959.

Yu Tin Tei: J. Chosen med. Ass. 28, 1, 32, 71, 129, 691, 1460, 449, 299 (1938). Zit. nach Krumdieck 1943; Gley 1952; Hodgson u. Tohá 1954; Gordon 1959.

Zangheri, E. O., J. R. E. Suárez, F. O. Fernández, H. Campana, J. C. Silva and F. E. Ponce: Erythropoietic action of tissue extracts. Nature (Lond.) 194, 938—939 (1962).

Zih, A.: Die Wirkung der Milzhormone im Serum anämisierter Tiere. Endokrinologie 1, 83—89 (1928a).

— Die hämopoetische Wirkung von verfütterter Milz. Pflügers Arch. ges. Physiol. 218, 736—748 (1928b).

— Über die hämopoetische Wirkung verschiedener Organe. Biochem. Z. 205, 402—408 (1929a).

— Über die Natur der die Blutkörperchenzahl beeinflussenden Substanz im Serum anämisierter Tiere. Endokrinologie 3, 81—84 (1929b).

— Untersuchungen über den auf die Blutbildung wirksamen Stoff des anämischen Serums. Pflügers Arch. ges. Physiol. 225, 613—619 (1930).

Zilliacus, H.: Polycythaemia associated with uterine fibromyoma. Acta obstet. gynec. scand. 38, 737—741 (1959).

— Normalisierung des polyzythämischen Blutbildes nach Exstirpation eines großen Uterusmyoms. (Wissenschaftliche Ausstellung.) Geburtsh. u. Frauenheilk. 20, 649 (1960).

Zoppo, R. del: Clin. med. ital. 2, 113 (1937). Zit. nach Albeaux-Fernet u. Lefebvre 1939.

Sachverzeichnis